Ultrassonografia à beira do leito na medicina clínica

Tradução:
Ana Cavalcanti Carvalho Botelho

Consultoria, supervisão e revisão técnica desta edição:
Carla Colares
Médica radiologista do CDI do Hospital Dom Vicente Scherer/Santa Casa de Misericórdia de Porto Alegre, atuando nas áreas de ecografia, tomografia computadorizada e ressonância magnética. Especialista em Radiologia e Diagnóstico por Imagem pelo Colégio Brasileiro de Radiologia (CBR) e pelo Instituto de Cardiologia do Rio Grande do Sul/MEC.

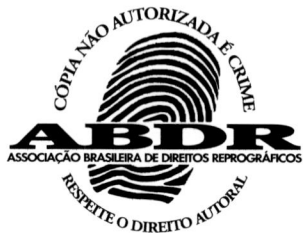

```
L666u   Levitov, Alexander B.
            Ultrassonografia à beira do leito na medicina clínica /
        Alexander B. Levitov, Apostolos P. Dallas, Anthony D.
        Slonim ; [tradução: Ana Cavalcanti Carvalho Botelho ;
        revisão técnica: Carla Colares]. – Porto Alegre : AMGH,
        2013.
            xiv, 314 p. : il. ; 28 cm + 1 DVD-ROM

            ISBN 978-85-8055-234-8

            1. Medicina. 2. Diagnóstico por imagem –
        ultrassonografia. I. Dallas, Apostolos P. II. Slonim, Anthony
        D. III. Título.

                                                    CDU 616-073
```

Catalogação na publicação: Ana Paula M. Magnus – CRB 10/2052

Ultrassonografia à beira do leito na medicina clínica

Alexander B. Levitov, MD, FCCM, RDCS
Professor, Department of Medicine
Eastern Virginia Medical School
Norfolk, Virginia

Apostolos P. Dallas, MD, FACP
Attending Physician, Carilion Medical Center
Assistant Professor, Department of Medicine
Virginia-Tech-Carilion School of Medicine
Roanoke, Virginia

Anthony D. Slonim, MD, DrPH
Vice President, Medical Affairs
Attending Physician, Carilion Medical Center
Professor, Departments of Basic Sciences
Internal Medicine, and Pediatrics
Virginia-Tech-Carilion School of Medicine
Roanoke, Virginia

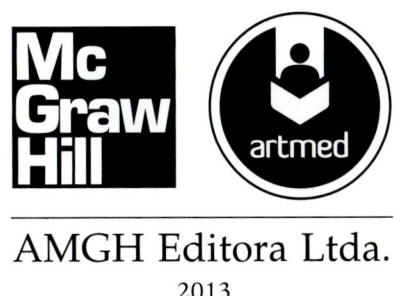

AMGH Editora Ltda.
2013

Obra originalmente publicada sob o título *Bedside ultrasonography in clinical medicine*, 1st Edition
ISBN 0071663312 / 9780071663311

Original edition copyright © 2011, The McGraw-Hill Companies, Inc., New York, New York 10020.
All rights reserved.

Portuguese language translation copyright © 2013, AMGH Editora Ltda., a Division of Grupo A Educação S.A.
All rights reserved.

Gerente editorial: *Letícia Bispo de Lima*

Colaboraram nesta edição

Editor: *Alberto Schwanke*

Assistente editorial: *Mirela Favaretto*

Arte sobre capa original: *VS Digital*

Preparação de originais: *Débora Benke de Bittencourt*

Leitura final: *Lisiane Andriolli Danieli*

Editoração: *Techbooks*

Nota

A medicina é uma ciência em constante evolução. À medida que novas pesquisas e a experiência clínica ampliam o nosso conhecimento, são necessárias modificações no tratamento e na farmacoterapia. Os autores desta obra consultaram as fontes consideradas confiáveis, num esforço para oferecer informações completas e, geralmente, de acordo com os padrões aceitos à época da publicação. Entretanto, tendo em vista a possibilidade de falha humana ou de alterações nas ciências médicas, os leitores devem confirmar estas informações com outras fontes. Por exemplo, e em particular, os leitores são aconselhados a conferir a bula de qualquer medicamento que pretendam administrar, para se certificar de que a informação contida neste livro está correta e de que não houve alteração na dose recomendada nem nas contraindicações para o seu uso. Essa recomendação é particularmente importante em relação a medicamentos novos ou raramente usados.

Reservados todos os direitos de publicação, em língua portuguesa, à
AMGH EDITORA LTDA., uma parceria entre GRUPO A EDUCAÇÃO S.A. e McGRAW-HILL EDUCATION
Av. Jerônimo de Ornelas, 670 – Santana
90040-340 – Porto Alegre – RS
Fone: (51) 3027-7000   Fax: (51) 3027-7070

É proibida a duplicação ou reprodução deste volume, no todo ou em parte, sob quaisquer
formas ou por quaisquer meios (eletrônico, mecânico, gravação, fotocópia, distribuição na Web
e outros), sem permissão expressa da Editora.

Unidade São Paulo
Av. Embaixador Macedo Soares, 10.735 – Pavilhão 5 – Cond. Espace Center
Vila Anastácio – 05095-035 – São Paulo – SP
Fone: (11) 3665-1100   Fax: (11) 3667-1333

SAC 0800 703-3444 – www.grupoa.com.br

IMPRESSO NO BRASIL
PRINTED IN BRAZIL

Autores

Alexander B. Levitov, MD, FCCM, RDCS
Professor, Department of Medicine
Eastern Virginia Medical School,
Norfolk, Virginia

Amanda B. Murchison, MD, FACOG
Assistant Professor, Virginia Tech Carilion School of
Medicine, Roanoke, Virginia

Anthony D. Slonim, MD, DrPH
Vice President, Medical Affairs, Attending Physician,
Carilion Medical Center, Professor, Departments
of Basic Sciences, Internal Medicine, and
Pediatrics, Virginia-Tech-Carilion School of
Medicine, Roanoke, Virginia

Apostolos P. Dallas, MD, FACP
Attending Physician, Carilion Medical Center
Assistant Professor, Department of Medicine, Virginia
Tech Carilion School of Medicine, Roanoke, Virginia

Ashot E. Sargsyan, MD
Space Medical Operations Team, International Space
Station, NASA Wyle Life Sciences, Houston, Texas

Christian H. Butcher, MD, FCCP
Assistant Professor of Medicine, Virginia Tech Carilion
School of Medicine, Staff Pulmonary and Critical
Care Physician, Carilion Clinic, Roanoke, Virginia

Christopher R. Fuller, PhD
Professor of Physics, Director Acoustics Laboratory
Virginia Tech, Linchburg, Virginia

Creagh T. Boulger, MD, RDMS
Clinical Instructor, Department of Emergency
Medicine, The Ohio State University,
Columbus, Ohio

David P. Bahner, MD, RDMS
Associate Professor and Ultrasound, Director,
Department of Emergency Medicine, The Ohio
State University, Columbus, Ohio

Eduardo Lara-Torre, MD, FACOG
Assistant Professor/Associate Residency Program
Director, Department of Obstetrics and
Gynecology, Virginia Tech Carilion School of
Medicine, Roanoke, Virginia

Gabriele Via, MD
Intensivist, Anesthesiologist, IRCCS Policlinico San
Matteo Foundation, University of Pavia, Pavia,
Italy

Gary E. Clagett, BS, RT, RVT, RDMS
Vascular Technologist, Colorado Springs Surgical
Associates, Colorado Springs, Colorado

Holger Steiger, MD
Cardiology Center, Alice Hospital, Darmstadt,
Germany

James E. Foster, II, MD, FACS, RPVI
Associate Professor, Department of Surgery, Virginia
Tech Carilion School of Medicine and Research
Institute, Medical Director, Non-Invasive Vascular
Laboratory, Carilion Roanoke Memorial Hospital,
Roanoke, Virginia

Jonathan M. Dort, MD, FACS
Associate Professor, Department of Surgery, Virginia
Tech Carilion School of Medicine,
Roanoke, Virginia

Joseph S. Farmer, BS
Virginia Tech, Roanoke, Virginia

Krish Ramachandran, MD
Assistant Professor, Department of Internal Medicine,
Carilion Clinic Virginia Tech Carilion School of
Medicine, Roanoke, Virginia, University of Virginia
HSC, Charlottesville, Virginia

Marguerite Underwood, RN, RDCSC
Echocardiography Department, The Carilion Clinic,
Roanoke, Virginia

Michael Wiid, MD, FACP
Assistant Professor of Clinical Internal Medicine,
Virginia Tech Carilion School of Medicine,
Roanoke, Virginia

Nicholas A. Perchiniak, MD
Chief Resident, 2009-2010, Department of Emergency
Medicine, The Ohio State University Medical
Center, Columbus, Ohio

Patrice M. Weiss, MD, FACOG
Professor, Department of Obstetrics and Gynecology, Virginia Tech Carilion School of Medicine, Carilion Clinic, Roanoke, Virginia

Puneet Katyal, MD, MS
Assistant Professor, Department of Internal Medicine, Division of Critical Care Medicine, Virginia Tech Carilion School of Medicine, Roanoke, Virginia

Raoul Breitkreutz, MD, EDIC
Senior Lecturer, Department of Anesthesiology, Intensive Care Medicine and Pain Therapy, University Hospital of the Saarland and Medical Faculty of the University of the Saarland, Homburg, Saar, Germany

Richard C. Vari, PhD
Associate Dean for Medical Education, Professor of Physiology, Chair, Department of Interprofessionalism, Virginia Tech Carilion School of Medicine and Research Institute, Roanoke, Virginia

Rodney W. Savage, MD, FACP, FACC, FSCAI
Staff Cardiologist, Carilion Clinic, Roanoke, Virginia

Ross Hanchett, MD
Resident OB/GYN Carilion Clinic, Roanoke, Virginia

Roxanne Davenport, MD
Associate Professor of Surgery, Carilion Clinic, Roanoke, Virginia

Sameh Aziz, MD, FCCP, FACP
Assistant Professor of Medicine, University of Virginia and Edward Via Virginia College of Osteopathic Medicine, Pulmonary/Critical Care and Sleep Medicine, Virginia Tech Carilion School of Medicine, Carilion Clinic, Roanoke, Virginia

Santhanam Suresh, MD, FAAP
Attending Anesthesiologist Director, Pain Management Service and Research, Department of Pediatric Anesthesiology, Children's Memorial Hospital, Professor of Anesthesiology and Pediatrics, Northwestern University Feinberg School of Medicine, Chicago, Illinois

Shahana Uddin, MD, MB, BS, FCARCS(I), EDICM
Consultant Anaesthetist and Intensive Care Medicine, Barts & The London NHS Trust, Department of Anaesthesia, London, United Kingdom

Sharan Ramaswamy, PhD
Assistant Professor, Department of Biomedical Engineering, Florida International University, Miami, Florida

Susanna Price, MB, BS, BSc, MRCP, EDICM, FESC, PhD
Consultant Cardiologist & Intensivist, Royal Brompton Hospital, London, United Kingdom

Tarin A. Schmidt-Dalton, MD
Director, Clinical Sciences Year 1, Assistant Professor, Virginia Tech Carilion School of Medicine, Roanoke, Virginia

Timothy A. Johnson, PhD
Associate Dean for Research, Professor and Chair of Basic Sciences, Virginia Tech Carilion School of Medicine and Research Institute, Roanoke, Virginia

William R. Fry, MD, FACS, RVT, RDMS
Associate Professor, Virginia Tech Carilion School of Medicine and Research Institute, Division Chief, Trauma/Critical Care, Department of Surgery, Carilion Roanoke Memorial Hospital, Roanoke, Virginia

William T. Tsai, MD
Levine Children's Hospital, Carolina Medical Center, Charlotte, North Carolina

Yefim R. Sheynkin, MD, FACS
Associate Professor of Clinical Urology, State University of New York at Stony Brook, Stony Brook, New York

Para Irina, com gratidão, e Sophia, antecipadamente.
Alexander B. Levitov

Para Panagiotis e Maria pelo apoio e Anargyroi pela orientação contínua.
Apostolos P. Dallas

Para mãe e pai, com todo meu amor e gratidão.
Anthony D. Slonim

Agradecimentos

Gostaríamos de agradecer a cada um dos autores que ajudaram a escrever este livro em um curto período de tempo. A experiência e orientação de vocês nos permitiram desenvolver um trabalho que ajudará a melhorar a atenção aos pacientes.

Um agradecimento especial a Julie Owen, MHSA, por tudo que fez para tornar este projeto um sucesso. Sem dúvida, não teríamos conseguido sem o seu talento para editar, formatar e organizar.

Obrigado também à dinâmica equipe editorial de Karen Edmonson, Jim Shanahan e Priscilla Beer, que acreditou neste projeto e ajudou a garantir que tivéssemos todo o necessário para torná-lo realidade.

Alexander B. Levitov
Apostolos P. Dallas
Anthony D. Slonim

Prefácio

O desenvolvimento de aparelhos de ultrassonografia portáteis de alta resolução revolucionou a prática da medicina. Atualmente, os sistemas de ultrassonografia portátil estão disponíveis na maioria dos departamentos de emergência, unidades de terapia intensiva e salas de anestesia dos EUA, tornando-se padrão nesses cenários, com indicações diagnósticas e terapêuticas.

A avaliação ultrassonográfica à beira do leito também ganhou força na prática médica geral e está sendo integrada em vários currículos de escolas de medicina. Possivelmente, é a ferramenta médica mais importante do século XXI e o único avanço tecnológico significativo para a arte do exame físico desde o estetoscópio.

Tentamos criar um livro bastante integrado, que introduz o leitor ao uso da ultrassonografia diagnóstica como parte de um exame físico mais completo. Este livro foi concebido como um "manual" abrangente – sem perder o caráter de referência rápida –, que orienta sobre como incorporar de maneira sistemática a ultrassonografia ao exame físico à beira do leito. São informações que permitem aos médicos utilizar a ultrassonografia como um auxílio ao diagnóstico desde o dia de sua aquisição. Os algoritmos clínicos preenchem uma importante lacuna, auxiliando na incorporação da ultrassonografia no processo de tomada de decisão clínica, na formulação de diagnóstico diferencial e na escolha da terapia. Por ser uma especialidade visual, as várias imagens anatômicas e ultrassonográficas aqui presentes oferecem referências reais aos profissionais.

Esperamos que esta obra seja referência para estudantes de medicina, residentes, pós-graduandos e médicos, para que possam incorporar os princípios da ultrassonografia avançada na atenção ao paciente.

Alexander B. Levitov
Apostolos P. Dallas
Anthony D. Slonim

Sumário

SEÇÃO I: Princípios básicos da ultrassonografia

1. Ultrassonografia diagnóstica à beira do leito: potenciais e armadilhas 2
   Joseph S. Farmer, BS e Anthony D. Slonim, MD, DrPH

2. Física da ultrassonografia 10
   Alexander B. Levitov, MD, FCCM, RDCS e Christopher R. Fuller, PhD

3. Fundamentos da ultrassonografia 18
   Alexander B. Levitov, MD, FCCM, RDCS

SEÇÃO II: Uso da ultrassonografia na avaliação da cabeça e do pescoço

4. Ultrassonografia da cabeça e do pescoço 36
   Christian H. Butcher, MD, FCCP

5. Ultrassonografia ocular 52
   Nicholas A. Perchiniak, MD e David P. Bahner, MD, RDMS

SEÇÃO III: Uso da ultrassonografia na avaliação do tórax

6. Ultrassonografia das mamas 60
   Roxanne Davenport, MD

7. Ultrassonografia do pulmão e das vias aéreas superiores 69
   Sameh Aziz, MD, FCCP, FACP

8. Ultrassonografia cardíaca 77
   Rodney W. Savage, MD, FACP, FACC, FSCAI e Marguerite Underwood, RN, RDCSC

9. Ecocardiografia sob estresse 101
   Michael Wiid, MD, FACP; Marguerite Underwood, RN, RDCS;
   Sharan Ramaswamy, PhD; e Krish Ramachandran, MD

SEÇÃO IV: Uso da ultrassonografia na avaliação do abdome e da pelve

10. Ultrassonografia abdominal 112
    Jonathan M. Dort, MD, FACS; Gary C. Clagett, BS, RT, RVT, RDMS;
    William R. Fry, MD, FACS, RVT, RDMS; e Alexander B. Levitov, MD, FCCM, RDCS

11. Ultrassonografia pélvica 127
    Creagh T. Boulger, MD, RDMS e David P. Bahner, MD, RDMS

12. Ultrassonografia na gestação para o não obstetra 145
    Patrice M. Weiss, MD, FACOG; Amanda B. Murchison, MD, FACOG;
    Ross Hanchett, MD; e Eduardo Lara-Torre, MD, FACOG

13. Ultrassonografia geniturinária e renal 152
    Yefim R. Sheynkin, MD, FACS

SEÇÃO V: O uso da ultrassonografia na avaliação dos membros e do sistema musculoesquelético

14. Avaliação ultrassonográfica do sistema musculoesquelético 170
    Apostolos P. Dallas, MD, FACP

15. Ultrassonografia do sistema vascular 197
    James E. Foster, II, MD, FACS, RPVI

16. Ultrassonografia de nervo para controle da dor: anestesia regional 207
    Santhanam Suresh, MD, FAAP

SEÇÃO VI: Uso da ultrassonografia na avaliação de procedimentos clínicos em populações especiais

17. Ultrassonografia focada em ressuscitação cardiopulmonar e suporte de vida avançado em cardiologia 218
    Shahana Uddin, MD, MB, BS, FCARCS(I), EDICM; Susanna Price, MB, BS, BSc, MRCP, EDICM, FESC, PhD; Holger Steiger, MD; Gabriele Via, MD; e Raoul Breitkreutz, MD, EDIC

18. Orientação ultrassonográfica para procedimentos comuns 230
    Christian H. Butcher, MD, FCCP e Sameh Aziz, MD, FCCP, FACP

19. Uso da ultrassonografia em pediatria 247
    William T. Tsai, MD e Anthony D. Slonim, MD, DrPH

SEÇÃO VII: Ultrassonografia à beira do leito na medicina clínica: preparação para o futuro

20. Educação e treinamento em ultrassonografia portátil à beira do leito: o ciclo de vida do médico 256

    Parte 1: Integração da ultrassonografia portátil no currículo escolar médico
    Richard C. Vari, PhD; Tarin A. Schmidt-Dalton, MD; e Timothy A. Johnson, PhD

    Parte 2: Graduação médica e além
    Apostolos P. Dallas, MD, FACP; Alexander B. Levitov, MD, FCCM, RDCS; e Anthony D. Slonim, MD, DrPH

21. O futuro da ultrassonografia à beira do leito 268
    Ashot E. Sargsyan, MD

Apêndice A: Glossário de termos 282

Apêndice B: Algoritmos 289

Índice 307

SEÇÃO I

Princípios básicos da ultrassonografia

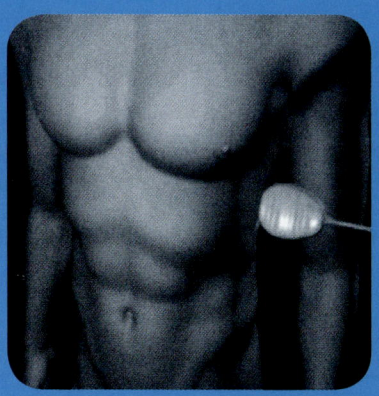

CAPÍTULO 1

Ultrassonografia diagnóstica à beira do leito: potenciais e armadilhas

Joseph S. Farmer, BS e Anthony D. Slonim, MD, DrPH

INTRODUÇÃO

Suponha que você teve acesso a uma unidade de ultrassonografia pequena o suficiente para encaixar ao redor de seu pescoço ou no bolso de seu jaleco – um dispositivo portátil e de fácil utilização para usar à beira do leito em seus pacientes. Você seria capaz de gerar imagens com estes sistemas portáteis de ultrassonografia facilmente operáveis, os quais o conduziriam passo a passo à aquisição da imagem. Junto com seu conhecimento e experiência, essa ferramenta lhe daria oportunidade de visualizar de maneira direta o problema ou confirmar sua não existência. Você poderia interagir com os pacientes, conversando com eles em tempo real sobre os resultados durante a obtenção da imagem, tranquilizando-os ou direcionando-se para as etapas diagnósticas ou terapêuticas seguintes.

Embora a ultrassonografia diagnóstica à beira do leito ainda não tenha atingido a aplicação corrente, é provável que aplicações clínicas novas e consistentes desenvolvam-se conforme a disponibilização de novas tecnologias. Os estudantes de medicina, que passam a ter proficiência tanto na aquisição quanto na interpretação das imagens da ultrassonografia dos exames clínicos à beira do leito, estarão preparados para utilizar esses avanços ao longo das décadas seguintes. Os médicos que estão na zona de conforto da ultrassonografia provavelmente direcionarão essa tecnologia para novas aplicações que melhorem o cuidado do paciente.

Os sistemas de ultrassonografia menores, portáteis e de mais fácil utilização superaram as limitações dos sistemas maiores e mais complexos, representando uma área de crescimento para novas aplicações da tecnologia da ultrassonografia. Conforme a tecnologia se desenvolve, é válido considerar as possibilidades – positivas e negativas – que essas mudanças podem trazer.

APLICAÇÕES DA ULTRASSONOGRAFIA

A Figura 1.1 demonstra a diversidade das atuais aplicações da ultrassonografia ao longo da vida do paciente, desde o pré-natal até a morte, classificada por especialidade. Embora não seja uma lista grande, ela fornece uma noção da ampla variedade das aplicações existentes e considera outras possíveis aplicações da tecnologia da ultrassonografia.

No ciclo de vida do médico (Fig. 1.1), desde estudante de medicina a médico sênior, a ultrassonografia incrementa a capacidade de atuação clínica. A disponibilidade da ultrassonografia durante a educação médica possibilita aos estudantes a capacidade de visualizar órgãos e começar a formular suas perspectivas tridimensionais (3D) da anatomia normal e anormal. Na sua base, a educação médica começa com a compreensão detalhada da estrutura e função normal, chegando, em geral, a nível celular por meio de disciplinas de anatomia, histologia e fisiologia macroscópica. A ultrassonografia oferece um importante apoio a essas experiências de aprendizado, dando aos estudantes a oportunidade de gerar imagens e, com isso, de construir competência com a tecnologia da ultrassonografia e formar o conhecimento das relações anatômicas. Uma vez compreendida a estrutura e as funções normais do corpo humano, os estudantes avançam na compreensão do "anormal", que é a etapa seguinte no processo educacional. A ultrassonografia é uma ferramenta poderosa para visualizar anormalidades nos órgãos. Com pouco treinamento, a diferença entre a imagem do coração normal e de um cercado de líquido é aparente (Fig. 1.2, A e B). Exemplos similares são o da vesícula biliar e do fígado saudáveis e doentes (Fig. 1.2, C-F).

Após o estudante adquirir o conhecimento prático da estrutura e das funções normais e anormais, a decisão médica começa a formar-se com a compreensão do que fazer para tratar os problemas e as doenças. Em geral, os alunos de medicina do terceiro e quarto anos são supervisionados e praticam suas habilidades de coleta de dados e interpretação para ajudar a formar sua decisão médica e as abordagens do tratamento. Nesses anos, os estudantes praticam suas habilidades diagnósticas e terapêuticas em vários pacientes e constroem competência nas opções de tratamento disponíveis e

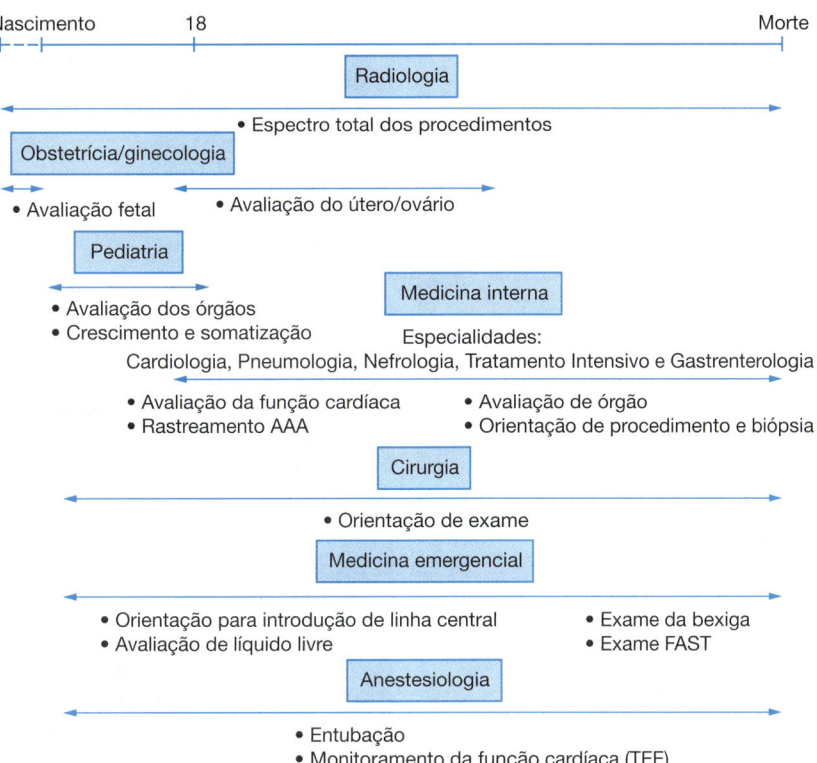

Figura 1.1 Usos da ultrassonografia diagnóstica nas diferentes especialidades médicas ao longo da vida do paciente. AAA, aneurisma de aorta abdominal; FAST, *focused assesment with sonography in trauma* (exame ultrassonográfico focado para o traumatismo); TEE, ecocardiograma transesofágico.

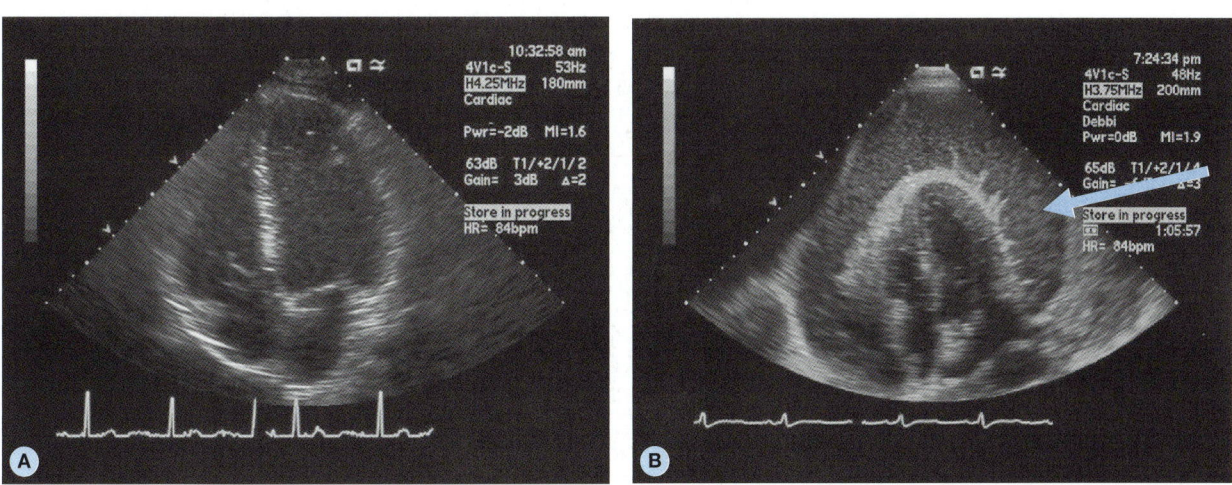

Figura 1.2 (**A**) Projeção apical do coração – normal. (**B**) Incidência apical do coração – tamponamento cardíaco destacando o grande volume de líquido (*setas*). (**C**) Fígado normal. (**D**) Fígado doente com ascite. (**E**) Vesícula biliar normal. (**F**) Vesícula biliar anormal. (*As imagens **A** e **B** são cortesia de Carilion Clinic. As imagens **C** e **D** são cortesia de GE Healthcare, www.logiqlibrary.com. As imagens **E** e **F** são cortesia de Philips, www3.medical.philips.com/en-us/secure/images_site/index.asp?div=ultra.*) (*Continua*)

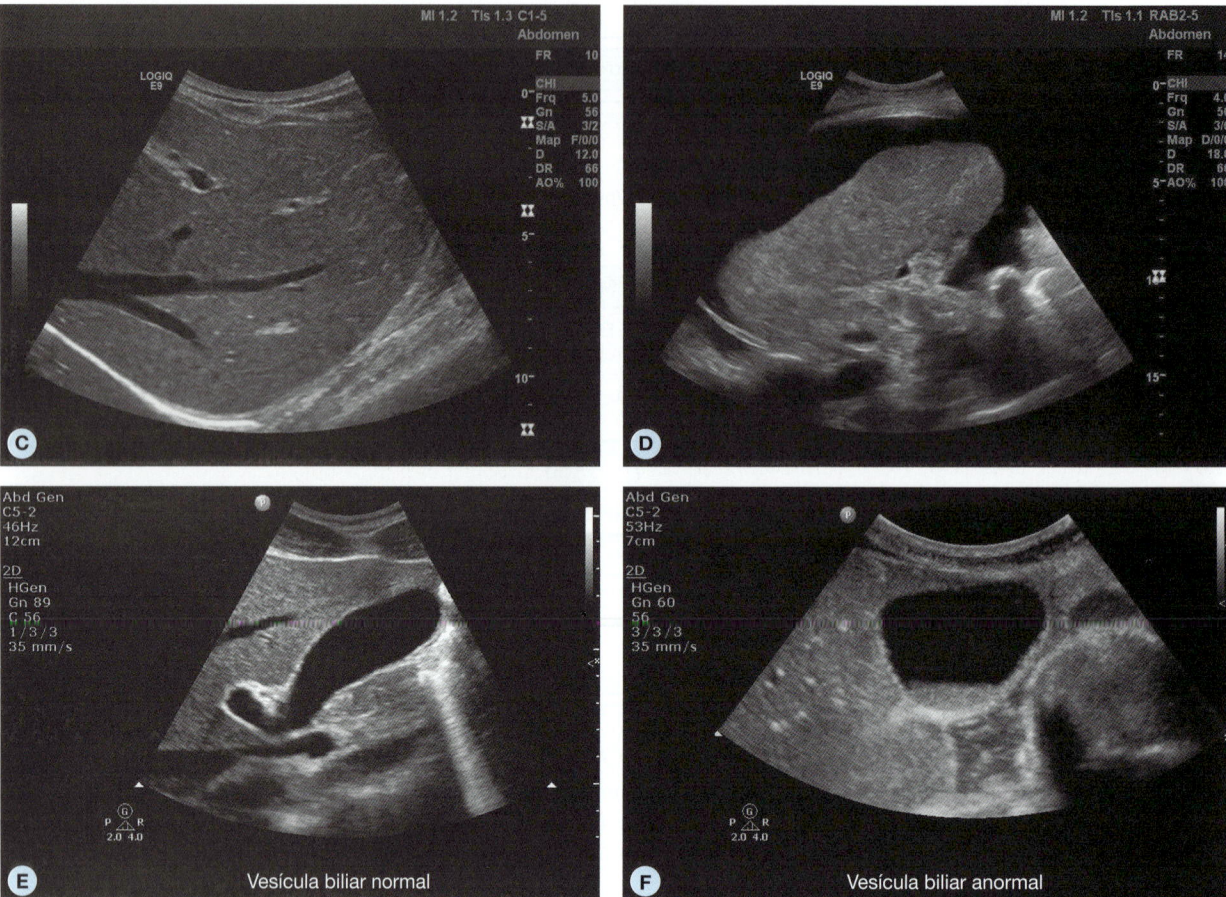

Figura 1.2 *(Continuação)*

nos efeitos que essas alternativas de tratamento podem exercer sobre as doenças. Quando a residência começa, o foco em uma especialidade particular permite a compreensão mais profunda e mais detalhada de uma área do conteúdo específica para o estudante de medicina treinado. A transição de médico estudante para médico praticante envolve o aumento da autoconfiança e da autonomia para o benefício dos pacientes. Os novos médicos precisam depender de suas próprias habilidades, confiar nas suas conclusões e saber quando pedir assistência a outros membros da equipe. Para esses médicos, a ultrassonografia é um importante instrumento que continua em amadurecimento, assim como a tomada de decisão clínica.

MIGRAÇÃO DA TECNOLOGIA DA ULTRASSONOGRAFIA

Assim como a tecnologia, os princípios da ultrassonografia são bem conhecidos e sua utilização como modalidade terapêutica e diagnóstica primária na prática radiológica é bem fundamentada. Nos últimos anos, a tecnologia da ultrassonografia evoluiu e, hoje, é usada fora da especialidade da radiologia. É comum o uso da ultrassonografia em obstetrícia e cardiologia. A aplicação da ultrassonografia em outras áreas, como na medicina emergencial e na unidade de terapia intensiva, cresce rapidamente. Em virtude da expansão de seu uso para além do domínio da radiologia tradicional, os fabricantes precisaram adaptar o equipamento, construindo aparelhos menores e portáteis que pudessem ser usados no local de atendimento.

Quando comparado às outras tecnologias de imagem, como a tomografia computadorizada (TC) ou a ressonância magnética (RM), os avanços na ultrassonografia foram lentos; como consequência disso, muitos radiologistas que tradicionalmente realizavam estudos com a ultrassonografia mudaram para outras tecnologias de imagem.[1] Além disso, o baixo reembolso para os equipamentos caros e o treinamento específico que os radiologistas recebem também contribuem para a necessidade que muitos radiologistas sentem de mudar para outras tecnologias. A utilização da ultrassonografia, entretanto, continua a crescer, apesar da mudança dos radiologistas para outros tipos de imagem diagnóstica.[2] O crescimento contínuo do uso da ultrassonografia pode ser atribuído aos exames realizados com ultrassonografia portátil fora da radiologia.

Muitos fabricantes de equipamentos acreditam na continuidade do crescimento da ultrassonografia, visando às aplicações em anestesiologia, medicina de emergência, medicina interna e cirurgia, além do tradicional mercado da radiologia. O tratamento intensivo é uma área da medicina na qual o uso da ultrassonografia está tornando-se cada vez mais comum na orientação de procedimentos e diagnósticos. A necessidade da rápida ação no tratamento intensivo é uma das principais razões pelas quais as aplicações da ultrassonografia têm ido para o local de atendimento, e a compreensão do processo de tomada de decisão clínica possibilita melhor compreensão de como a ultrassonografia pode aprimorar esse processo.

PROCESSO DE TOMADA DE DECISÃO CLÍNICA

Assim como qualquer processo eficiente de tomada de decisão, a tomada de decisão clínica é organizada passo a passo (Fig. 1.3). Para os pacientes internados, começa na admissão hospitalar e, para os pacientes ambulatoriais, tem início na primeira interação entre médico e paciente. No começo do ciclo, a etapa de coleta de dados é essencial para o resto do processo. A reunião de dados é realizada por meio da coleta da história do paciente, do exame físico e dos testes diagnósticos. É no exame físico que a ultrassonografia tem potencial para fornecer benefícios significativos (descritos adiante). Em seguida, ocorre a etapa da interpretação dos dados, que possibilita ao médico considerar os diferentes elementos dos dados. Julgamentos quanto à validade dos dados, confiabilidade e consistência com os sintomas do paciente são feitos nessa fase. Uma vez interpretados os dados clínicos, as decisões podem ser tomadas. Ocasionalmente, os dados são insuficientes, tendo necessidade de coletar mais dados. Na maioria das vezes, os dados fornecem informações suficientes, de forma que o diagnóstico pode ser feito e o que é conhecido como plano de tratamento pode ser posto em ação. Quando o ciclo começa, as respostas ao plano de tratamento são monitoradas mais uma vez com etapas adicionais de coleta de dados. Se as ações do tratamento obtiverem sucesso e a condição do paciente melhorar, o paciente pode ser liberado do tratamento, finalizando o ciclo. Se a condição não melhorar com o tratamento, é preciso tomar decisões adicionais.

Em muitos casos, levar ao leito a ferramenta de coleta de dados, como a ultrassonografia, pode agilizar e tornar o processo de tomada de decisão mais eficiente. Aparelhos portáteis de ultrassonografia possibilitam ao médico que está coletando os dados interpretá-los, tomar a decisão e agir ainda na beira do leito. Se a ultrassonografia não fosse portátil, o paciente precisaria ser removido, um técnico realizaria o exame diagnóstico e os resultados seriam enviados a um radiologista para serem interpretados antes que pudessem ser incluídos no processo de tomada de decisão para que uma ação fosse realizada.

O FAST (*focused assesment with sonography in trauma*, exame ultrassonográfico focado para o traumatismo) é um componente dos protocolos do *Advanced Trauma Life Support* e fornece uma avaliação rápida da condição traumática do paciente com relação ao dano interno. O exame FAST é um importante exemplo de como a ultrassonografia portátil contribui para a velocidade do processo de tomada de decisão na emergência, permitindo o acesso rápido a dados vitais. Com a ultrassonografia à beira do leito, os traumatologistas são capazes de identificar com rapidez a presença de líquido livre no abdome, ao redor dos pulmões e ao redor do coração. A rápida identificação desse líquido livre dita os passos seguintes no tratamento e é essencial para os resultados do paciente. Nessas e em outras situações, o processo de tomada de decisão precisa ocorrer com rapidez; sendo portátil, a ultrassonografia na beira do leito é uma ferramenta que, quando aplicada corretamente, pode ter impacto positivo no cuidado do paciente.

EXAME FÍSICO

O exame físico é uma parte importante da coleta de dados no processo de tomada de decisão; porém, o tempo e a proficiência dos médicos em diagnóstico à beira do leito por meio do exame físico diminuíram.[3] Além dis-

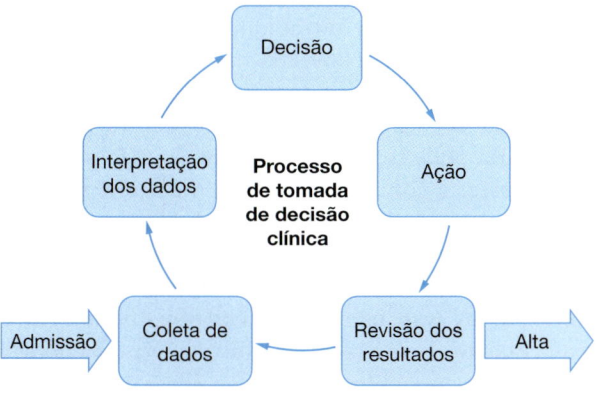

Figura 1.3 Processo de tomada de decisão clínica.

so, os avanços tecnológicos forneceram recursos extras para reunir dados que colocaram em questão a utilidade suprema do exame físico em muitas áreas da medicina.

Um estudo sobre exames físicos realizado em 2003 demonstrou que achados físicos cruciais foram observados em apenas 26% dos pacientes hospitalizados. Enquanto esses dados sugerem que o exame físico é, muitas vezes, mal realizado, também é fundamental perceber a importância do exame físico no processo de tomada de decisão. Cerca de 7% dos pacientes apresentaram achados físicos que provavelmente passariam despercebidos nos exames diagnósticos, o que mostra a necessidade de um exame físico à beira do leito que seja eficiente e altamente efetivo. Além disso, 19% dos pacientes revelaram achados que poderiam apenas ter sido observados no exame físico, o que poderia agilizar o tratamento.[4]

Os testes laboratoriais e as imagens diagnósticas disponibilizam informações adicionais úteis para a compreensão das anormalidades que confrontam o paciente, porém não substituem a avaliação à beira do leito realizada pelo médico.[5] Como parte da coleta e da interpretação de dados, as habilidades manuais do médico na inspeção, palpação, percussão e ausculta são essenciais para obter bons dados no exame físico. A ultrassonografia portátil é uma ferramenta que pode aprimorar as habilidades manuais do médico e melhorar a efetividade do exame à beira do leito. A tecnologia da ultrassonografia portátil tem potencial para permitir a detecção de algumas diferenças sutis que aparecem apenas com a repetição e a prática de um médico experiente. Por exemplo, a técnica de exame físico na avaliação da aorta abdominal por meio da palpação é, muitas vezes, ensinada durante o estudo para a formação médica. As considerações para um exame adequado incluem a espessura da parede aórtica e a experiência do médico. A sensibilidade na detecção do tamanho da aorta abdominal por meio da palpação é próxima a 39%, em comparação a quase 100% da ultrassonografia.[6] Outro exemplo é a avaliação de possíveis ascites. A técnica do exame físico envolve rolar o paciente, percutir o abdome, marcar e escutar o movimento do líquido. No entanto, o autor alerta que esses sinais clínicos de ascite podem enganar. A ultrassonografia portátil oferece a imagem visual simples do líquido (Fig. 1.4), reduzindo a natureza subjetiva da escuta da propagação das ondas sonoras pelo estetoscópio. A capacidade da ultrassonografia de visualizar as cavidades do corpo, detectando o tamanho e a configuração dos órgãos e quaisquer patologias, pode trazer aprimoramento significativo ao exame físico realizado à beira do leito.

Como elemento-chave na tomada de decisão clínica, a capacidade de coletar e interpretar dados durante o exame físico é uma habilidade crucial e as avaliações manuais realizadas pelos médicos são importantes para os pacientes. O uso frequente da ultrassonografia fornece a oportunidade de aprimorar o modelo padrão de inspeção, palpação, percussão e ausculta do exame físico por causa dos avanços tecnológicos para visualizar a anatomia ao mesmo tempo em que permite a interação direta com o paciente.

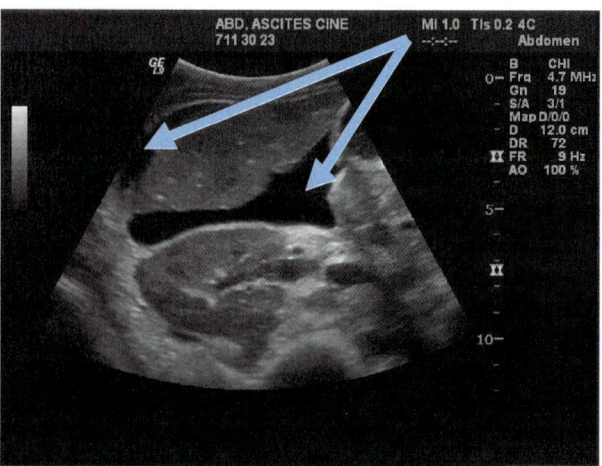

Figura 1.4 Ascite. (*Imagem cortesia de GE Healthcare, www.logiqlibrary.com*)

ESTETOSCÓPIO VISUAL

O potencial das unidades de ultrassonografia portáteis para melhorar ou substituir o estetoscópio causa diversas reações, porém, para aqueles que consideram as possibilidades, o conceito não é tão radical quanto parece à primeira vista. Em um futuro próximo, os médicos poderão visualizar o corpo internamente de forma tão rápida quanto auscultam com o estetoscópio hoje em dia. Durante os exames de rotina, em vez de escutar o som subjetivo de uma válvula cardíaca, a imagem da válvula cardíaca poderá ser observada em apenas alguns minutos.

Qualquer pessoa que já esteve com uma gestante durante um exame de ultrassonografia entende o seu valor, que permite as conversas médicas em tempo real com as pacientes e alivia a ansiedade, ou fornece respostas imediatas para as questões preocupantes. A ultrassonografia pode ser uma ferramenta muito poderosa que favorece a comunicação entre médico e paciente. Além disso, o impacto em potencial de levar o uso da ultrassonografia como ferramenta diagnóstica para ferramenta de rastreamento vem chamando mais atenção conforme os avanços tecnológicos possibilitam construir equipamentos à beira do leito que sejam menores e mais baratos. Ao mesmo tempo em que o uso rotineiro da ultrassonografia tem muitos obstáculos, ele oferece uma forma incrível e não invasiva de coletar informações úteis.

A ultrassonografia portátil representa o segmento da ultrassonografia que tem crescimento mais rápido. A velocidade do crescimento das unidades de ultrassonografia portátil (USP) aumentou de 5 milhões para 96 milhões de 1999 a 2003 e, na medida em que mais fabricantes entram no mercado, espera-se que o crescimento continue.[7] Alguns sistemas de ultrassonografia empurraram a portabilidade para ainda mais adiante (Fig. 1.5). O Acuson P10, da Siemens, pesa apenas 3 kg e é pequeno o suficiente para caber no bolso do jaleco. A empresa apela para a capacidade de usar esses aparelhos portáteis no rastreamento como componente do exame físico. Há também uma empresa nova, Signostics, Inc., que teve aprovação da U. S. Food and Drug Administration (FDA) em 2009 para produzir um aparelho de 1 kg, chamado Signos Personal Ultrasound, fabricado como estetoscópio visual. Um sistema pequeno, porém poderoso, da SonoSite, chamado NanoMaxx, parece prestes a obter a aprovação da FDA.

Outra característica que os sistemas menores possuem é o sistema *preset*, baseado na imagem proposta. O operador precisa apenas apertar um botão denominado "AAA" ao realizar a avaliação de um aneurisma de aorta abdominal, e ajustes padronizados são determinados para o operador, reduzindo, desse modo, o treinamento para exames específicos. Alguns sistemas orientam sobre a colocação e o ângulo do transdutor e o direcionamento passo a passo dos aspectos técnicos da aquisição da imagem por meio do exame FAST. Esses avanços aumentam a usabilidade e ajudam a reduzir os erros dos operadores associados a esses aparelhos.

Com o aumento do tempo da bateria, da qualidade da imagem e da facilidade de uso, esses sistemas e os que estão surgindo possibilitarão grande aprimoramento dos exames clínicos além do praticado atualmente.

USO DA ULTRASSONOGRAFIA NA PRÁTICA GERAL: UM ESTUDO INTERNACIONAL

Internacionalmente, o uso da ultrassonografia por médicos na prática geral é muito mais comum do que nos Estados Unidos. Medidas de redução de custos exigidas pelos sistemas nacionais em outros países contribuíram muito para este movimento. Quando controlado de maneira inadequada, o uso expandido da ultrassonografia pode facilmente adicionar custos médicos sem contribuir com benefícios significativos; entretanto, quando introduzido de maneira apropriada, com diretrizes e treinamento adequados, é possível obter reduções de custos e melhorias no tratamento que são a

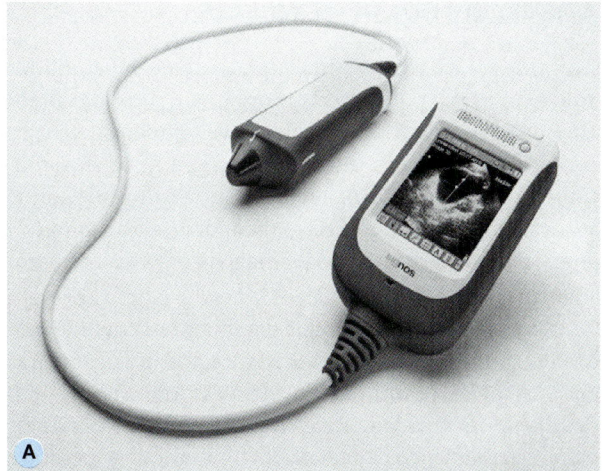

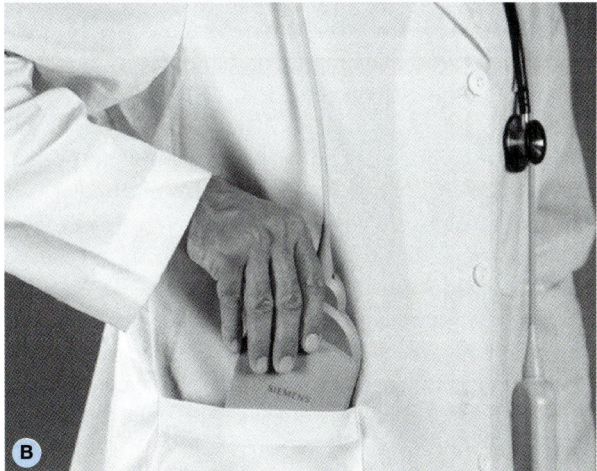

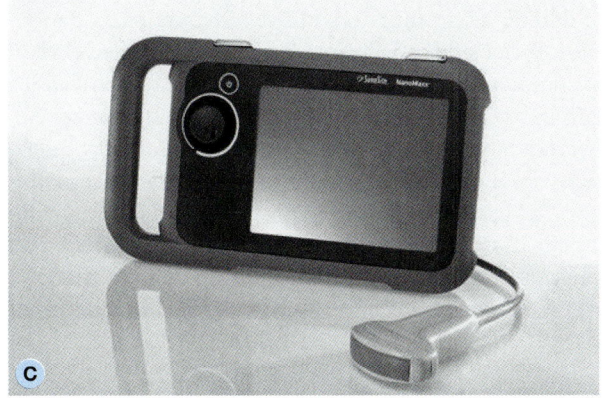

Figura 1.5 (A) Signostics Signos Personal Ultrasound. (B) Siemens Acuson P10. (C) SonoSite NanoMaxx.

grande razão pela qual o uso da ultrassonografia continua a crescer. Por exemplo, a ultrassonografia à beira do leito pode excluir a possibilidade de condições graves, reduzir a realização de TCs e RMs e encaminhamentos para especialistas, além de tranquilizar rapidamente os pacientes.[8]

ARMADILHAS POTENCIAIS

Certamente existem muitas armadilhas relacionadas ao uso expansivo da ultrassonografia, e o treinamento adequado é a chave para evitar muitas delas. A compreensão da física da ultrassonografia e de seus potenciais bioefeitos sobre os tecidos é um componente de segurança essencial. É preciso ter a técnica adequada de aquisição e interpretação de imagens para aplicar com sucesso a ultrassonografia.

Ao mesmo tempo em que geralmente é considerada uma ferramenta diagnóstica segura, as ondas sonoras geradas pelas máquinas de ultrassonografia, dependendo da intensidade e da duração, podem produzir estresses mecânicos e térmicos aos tecidos. A interface osso-tecido é uma área especialmente preocupante. As ondas sonoras absorvidas pelo osso denso podem promover a elevação mais rápida da temperatura dos tecidos moles circunjacentes. Além dos efeitos térmicos, os efeitos mecânicos da ultrassonografia nas bolhas de gás e o estresse térmico das ondas sonoras também podem causar impactos no tecido. Esses efeitos térmicos e mecânicos são quantificados pelos índices térmico e mecânico, os quais são números baseados no risco relativo e demonstrados na unidade de ultrassonografia. Enquanto os níveis de potência e intensidade das unidades portáteis em geral não são altos o suficiente para causar bioefeitos importantes durante exames breves, é preciso compreendê-los de forma que a segurança do paciente não seja comprometida.

O American Institute of Ultrasound in Medicine publicou a seguinte declaração: "Os potenciais benefícios e riscos de cada exame devem ser considerados. O princípio ALARA (As Low As Reasonably Achievable, tão baixo quanto razoavelmente possível) deve ser observado ao ajustar os controles que afetam a produção acústica e considerar os tempos de pausa do transdutor."[9] O uso apropriado da ultrassonografia é uma habilidade que requer treinamento, repetição e prática para chegar à proficiência. Para um médico não treinado, o diagnóstico equivocado baseado nas técnicas pode ser comum. Os artefatos são típicos na ultrassonografia e a habilidade para entender e para reconhecê-los é adquirida por meio da prática, de forma que os erros diagnósticos não ocorrem.

As diretrizes de treinamento para todos os níveis de operador, desde o novato ao especialista, são encontradas no Capítulo 20. Acredita-se que uma maneira de melhorar a aquisição de imagens e as habilidades de interpretação seja fornecendo aos estudantes de medicina acesso aos aparelhos portáteis de ultrassonografia durante o aprendizado de anatomia, exame físico e educação clínica. Os estudantes podem adquirir proficiência em ultrassonografia ao mesmo tempo em que aprendem a anatomia em 3D e de forma que não comprometa a segurança do paciente. Parcerias entre os fabricantes dos aparelhos e as faculdades de medicina podem ajudar a preparar os estudantes para usarem essa importante tecnologia, não apenas no currículo das faculdades, mas também como médicos recém graduados.

CONCLUSÃO

A imagem diagnóstica da ultrassonografia continua a migrar para as muitas outras áreas da medicina. Já que atualmente os estudantes de medicina se tornam proficientes na aquisição e interpretação de imagens de ultrassonografia no campo da estrutura e função anatômica normal e anormal, provavelmente continuam a dirigir essa migração da tecnologia para mais adiante. Para o exame físico à beira do leito, a ultrassonografia portátil é uma ferramenta efetiva que permite o aprimoramento do exame físico, o aumento da interação médico-paciente e a avaliação confiável e objetiva das estruturas internas. Atualmente, existem inúmeras oportunidades para que os estudantes de medicina construam a competência com a ultrassonografia durante o treinamento inicial. O desafio é ser receptivo o suficiente para encontrar áreas nas quais essa ferramenta possa melhorar o cuidado da saúde, na medida em que se torna mais fácil de utilizar, portátil e prontamente disponível.

Referências

1. Brice J. Ultrasound's future in play: will radiologists remain in the picture? *Diagn Imaging*. March 1, 2007.
2. Orenstein B. Ultrasound exams: bright future, but will it be in radiology? *Radiol Today*. 2009;10(6):12.
3. Bickley L, Szilagyi P. *Bates' guide to physical examination and history taking*. 9th ed. Philadelphia: Lippincott Williams & Wilkins; 2007.
4. Reilly BM. Physical examination in the care of medical inpatients: an observational study. *Lancet*. 2003;362:1100–1105.
5. Verghese A. Culture shock – patient as icon, icon as patient. *N Engl J Med*. 2008;359:26.
6. Silverstein MD, Pitts SR, Chaikof EL, Ballard DJ. Abdominal aortic aneurysm (AAA): cost-effectiveness of scree-

ning, surveillance of intermediate-sized AAA, and management of symptomatic AAA. *Proc (Bayl Univ Med Cent)*. 2005;18(4):345–367.
7. Frost & Sullivan Research Service. (26 January, 2004). High-growth areas propel overall ultrasound market. Retrieved from http://www.frost.com/prod/servlet/report-brochure.pag?id=A675-01-00-00-00. Accessed on February 2, 2010.
8. Speets AM, Hoes AW, van der Graaf Y, et al. Upper abdominal ultrasound in general practice: indications, diagnostic yield, and consequences for patient management. *Fam Pract.* 2006;23:507–511.
9. Official statement of the American Institute of Ultrasound in Medicine. Retrieved from http://www.aium.org/publications/viewStatement.aspx?id=39. Accessed on February 7, 2010.

CAPÍTULO 2

Física da ultrassonografia

Alexander B. Levitov, MD, FCCM, RDCS e Christopher R. Fuller, PhD

INTRODUÇÃO

Ao mesmo tempo em que a tentação para deixar de lado este capítulo seja grande, encoraja-se o leitor a não fazer isso. Os princípios físicos apresentados aqui são fundamentais para o médico ultrassonografista entender a ultrassonografia realizada à beira do leito. As imagens fornecidas pelas radiografias simples, tomografias computadorizadas (TCs) e ressonâncias magnéticas (RMs) revelam a realidade anatômica. A imagem da ultrassonografia depende de informações altamente processadas, o que torna a técnica de obtenção de imagem menos intuitiva. Além disso, o médico interessado em ultrassonografia à beira do leito também atuará como ultrassonografista. Diferente das modalidades radiológicas diagnósticas tradicionais, é o médico quem seleciona as configurações do sistema de ultrassonografia e do transdutor, obtém as imagens e as interpreta. Tudo isso não é possível sem o conhecimento fundamental da física da ultrassonografia e da geração da imagem.

ONDAS E PROPAGAÇÃO DE ONDAS

Quando uma pedra é arremessada no meio de um lago calmo, uma onda se forma e se propaga no meio físico pouco compressível da água. A onda resultante é transversal e a vibração predominante da onda ocorre em direção perpendicular ao sentido da propagação da onda. Ondas sonoras criadas por objetos vibratórios são similares, porém são compostas de áreas de densidade aumentada (compressão) e diminuída (rarefação) que se propagam pelo meio. Embora universal e graficamente representadas como ondas transversais, ondas sonoras são longitudinais, com vibração predominante no mesmo sentido da onda em propagação (Fig. 2.1). Como todas as ondas, o som é descrito por um conjunto de características físicas, nesse caso conhecidas como *parâmetros acústicos*.

SOM E ULTRASSONOGRAFIA: PARÂMETROS ACÚSTICOS

Período e frequência

O tempo necessário para que uma onda sonora complete um ciclo é denominado de *período*, o qual normalmente é medido em microssegundos (μs). *Frequência* é a quantidade de ciclos por segundo e o inverso do período, medido em hertz (Hz). Os seres humanos conseguem escutar sons de frequências que variam de 20 a 20.000 Hz ou 20 quilohertz (20 kHz) (Fig. 2.2). Sons com frequências inferiores a 20 Hz são chamados de *infrassom* e superiores a 20 kHz são denominados de *ultrassom* (Fig. 2.2). Nem o infrassom nem o ultrassom são audíveis aos humanos. Com exceção dessas diferenças, o ultrassom apresenta todas as características de uma onda sonora. Todas as ondas sonoras refletem em objetos grandes, formando ecos, e contornam ondas menores (difração). Entretanto, as ondas de ultrassom de alta frequência tendem a refletir em objetos menores (relativo ao seu comprimento de onda), a percorrer distâncias mais curtas e a viajar em linha mais reta que os sons de menor frequência. A maioria dos objetos elásticos vibrantes produz um conjunto de ondas com frequências múltiplas menores. A menor frequência no conjunto é denominada *frequência fundamental* e as múltiplas da frequência fundamental são chamadas de *frequências harmônicas* ou simplesmente *harmônicas* (Fig. 2.3). Em geral, a ultrassonografia diagnóstica utiliza ondas sonoras com frequências de 2 a 20 milhões de hertz (MHz).

Velocidade de propagação

Muitas vezes, a velocidade de propagação é chamada de *velocidade do som*. No entanto, esse termo está tecnicamente incorreto, uma vez que a propagação sonora é direcional. O som requer um meio para percorrer ou se propagar, não sendo capaz de ocorrer no vácuo. A natureza física do meio, incluindo sua densidade, rigidez e temperatura, ajuda a determinar a velocidade de propagação. Como regra geral, o som se propaga mais rápido nos sólidos do que nos líquidos, e mais rápido nos líquidos do que nos gases. A velocidade de propagação em alguns meios biológicos está resumida na Tabela 2.1. O fato de a velocidade de propagação ser uma qualidade intrínseca apenas do meio é muito vago. Por exemplo, a velocidade de propagação é independente do movimento da fonte sonora ou do observador. Em casos extremos, a velocidade da fonte sonora em movimento pode exceder a velocidade de propagação do

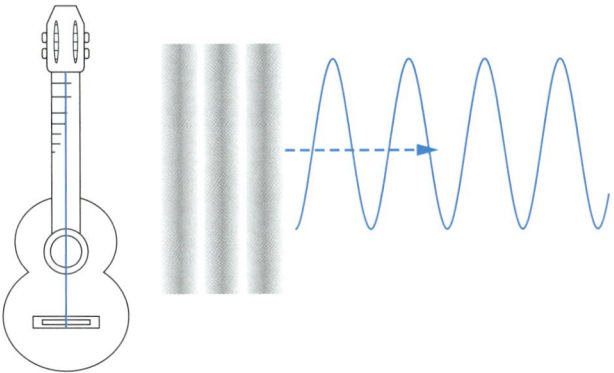

Figura 2.1 Natureza do som: a vibração de uma corda de violão está criando uma onda longitudinal representada como uma onda transversal.

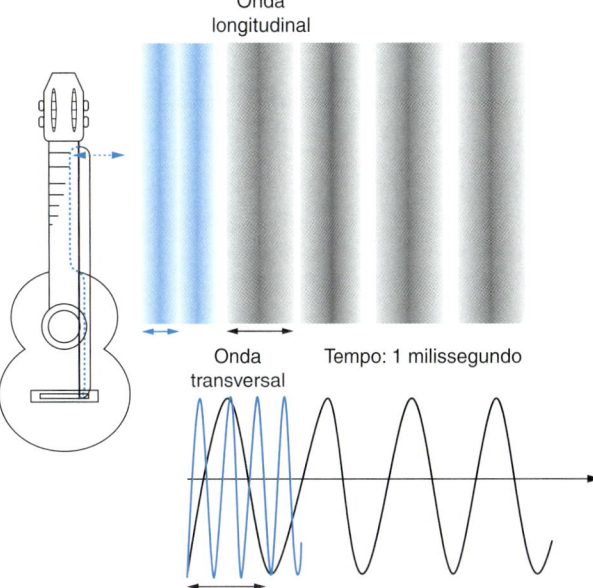

Figura 2.3 A vibração da corda D do violão está criando uma onda longitudinal em frequências fundamentais (sombras em cinza) e harmônicas (sombras em azul). As ondas longitudinais são representadas pelas ondas transversais de mesma frequência. A onda pontilhada azul é a primeira onda harmônica com metade do período e duas vezes a frequência da onda fundamental (preta). O período fundamental é de 2,5 milissegundos. A frequência fundamental é de 400 Hz. A primeira frequência harmônica é de 0,8 kHz. A segunda frequência harmônica é de 1,6 kHz.

Figura 2.2 Os seres humanos são capazes de ouvir sons com frequências entre 20 e 20.000 Hz. Os sons com frequência inferior a 20 Hz (infrassom) e superior a 20.000 Hz (ultrassom) não são audíveis pela maioria dos humanos. No entanto, alguns indivíduos conseguem escutar a ultrassonografia e a maioria percebe o infrassom como vibração.

som e a fonte pode "escapar" ou "quebrar a barreira do som". Se a fonte sonora ou o observador estiver em movimento, as ondas sonoras que percorrem na mesma direção precisam ser comprimidas (adquirir frequência mais alta) e as ondas sonoras que viajam na direção oposta precisam ser alongadas (adquirir frequência mais longa) para cobrir a mesma distância no mesmo tempo. Isso é conhecido como *efeito Doppler* e possui muitas aplicações na ultrassonografia. A velocidade de propagação é independente da frequência da onda de ultrassom.

Comprimento de onda

O comprimento de onda é a extensão de um ciclo da onda medida em unidades de distância (em geral, milímetros), dependente da frequência e velocidade de propagação. Comprimento de onda (mm) = velocidade de propagação (m/s) $\times$ 1.000/frequência (MHz). Portanto, no tecido mole, a onda de ultrassom com frequência de 1 MHz terá o comprimento de 54 mm. O comprimento de onda na ultrassonografia diagnóstica costuma ser de 0,1 mm. Ondas ultrassônicas de comprimento de onda mais curto/frequência mais alta criam imagens de ecos de objetos menores, melhorando, desse modo, a qualidade da imagem (resolução), porém sofrem declínio em distância mais curta e, portanto, normalmente têm menos penetração.

TABELA 2.1 As velocidades de propagação dos diferentes meios biológicos

Meio biológico	Velocidade de propagação do som (m/s)
Pulmões	300 a 1.000
Gordura	1.400
Tecido mole	1.540
Osso	2.000 a 4.000

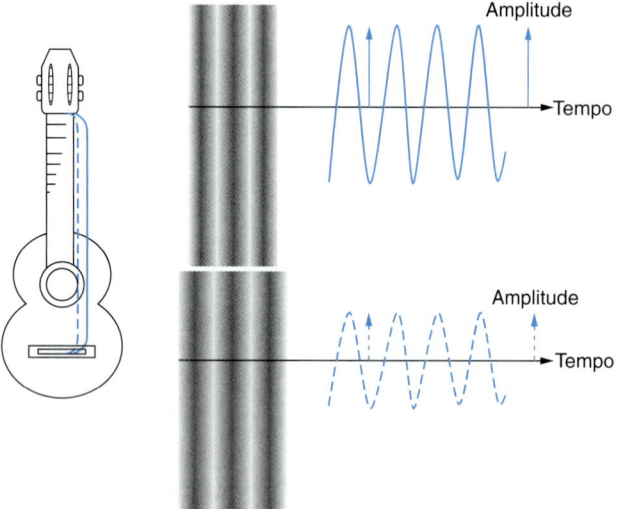

Figura 2.4 Diferentes amplitudes de som. (**A**) Mais deslocamento no meio, amplitude mais elevada. (**B**) Menos deslocamento no meio, amplitude menor. Potência = K × amplitude².

TABELA 2.2 Razões de intensidade entre o som A e o B (decibéis)	
Som A / Som B	**Decibéis**
100:1	20
10:1	10
4:1	6
2:1	3
1:2	−3
1:10	−10

Intensidade e potência de amplitude

As ondas sonoras podem se deslocar mais ou menos no meio conforme a propagação. A frequência permanece a mesma, porém o movimento, a densidade e a pressão no meio mudam. O resultado é uma sonoridade maior ou menor da ultrassonografia, o que se relaciona com a capacidade de transmitir mais energia (potência, intensidade). A magnitude do som é conhecida como *amplitude* (Fig. 2.4). Em razão da grande variação dinâmica da amplitude linear, uma descrição logarítmica é empregada, na qual a real amplitude é dividida por um valor de referência e pelo logaritmo considerado. A razão é medida na escala logarítmica com unidades em decibéis (dB), em que 20 dB correspondem a um aumento de 10 vezes na amplitude do som, e 40 dB de 100 vezes. Entretanto, o nível das ondas de ultrassom, em geral, é descrito em termos de potência ou intensidade sonora. Quando descrito em termos de intensidade, o aumento em 10 vezes da intensidade resulta na elevação de 10 dB, enquanto o aumento em 100 vezes produz elevação de 20 dB. Decibéis negativos significam que o som B é mais suave ou possui amplitude ou intensidade mais baixa que a onda A (Tab. 2.2).

Potência ou velocidade do fluxo de energia transportado e possivelmente liberado pela onda de ultrassom é proporcional à amplitude ao quadrado (onde K é um coeficiente, as unidades de energia estão em joules e a potência é medida em joule/s ou watts):

$$\text{Potência} = K \times \text{amplitude}^2$$

A quantidade de potência fornecida a uma unidade de superfície é chamada de intensidade e é medida em watts/cm². No caso da ultrassonografia diagnóstica, na qual o meio é o corpo humano, a amplitude, potência e intensidade são parâmetros de definição em termos de efeitos biológicos da ultrassonografia e, portanto, são muito importantes. Os parâmetros acústicos estão resumidos na Tabela 2.3.

TABELA 2.3 Resumo dos parâmetros acústicos na ultrassonografia diagnóstica			
Parâmetro acústico	**Unidades**	**Determinado por**	**Valores na ultrassonografia diagnóstica**
Período	μs	Fonte sonora	0,05 a 0,5 μs
Frequência	MHz	Fonte sonora	2 a 20 MHz
Amplitude	dB	Fonte sonora	–
Potência	Watts	Fonte sonora	–
Intensidade	Watts/cm²	Fonte sonora	0,001 a 100 watts/cm²
Velocidade de propagação	m/s	Meio	300 a 1.600 m/s
Comprimento de onda	mm	Fonte sonora e meio	0,1 a 0,6 mm

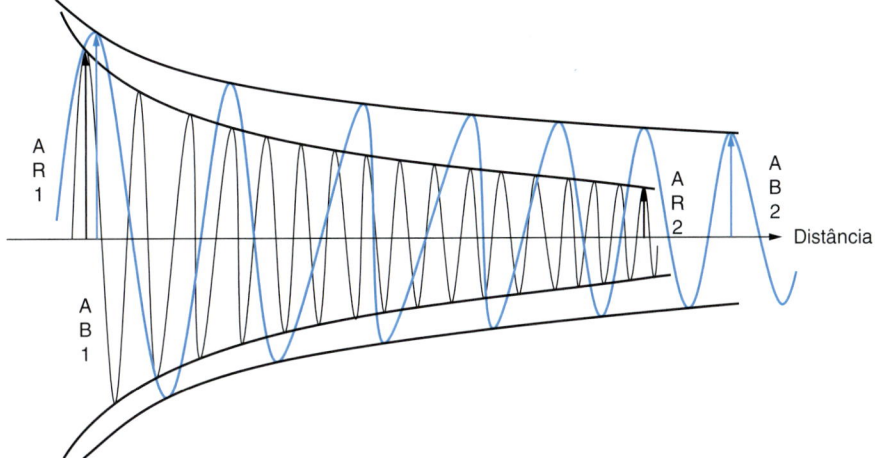

Figura 2.5 Tanto as ondas pretas de alta frequência (R) quanto as ondas azuis de frequência mais baixa (B) sofrem atenuação (depressão) com a distância. No entanto, as ondas azuis atenuam menos. A razão da amplitude inicial (A1) com relação à final (A2) ilustra o grau de atenuação e é medida em decibéis negativos. AB1: AB2 > AR1: AR2. AR1, amplitude inicial das ondas de alta frequência; AR2, amplitude final das ondas de alta frequência; AB1, amplitude inicial das ondas de frequência mais baixa; AB2, amplitude final das ondas de frequência mais baixa.

INTERAÇÕES ENTRE SOM E MEIO

Atenuação

Uma onda de ultrassom que se propaga por meio biológico libera parte de sua energia na forma de calor e vibração tecidual, resultando em diminuição da amplitude ou depressão da onda. Isso é conhecido como *atenuação* e é medido em decibéis (Tab. 2.2). A atenuação não muda a frequência da onda, mas a magnitude da diminuição da amplitude depende da frequência da ultrassonografia (Fig. 2.5). Quanto mais alta a frequência da onda, mais energia será liberada e maior será o coeficiente de atenuação (diminuição da amplitude por centímetro de propagação). Por exemplo, a onda de frequência de 1 MHz reduzirá sua amplitude em 0,5 dB (-0,5 dB) por cada centímetro de propagação pelo tecido.

Reflexão, transmissão, impedância acústica e resolução axial

Conforme já discutido, todo som será refletido nos objetos e retornará à fonte na forma de eco. Na realidade, é a interface entre duas camadas (no caso da ultrassonografia diagnóstica são duas camadas de tecido) com diferentes propriedades físicas que fazem a energia sonora ser refletida. A fim de calcular a refletividade da interface, o parâmetro conhecido como *impedância acústica* foi desenvolvido. Quanto maior a diferença na impedância acústica entre as interfaces, maior será a reflexão da interface. A impedância é o produto da densidade (kg/M^3) e velocidade de propagação (m/s) medido em rayls. De modo geral, a impedância do tecido humano fica entre 1.250.000 e 1.750.000 (25 a 75 MRayls). Toda energia não refletida é transmitida até encontrar outra interface de impedância acústica diferente, em que o mesmo processo se repete. Uma vez que a diferença de impedância entre as camadas teciduais é relativamente pequena, apenas cerca de 1% da energia é refletida e 99% são transmitidas, permitindo a detecção de múltiplas interfaces teciduais. Tanto a reflexão quanto a transmissão são, de certa forma, previsíveis quando o som golpeia a interface em ângulo de 90° (incidência normal) (Fig. 2.6). Quando esse não é o caso, fica difícil prever a direção e a quantidade de energia

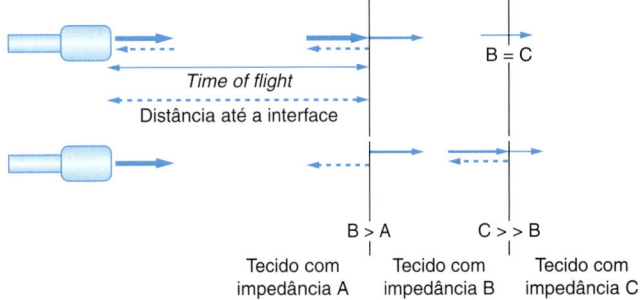

Figura 2.6 Reflexão e transmissão do som nas interfaces atingidas em ângulo de 90° (incidência normal). Se não há diferenças na impedância entre as duas interfaces, não ocorrerá reflexão; quanto maior a diferença, maior a quantidade de ultrassonografia refletido de volta à fonte. A distância até a interface pode ser calculada a partir do tempo que a ultrassonografia leva para chegar à interface e retornar à fonte (*time of flight*, tempo transcorrido).

TABELA 2.4 Tempo transcorrido e posição da interface	
Tempo transcorrido (μs)	Profundidade da interface na tela (cm)
13	1
26	2
52	4
130	10

gia transmitida, o que resulta em formação de artefatos nas imagens. Conhecendo a velocidade de propagação e medindo o tempo que o impulso da ultrassonografia leva para refletir de volta à fonte, o sistema de ultrassonografia consegue calcular a profundidade ou a posição da interface na tela. Para cada 13 μs de tempo, a interface é posicionada 1 cm mais funda (Fig. 2.6, Tab. 2.4). Na ultrassonografia diagnóstica, essa posição sempre depende da suposição de que a velocidade de propagação é de 1.540 m/s, independente da real velocidade de propagação no tecido (Tab. 2.4). Se a velocidade de propagação for muito diferente de 1.540 m/s, a posição da interface na tela não refletirá a verdadeira posição anatômica, o que é conhecido como *artefato de velocidade de propagação*. À medida que as interfaces se aproximam, a capacidade do sistema de ultrassonografia de distinguir a distância entre elas diminui, até unirem-se em uma só imagem. A distância mínima em que a imagem separada das duas interfaces é obtida é chamada de *resolução axial* (Fig. 2.7). Quanto mais curto o comprimento de onda, maior a frequência da ultrassonografia e melhor a resolução axial. A resolução axial típica do sistema de ultrassonografia moderno é de cerca de 0,1 mm (0,05 a 0,5 mm).

Espalhamento

Se a interface refletora for pequena, o som pode refletir em todas as direções ou *espalhar*. O espalhamento irregular deteriora a qualidade da imagem, porém o uniforme pode fornecer informações importantes sobre o tamanho do refletor. Por exemplo, as hemácias fornecem um padrão de espalhamento uniforme.

Refração

Quando o som atinge a interface com diferentes velocidades de propagação sonora em ângulo diferente de 90° (ângulo de incidência oblíquo), ocorre transmissão com alteração de direção ou *refração*. A quantidade de desvio da passagem original da onda de ultrassom na interface é orientada pela lei de Snell (Fig. 2.8).

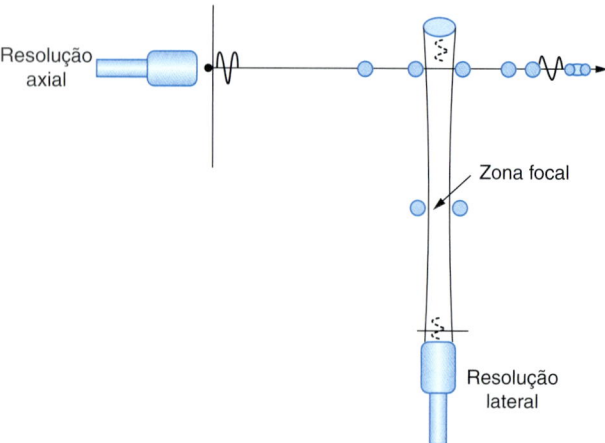

Figura 2.7 Pulsos de imagem são compostos por dois ciclos de ondas ultrassônicas. O comprimento espacial do pulso (CEP) = comprimento de onda × 2. Conforme duas interfaces se aproximam com a passagem da ultrassonografia (plano axial), elas aparecem como uma só (limite da resolução axial). Resolução axial = CEP/2. Dois objetos que se mostram como um só no plano perpendicular à passagem do som é um limite de resolução lateral. A resolução axial é sempre melhor que a resolução lateral.

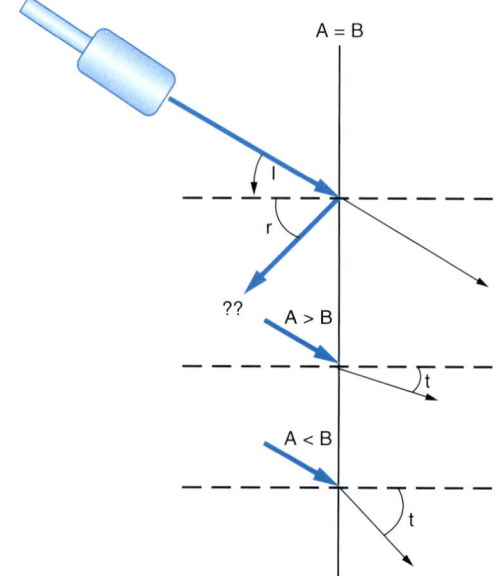

Figura 2.8 Reflexão e transmissão do som nas interfaces atingidas em ângulo diferente de 90° (incidência oblíqua). A transmissão e a reflexão não são previsíveis, exceto quando o ângulo incidente (I) é igual ao ângulo de reflexão (r). Se a velocidade do som nos dois meios for igual, a transmissão seguirá o caminho da onda incidente; caso contrário, ocorrerá refração. Se a velocidade do som no meio A for mais rápida do que no meio B, o ângulo de transmissão será menor que o ângulo incidente. Se a velocidade do som no meio A for mais lenta do que no meio B, o ângulo de transmissão será maior que o ângulo incidente (lei de Snell).

INTERAÇÕES ENTRE ONDAS: INTERFERÊNCIA CONSTRUTIVA E DESTRUTIVA, FORMAÇÃO DE FEIXE E RESOLUÇÃO LATERAL

As fontes de ultrassonografia emitem múltiplas ondas ou feixes que interagem umas com as outras. As duas principais formas de interações entre as ondas são as interferências construtiva e destrutiva. Quando duas ondas se encontram em fase umas com as outras, elas se combinam e ocasionam aumento da amplitude. Se estiverem em oposição ou 180°, fora da fase, ocorre a subtração, com uma onda resultante de amplitude menor (Fig. 2.9). Dispositivos como megafones maximizam a interferência construtiva em uma direção em particular, causando a formação de um feixe de som. Os sistemas de ultrassonografia utilizam refletores (lentes de ultrassonografia) ou manipulam eletronicamente a fonte da ultrassonografia (arranjo em fase) para formar o feixe desejado. Esse feixe apresenta uma aparência típica de ampulheta, com o ponto mais estreito da "cintura" conhecido como *ponto focal* ou *foco*. Duas interfaces lado a lado aparecerão separadas se a distância entre elas for maior do que a largura do ponto focal. A capacidade de discriminar entre duas interfaces lado a lado é conhecida como *resolução lateral* do sistema de ultrassonografia, a qual é melhor no ponto focal. Ondas de alta frequência apresentam foco mais estreito e são associadas à resolução lateral e axial mais alta e, portanto, melhor qualidade de imagem (Fig. 2.7). A Tabela 2.5 resume a diferença

TABELA 2.5 Ondas de ultrassom de alta e baixa frequência

	Atenuação	Profundidade da imagem	Qualidade da imagem
Baixa frequência 2 a 5 MHz	Baixa	Profunda	Inferior
Alta frequência 5 a 10 MHz	Alta	Superficial	Superior

entre ondas de ultrassom de alta e baixa frequência usadas na ultrassom diagnóstica.

ULTRASSONOGRAFIA CONTÍNUA E PULSADA

As ondas da ultrassonografia podem ser emitidas constantemente, como as ondas sonoras de uma sirene (onda contínua [OC]), ou de forma intermitente, como as ondas sonoras de uma buzina no nevoeiro (onda pulsada [OP]). Toda ultrassonografia com função de imagem é uma onda pulsada. Para obter a imagem do objeto, o sistema de ultrassonografia envia o pulso ultrassônico em direção à interface refletora e, depois disso, escuta o eco para determinar a posição do refletor. Pulsos curtos são compostos de 2 a 4 ciclos de ondas (ver a seção Período e frequência anterior) e de acordo com isso duram apenas 0,5 a 3 μs. O comprimento espacial do pulso (CEP) também será pequeno, entre 0,1 a 0 mm, dependendo do comprimento de onda e da quantidade de ciclos no pulso. O sistema de ultrassonografia escuta os ecos que retornam em 99 a 99,9% das vezes. A porcentagem do *talking time* é com frequência denominada *fator de trabalho* e é de 0,1 a 1%. Se o fator de trabalho for 0%, a máquina está desligada; se for 100%, a ultrassonografia OC está em uso (sem imagem). *Listening times* são chamados de *opened aperture time*. Pulsos curtos são compostos de ondas de ultrassom de alta frequência e, portanto, melhoram a resolução axial. De fato, a resolução axial é metade do CEP (Fig. 2.7).

FENÔMENO *DOPPLER*

Assim como na velocidade de propagação, se a fonte sonora está se movimentando em relação ao observador, a frequência da onda sonora muda. O mesmo é válido para o eco se a interface refletora está se movendo. Se o refletor se movimenta na direção da fonte sonora, a fre-

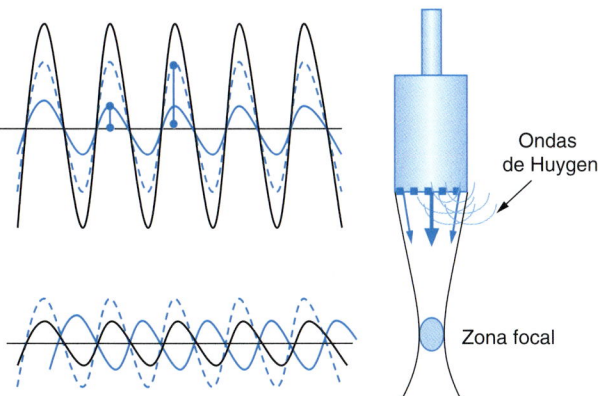

Figura 2.9 Interferência e formação do feixe de ultrassom. Interferência construtiva: amplitude preta = azul sólida + amplitude interrompida azul. Interferência destrutiva: amplitude preta = azul sólida − amplitude interrompida azul. A interferência construtiva no meio do feixe e a interferência destrutiva na periferia formam feixes individuais na forma típica de ampulheta.

quência do som refletido será mais alta (desvio *Doppler* positivo) que a frequência do som emitido. Se o refletor se movimenta no sentido oposto ao da fonte sonora, a frequência do eco será menor que a frequência da onda emitida (desvio *Doppler* negativo). Sendo assim, o desvio *Doppler* é a diferença entre as frequências da onda ultrassônica emitida e refletida. A frequência do desvio *Doppler* geralmente se encontra dentro da variação audível, ainda que os sons emitidos e refletidos sejam de frequência ultrassônica e não possam ser ouvidos. Esse *fenômeno Doppler* possibilita ao usuário estimar a velocidade dos refletores em movimento (i.e., hemácias) (Fig. 2.10). Velocidade do refletor = (desvio *Doppler* × velocidade de propagação)/2 (frequência incidente × cosseno do ângulo incidente). Portanto, com o ângulo de incidência de 90° e o cosseno igual a 0, não é possível calcular a velocidade. Se o ângulo incidente for 0° (a onda de ultrassom emitida é paralela ao movimento do refletor), os cálculos são os mais precisos.

EFEITOS BIOLÓGICOS DA RADIAÇÃO DA ULTRASSONOGRAFIA, EFEITOS TÉRMICOS, CAVITAÇÃO E PRINCÍPIO ALARA

Conforme as ondas de ultrassom se propagam pelo tecido, elas são atenuadas, liberando energia. A energia liberada da radiação acústica depende da amplitude original (potência, intensidade), da frequência da onda de ultrassom, do foco e da impedância acústica dos tecidos por onde o som se propaga. Quanto mais alta a amplitude do som emitido, mais energia é fornecida; quanto mais elevada é a frequência, mais energia é liberada (atenuação mais alta); e quanto maior a diferença de impedância acústica na interface, mais energia é liberada na interface. A interface entre tecido mole e osso é um clássico exemplo de liberação de energia térmica. Quase metade da energia emitida é liberada e absorvida nessa interface. O foco limitará a liberação de energia a uma extensão menor e permitirá que os tecidos circunjacentes a absorvam. A energia da radiação acústica é liberada na forma de vibração tecidual e energia térmica. A energia térmica pode se apresentar sob a forma de calor direto e cavitação. A cavitação ocorre quando energia acústica é liberada na interface entre tecido mole e bolhas microscópicas de gás, sendo comum em órgãos como os pulmões. Os *núcleos gasosos*, como muitas vezes essas microbolhas são denominadas, rapidamente se expandem e explodem, lesando as células próximas. Em geral, a vibração tecidual é benigna e nunca foi associada a nenhum efeito adverso. Na realidade, é usada para melhorar a qualidade da imagem na imagem harmônica tecidual. Entretanto, lesão térmica e efeitos adversos da cavitação foram relatados. Portanto, a US Food and Drug Administration e o American Institute of Ultrasound in Medicine (AIUM) estabeleceram limites de intensidade para radiação de ultrassonografia usada na ultrassonografia diagnóstica. Para a ultrassonografia sem foco (ver discussão sobre formação do feixe na seção Interações entre ondas), o limite foi estabelecido em 100 mW/cm^2, e para ultrassonografia com foco em 1.000 mW/cm^2. Essa preocupação também estimulou o AIUM em 1988 a publicar uma declaração de segurança, que ainda é aplicável na ultrassonografia à beira do leito:

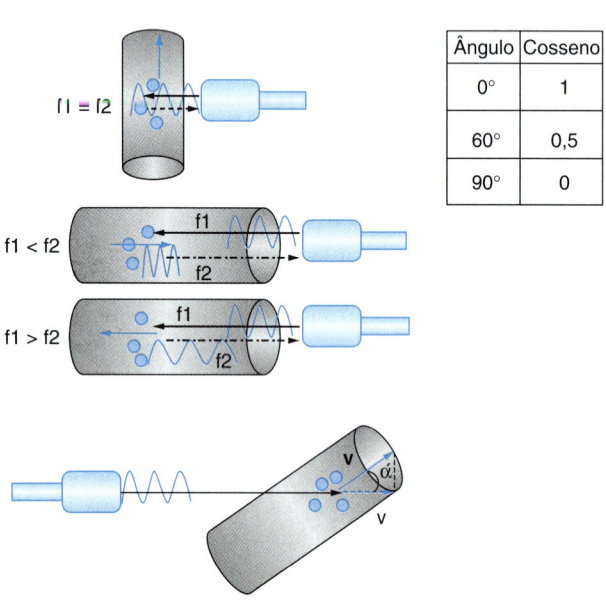

Desvio *Doppler* = 2 × velocidade do refletor × frequência do incidente × cosseno (ângulo á) / velocidade de propagação

Figura 2.10 Se as hemácias movimentam-se na direção do transdutor, a frequência do sinal refletido será mais alta do que a frequência emitida ou incidente (desvio *Doppler* positivo). Se as hemácias se movimentam em sentido oposto, a frequência do sinal que retorna será menor que a frequência incidente (desvio *Doppler* negativo). Desvio *Doppler* = f1 – f2. O desvio *Doppler* depende do ângulo entre a direção do refletor (hemácias) e a direção da onda sonora emitida. Desvio *Doppler* = 2 × velocidade do refletor × frequência incidente × cosseno (ângulo x)/velocidade de propagação. Com ângulos de 90°, não há desvio *Doppler* e os cálculos da velocidade de reflexão são impossíveis. Os cálculos de velocidade são mais apurados com ângulo de incidência de 0°. f1, frequência incidente; f2, frequência refletida; á, ângulo incidente.

1. Nenhum estudo deve ser realizado sem indicações válidas.
2. Nenhum estudo deve ser prolongado sem uma razão legítima.
3. A potência (amplitude) mínima deve ser usada para produzir as imagens ideais.

Esse conjunto de regras é conhecido como princípio ALARA (As Low As Reasonably Achievable). Entretanto, a maioria dos sistemas de ultrassonografia portáteis usados na ultrassonografia à beira do leito não lhe permite controlar a potência, exceto em aplicações especiais (i.e., oftalmológicas). Todavia, a declaração é importante para entender e seguir o que for possível.

CAPÍTULO 3

Fundamentos da ultrassonografia

Alexander B. Levitov, MD, FCCM, RDCS

TRANSDUTOR DA ULTRASSONOGRAFIA ESTRUTURA, FUNÇÃO E FORMAÇÃO DE IMAGEM

A fim de obter imagens, o sinal da ultrassonografia é transmitido pelos tecidos, "refletido" nas interfaces de impedância acústica diferente para o transdutor e convertido em dados elétricos submetidos a um processo para formar a imagem na tela. Esse processo é muito complexo e requer a conversão de energia elétrica em energia mecânica (acústica), a qual subsequentemente é convertida de volta em energia elétrica. Estas tarefas essenciais são realizadas pelo transdutor da ultrassonografia, o qual constitui a parte mais importante do sistema a ser compreendida.

Os transdutores podem ser divididos em dois tipos básicos: *transdutores de imagem*, os quais produzem representações visuais das estruturas anatômicas, e os *transdutores Doppler*, usados para calcular a velocidade da superfície refletora em movimento e, em seguida, apresentá-la ao observador na forma de som, gráfico, cor ou de uma combinação desses fatores. Esses tipos básicos podem ser subdivididos em vários subtipos. Os mais comuns serão discutidos neste capítulo, começando com o transdutor de imagem mais básico, aquele que apresenta um único cristal (Fig. 3.1).

No centro de todo transdutor encontra-se um elemento piezoelétrico, também conhecido como cristal ou elemento ativo, que geralmente é construído de titanato de zircônio (PZT) (Fig. 3.1). Uma propriedade vantajosa do PZT é o fato de estar sujeito ao efeito piezoelétrico, o que quer dizer que, quando mecanicamente deformado, ele produz um impulso elétrico (efeito piezoelétrico direto). Quando é aplicada voltagem positiva ao elemento, ele se expande; quando é empregada voltagem negativa, ele se contrai. Desse modo, ao ser estimulado com um sinal elétrico oscilante pulsado ou contínuo, o elemento pode ser usado como fonte de ondas acústicas. O elemento PZT vibra com a frequência do sinal elétrico aplicado, resultando em produção de onda sonora de mesma frequência. Essa propriedade piezoelétrica do PZT desaparece de maneira irreversível em temperaturas elevadas, tornando impossível a esterilização térmica (autoclave) dos transdutores de ultrassonografia. Quanto mais alta a frequência do impulso elétrico aplicado ao cristal, maior a frequência da onda sonora resultante. No caso da ultrassonografia diagnóstica, a frequência encontra-se entre 2 e 20 milhões de ciclos por segundo (MHz). Em geral, o elemento PZT é estimulado em sua frequência ressonante, ou próximo a isso, para maximizar o efeito. O cristal PZT apresenta a espessura da metade do comprimento de onda e está conectado a fios que levam e trazem impulsos elétricos.

Transdutores de imagem apresentam dupla função, atuando como transmissores da onda ultrassônica (convertendo impulsos elétricos em ondas acústicas ultrassônicas) e receptores da ultrassonografia refletida (convertendo a onda de ultrassom em impulsos elétricos). Uma vez que esses transdutores enviam e recebem sinais, é preciso distribuir o tempo para a realização de cada uma dessas tarefas. Portanto, todos os transdutores de imagem usam a chamada *ultrassonografia pulsada* com tempo de transmissão particular, durante o qual a onda de ultrassom é gerada, e o *recebimento* é impossível, o que é conhecido como *closed aperture time*. Além disso, há o *tempo de recebimento*, durante o qual a energia de ultrassonografia refletida é recebida pelo elemento PZT e convertida em energia elétrica. Durante este intervalo, a transmissão é impossível, o que é chamado de *opened aperture time*. O *talking time* (transmissão) é geralmente o intervalo mais curto em comparação ao *listening time* e representa 0,1 a 1% do tempo total.

Em termos gerais, quanto mais profunda a estrutura, mais tempo o eco precisa para retornar ao transdutor. Uma vez que os transdutores conseguem processar apenas um sinal por vez, as estruturas mais profundas requerem *listening times* mais longos e, por isso, um período de repetição do pulso maior, o qual constitui a combinação dos tempos de transmissão e recebimento. A maioria das máquinas possui a função de ajuste da profundidade que automaticamente ajusta o *listening time* para a profundidade selecionada. O transdutor é capaz de emitir ultrassonografia na frequência fundamental, como também de receber ecos das frequências harmônicas produzidas pela vibração tecidual (ver também Cap. 2). Essa *imagem harmônica tecidual* pode melhorar a qualidade da imagem e reduzir alguns ar-

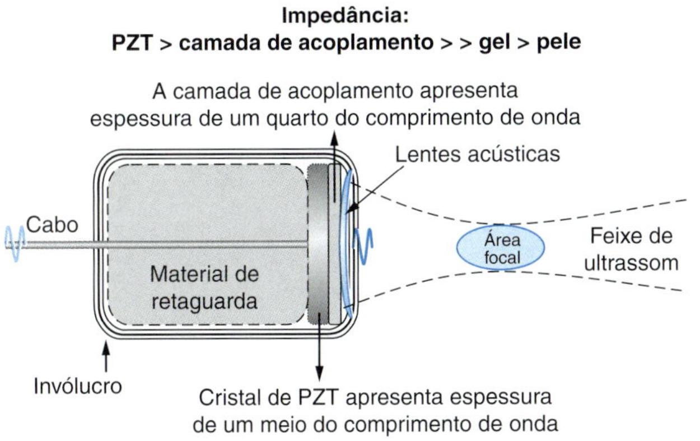

Figura 3.1 Transdutor de imagem de ultrassonografia com um único cristal. O transdutor de imagem emite e recebe sinais. O cristal de zirconato titanato de chumbo (piezoelétrico) converte os impulsos elétricos oriundos do cabo em ultrassom e vice-versa. A camada de acoplamento diminui as reflexões internas dentro da sonda pela redução gradativa da impedância acústica. O material de retaguarda reduz o comprimento do pulso evitando a reverberação (efeito de amortecimento). As lentes acústicas melhoram o foco. O invólucro evita a exposição ao choque elétrico do paciente e operador. A duração do pulso corresponde ao tempo durante o qual o som é emitido em cada ciclo ligado/desligado. Normalmente, é de 0,5 a 3 μs e é composto por 2 a 4 ciclos. O período de repetição do pulso constitui o tempo de todo o ciclo ligado/desligado. PZT, zirconato titanato de chumbo.

tefatos. Também é possível utilizar a ultrassonografia de frequência mais alta para examinar estruturas mais superficiais e o de frequência baixa para estruturas mais profundas. Isso é denominado *abertura dinâmica*.

Ao redor do cristal de PZT encontra-se uma camada de material de retaguarda ou amortecimento (Fig. 3.1) feita de resina epóxi impregnada de tungstênio. O material de amortecimento reduz a duração do pulso da ultrassonografia após o sinal elétrico ser desligado da mesma maneira que colocar a mão sobre as cordas do violão interrompe a vibração. De frente para o elemento ativo encontra-se a camada de acoplamento, com espessura de um quarto do comprimento de onda, com valores de impedância acústica entre a do elemento PZT e a da pele do paciente. Isso assegura a mudança gradativa da impedância acústica e diminui a formação de eco dentro do próprio transdutor ou a partir da interface transdutor-pele. O gel acústico é usado para reduzir ainda mais as diferenças de impedância entre o transdutor e a pele. Os valores de impedância do gel da ultrassonografia variam entre o da pele e o da camada de acoplamento, que atua para tornar a transição geral da impedância acústica mais suave e permite que a transmissão da ultrassonografia ocorra sem formar ecos internos. O gel também ocupa o lugar do ar entre a superfície do transdutor e a pele. A baixa velocidade de propagação do ultrassom pelo ar cria uma interface de forte impedância e torna o processamento de sinal impossível, tornando o uso do gel extremamente importante na ultrassonografia.

Uma lente acústica pode ser empregada para melhorar o foco e a resolução lateral (Fig. 3.1). O transdutor é recoberto por um invólucro protetor que resguarda o operador dos choques elétricos e também os componentes internos do transdutor de elementos externos como água e líquidos corporais. Os transdutores de PZT são normalmente estimulados por voltagens muito elevadas. Devido ao risco de choque elétrico, tanto para o operador quanto para o paciente, nunca se deve tentar usar o transdutor com invólucro defeituoso ou rachado ou com cabos avariados.

Transdutores de um único elemento ativo são pouco usados hoje em dia nos aparelhos de ultrassonografia. Entretanto, uma vez que sua operação é instrutiva, eles serão considerados aqui. Esses transdutores são capazes de registrar a posição da superfície refletora (estrutura anatômica) com relação à superfície do transdutor e representam a força (energia) dos ecos que retornam em vários tons de cinza. Ecos mais fortes, com a energia mais elevada, aparecem mais brilhantes (branco ou hiperecoico) na tela (Fig. 3.2); os mais fracos mostram-se mais escuros (hipoecoicos) ou até mesmo pretos (anecoico). Em geral, a imagem obtida com os transdutores de um único cristal consiste em uma fileira de pontos com diferentes tonalidades que representa a posição relativa das interfaces refletoras e a força do sinal do eco de cada interface. Esses pontos refletores, quando ilustrados por um longo tempo, fornecem a imagem-padrão no modo M (Fig. 3.3). O modo M é popular em ecocardiografia e em várias outras aplicações nas quais é essencial detectar o movimento (Fig. 3.4).

A força do eco refletido plotada contra a distância entre o refletor e o transdutor produz a imagem do modo B (Fig. 3.3). O posicionamento do único cristal de PZT na extremidade em movimento permite o "balanço" do feixe pelo plano do exame como um holofote, o qual converte pontos em linhas e forma uma imagem bidimensional (2D) (Fig. 3.5). Esses chamados *scanners* mecânicos dominaram a ultrassonografia durante o final do último século e continuaram em uso limitado até o fim da década de 1990 e até 2005 (Vídeo 3.1). Embora a qualidade da imagem conseguida com os transdutores mecânicos fosse aceitável, os aparelhos mecânicos possuíam um foco fixo e estavam propensos à falha.

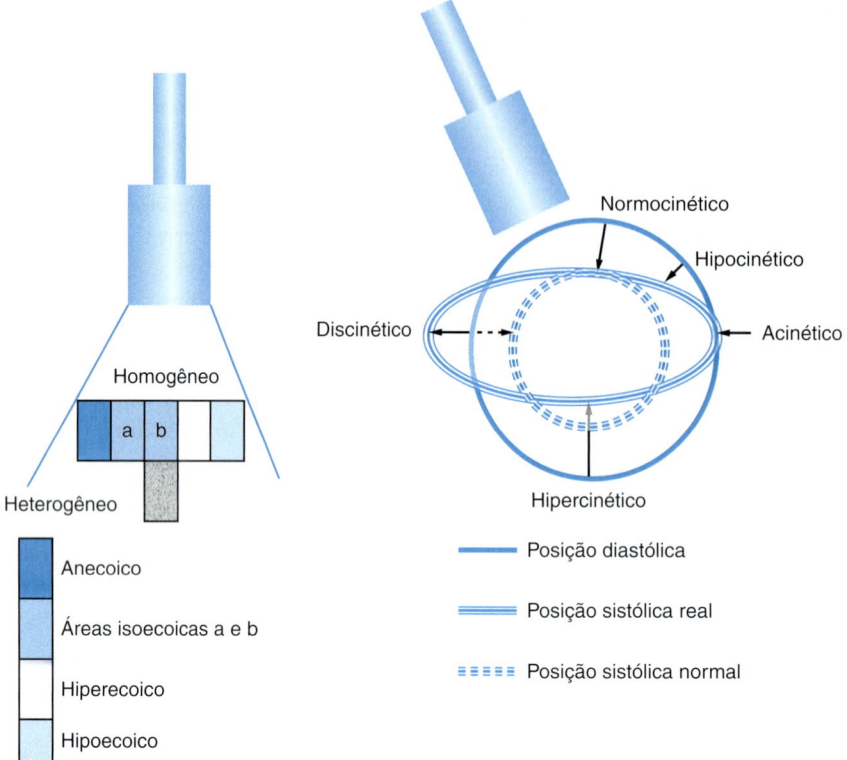

Figura 3.2 Características da imagem: estática e cinética.

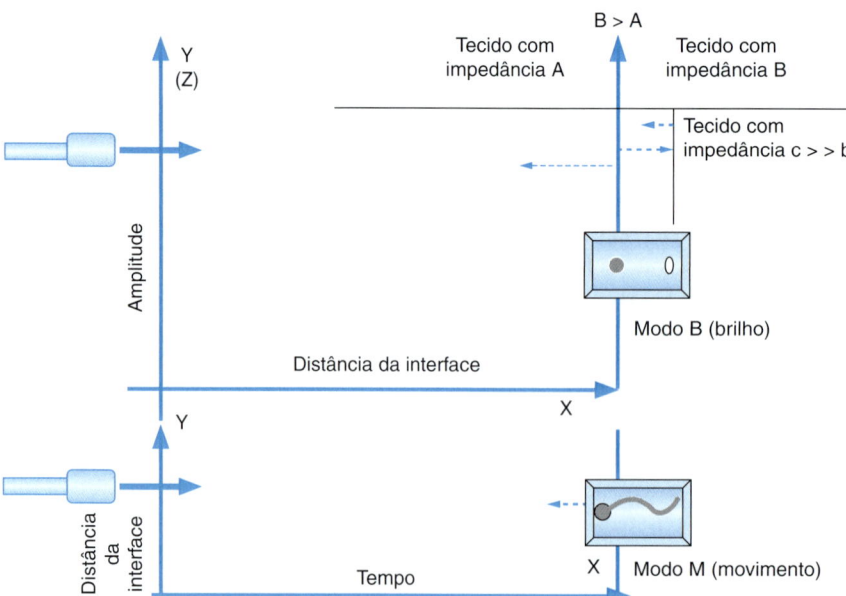

Figura 3.3 Modos de imagem do transdutor de um único piezoelétrico (zirconato titanato de chumbo): nos parâmetros do modo B, a amplitude do sinal do eco é representada por seu brilho. O modo M demonstra a posição do refletor (profundidade) ao longo do tempo.

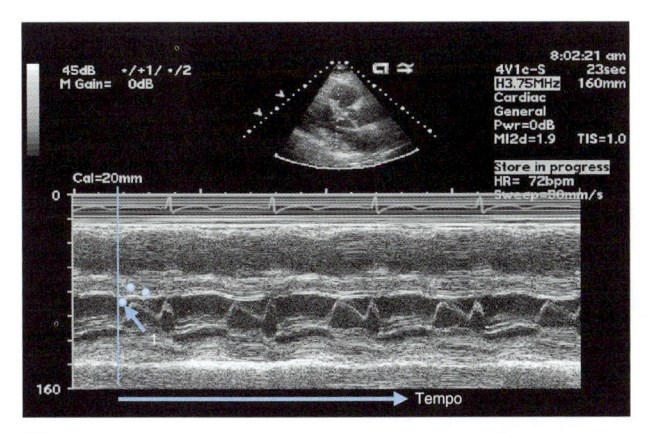

Figura 3.4 O exame em modo M do coração demonstra a posição das diferentes estruturas cardíacas (septo interventricular, folhetos da valva mitral e parede inferior do ventrículo esquerdo) representada ao longo do tempo. Cada 50 mm do eixo horizontal corresponde a 1 segundo. 1, posição do folheto anterior da valva mitral nesse momento.

TIPOS DE TRANSDUTORES, FUNÇÃO E ESCOLHA

Tipos de transdutores

Atualmente, a maioria dos transdutores de imagem são multifrequenciais que consistem em múltiplos cristais de PZT funcionando em uníssono (Fig. 3.5). A plataforma de cristais de PZT nos multifrequenciais é cortada em múltiplos elementos ativos. Cada elemento apresenta um fio ativo separado e um fio terra comum, o qual pode emitir e receber sinais independentemente do que há em volta. Se cada cristal no arranjo produz a mesma imagem do cristal posicionado imediatamente ao lado dele, imagens 2D no modo B são produzidas (Fig. 3.6).

Os arranjos são classificados, de acordo com a posição dos elementos ativos, em linear, curvo (convexo), anular, 2D e de uma dimensão e meia (1 1/2D). Transdutores de arranjo linear e curvo costumam ser usados nos sistemas de ultrassonografia portátil à beira do leito e serão discutidos em detalhes. Os arranjos em 2D produzem imagens tridimensionais (3D) e imagens 3D em tempo real (4D) e estão se tornando cada vez mais populares em ecocardiografia e ultrassonografia obstétrica. Nos próximos 5 a 10 anos, é bem provável que se tornem comuns nas aplicações à beira do leito.

O padrão de ativação dos elementos ativos subdivide ainda mais as multifrequenciais em lineares, curvas e de fase. A ordem da ativação dos cristais nos arranjos lineares e curvos é relativamente simples. Com as sondas lineares, os elementos ativos são posicionados em linha reta e ativados em grupos próximos de 5 a 10 por vez, começando de uma extremidade do transdutor em sentido à outra (Fig. 3.6). Quando a ativação alcança a outra extremidade, o disparo recomeça e o processo se repete. A imagem resultante será a forma quadrada (Fig. 3.7).

Arranjos lineares

Arranjos lineares podem ser ativados com bastante rapidez e utilizam ondas de ultrassom de alta frequência. As imagens são de excelente qualidade, contudo, devido à atenuação, apenas estruturas relativamente superficiais (profundidade inferior a 6 cm) são suscetíveis à visualização com esse tipo de arranjo. Portanto, são usados com mais frequência em ultrassonografia vascular, procedimentos vasculares e exame de estruturas superficiais, como a tireoide, os olhos, os testículos e as estruturas

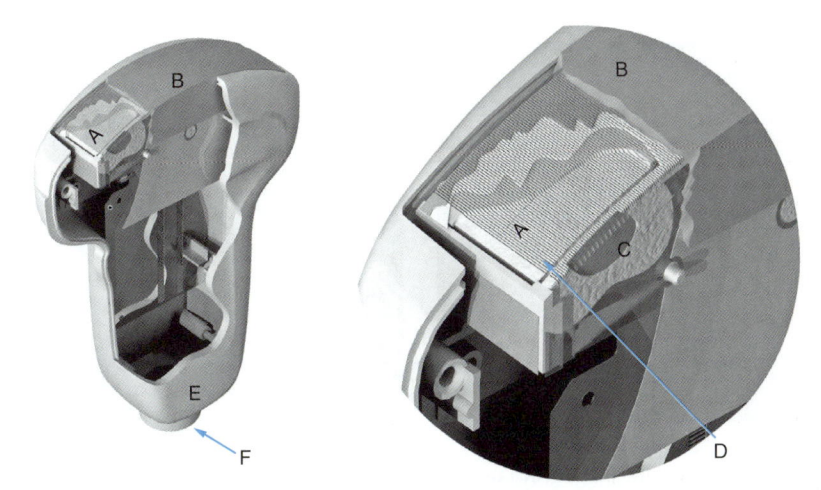

Figura 3.5 Componentes de um multifrequencial: (**A**) cristais piezoelétricos (zirconato titanato de chumbo): vários cristais (elementos ativos) podem ser ativados separadamente; (**B**) camada de acoplamento; (**C**) material de retaguarda; (**D**) fios para cada elemento piezoelétrico; (**E**) invólucro; (**F**) cabo (todos os fios continuam separados dentro do cabo).

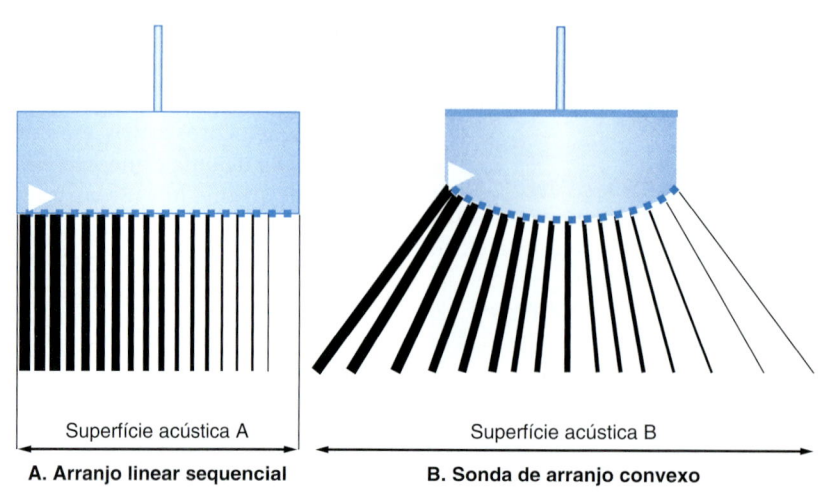

Figura 3.6 Imagem bidimensional. (**A**) O arranjo linear sequencial consiste em múltiplos cristais (elementos) piezoelétricos (zirconato titanato de chumbo) configurados em linha. Cada um está conectado a um fio separado. Os elementos são ativados em grupos a partir de uma extremidade do transdutor em direção à outra. (**B**) Um arranjo similar está presente na sonda convexa, porém os elementos são organizados em curva, fornecendo a esse tipo de transdutor uma visualização mais ampla (superfície maior) no campo distante. Elementos na sonda de arranjo curvo podem ser ativados de maneira individual ou em grupos.

musculoesqueléticas. Com exceção dos exames oftalmológicos, sondas lineares podem se tornar problemáticas em pacientes moderadamente obesos. A outra limitação dos arranjos lineares é que o tamanho da imagem pode ser apenas do tamanho do transdutor (Figs. 3.6 e 3.7). Essa área de superfície pequena limita a visualização da anatomia circunjacente, a qual pode ser importante nos procedimentos vasculares e outros.

Arranjos curvos

Arranjos curvos ou convexos são muito similares aos lineares, entretanto, os cristais de PZT geralmente são ativados de maneira individual, de uma extremidade do arranjo para a outra (Fig. 3.6). Eles apresentam tamanho de imagem e superfície maiores do campo próximo e distante e utilizam frequências de ultrassonografia menores. Embora a qualidade da imagem possa ser inferior àquela do arranjo linear, os arranjos curvos penetram mais profundamente no corpo e fornecem a imagem da anatomia de uma grande porção do corpo de uma só vez. Arranjos curvos são usados na ultrassonografia abdominal e são ideais para procedimentos cavitários como paracentese, toracentese e drenagem de cisto ou abscesso torácico e abdominal (Fig. 3.8). Na maioria das vezes, as sondas curvas são a única opção

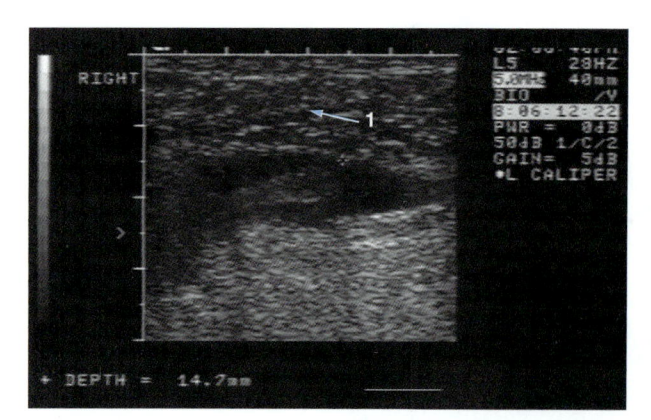

Figura 3.7 Imagem vascular (veia femoral comum direita) produzida pelo transdutor de arranjo linear sequencial. Observe que a imagem tem formato quadrado e é do mesmo tamanho do vaso. A estrutura de aparência sólida (1) no meio do vaso é um trombo.

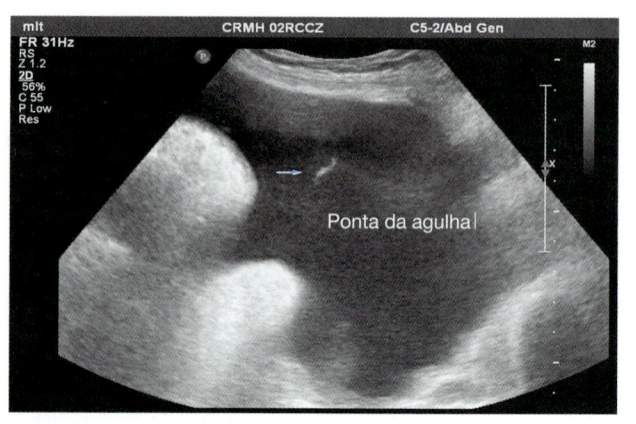

Figura 3.8 Imagem do abdome produzida pelo transdutor de arranjo convexo. Observe a superfície acústica maior tanto no campo próximo quanto no distante.

de visualização das estruturas anatômicas de pacientes com obesidade mórbida.

Arranjos de fase

Nos transdutores de arranjo em fase, cristais de PZT individuais são ativados em sequência com cerca de 10 nanossegundos de atraso. O padrão do atraso é determinado pelo formador de feixe e permite o direcionamento eletrônico (balanço) do feixe de ultrassom, a focalização ou ambos. Um atraso similar no *aperture opening* permite a recepção e o processamento do eco adequado. Arranjos em fase permitem a abrangência do feixe de ultrassom similar a dos transdutores mecânicos, mas com a vantagem do foco eletrônico e sem partes em movimento. Esses benefícios tornam esse tipo de transdutor valioso na ecocardiografia, na qual um órgão grande (o coração) precisa ser visualizado pela pequena janela acústica do espaço intercostal (Fig. 3.9).

Função do transdutor

O sinal proveniente dos elementos ativos em um arranjo produz um quadro ou setor de imagem 2D. A onda seguinte dos ecos gera o quadro seguinte e todos se combinam em um vídeo. Para que o vídeo seja percebido como um movimento contínuo ininterrupto, a cadência precisa ser de pelo menos 15 quadros por segundo. A capacidade do sistema de ultrassonografia de produzir um vídeo percebido de maneira regular e ininterrupta é conhecida como *resolução temporal*. Portanto, a resolução temporal mínima é de 15 quadros por segundo. Quanto maior a cadência, melhor a resolução temporal dos filmes 2D em tempo real. A resolução temporal é limitada pelo tempo que o sistema leva para gerar, receber e processar sinais. Uma vez que órgãos grandes requerem um vetor maior para visualização, é preciso mais tempo para examiná-los, formando um quadro. As estruturas mais profundas precisam de mais tempo para que o ultrassom alcance e retorne, aumentando, assim, o tempo de formação do quadro. Essas situações reduzem a resolução temporal e a quantidade de linhas capazes de formar cada quadro.

A densidade da linha depende do número de elementos ativos no arranjo. Linhas adicionais (elementos ativos) exigem maior tempo de processamento e pioram a resolução temporal. Densidades de linha mais altas melhoram a qualidade da imagem de modo semelhante com que a quantidade de *pixels* aumenta a qualidade da imagem na câmera digital. A qualidade de imagem é mencionada como resolução espacial. Na ultrassonografia diagnóstica, ocorre uma troca importante entre a resolução espacial e a temporal na qualidade da imagem (Fig. 3.10). Os multifocos aumentam a resolução espacial, porém pioram a resolução temporal.

Existem dois métodos para melhorar isso: (1) encontrar a janela acústica em que o órgão examinado

Varredura mecânica e fases dos transdutores bidimensionais

Varredura mecânica | Direcionamento eletrônico | Focalização eletrônica | Direcionamento e focalização eletrônica | Sem direcionamento ou focalização

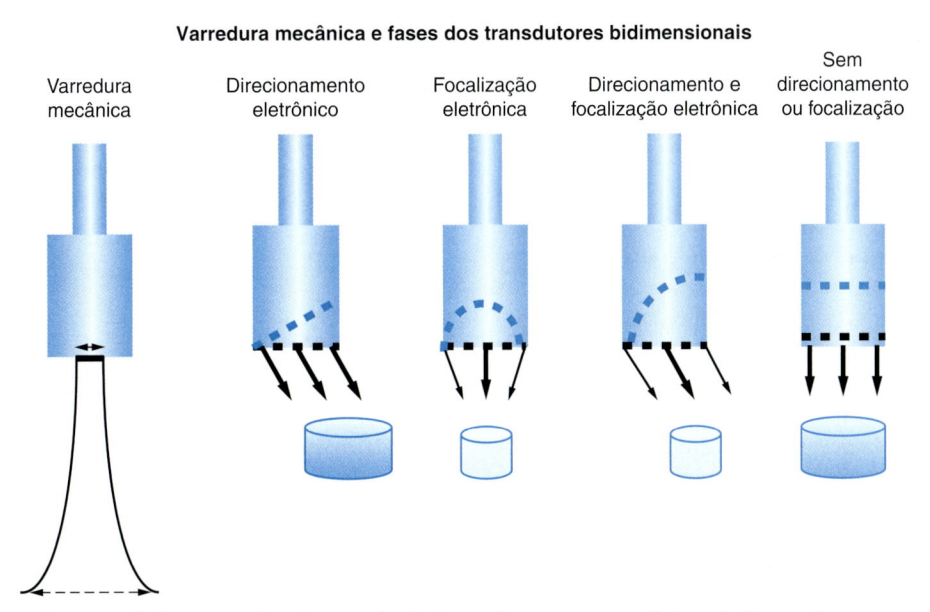

Figura 3.9 Varredura mecânica e sondas de arranjo de fase oferecem superfície acústica maior no campo distante por meio da pequena janela. São comuns na ultrassonografia cardíaca, no qual a janela é limitada pelos espaços intercostais. Além disso, sondas de arranjo de fase permitem o direcionamento e a focalização eletrônica do feixe de ultrassom. O operador é capaz de selecionar pontos focais múltiplos ou únicos, bem como a profundidade da varredura. A falta de partes em movimento também faz a sonda de arranjo de fase mais confiável e durável.

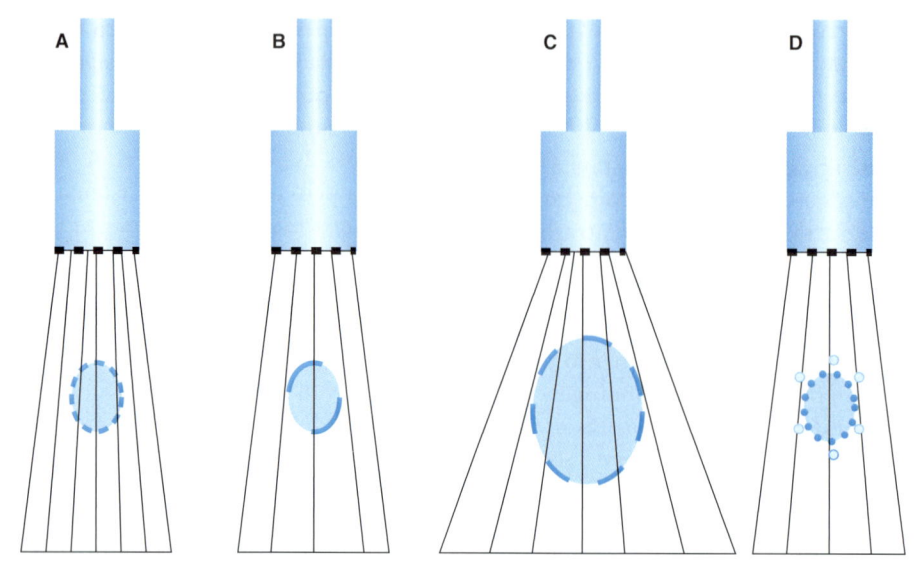

Figura 3.10 A sonda A produz mais feixes de ultrassom (linhas) do que a sonda B, com melhora resultante da qualidade da imagem (melhor resolução espacial) e deterioração da resolução temporal. A sonda C produz tantas linhas quanto A, porém um setor mais amplo diminui a densidade das linhas e degrada a resolução espacial. A resolução temporal não é alterada. A multifocalização requer mais pulsos por linha e melhora a resolução espacial, no entanto reduz a resolução temporal.

está mais próximo do transdutor (mais superficial) e (2) limitar o tamanho do setor ao necessário para avaliar a área de interesse em particular que fornece a melhor resolução espacial possível (aproximação). Conseguir o equilíbrio entre resolução espacial e temporal requer prática e experiência por parte do médico ultrassonografista. A Tabela 3.1 resume as relações entre a resolução espacial e temporal da imagem 2D.

DOPPLER

Os transdutores *Doppler* são usados para determinar a velocidade (rapidez e direção) de um refletor em movimento. As informações derivadas dos transdutores *Doppler* podem ser apresentadas ao operador de forma acústica (som) ou gráfica (velocidade em relação ao tempo). Na forma acústica, quanto mais alto o audível, maior o volume de fluxo e quanto maior o intervalo, mais rápida é a velocidade do refletor. Na forma gráfica, a direção do fluxo é representada pela relação com a base de referência. Quando a posição é acima da referencial, o refletor

está se movimentando na direção do transdutor, quando a posição é abaixo, o refletor está se movimento no sentido oposto ao transdutor. A cor também pode fornecer importante orientação. Quando a imagem é vermelha, o refletor está se movimento no sentido do transdutor e quando a imagem é azul, o refletor está se movimentando para longe do refletor. O volume de fluxo é representado por tonalidades de cinza e pela largura do gráfico. A velocidade é medida pela altura (ou profundidade) da representação gráfica. No *Doppler* colorido, a velocidade é apresentada pela cor e o mapa colorido é fornecido por uma barra lateral que permite ao ultrassonografista decifrar essas informações.

Existem três tipos básicos de transdutores de *Doppler*: onda contínua, onda pulsada e *duplex*.

Transdutores de onda contínua

Os transdutores de onda contínua (OC) apresentam dois elementos de PZT ativos, sendo que um deles emite e o outro recebe, de maneira contínua, as ondas de

TABELA 3.1	Fatores determinantes da resolução espacial e temporal			
Melhor resolução	Profundidade	Densidade de linha (DL)	Extensão do setor	Focalização
Espacial	Superficial	Alta	Estreito (aproximação)	Múltipla
Temporal	Superficial	Baixa	DL/estreita inalterada	Única

ultrassom do refletor em movimento (Fig. 3.11 [ver também encarte colorido]). Nenhum material de retaguarda é exato no *Doppler* OC. Subtraindo a frequência da onda do eco da frequência da onda emitida, é possível calcular o desvio *Doppler*, e desde que permaneça na variação audível (Cap. 2), o desvio pode ser apresentado na forma de som. O aparelho de OC mais familiar é o *Doppler* pulsado, usado para obter a representação audível do fluxo arterial. É importante mencionar um erro comum no uso desse sistema de ultrassonografia mais simples. Para conseguir as melhores informações do *Doppler*, o bastão deve ter um ângulo de incidência de 0°, cosseno igual a 1 (paralelo à artéria examinada). O ângulo de 90°, mais comumente usado pelos operadores, resulta em cosseno 0 com o pior desvio *Doppler* possível. As informações do desvio *Doppler* podem ser convertidas em informações de velocidade de fluxo e apresentadas graficamente. Como se pode observar na Figura 3.11 (ver também encarte colorido), há uma sobreposição significativa entre os feixes emitidos e aqueles que retornam, incapacitando a localização precisa do refletor em movimento. Essa ambiguidade é a principal limitação do *Doppler* OC.

Doppler de onda pulsada

Quando é preciso saber a exata localização de um refletor em movimento (i.e., lesão vascular estenótica ou valvar), o *Doppler* de onda pulsada (OP) é utilizado. Do ponto de vista estrutural, o transdutor de OP assemelha-se ao transdutor de imagem. O mesmo cristal de PZT é usado tanto para emitir quanto para receber sinais, porém apenas ecos provenientes de uma área em particular (volume de amostra) são analisados. O sinal é emitido e recebido na forma de pulso, assim como com o transdutor de imagem, e a área é identificada pela amostra, que limita os sinais que retornam em um intervalo de tempo específico e ignora os sinais que chegam antes e depois do esperado. Essencialmente, todo

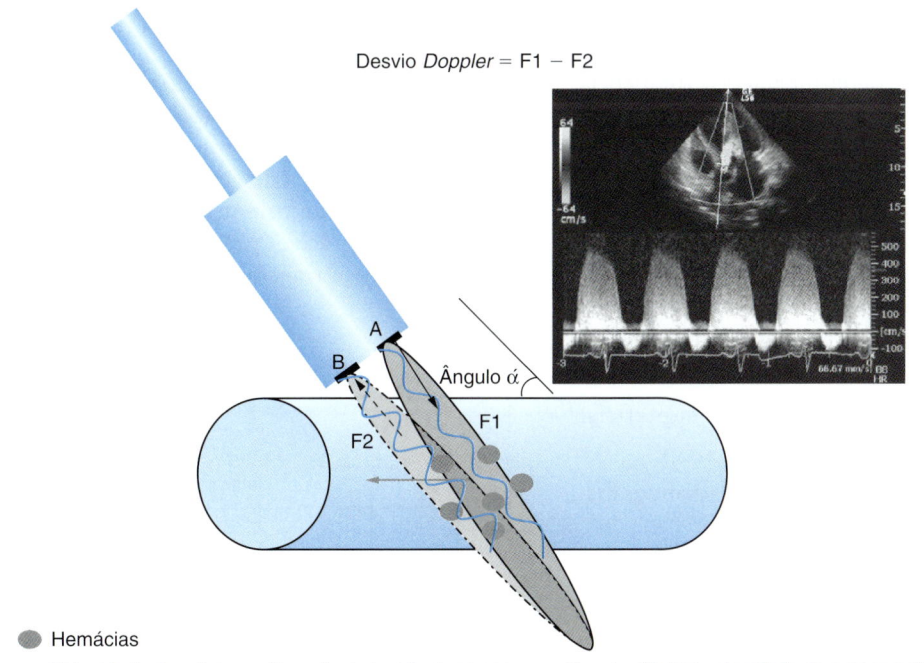

Velocidade do refletor = {frequência incidente × cosseno. (ângulo α)}: 2 × velocidade de propagação × desvio Doppler

Figura 3.11 O transdutor *Doppler* de onda contínua (OC) possui dois cristais piezoelétricos (zirconato titanato de chumbo). Um emite e o outro recebe os sinais, ambos de maneira constante. O elemento A transmite ondas ultrassônicas contínuas com frequência F1. O elemento B recebe frequência F (F1 – F2 = desvio *Doppler*). O desvio *Doppler* constitui a variação da frequência audível e pode ser apresentado ao operador na forma de som. Não há necessidade de material de retaguarda, pois os sinais de OC não requerem amortecimento. A grande área de sobreposição entre o feixe incidente e o feixe recebido gera incapacidade de avaliar onde a amostra está localizada, conhecida como ambiguidade de variação. O transdutor *Doppler* OC pode medir velocidades de fluxo muito altas. Conhecendo o desvio *Doppler*, a velocidade do refletor (hemácias) pode ser calculada. As informações acerca da velocidade do fluxo podem ser apresentas na forma de gráfico. O *Doppler* de fluxo colorido é um modo pulsado que demonstra a velocidade de fluxo média (velocidade e direção em uma área de amostra). O gráfico colorido na parte superior esquerda (ver encarte colorido) fornece informações de referência sobre a direção e a velocidade dos refletores em movimento (sangue = hemácias).

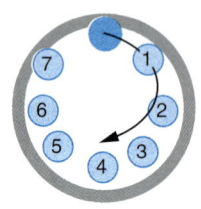

8:1 Amostras por rotação: a direção em sentido horário é óbvia.

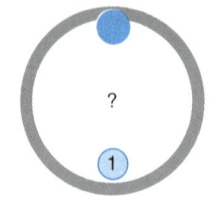

2:1 Amostras por rotação: a direção é obscura. O limite de Nyquist é alcançado.

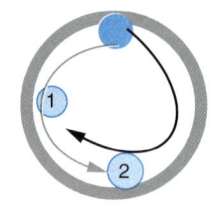

1:5 Amostras por rotação: o ponto vermelho parece movimentar-se em sentido anti-horário (ocorreu mosaico de cor).

Figura 3.12 Limite de Nyquist e mosaico de cor ilustrados pelos retratos da amostra da bola que roda em sentido horário.

pulso que retorna é um retrato da posição do refletor na amostra no momento em que o eco se forma. Isso garante o conhecimento exato da posição do refletor em movimento com relação à superfície do transdutor, porém, agora a frequência da amostra depende do *time of flight*. Isso quer dizer que se um refletor em movimento é profundo ou se movimenta com rapidez, a frequência da amostra pode ser insuficiente para o operador entender a velocidade ou a direção do fluxo, o que é conhecido como mosaico de cor (Cap. 2). A frequência da amostra na qual ocorre mosaico de cor é conhecida como limite de Nyquist e é determinada pela frequência de repetição do pulso (FRP). O limite de Nyquist depende da frequência da onda do ultrassom, sendo as sondas *Doppler* pulsadas de alta frequência, mais propensas ao mosaico de cor devido à frequência mais alta do desvio *Doppler* com a mesma velocidade do refletor (Figs. 3.12 e 3.13). O limite de Nyquist é representado matematicamente pela seguinte equação: limite de Nyquist (kHz) = FRP/2. Existem vários métodos para eliminar o mosaico de cor, como:

- Utilizar um volume de amostra mais superficial (aumento da FRP).
- Reduzir a frequência portadora da ultrassonografia.
- Diminuir o ângulo de incidência.
- Usar *Doppler* de onda colorida, uma vez que não está sujeito ao mosaico de cor.

As informações do *Doppler* de onda pulsada podem ser apresentadas acústica ou graficamente ou convertidas em cor (*Doppler* de fluxo colorido). Nesse caso, múltiplos volumes de amostra são analisados ao mesmo tempo. Vários pulsos são fornecidos em um pacote e os desvios *Doppler* são calculados em média para obter a velocidade de fluxo. Por convenção, o desvio *Doppler* negativo, no qual o refletor está se movendo para longe do transdutor, é representado em azul e o desvio positivo, no qual o refletor move-se em direção ao transdutor, é representado em vermelho. Um mapa colorido é disponibilizado para ajudar na estimativa da direção e da velocidade do refletor. A distância do centro da barra é associada à velocidade de fluxo mais alta nas duas direções (Fig. 3.11 [ver também encarte colorido]). O *Doppler* de fluxo colorido é uma modalidade pulsada e, assim, está sujeito a mosaico de cor. Os pontos azuis no meio do fluxo amarelo na Figura 3.11 (ver também encarte colorido) não representam inversão de fluxo na área de amostra, mas sim mosaico de cor.

Imagem *duplex*

Os transdutores de imagem *duplex* combinam a capacidade de produzir imagens anatômicas em tonalidades de cinza e informações do *Doppler* de fluxo colorido na mesma tela. Os arranjos nos transdutores *duplex* apresentam elementos ativos particulares de imagem e *Doppler*. Entretanto, os transdutores *duplex* populares estão

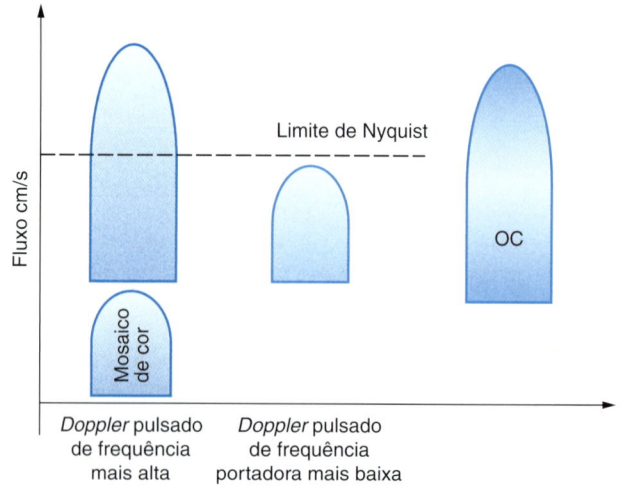

Figura 3.13 Eliminação do mosaico de cor. O mosaico de cor pode ser eliminado pela escolha de uma amostra mais superficial (aumento da frequência de repetição do pulso), conversão para *Doppler* de onda contínua (OC) ou escolha de *Doppler* de onda pulsada de frequência mais baixa.

sujeitos a um ângulo de incidência "paradoxal". Imagens anatômicas são melhor visualizadas em ângulos de 90° e os cálculos de *Doppler* a 0°. Portanto, em casos extremos, tanto a imagem anatômica quanto a análise *Doppler* precisam ser otimizadas. As informações sobre velocidade de fluxo podem ser, e normalmente são, convertidas em gradiente de pressão Δ, usando a equação simplificada de Bernoulli: $-\Delta P = 4\,(V_{max})^2$, sendo V_{max} a velocidade de fluxo mínima.

ANATOMIA DO SISTEMA DE ULTRASSONOGRAFIA E PROCESSAMENTO DE IMAGEM

O fluxo contínuo de impulsos elétricos e mecânicos e sua conversão em imagens são possíveis com a ultrassonografia. O processamento de sinal cada vez mais sofisticado permite o desenvolvimento de sistemas de ultrassonografia portáteis de alta qualidade que podem ser usados na ultrassonografia à beira do leito. Existem seis componentes básicos dos processadores de ultrassonografia: o transdutor, que já foi discutido, e os cinco componentes restantes são o sincronizador principal, o formador do feixe, o receptor (processador), o *display* (tela) e o dispositivo de armazenamento de informações (imagem), os quais serão discutidos.

Sincronizador principal

O sincronizador principal organiza o tempo dos impulsos elétricos no transdutor (*closed aperture time* ou *talking time*) e dos impulsos elétricos produzidos pelos ecos que retornam ao transdutor (*opened aperture time* ou *listening time*). O *open aperture time* excede bastante o *talking time* quando o transdutor emite sinais pelos tecidos.

Formador do feixe

O formador do feixe controla a sequência de ativação dos elementos ativos (cristais de PZT) nos transdutores e a amplitude dos impulsos elétricos e, portanto, a intensidade da vibração mecânica nos cristais de PZT e a quantidade de energia acústica liberada nos tecidos. Na maioria dos dispositivos portáteis de ultrassonografia à beira do leito, essa função é predeterminada e não está sob controle do operador, porém, em outros, pode ser controlada pelo operador e é chamada potência de saída. A FRP também é controlada pelo formador do feixe e pode ser alterada pelo operador pelo ajuste do botão de controle da profundidade no sistema de ultrassonografia. Quanto mais profunda a anatomia a ser examinada, menor é a FRP estabelecida.

Receptor

O receptor contém todos os elementos necessários para a formação das imagens a partir das informações contidas nos ecos que retornam e, portanto, impulsos elétricos produzidos no transdutor por esses ecos. Antes que esses impulsos possam ser traduzidos no *display*, eles precisam ser ampliados e submetidos à compensação e compreensão da profundidade de sinal. O controle de ganho do receptor pode aumentar a amplitude dos impulsos elétricos dos sinais de eco. Uma vez que a amplitude do sinal é apresentada na tela como amplificação de brilho (ganho do receptor), o aumento produzirá imagens mais brilhantes. A Figura 3.14A ilustra o uso adequado do botão de controle de ganho do receptor. Na Figura 3.14B, os ajustes de ganho são muito altos, dificultando ver os detalhes anatômicos. A compensação de sinal refere-se ao processo pelo qual os sinais de eco das estruturas mais profundas (e, assim, mais atenuadas) serão amplificados mais do que os sinais menos atenuados (fortes) das estruturas mais superficiais. Esse processo é conhecido como compensação de ganho no tempo (TGC, *time of flight*) ou compensação de ganho de profundidade. O processo de compensação é controlado pelo operador e na maioria das máquinas à beira do leito, isso é feito por meio dos botões de ganho (brilho) superficial (campo próximo)/profundo (campo distante). Os sistemas portáteis também fornecem a opção "autoganho", na qual a máquina escolhe os ajustes de TGC. A Figura 3.15A ilustra o uso adequado do controle TGC. Na Figura 3.15B, a imagem está supercompensada no campo próximo. A Figura 3.16 revela um exemplo de sistema de ultrassonografia portátil com controle marcado; o Vídeo 3.2 ilustra o ganho do receptor e o uso de TGC. Após a compensação, ocorre a compreensão do sinal, colocando todos os sinais na variação de brilho visível ao olho humano, seguida pela rejeição de sinais de amplitude muito baixa. Nem a rejeição nem a compreensão estão sob controle do operador.

Demonstração e armazenamento da imagem

Após o processador, na maioria dos equipamentos portáteis de ultrassonografia, o sinal é enviado a um conversor digital (*chip* de computador) e, então, demonstrado na tela. O processo é exclusivo do fabricante. A imagem digital está sujeita às manipulações pós-processamento, algumas delas (como *zoom* eletrônico) podem estar sob controle do operador ou leitor. A imagem passa para o sistema de armazenamento do computador, preferencialmente para sistemas de comunicação e arquivo de imagens conhecidos pela maioria dos médicos.

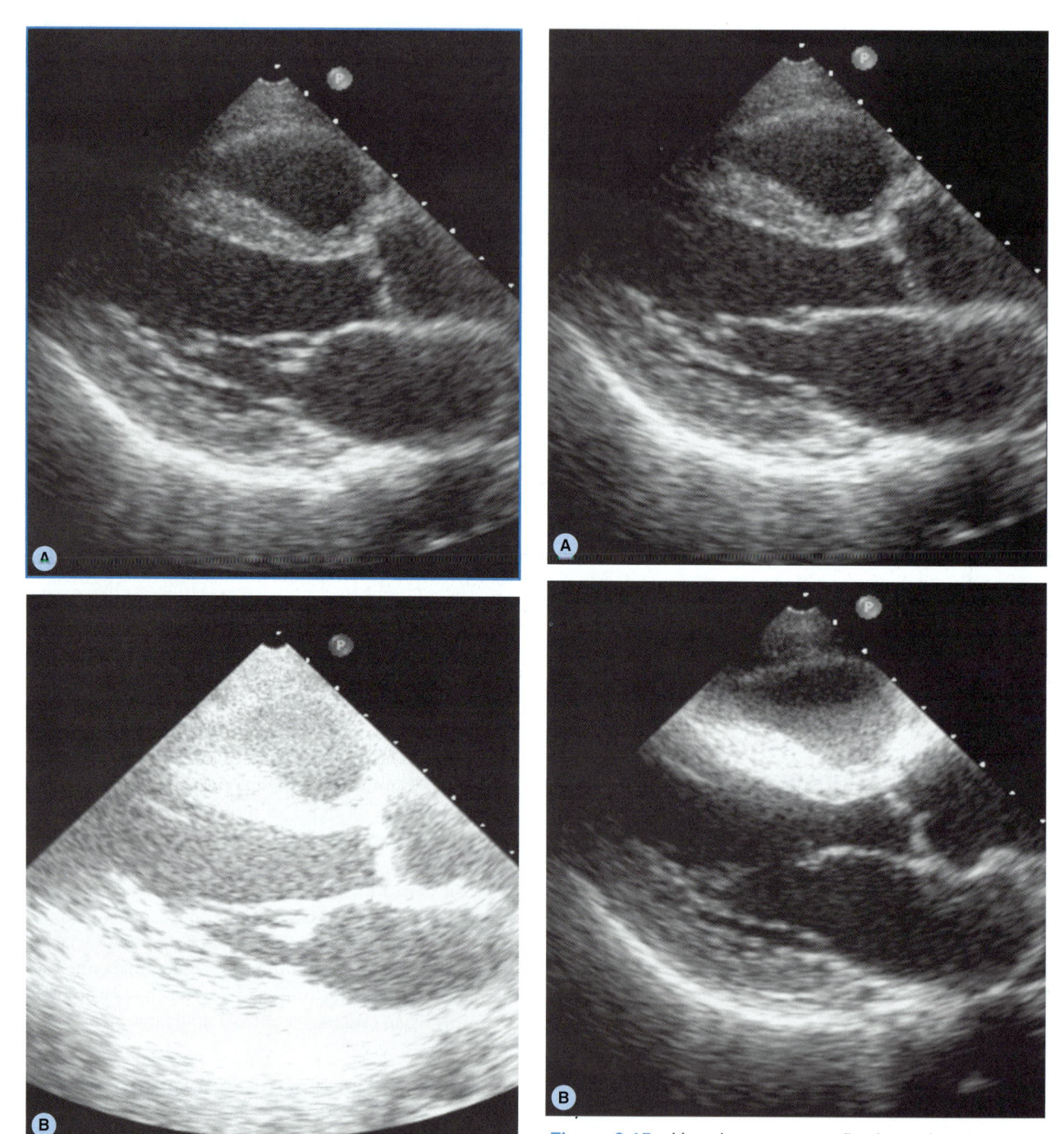

Figura 3.14 Uso do botão de controle de ganho de receptor (amplificação). (**A**) A imagem representa o ganho de receptor adequado. (**B**) A imagem é muito brilhante, tornando difícil a anatomia detalhada.

Figura 3.15 Uso da compensação de ganho no tempo (TGC) (compensação de ganho em profundidade). (**A**) A imagem demonstra o uso adequado do TGC. (**B**) A imagem revela uso excessivo do TCG no campo próximo (a imagem é muito brilhante, dificultando ver os detalhes da anatomia).

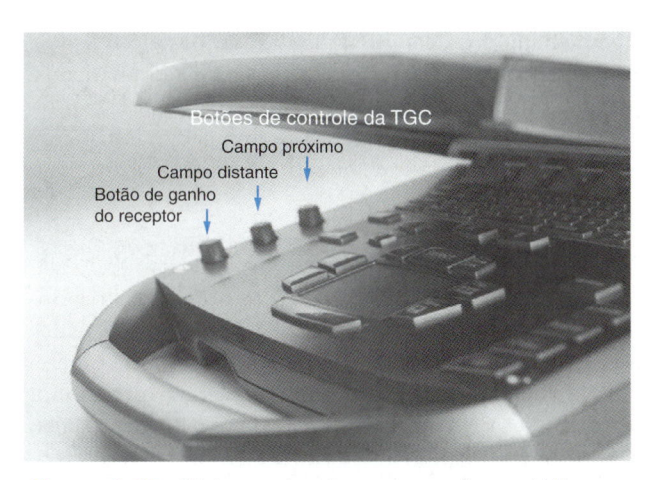

Figura 3.16 Sistema de ultrassonografia portátil com os botões de compensação de ganho no tempo (TGC) marcados.

ARTEFATOS COMUNS DA ULTRASSONOGRAFIA

A formação da imagem da ultrassonografia é um processo altamente organizado, porém também está sujeito a inúmeras suposições e artefatos. Os artefatos não são bons nem ruins, na verdade, podem ser utilizados no diagnóstico (ultrassonografia do pulmão). São sempre ruins, entretanto, quando não são reconhecidos e considerados entidades anatômicas.

Tecnicamente, um artefato é a discrepância entre uma imagem interpretada e a realidade anatômica ou fisiológica presente no paciente no momento da aquisição da imagem. Os artefatos envolvem erros de imagem, de operação e de interpretação. É possível evitar os erros de operação e interpretação por meio do conhecimento detalhado da anatomia e operação do sistema de ultrassonografia, por isso concentra-se nos artefatos de imagem inevitáveis, que são inerentes ao equipamento de ultrassonografia diagnóstica. É importante afirmar que, embora os avanços tecnológicos recentes tenham reduzido a incidência, os artefatos de imagem continuam ocorrendo com frequência suficiente que justifica a vigilância do médico ultrassonografista quanto a sua ocorrência e consciência da diferença da realidade anatômica. Isso é mais importante quando a ultrassonografia é usada na orientação de procedimentos invasivos.

Sombra acústica

Quando chega à interface com grande diferença de impedância acústica (atenuação alta), o pulso de ultrassonografia não consegue penetrar mais, criando "sombras" lineares anecoicas ou hipoecoicas que caminham na direção do feixe de ultrassom. Isso impossibilita a visualização das estruturas mais profundas. Assim como todos os artefatos, as implicações das sombras acústicas têm dois lados. As sombras acústicas podem tornar algumas estruturas invisíveis à ultrassonografia, diminuindo sua resolução espacial. Como alternativa, a sombra acústica pode ser usada para auxiliar o diagnóstico em várias condições. Lesões com alta impedância acústica, como cálculos renais, são diagnosticadas pelo padrão da sombra. Na ultrassonografia torácica, as sombras costais podem ajudar a localizar a linha pleural (Fig. 3.17). A natureza binária de um artefato de sombra acústica é ilustrada nas Figuras 3.18 e 3.19.

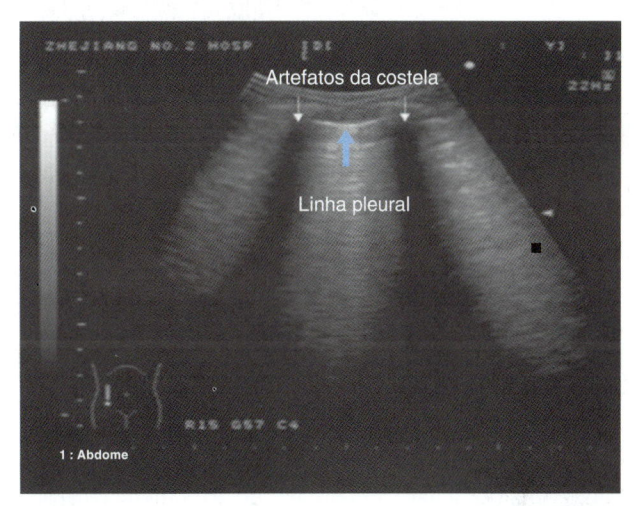

Figura 3.17 As "sombras" das costelas (*setas brancas*) ajudam a localizar a linha pleural (entre a pleura visceral e parietal, *seta azul*).

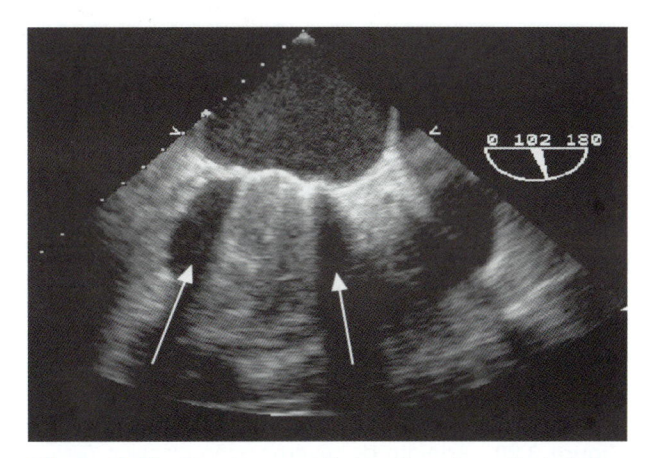

Figura 3.18 Eco transesofágico da valva mitral. Sombras acústicas dos folhetos protéticos (*setas brancas*) tornam as estruturas subjacentes invisíveis e a avaliação da função valvular (inclusive *Doppler*) difícil, se não impossível.

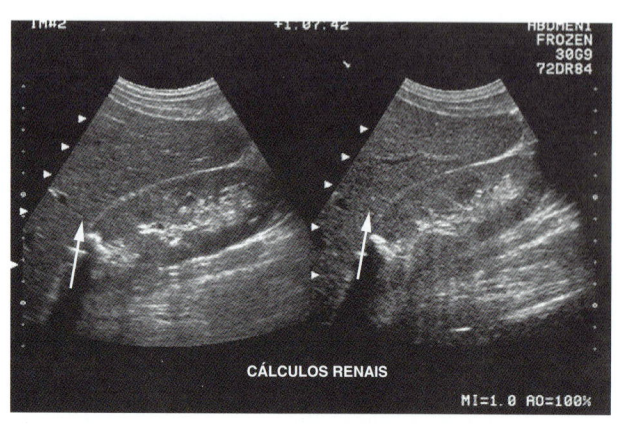

Figura 3.19 A sombra acústica (*setas brancas*) ajuda o operador no diagnóstico de cálculos renais.

Reverberações ou artefatos do tipo *ring-down*

Os feixes de ultrassom capturados entre duas camadas altamente refletoras vão "quicar" entre essas camadas, produzindo múltiplas reflexões. Cada uma das reflexões é capturada pelo transdutor como uma imagem separada. As imagens são igualmente espaçadas e perpendiculares à direção do pulso de ultrassonografia, o que produz o padrão típico em "veneziana" do artefato de reverberação (Fig. 3.20). Conforme a distância entre essas linhas diminui, elas podem se tornar confluentes, resultando na produção do artefato "rabo de cometa". Mais uma vez, a natureza binária do artefato de reverberação o torna uma ferramenta diagnóstica. Na ultrassonografia torácica, os artefatos rabo de cometa (também chamados de *linhas B*) são causados pelo pulso de ultrassonografia, que reverbera entre a pleura parietal e pleural que precisam estar próximas para que esse artefato ocorra. Assim, a presença de linhas B praticamente exclui a possibilidade de pneumotórax (Fig. 3.21).

Artefatos de realce

Assim como as estruturas de alta atenuação produzem sombras, a baixa atenuação resulta em realce acústico. Os artefatos de realce são uma banda hiperecoica que se propaga na mesma direção da ultrassonografia. Por meio da deterioração da resolução espacial, esses artefatos podem ajudar no diagnóstico diferencial de cistos (baixa atenuação) e tumores (atenuação alta) (Fig. 3.22).

Artefatos de imagem em espelho

Interfaces lineares de impedância acústica muito alta podem se tornar refletoras à ultrassonografia (espelho acústico). Tanto os ecos diretos quanto os pulsos refletidos alcançarão o transdutor, resultando em duplicação da imagem. O eco redirecionado sempre chegará depois e o sistema de ultrassonografia o posicionará abaixo da imagem real devido ao seu *time of flight* mais longo (Fig. 3.23 [ver também encarte colorido]). As implicações disso geralmente são benignas. Por exemplo, mesmo quando a imagem duplicada de uma artéria carótida é observada, o profissional geralmente é capaz de considerar uma única artéria carótida. Em algumas ocasiões, entretanto, o artefato pode ser devastador (Fig. 3.23 [ver

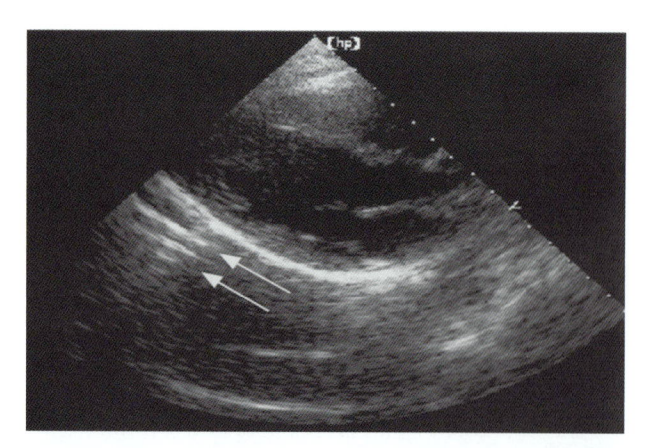

Figura 3.20 Artefato de reverberação clássico (*setas brancas*) neste ecocardiografia. O padrão de "veneziana" deteriora a qualidade da imagem. Provavelmente é causado pelo pulso ultrassônico sendo "capturado" entre as camadas pericárdicas e produzindo imagens múltiplas, uniformemente espaçadas da interface refletora.

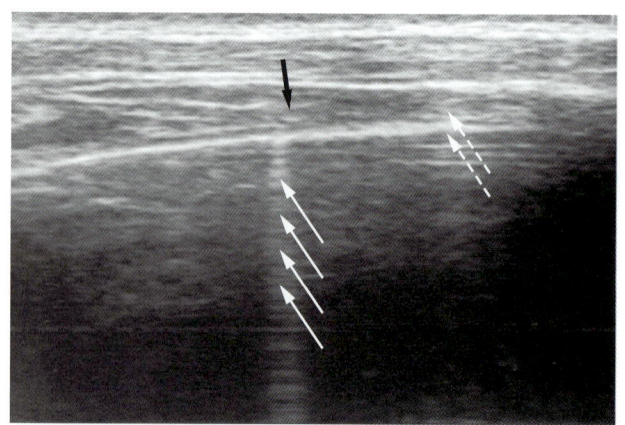

Figura 3.21 Artefatos de reverberação da linha pleural, incluindo o padrão clássico (*setas brancas pontilhadas*) e o artefato rabo de cometa, *ring-down* (*setas brancas sólidas*), garantem ao operador a proximidade da pleura parietal e visceral e, assim, excluem a possibilidade de pneumotórax.

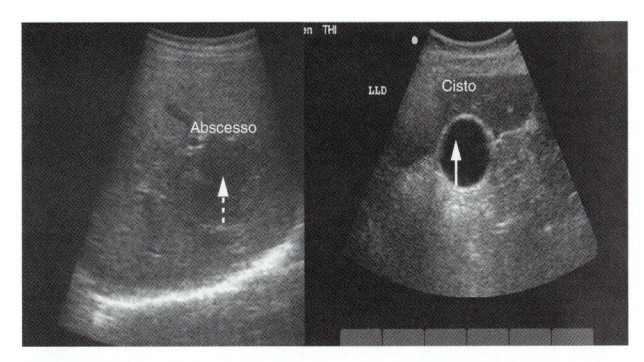

Figura 3.22 O realce posterior de uma lesão de baixa atenuação (*seta branca sólida*) dificulta a visualização de detalhes anatômicos das estruturas mais profundas. Por outro lado, ajuda a diferenciar um cisto à direita do abscesso, à esquerda, que não mostrou realce posterior (*seta pontilhada*) devido à atenuação mais alta do abscesso.

também encarte colorido]). Por exemplo, se a imagem em espelho do ventrículo for interpretada como derrame pericárdico, a pericardiocentese pode ser realizada sem indicação (Fig. 3.24). O profissional precisa correlacionar as imagens adquiridas com as condições clínicas do paciente que recebe cuidados.

Artefatos de refração

Se a interface golpeada pela ultrassonografia não estiver em ângulo de 90°, a refração pode acontecer (Cap. 2). A refração ocorre na interface com diferente velocidade de propagação, o que pode compensar a distância maior e resultar em *time of flight* similar a do pulso da ultrassonografia. Nesse caso, o artefato e a imagem real podem assumir qualquer posição com relação ao outro, inclusive lado a lado (Fig. 3.25).

Erros da velocidade de propagação

O posicionamento da interface na tela é realizado pelo sistema de ultrassonografia com a presunção de que a ultrassonografia propaga-se na velocidade universal de 1.540 m/s. Se a velocidade de propagação difere de maneira significativa devido à natureza do meio (p. ex., prótese mamária de silicone), a posição do refletor na tela será diferente da posição no corpo. No silicone, a alta velocidade de propagação faz o refletor parecer mais superficial do que realmente é.

Lobos

Artefatos de lobos são produzidos pelas partes do feixe de ultrassom (pulso) que se propagam em direção diferente do eixo principal, produzindo uma segunda cópia do refletor, posicionado na tela próxima ao refletor (Fig. 3.26). Nesse caso, o uso da imagem harmônica pode reduzir a incidência desse tipo de artefato.

Artefatos de *Doppler*

Mosaico de cor é o artefato mais comum do *Doppler* colorido e de onda pulsada (Fig. 3.27 [ver também encarte colorido]); felizmente, o seu reconhecimento é fácil. Outros artefatos de *Doppler* incluem o fantasma e o cruzamento. Fantasma é um artefato de movimento em que o desvio *Doppler* é produzido pelo movimento de uma estrutura ou material diferente daquele que está sendo avaliado (p. ex., o movimento da parede ventricular, em vez do fluxo sanguíneo no ventrículo). O fantasma pode ser eliminado pelo uso do "filtro de parede", o qual rejeita os desvios *Doppler* de nível baixo. Como alternativa, os movimentos do tecido miocárdico podem ser o alvo primário da investigação (*Doppler* tecidual). Nesse caso, apenas o fantasma é avaliado, o qual dificulta a linha entre o que é artefato e o que é informação útil. Cruzamento é um artefato de *Doppler* de imagem em espelho (Fig. 3.28 [ver também encarte colorido]) que pode ocorrer com ângulos de incidência *Doppler* próximos a 90° ou ajustes elevados de ganho do receptor. Assim, esse artefato pode ser eliminado em grande parte das vezes pela redução do ângulo incidente ou do ganho do receptor.

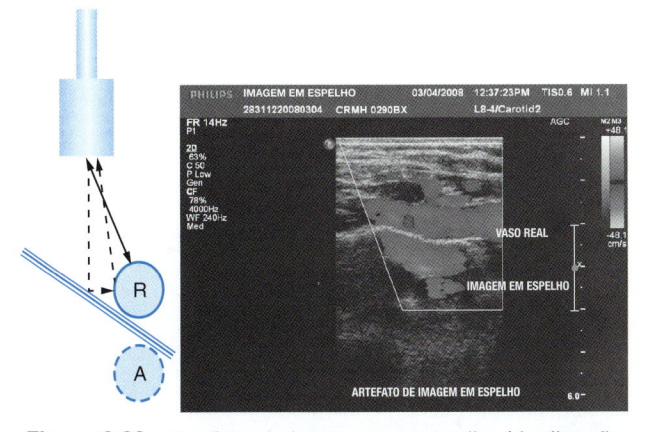

Figura 3.23 Artefato de imagem em espelho (duplicação da artéria carótida). O espelho acústico (*linha preta tripla*) reflete a ultrassonografia na direção da estrutura anatômica (R) (que leva mais tempo para retornar ao transdutor). Portanto, a estrutura é visualizada duas vezes, de maneira direta (*seta sólida*) e por meio da reflexão no espelho (*seta pontilhada*). Uma vez que a rota indireta leva mais tempo, o artefato de imagem em espelho (A) está sempre posicionado abaixo da real estrutura (ver encarte colorido).

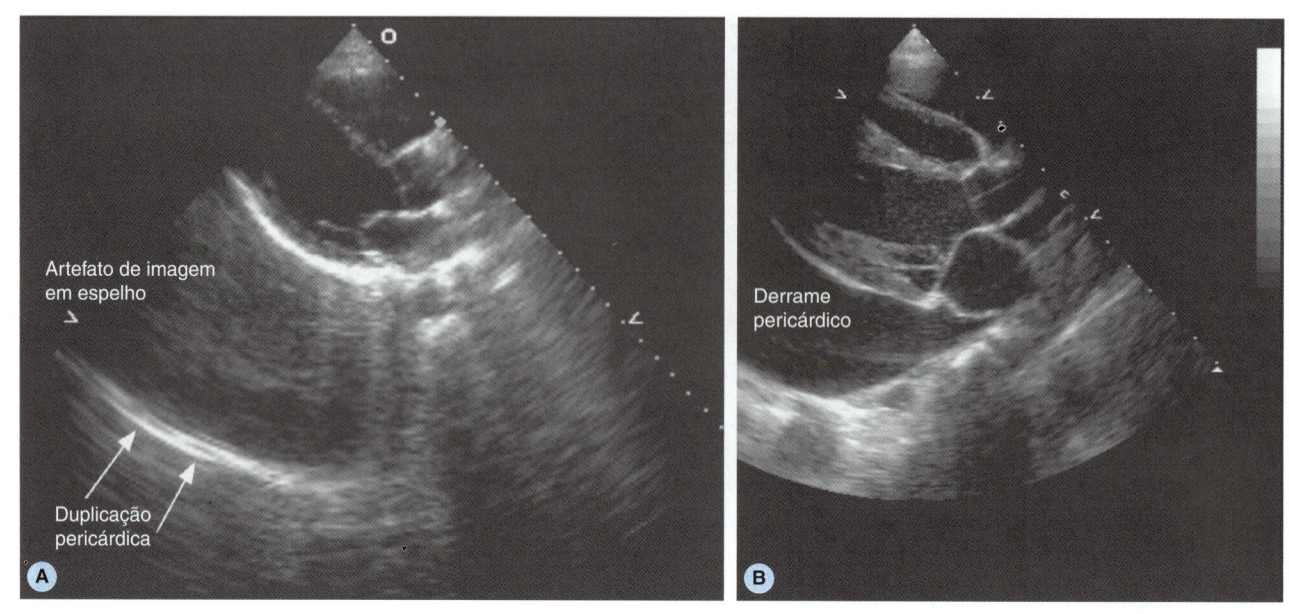

Figura 3.24 Artefato de imagem em espelho (duplicação pericárdica). A imagem em espelho do ventrículo esquerdo (**A**) pode ser difícil de distinguir do derrame pericárdico. (**B**) Os resultados da má interpretação, neste caso, podem ser devastadores.

O reconhecimento dos artefatos é a chave para a interpretação correta das imagens da ultrassonografia. Os artefatos podem fornecer valores diagnósticos importantes, se reconhecidos, ou conduzir a erros devastadores, dependendo da capacidade do operador para identificá-los. Em geral, os artefatos são observados em apenas uma única incidência; a visualização da mesma estrutura de diferentes posições do transdutor elimina os artefatos. Treinamento adequado e especialidade em interpretação de imagens são obrigatórios para o médico ultrassonografista. O conhecimento adequado para operar e manter o equipamento de ultrassonografia também reduz a quantidade de artefatos. Por fim, a adesão de todas as recomendações de garantia de qualidade fornece ao paciente e ao operador certo grau de proteção profissional e legal dos artefatos não reconhecidos.

GARANTIA DE QUALIDADE

Embora os fabricantes de equipamentos portáteis de ultrassonografia forneçam serviço de manutenção das

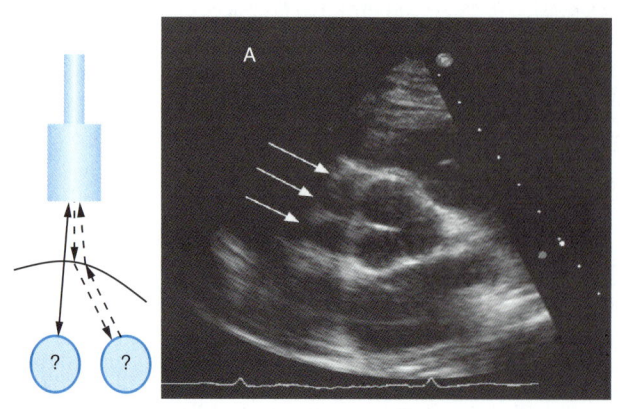

Figura 3.25 Artefato de refração (duplicação aórtica). A imagem real da aorta no nível da valva aórtica é posicionada lado a lado com o artefato.

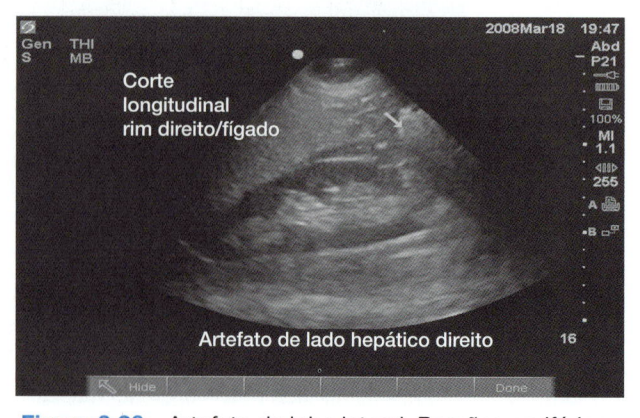

Figura 3.26 Artefato de lobo lateral. Porções periféricas do feixe de ultrassom tratadas pelo sistema de ultrassonografia como parte do feixe principal com a imagem parcial resultante da pelve renal (*seta branca*) perto da imagem do rim direito.

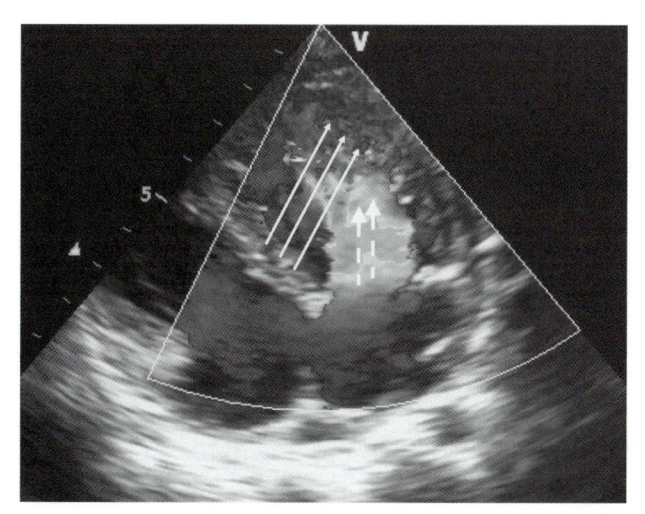

Figura 3.27 Projeção atípica de quatro câmaras de um ventrículo esquerdo não compactado com fluxo colorido nas áreas não compactadas (*setas sólidas*). A área central no *Doppler* de fluxo colorido é um artefato mosaico de cor (*setas pontilhadas*). (Ver encarte colorido)

máquinas, a responsabilidade principal da garantia de qualidade é do operador envolvido na ultrassonografia à beira do leito. Os procedimentos de rotina que asseguram a qualidade devem ser adotados para garantir a segurança dos pacientes durante os procedimentos orientados por ultrassonografia.

Para assegurar a qualidade e a precisão da imagem, simuladores conhecidos como *phantoms* foram desenvolvidos. Esses simuladores possuem características físicas que incluem posições predeterminadas das superfícies refletoras. As imagens obtidas pelo sistema de ultrassonografia em teste são comparadas às informações fantasma e todos os desvios são documentados. Se discrepâncias forem encontradas, tomam-se medidas de correção para eliminá-las.

Os dois *phantoms* usados com mais frequência e comercialmente disponíveis são os objetos de teste de 100 mm e os equivalentes teciduais do American Institute of Ultrasound in Medicine (Fig. 3.29). Nos dois, os objetos com diferentes impedâncias acústicas predeterminadas são posicionados em distâncias conhecidas no meio (em relação à superfície). O meio é construído de forma que a velocidade de propagação é de 1.540 m/s. Testa-se a capacidade da máquina em visualizar de maneira adequada esses objetos (resolução espacial) e de estimar sua posição (calibragem). Objetos colocados na direção do feixe testam a resolução axial e aqueles posicionados perpendiculares a ele determinam a resolução lateral. Cistos e tumores falsos também podem ser colocados como *phantoms* para assegurar a capacidade do sistema de ultrassonografia em determinar seus tamanhos e características. Os *phantoms* de *Doppler* usam faixas em movimento ou líquido ecogênico com velocidade conhecida em tubos plásticos para testar a capacidade do transdutor *Doppler* de estimar a velocidade do fluxo.

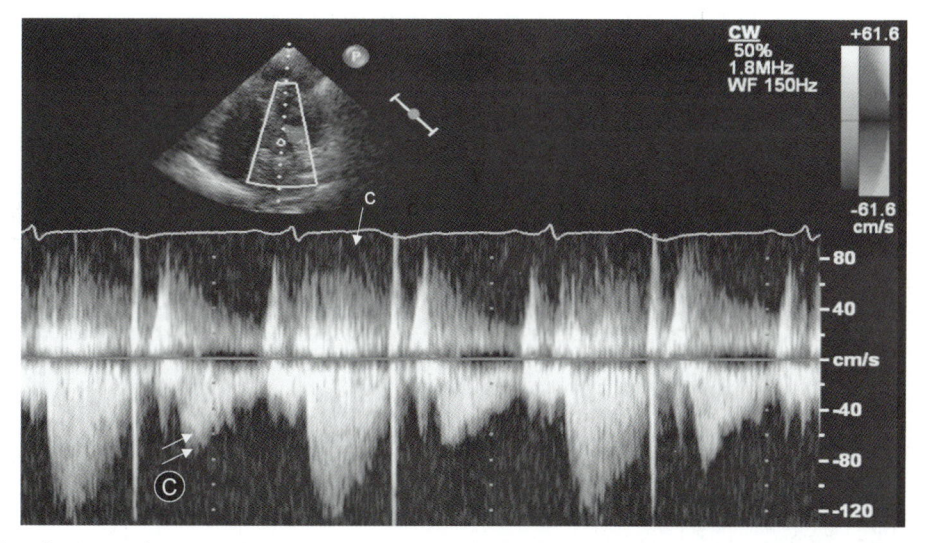

Figura 3.28 Esta imagem demonstra a presença do artefato cruzamento (C) no exame *Doppler* de onda pulsada (ver encarte colorido). É observado durante a sístole (fluxo aórtico, *seta branca única*) e a diástole (fluxo mitral, *duas setas*). Observe que o fluxo aórtico verdadeiro está longe do transdutor e deve estar abaixo do referencial, enquanto o fluxo mitral está direcionado no sentido do transdutor e deve estar acima do referencial. (*Imagem cortesia de D. Adams, RDCS.*)

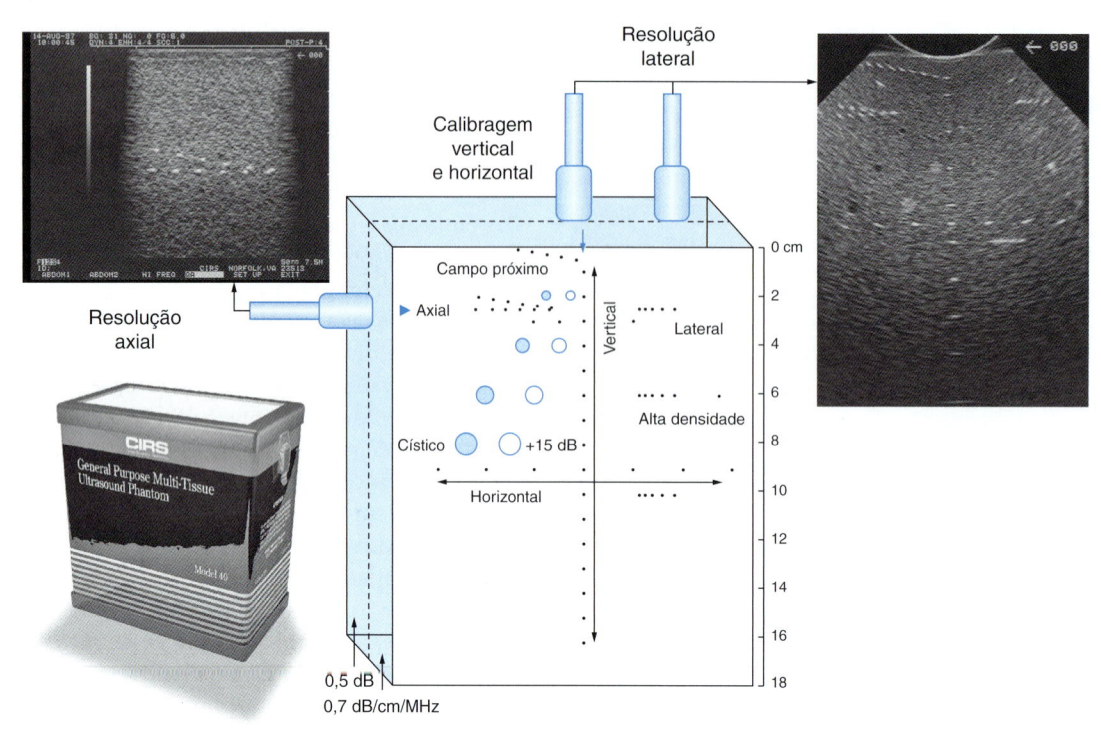

Figura 3.29 Uso do tecido *phantom* para garantia da qualidade para avaliar a resolução lateral, resolução axial e calibragem.

SEÇÃO II

Uso da ultrassonografia na avaliação da cabeça e do pescoço

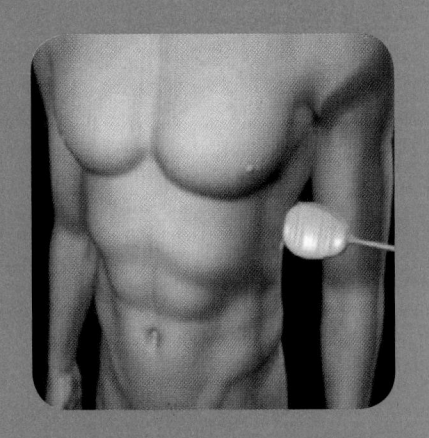

CAPÍTULO 4

Ultrassonografia da cabeça e do pescoço

Christian H. Butcher, MD, FCCP

INTRODUÇÃO

Embora as técnicas e as aplicações clínicas da ultrassonografia do pescoço e do trato respiratório superior não sejam muito disseminadas entre os praticantes em geral, é importante conhecê-las. O exame físico do pescoço fornece informações clínicas úteis que podem ter papel fundamental no diagnóstico de várias doenças, como na descoberta de sopro carotídeo, alertando o médico quanto à presença de doença vascular, e na constatação de linfadenopatia cervical no fumante com recente perda de peso e rouquidão, levantando a suspeita de malignidade da cabeça e do pescoço. Entretanto, na prática clínica, é comum que muitas anormalidades sutis passem despercebidas até mesmo nos exames apropriados do pescoço, sobretudo na população obesa. Além disto, enquanto o exame físico consegue identificar anormalidades anatômicas, como uma massa tireoide, apenas a imagem revela sua natureza cística ou sólida, e aparência homogênea ou necrótica. De todas as modalidades de imagem que existem hoje, apenas a ultrassonografia pode ser "miniaturizada" em sistemas portáteis capazes de produzir imagens de alta qualidade. Este capítulo aborda algumas das aplicações clínicas mais incomuns da ultrassonografia – inabituais não em virtude da pouca utilidade clínica, mas sim por serem relativamente desconhecidas.

SEIOS PARANASAIS

O uso da ultrassonografia na avaliação dos seios paranasais é tecnicamente viável desde o início da década de 1960;[1] porém este método não era aplicado na clínica até pouco tempo, provavelmente em virtude do desenvolvimento da tecnologia da imagem de ultrassonografia à beira do leito de alta qualidade e baixo custo. Estudos determinaram que a ultrassonografia é uma alternativa possível para diagnosticar sinusite maxilar quando comparada à tomografia computadorizada (TC) e contribuíram para a descrição dos achados típicos da ultrassonografia associados à sinusite.[2,3] Há pouco tempo, manobras posturais mostraram que aumentam a acurácia da ultrassonografia no diagnóstico de sinusopatia. Em 2006, Vargas e colaboradores[4] investigaram o papel da ultrassonografia na punção transnasal do seio maxilar em pacientes entubados na unidade de terapia intensiva. Os pacientes com suspeita de sinusite foram submetidos ao exame ultrassonográfico do seio maxilar e, em seguida, à punção transnasal, quando os resultados da ultrassonografia foram positivos. Entre 120 seios, a ultrassonografia de 84 foi positiva. Desses, 78 revelaram resultados positivos na punção transnasal. Os autores concluíram que as evidências ultrassonográficas de sinusite têm valor para indicar e executar a punção transnasal, evitando, desse modo, o uso excessivo das TCs e exposição à radiação.[5]

É interessante notar que não existem estudos que descrevam melhora de resultados na unidade de terapia intensiva com o uso da ultrassonografia à beira do leito em comparação à TC padrão, mesmo que a obtenção do diagnóstico por TC requeira transporte dos pacientes críticos para o departamento de radiologia. Além disso, é fácil imaginar a economia significativa nos custos com a utilização da técnica à beira do leito; os gastos com transporte são eliminados e economiza-se um tempo precioso de tratamento. Embora existam muitos benefícios na utilização da ultrassonografia, esse método não exclui a necessidade da TC dos seios. As várias indicações para a obtenção da TC incluem todos os procedimentos cirúrgicos planejados que envolvem os seios, suspeita de trauma sinusal e de doença maligna. Limita-se a discussão ao uso da ultrassonografia na avaliação de sinusite paranasal.

A importância do diagnóstico de sinusopatia no paciente crítico é absoluta. A sinusite é fonte de febre, o que leva a marchas diagnósticas custosas e a regimes antibióticos empíricos, muitos dos quais podem ter "ação exagerada" além da necessária contra as causas mais comuns de sinusite bacteriana, o que coloca o paciente em risco desnecessário de complicações antibióticas.[6,7] Além disso, a doença do seio maxilar é um fator de risco para o desenvolvimento de infecções pulmonares nosocomiais.[8] Ainda que não estudada de nenhuma maneira sistemática, é concebível que a sinusite não diagnosticada cause dor e agitação, o que pode resultar em intensificação do uso de sedativos e analgésicos, piorando os esforços de extubação.

Revisão anatômica e correlação do exame físico com a anatomia e fisiologia da ultrassonografia

A Figura 4.1 ilustra a anatomia dos seios paranasais (ver também encarte colorido). Os seios mais acessíveis ao exame ultrassonográfico são o maxilar e o frontal; entretanto, a maioria dos estudos foi realizada com o seio maxilar. O seio maxilar está na maxila e é rodeado pelo soalho orbital superiormente, pelo palato duro inferiormente, pela parede nasal medialmente e pelo osso zigomático lateralmente. No estado normal, o seio encontra-se cheio de ar, o que prejudica a transmissão da energia da ultrassonografia. No estado normal, apenas a parede anterior é visualizada (Fig. 4.2). Todas as estruturas subjacentes são obscurecidas pelo artefato aéreo, o que é considerado um estudo negativo. Quando o seio está cheio de líquido, as ondas ultrassônicas penetram na parede anterior, percorrem o líquido, golpeiam a parede posterior ou lateral e refletem de volta ao transdutor, produzindo totalmente a imagem da cavidade (Fig. 4.3). Isso é conhecido como *sinograma* e é considerado um estudo positivo. O sinograma parcial, no qual se observa apenas a parede posterior ou lateral, ocorre devido à presença de nível hidroaéreo no seio ou de espessamento da mucosa. É fundamental entender o efeito da posição do paciente no comportamento do líquido (se presente) no seio maxilar, sobretudo quando se tenta verificar a causa do sinograma parcial. Em decúbito dorsal, o líquido livre pode formar uma "camada" distante da parede anterior, permitindo que uma camada de ar entre a parede anterior e o líquido, o que causa a

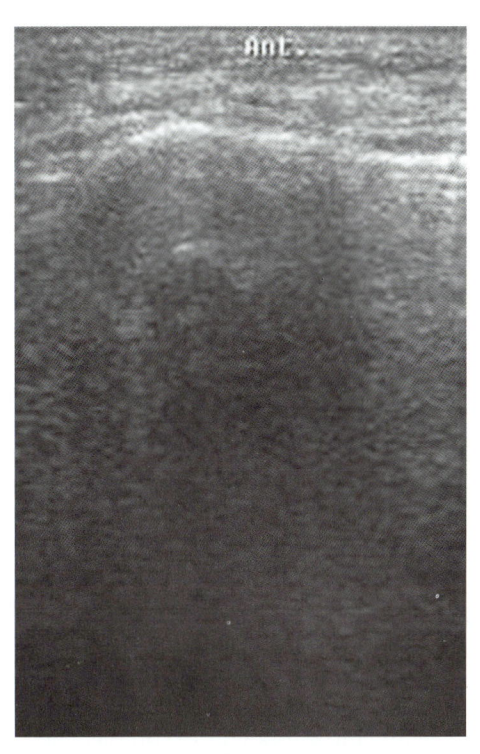

Figura 4.2 Ultrassonografia de um seio maxilar normal. Observe que a parede anterior, inclusive a pele e os tecidos subcutâneos, bem como o osso, são visíveis na parte superior da imagem; nenhuma outra parede é visível.

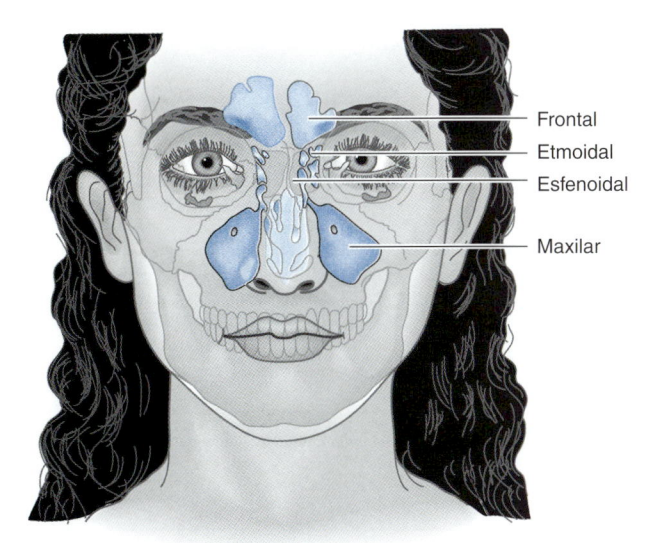

Figura 4.1 Anatomia dos seios paranasais. (Ver encarte colorido)

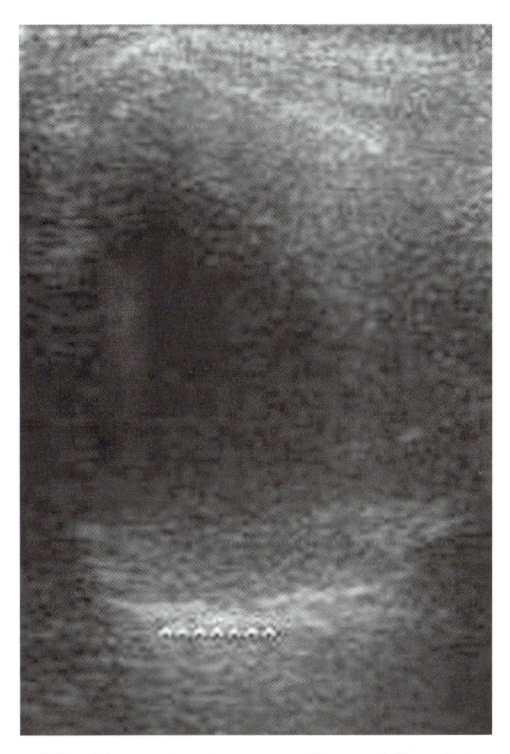

Figura 4.3 Em contraste com a Figura 4.2, esta imagem mostra com clareza a parede posterior da cavidade sinusal. Isso é possível devido à transmissão da energia da ultrassonografia pelo líquido sinusal.

mesma sombra acústica observada no seio cheio de ar. Entretanto, quando o paciente é posicionado ereto ou recostado, o líquido, quando presente, segue a gravidade e cobre o soalho do seio, entrando em contato com a parede anterior inferiormente e produzindo o sinograma parcial ou completo, de acordo com a quantidade de líquido presente e da orientação ou angulação do transdutor (Fig. 4.4).

Técnica

1. Na maioria das vezes, os pacientes são posicionados recostados. Utiliza-se um transdutor de arranjo linear de 6 a 13 MHz, com superfície pequena e estreita. A Figura 4.5 mostra a posição adequada do transdutor.

2. Em primeiro lugar, examine no plano horizontal, angulando o transdutor em sentido cefálico (na direção do soalho orbital) e caudal (na direção do soalho do seio); depois disso, vire o transdutor em 90° e examine da parede medial para a lateral.

3. Repita a técnica no outro lado. Ao contrário da TC, a varredura ultrassonográfica completa do seio maxilar pode ser realizada em menos de 1 minuto. Se o sinograma completo for observado, não há necessidade de mais avaliações; o paciente deve receber tratamento contra sinusite.

4. Em caso de sinograma parcial, manobras posturais podem ajudar a esclarecer a causa: sinusite *versus* espessamento mucoso. Até a técnica ser aprendida, recomenda-se a correlação com os achados da TC, a não ser que resultados positivos óbvios sejam obtidos (i.e., sinograma completo).

Armadilhas comuns

É preciso ter cuidado ao avaliar apenas o seio maxilar. Se a sonda estiver angulada no sentido da órbita ou posicionada muito próxima ao olho, a imagem da retina pode ser obtida. Embora a ultrassonografia ocular costume ser realizada com equipamentos adequados e ajustes oculares específicos, a retina pode sofrer danos se os ajustes inapropriados forem utilizados (ver Capítulo 5).

Outra armadilha é supor que todos os casos de sinograma parcial, ou até mesmo completo, revelados pela ultrassonografia são sinusites verdadeiras. Os seios podem estar cheios de líquido por inúmeras razões. Entretanto, o sinograma de qualquer tipo no cenário clínico certo (leucocitose, febre) e na ausência de qualquer outra fonte de infecção aumenta a probabilidade de sinusite.

ENTUBAÇÃO ENDOTRAQUEAL/LARÍNGEA

A verificação do posicionamento do tubo endotraqueal (TET), tanto logo após a introdução quanto nos "dias ventilatórios" subsequentes, utiliza recursos caros e expõe o paciente a doses de radiação que podem tornar-se significativas ao longo do tempo. Além disso, a espera pelas radiografias portáteis "imediatas" consome um tempo precioso. Embora a necessidade da radiografia

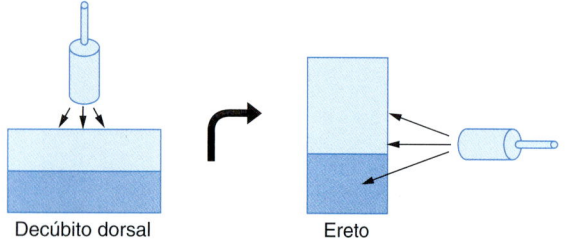

Figura 4.4 Efeito das manobras posturais no líquido sinusal. Observe que quando o líquido não é adjacente à parede anterior, a transmissão do feixe de ultrassom não ocorre.

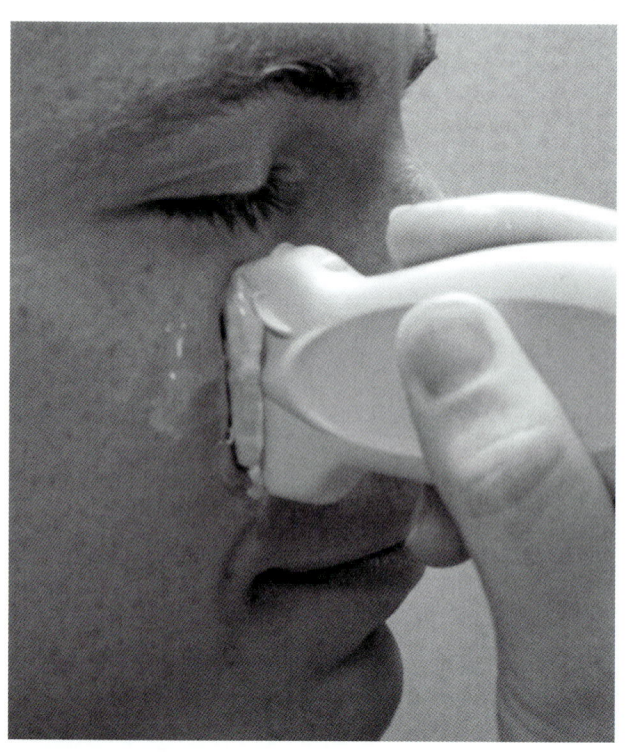

Figura 4.5 Posição adequada do transdutor quando o seio maxilar está sendo examinado. O seio pode ser examinado longitudinal (mostrado) ou transversalmente.

após a entubação possa ser debatida, a realidade é que muitos desses pacientes são submetidos a imagens confirmatórias.

Nos últimos anos, muitos trabalhos foram publicados descrevendo a aplicação clínica da ultrassonografia na localização do TET no esforço para avaliar clinicamente os eventos importantes acarretados pelo malposicionamento. Além disso, há relatos do uso da ultrassonografia na previsão de entubações e extubações difíceis, ainda que os dados para essas indicações sejam limitados. A seguir, a discussão concentra-se, portanto, na razão e na técnica por trás da verificação bem-sucedida da posição do TET.

Em 1987, Raphael e Conard utilizaram a ultrassonografia transtraqueal bidimensional (2D) no modo B para confirmar o posicionamento do TET em 24 pacientes com entubação traqueal bem-sucedida já conhecida; eles não estavam tentando identificar entubação esofágica ou qualquer outro malposicionamento. Além de comentar sobre a viabilidade geral, eles concluíram que a técnica poderia beneficiar certos pacientes, como as gestantes e aqueles submetidos a radiografias torácicas frequentes.[9]

Em 2007, um estudo na literatura da medicina emergencial mostrou que a ultrassonografia 2D transtraqueal poderia identificar a entubação esofágica com 100% de sensibilidade.[10] Dois outros estudos realizados com cadáveres e pessoas vivas confirmaram a alta sensibilidade e especificidade da ultrassonografia 2D na avaliação da posição do TET.[11,12] O último estudo demonstrou sensibilidade e especificidade maiores com a abordagem dinâmica (visualização do tubo durante a colocação) quando comparado à abordagem estática (confirmação da colocação após o fato). Em 2004, Chun e colaboradores[13] relataram que o malposicionamento do TET no brônquio principal direito poderia ser identificado pela ultrassonografia pleural bilateral. A interface da pleura parietal e visceral apresenta aparência característica "cintilante" durante a ventilação pulmonar. Se o TET estiver posicionado no brônquio principal, o deslizamento ou brilho será muito menor ou ausente no lado contralateral, supondo nenhuma obstrução anatômica das vias aéreas como causa da redução ou ausência do movimento pleural (p. ex., obstrução das vias aéreas por tumor). Weaver e colaboradores[14] confirmaram a abordagem, afirmando sensibilidade de identificação da entubação esofágica de 95 a 100% e sensibilidade para entubação do brônquio principal direito *versus* entubação traqueal de cerca de 70 a 75%, usando o sinal do deslizamento pleural. Atualmente, algumas instituições estão investigando a abordagem combinada de ultrassonografia transtraqueal/laríngea na avaliação do *malposicionamento proximal* do TET (entubação esofágica, TET muito alto) e ultrassonografia pleural para identificar o *malposicionamento distal* (entubação do tronco principal). Resultados preliminares indicam que a posição satisfatória do TET (no lugar certo, sem estar muito alto ou muito baixo) pode ser prevista pela ultrassonografia, quando comparado à radiografia torácica; isso pode evitar a necessidade da radiografia torácica para verificação da posição do tubo.

Existem outras aplicações potenciais da ultrassonografia de vias aéreas superiores além da verificação da posição do TET, as quais incluem orientação da seleção do tamanho do TET pela mensuração do diâmetro da via aérea na região subglótica, prevendo a laringoscopia difícil pela quantificação ultrassonográfica de tecido mole pré-traqueal.[15-17] Infelizmente, o valor preditivo dessa técnica ainda é desconhecido. Todavia, parece ser uma área válida de pesquisa para prever a laringoscopia difícil, o que pode levar à anestesia precoce nos pacientes com suspeita de entubação complicada.

Revisão anatômica e correlação do exame físico com anatomia e fisiologia da ultrassonografia

A Figura 4.6 ilustra a anatomia da laringe. Do ponto de vista da ultrassonografia, a parede posterior da traqueia, bem como a parede posterior do seio maxilar cheio de ar, em geral não é visível. Isso, obviamente, decorre da presença de ar, o qual constitui um mau meio de transmissão da ultrassonografia. Portanto, apenas a parede lateral e a anterior da traqueia são visualizadas durante o exame de ultrassonografia. A cartilagem tireoide é reconhecida, em particular na incidência transversa, devido a seu grande tamanho e proeminência laríngea, o que forma um "ponto" anterior característico na imagem da ultrassonografia (Fig. 4.7). Inferior a ela, encontra-se a cartilagem cricoide, que costuma ser duas vezes mais larga e espessa do que o anel traqueal típico. Inferior à cricoide, encontram-se os anéis traqueais, os quais podem ser visualizados transversal (um de cada vez) ou longitudinalmente (Fig. 4.8). No adulto médio, pelo menos três anéis traqueais são visíveis na projeção longitudinal. Sobre os primeiros anéis traqueais, repousa o istmo da glândula tireoide; as veias tireóideas inferiores em geral seguem para cima a partir dos troncos braquiocefálicos nos dois lados, percorrendo a superfície traqueal anterior até a glândula tireoide. Pode haver, também, uma artéria aberrante nessa área. A artéria braquiocefálica direita e a artéria carótida comum esquerda estendem-se pelos dois lados da traqueia apenas medial e ligeiramente posterior às veias jugulares.

As Figuras 4.9A e B mostram a incidência ultrassonográfica transversa da região cervical inferior. Quan-

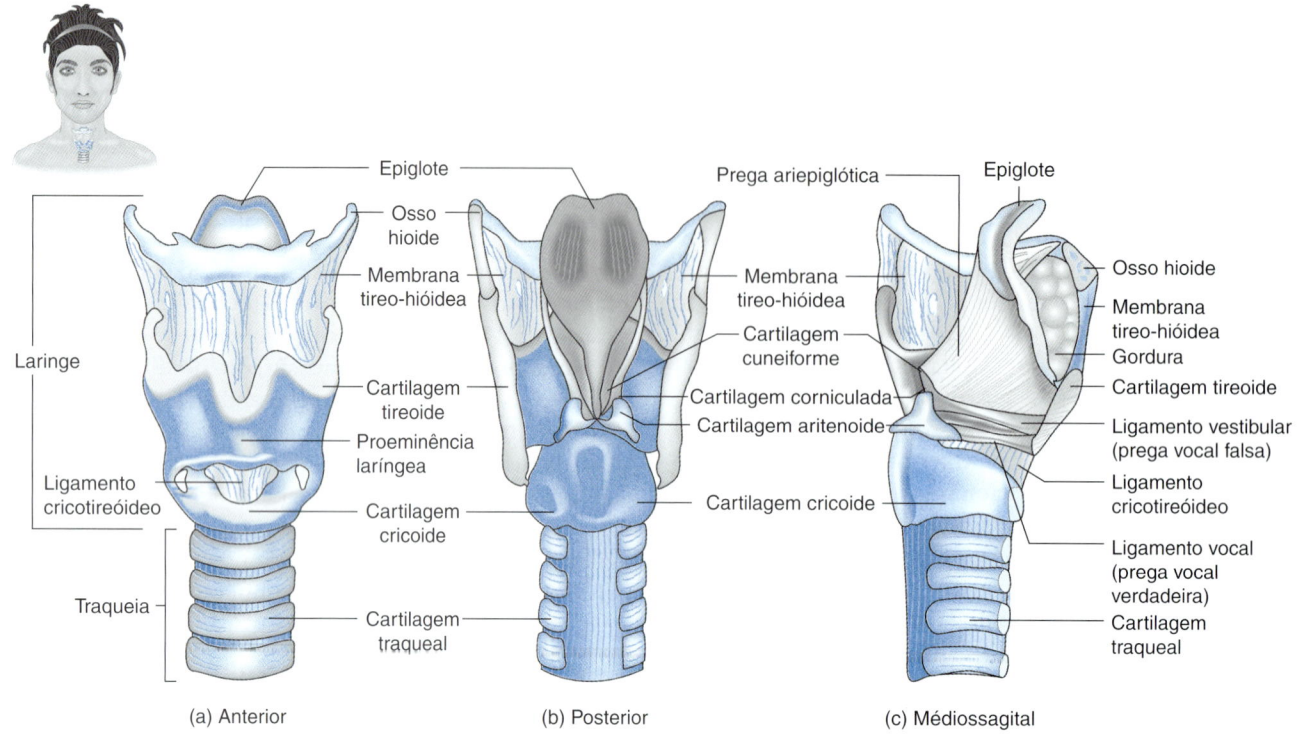

Figura 4.6 Anatomia normal da laringe.

(a) Anterior (b) Posterior (c) Médiossagital

do o paciente está entubado, a parede anterior do TET pode ser visualizada na projeção longitudinal ou transversa como uma estrutura de parede dupla logo abaixo da parede anterior da traqueia (Fig. 4.10). Às vezes, é preciso aplicar suave pressão à traqueia para promover

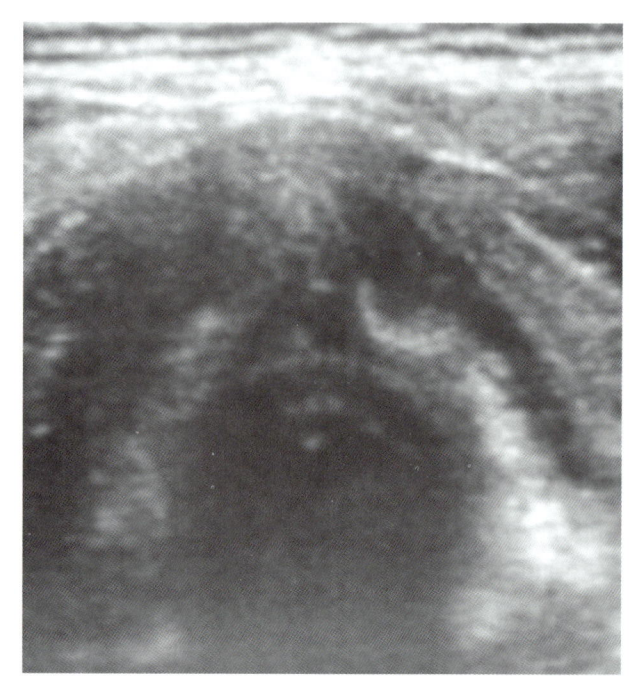

Figura 4.7 Aparência da cartilagem tireoide no corte transversal (visualização transversal). Observe a típica aparência "pontilhada".

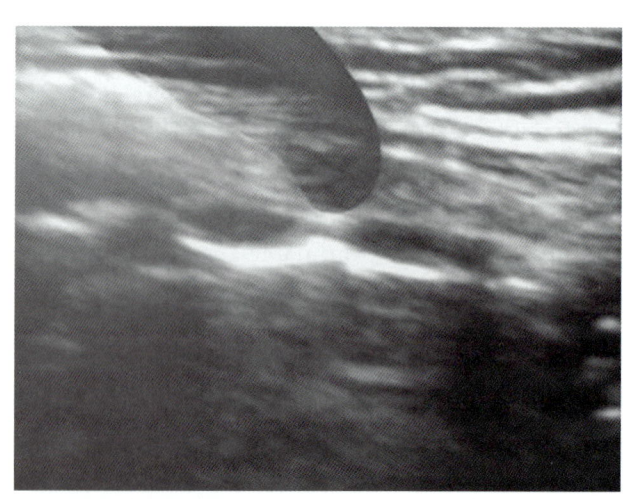

Figura 4.8 Incidência longitudinal do pescoço anterior, mostrando os anéis traqueais como estruturas achatadas, hipoecoicas e oblongas. (A imagem sobreposta do polegar indica onde a pressão pode ser aplicada para aumentar a visualização do tubo endotraqueal).

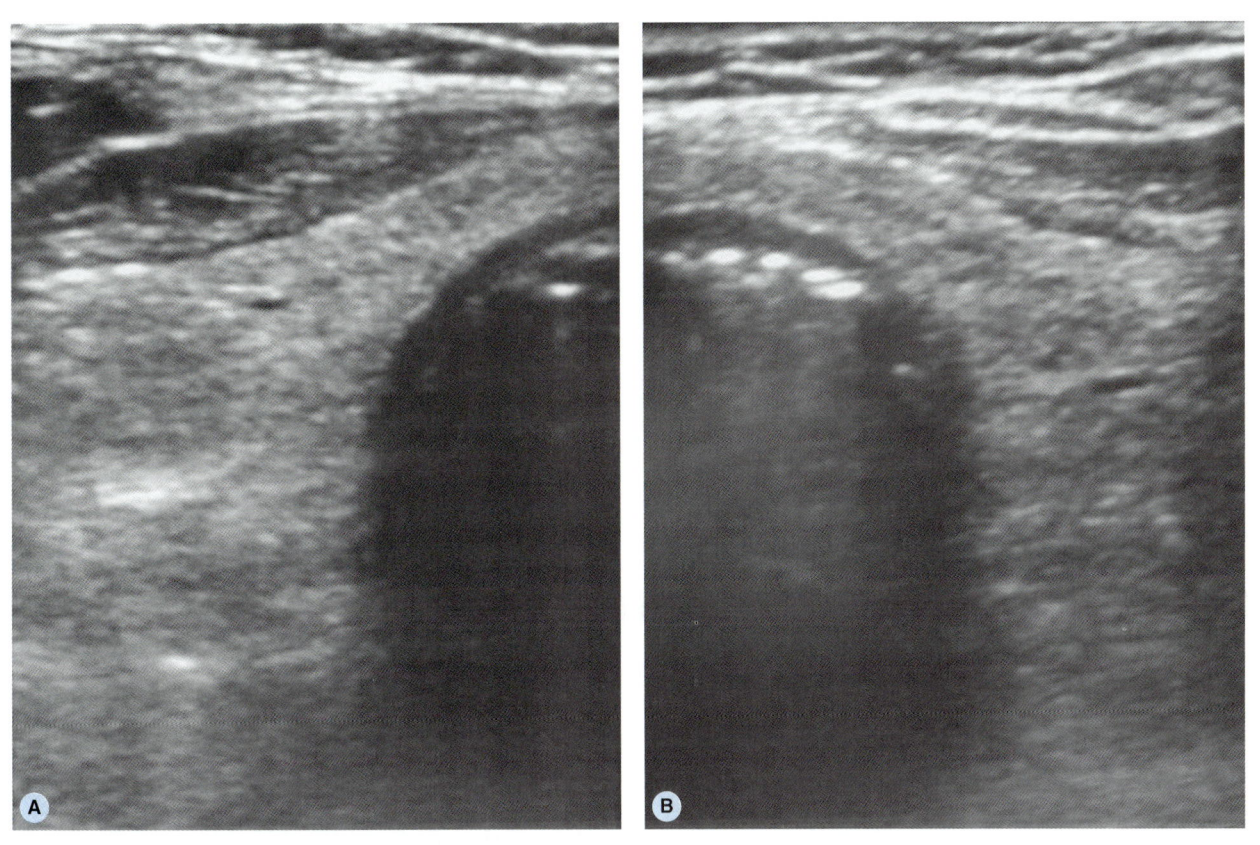

Figura 4.9 (**A**) Lobos tireóideos vestindo a traqueia anterior. (**B**) Ecotextura típica da glândula tireoide normal; ligeiramente mais hiperecoica do que o músculo circundante e hipoecoica em comparação com as camadas fasciais.

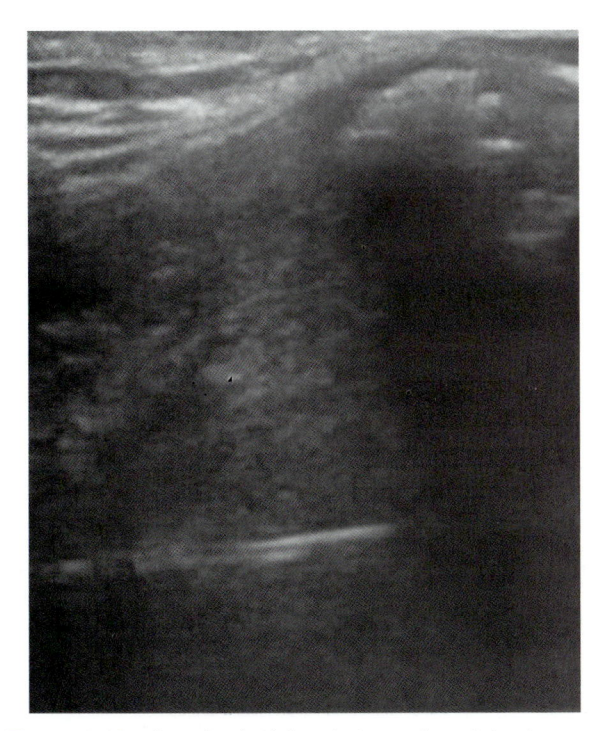

Figura 4.10 Aparência típica da traqueia entubada, com o característico sinal da dupla-parede.

o contato da parede traqueal com o TET. Não deve ser esquecido que o ar não transmite ultrassom, portanto, se houver ar entre o TET e a parede da traqueia, o tubo não será visível. Raramente é necessário obter a imagem da traqueia de um ponto mais lateral, em geral logo após a entubação do paciente, com o TET relativamente rígido passando adjacente à parede lateral. De modo geral, a extremidade distal do TET é encontrada na proximidade da incisura esternal. Pode haver necessidade de desinflar o manguito para visualizar de maneira adequada a ponta do tubo ou para trazer o tubo em contato com a parede anterior da traqueia (Tab. 4.1). Um protocolo de ultrassonografia que combina a projeção translaríngea com as incidências pleurais bilaterais para avaliar a posição do TET (Fig. 4.11) está atualmente em andamento.[18]

Técnica

Duas técnicas básicas serão discutidas: a ultrassonografia translaríngea, para avaliar a traqueia proximal e o malposicionamento proximal, e a ultrassonografia pleural, para verificar o malposicionamento distal do TET.

TABELA 4.1 Manobras para aumentar a visualização do tubo endotraqueal (TET)
1. Desinflar o manguito.
2. Aplicar suave pressão na traqueia anterior com o transdutor.
3. Obter a imagem de um plano mais lateral.
4. Com cuidado, avançar/recuar o TET repetidamente enquanto faz a imagem.

1. Uma sonda vascular de 6 a 13 MHz funciona muito bem na obtenção da imagem da traqueia.

2. Estabeleça a profundidade de forma que o lúmen da traqueia, e não apenas a parede anterior, seja visualizado (em geral, pelo menos 3 a 4 cm).

3. Determine o ganho de forma que a imagem resultante não brilhe muito; isso pode causar artefato de reverberação dentro do lúmen traqueal e obscurecer o sinal de dupla parede que se forma pelo TET.

4. Obtenha a imagem de toda a traqueia da cartilagem cricoide até a incisura esternal, buscando o característico sinal de dupla parede que se forma pelo TET.

5. A incidência transversa e a longitudinal devem ser empregadas.

6. Pode ser necessário angular o transdutor embaixo do manúbrio na tentativa de localizar a ponta do tubo.

7. Se o tubo não for visível, tente uma ou mais das seguintes alternativas:

   a. Desinfle o manguito.

   b. Aplique leve pressão na parede anterior da traqueia com a sonda; isso promove o contato entre o TET e a parede anterior da traqueia.

   c. Obtenha a imagem da traqueia com a sonda em posição lateral, em vez de na linha média (Fig. 4.12).

   d. Com cuidado, avance e retraia o TET ligeiramente (mova a ponta para dentro e para fora) ao mesmo tempo em que obtém a imagem com a incidência longitudinal na linha média.

Essas manobras permitem visualizar o TET.

A ultrassonografia pleural, a qual será discutida no Capítulo 7, é uma ferramenta muito útil para avaliar a entubação esofágica, confirmar a entubação traqueal e diagnosticar a entubação de brônquio principal na

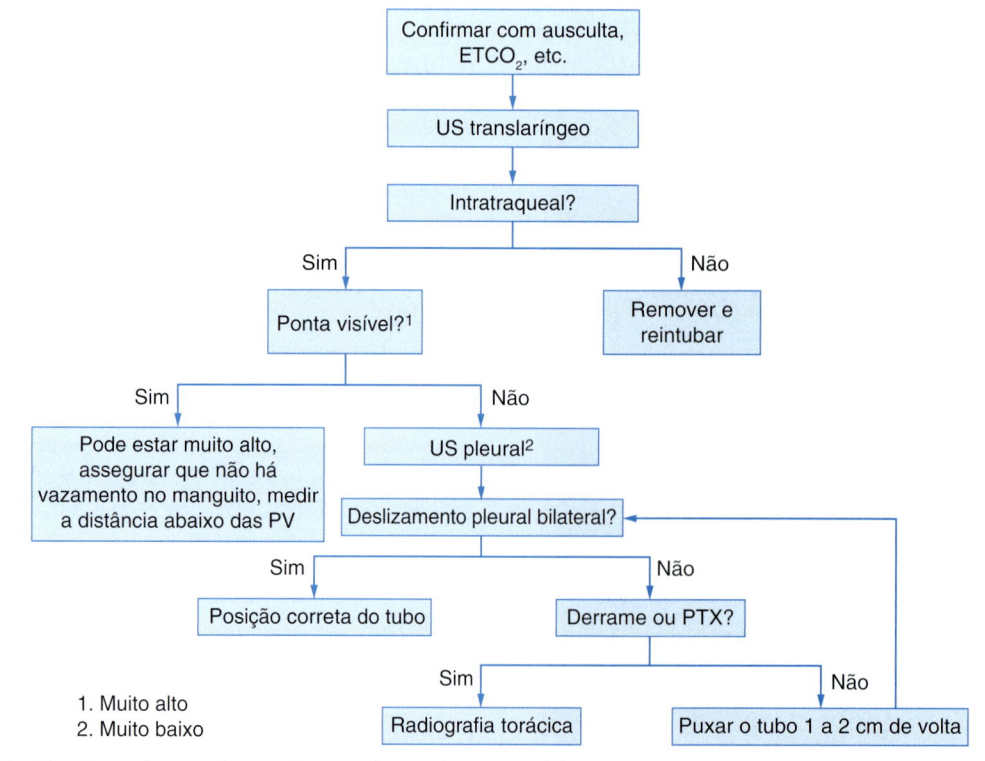

Figura 4.11 Algoritmo de estudo usado para determinar o posicionamento do tubo endotraqueal. $ETCO_2$, concentração de dióxido de carbono ao final da expiração; PTX, pneumotórax; US, ultrassonografia; PV, pregas vocais.

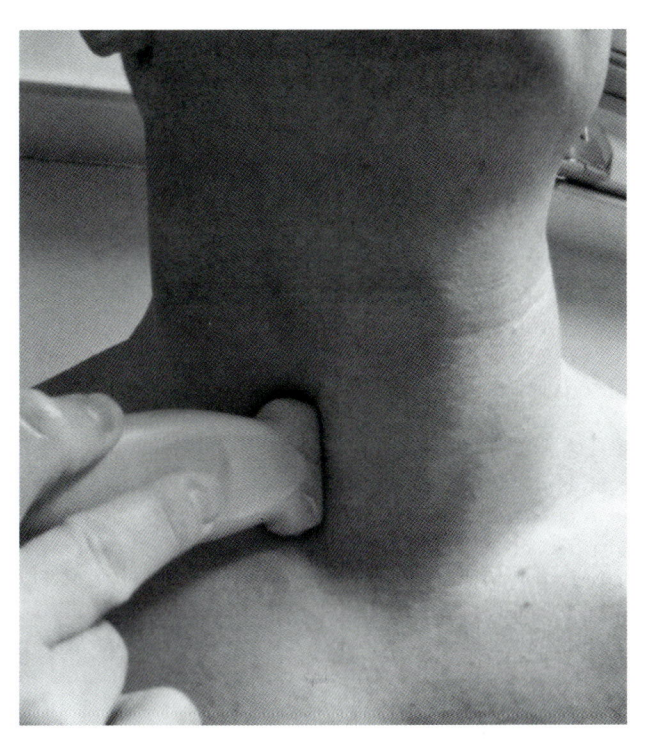

Figura 4.12 Imagem da traqueia sendo obtida de uma posição mais lateral para melhor visualização do tubo endotraqueal.

maioria dos pacientes. Convenientemente, a mesma sonda usada na ultrassonografia translaríngea (arranjo linear, 6 a 13 MHz) também pode ser usada para examinar a interface das pleuras visceral e parietal. Nos casos de entubação traqueal satisfatória e na ausência de obstrução unilateral das vias aéreas por tumor ou corpo estranho, haverá deslizamento pleural igual e bilateral durante a respiração. Nos casos de entubação esofágica, o deslizamento pleural será mínimo (causado pelo ciclo cardíaco, conhecido como *pulso pulmonar*) ou ausente e associado à diminuição das saturações de oxigênio, ausência de ausculta dos sons respiratórios, gorgolejo epigástrico com insuflação e concentração de CO_2 ao final da expiração baixa ou não detectada na maioria dos casos, mas não em todos; tudo isso deve estimular a repetição da tentativa de entubação traqueal. Nos casos de malposicionamento distal, como entubação do brônquio principal direito, ocorrerá deslizamento pleural vigoroso à direita, com redução ou ausência do deslizamento no lado esquerdo. É muito importante comparar um lado com o outro, como é feito com as técnicas de ausculta pulmonar aprendidas na faculdade de medicina. A abordagem combinada de ultrassonografia translaríngea, para identificar o malposicionamento proximal do tubo, e ultrassonografia pleural, para identificar o malposicionamento distal, pode ser uma alternativa viável à radiografia torácica para verificar o posicionamento do tubo. Ver Tabela 4.2 para estudar os achados observados com os diferentes tipos de malposicionamento do TET.

A mesma técnica básica usada para visualizar o TET de único lúmen pode ser aplicada em outras situações, como na confirmação da colocação apropriada do TET de duplo lúmen. As limitações dessa técnica incluem presença de ar ou líquido pleural, o que evitaria a aposição das superfícies pleurais e não demonstraria deslizamento pleural típico, pneumonectomia prévia, e trauma importante da parede torácica. Ver Capítulo 7 para detalhes do procedimento.

Armadilhas comuns

Em um número substancial de casos, o TET não é facilmente visível apenas com uma incidência longitudinal transversa simples ou na linha média. Nesses casos, é necessário que o operador empregue uma das várias manobras descritas para aumentar a "produção". Outra armadilha muito comum é a utilização de ajustes de ganho inapropriados, o que pode causar artefato de reverberação que obscurece o TET subjacente. O leitor é aconselhado a não usar essa técnica como substituta das práticas-padrão aceitas para garantir a posição intratraqueal do TET, como concentração de CO_2 ao final da expiração e ausculta. A técnica de ultrassonografia

TABELA 4.2 Achados ultrassonográficos observados em diferentes tipos de malposicionamento do tubo endotraqueal

Malposicionamento	Incidência translaríngea	Incidências pleurais
Esofágico	Tubo não é visível	Falta de deslizamento pleural bilateral
Tubo endotraqueal muito alto	Ponta < 2,5 cm abaixo da cartilagem cricoide	Deslizamento pleural bilateral
Entubação de brônquio principal	Ponta do tubo não é visível; tubo se estende abaixo da incisura esternal	Falta de deslizamento pleural no lado contralateral
Normal	Ponta do tubo > 2,5 cm da cartilagem cricoide ou tubo estende-se abaixo da incisura esternal	Deslizamento pleural bilateral

foi designada para oferecer confirmação adicional da introdução do TET, similar ao modo pelo qual a radiografia pós-entubação é usada.

TRAQUEOSTOMIA PERCUTÂNEA

A traqueostomia percutânea de dilatação (TPD), descrita pela primeira vez em 1985,[19] tornou-se o procedimento de escolha para fornecer acesso de longo prazo às vias aéreas em muitas instituições. O exame do pescoço anterior, antes da traqueostomia cirúrgica, foi descrito pela primeira vez por Bertram e colaboradores, 10 anos depois.[20] Esse estudo estabeleceu a viabilidade da realização de um exame de ultrassonografia voltado para identificar variações anatômicas que podem complicar o procedimento. Sustic e Zupan[21] relataram a utilização da ultrassonografia na orientação do procedimento da traqueostomia percutânea pela primeira vez em 1998[21] e a utilidade clínica da técnica foi confirmada em vários outros relatos.[22-25] Esses estudos demonstram que a ultrassonografia pode ajudar na seleção do local de inserção e do tamanho do tubo adequado,[26] além de permitir a visualização da anatomia anormal.

Embora segura, a TPD pode ter associação com complicações potencialmente fatais, como sangramento grave e malposicionamento. As consequências clínicas dos eventos hemorrágicos são, em geral, retardadas (2 a 3 semanas após a colocação) e decorrentes da erosão da artéria braquiocefálica causada pelas altas pressões do manguito do tubo de traqueostomia. Entretanto, o sangramento também pode ocorrer no momento da introdução do tubo de traqueostomia. Muhammad e colaboradores[27] publicaram uma revisão de 497 casos, em que ocorreu sangramento em 5% dos pacientes, na maioria das vezes em decorrência de uma veia tireoide inferior, veia braquiocefálica ou veia jugular comunicante anterior.[27] A anatomia vascular aberrante é um importante achado e deve fazer parte do protocolo de rastreamento.

O posicionamento inadequado é outra complicação da TPD. No entanto, a seleção do local de inserção apropriado minimiza os riscos. O malposicionamento proximal pode causar danos às pregas vocais no momento da inserção (dano imediato) ou contribuir para que o tubo de traqueostomia se estenda diretamente por baixo das pregas vocais e as lesione com o tempo, resultando em rouquidão ou disfunção permanente. O malposicionamento distal pode resultar em ponta do tubo de traqueostomia na carina durante a flexão do pescoço ou no brônquio principal. O contato com a carina produz tosse, dessincronia entre o ventilador e o paciente, dificuldades de sucção, trauma de sucção e sangramento. Por meio da ultrassonografia, as cartilagens da traqueia podem ser contadas e o local apropriado demarcado na pele (em geral entre a segunda e terceira cartilagem traqueal); isso elimina com facilidade o malposicionamento proximal. Sustic e colaboradores[28] demonstraram que um cuidadoso exame de ultrassonografia usado para identificar o local de inserção reduziu a incidência de posicionamento cranial inadequado de 33 para 0%.[28] Além disso, a distância da carina à área subglótica pode ser medida por broncoscopia, o que oferece uma estimativa aproximada do comprimento da traqueia, minimizando o risco de malposicionamento distal. Com essas duas técnicas, o posicionamento inadequado de qualquer tipo pode ser praticamente eliminado.

Outra potencial complicação da TPD é a hipercarbia. A orientação broncoscópica é associada à hipercarbia, enquanto a traqueostomia cirúrgica ou traqueostomia apenas com orientação de ultrassonografia (sem broncoscopia) não promove a elevação dos níveis de pCO_2. Em um estudo que comparou os níveis de pCO_2 nos pacientes submetidos à TPD orientada por endoscopia, TPD orientada por ultrassonografia ou traqueostomia cirúrgica, a pCO_2 aumentou para até 24 mmHg no grupo da broncoscopia, em comparação com 8 mmHg no grupo da ultrassonografia e 3 mmHg no grupo operatório.[29] Isso tem implicações potenciais para os pacientes em que a hipercarbia é indesejável, como aqueles com neurotrauma e pressão intracraniana elevada ou hipertensão pulmonar.

Técnica

1. Selecione o tubo de traqueostomia do tamanho adequado.

    a. Examine os tecidos moles pré-traqueais utilizando uma sonda de arranjo linear de 6 a 13 MHz, o que permite a estimativa da distância da pele até a parede traqueal anterior. Com base nessas medidas, o operador pode escolher entre o tubo-padrão, de até 2,5 cm, ou um com segmento proximal longo para distâncias maiores. Estas medidas podem ser feitas com orientação transversa ou longitudinal, porém devem sempre ser realizadas no local de inserção proposto.

    b. Calcule o diâmetro da traqueia medindo o lúmen traqueal na incidência transversa, também no local de inserção proposto ou abaixo dele. Essa medida ajuda a orientar a seleção do tubo com diâmetro compatível.

    c. O ângulo da traqueia, quando comparado à pele, pode ser medido para garantir que a inclinação-padrão de 105° será compatível com a via aérea do paciente. Algumas traqueias "mergulham" mais profundo que outras à medida que percorrem seu trajeto inferiormente abaixo da incisura esternal. Em alguns pacientes, isso coloca a abertura do tubo de traqueostomia distal de frente para a parede anterior, o que, por conseguinte, causa problemas de sucção e, por vezes, ventilação (Fig. 4.13 [ver também encarte colorido]). Aqui, o cuidado maior é com a medida feita com a cabeça e com o pescoço em posição relativamente neutra, e não durante a extensão.

2. Selecione o local de inserção por meio da incidência longitudinal na linha média da traqueia, da cartilagem cricoide até a incisura esternal (Fig. 4.8). As cartilagens traqueais podem ser contadas e o local adequado demarcado na pele (em geral entre a segunda e a terceira cartilagem traqueal). Isso requer sedação suficiente do paciente, de modo a não haver movimento da cabeça e do pescoço entre a marcação na pele e a inserção da traqueostomia. Se ocorrer movimento durante esse intervalo, a área precisa ser reexaminada a fim de confirmar se a marcação na pele permanece adequada.

3. Após selecionar o local de inserção, o exame dos tecidos sobrejacentes com *Doppler* de fluxo colorido deve ser realizado para identificar todas as estruturas vasculares sob o risco de dano durante o procedimento. Isso é feito com orientação longitudinal e transversa visando as veias jugulares "ponte", os vasos braquiocefálicos altos ou as veias/artérias tireoides. Ao examinar transversalmente, observe a glândula tireoide, inclusive os lobos e o istmo, bem como a localização das artérias carótidas e veias jugulares, sobretudo dos pacientes submetidos à cirurgia prévia no pescoço.

4. A canulação da traqueia pode ser visualizada sob orientação dinâmica pela incidência longitudinal imediatamente lateral à linha média. A agulha de canulação é aplicada à pele na linha média, causando uma indentação nos tecidos subcutâneos, o que aproxima ao trajeto da agulha. A posição da agulha pode ser ajustada no sentido caudal ou cranial, até que essa indentação se sobreponha ao local de punção desejado, que é chamado de *posicionamento longitudinal*. Uma vez que se alcançou a posição longitudinal desejada, a sonda pode ser rodada 90° para orientar a posição transversa da agulha. A posição transversa é menos importante que a posição longitudinal, desde que o local de punção seja de alguma forma anterior. Quando a agulha encontra-se na posição desejada, a canulação pode ser feita da maneira convencional. Após a inserção do tubo, em especial se a broncoscopia não for usada para verificar a posição do tubo, lembre-se de examinar o tórax anterior à procura do deslizamento pleural bilateral; isso confirma a colocação intratraqueal não muito baixa.

Armadilhas comuns

Em geral, a ultrassonografia não suplanta a broncoscopia na orientação da TPD. A broncoscopia possui certas vantagens, como visualização direta da posição do TET durante a retirada e da parede traqueal posterior durante a canulação com agulha e dilatação. Além disso, em casos de retirada agressiva do TET, é possível fazer a reintubação da traqueia com o broncoscópio.

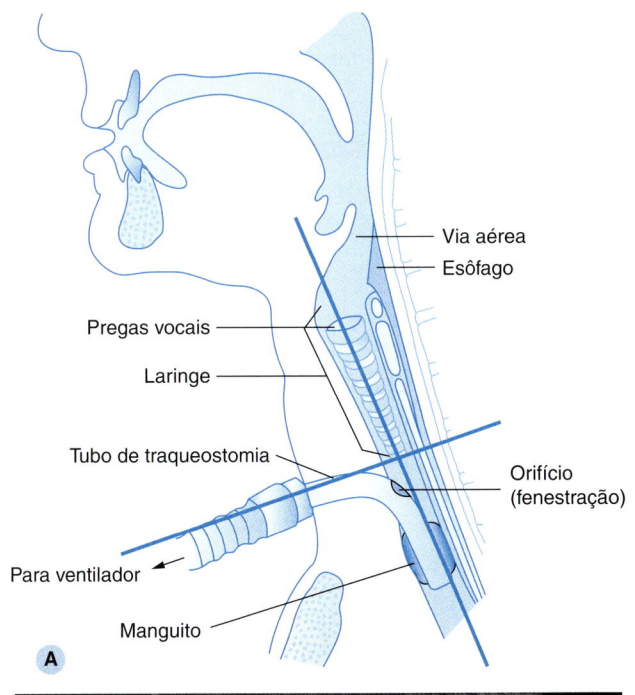

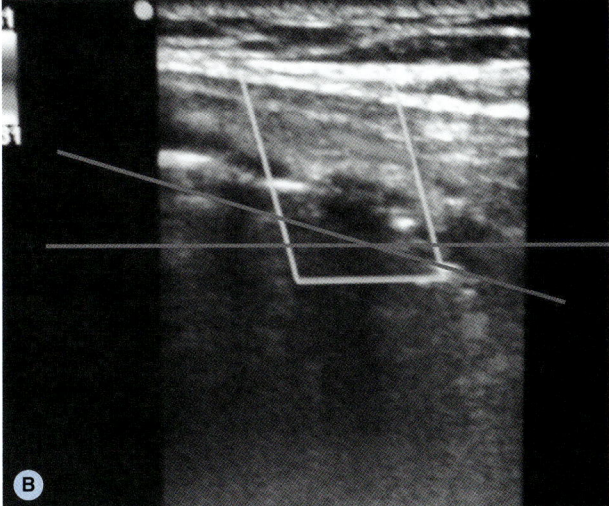

Figura 4.13 Relação entre o ângulo traqueal e o ângulo do tubo da traqueostomia. (Ver encarte colorido.)

TIREOIDE

O exame de ultrassonografia da glândula tireoide é comumente realizado; sua frequente indicação é para avaliar nódulos suspeitos na tireoide encontrados tanto no exame quanto de maneira acidental em outros estudos de imagem (p. ex., TC do tórax). Outras indicações incluem avaliação de doença da tireoide difusa, como bócio da tireoidite e doença de Graves. Devido à localização superficial da tireoide, é possível obter imagens com excelente resolução. De fato, a resolução é tão boa que os nódulos da tireoide são detectados com sensibilidade muito alta. Infelizmente, apenas as imagens da ultrassonografia são incapazes de fornecer informações diagnósticas inequívocas em termos de malignidade. Ainda que existam certas características nodulares que tendem mais à benignidade do que à malignidade (Tab. 4.3), o exame definitivo do possível nódulo maligno da tireoide é a biópsia orientada por ultrassonografia. Hoje em dia, não há indicações de rastreamento de rotina da população geral para câncer da tireoide. Entretanto, o rastreamento deve ser feito em determinadas populações de alto risco, como em pacientes com história familiar de câncer da tireoide, neoplasia endócrina múltipla do tipo 2 (NEM2) ou história de radiação prévia de feixe externo da cabeça ou do pescoço.

Revisão anatômica e correlação do exame físico com a anatomia e fisiologia da ultrassonografia

A glândula tireoide é uma estrutura relativamente pequena na maioria das pessoas, com cerca de 20 mL de volume no homem adulto e 17 mL na mulher adulta.[30] Entretanto, a localização superficial e exposição no pescoço a tornam ideal para a visualização ultrassonográfica. A tireoide possui dois lobos, de forma quase ovoide, conectados pelo istmo, o qual é observado "vestindo" um terço proximal da traqueia na incidência transversa da ultrassonografia (Fig. 4.9A, B). A glândula faz limite anterior com os músculos infra-hioideos, anterolateral com o esternocleidomastoideo, posterolateral com a artéria carótida comum e veia jugular interna na bainha carótida e posterior com a traqueia e o músculo longo do pescoço. Em grande parte dos casos, o esôfago e as vértebras cervicais não são aparentes devido ao artefato aéreo da traqueia. Entretanto, às vezes, o esôfago pode ser observado projetando-se de trás da traqueia, próximo à posição de 4 horas (posterolateralmente), podendo ser confundido com um nódulo tireóideo cístico ou de aparência complexa. Infelizmente, as glândulas paratireoides normais são indistinguíveis do tecido tireóideo circundante. A ecotextura típica é salpicada, porém homogênea, de cor mais clara que os músculos ao redor, mas mais escura do que as camadas fasciais. O *Doppler* colorido revela glândula com rica vascularização que tem distribuição um tanto homogênea.

As anormalidades da tireoide têm aparências variadas, dependendo da causa. Os nódulos são a anormalidade mais comum, contudo apresentam aparência ultrassonográfica bastante diferente em termos de tamanho, densidade e quantidade. Portanto, é importante avaliar o risco de malignidade no paciente para ajudar a orientar a decisão de fazer a biópsia ou esperar com cuidado. Os fatores de risco conhecidos de câncer da tireoide são:

1. Sexo feminino. A maioria dos cânceres de tireoide acomete mulheres. Entretanto, a presença de um nódulo solitário na tireoide de um homem é relativamente incomum e requer maiores investigações.

2. Idade entre 20 e 60 anos. Grande parte dos cânceres de tireoide ocorre na meia-idade. Entretanto, nódulos solitários parecem ser raros nas populações mais jovens; por consequência, um nódulo em paciente jovem deve ser estudado de maneira intensa. Além disso, o desenvolvimento de um nódulo solitário e grande na tireoide de indivíduos em idade avançada (superior a 70 anos) deve levantar a suspeita de carcinoma.

3. Dieta pobre em iodo.

4. Radiação prévia, tanto na forma de tratamentos médicos quanto de exposição ambiental. A exposição na infância aumenta esse risco.

5. Genético. O câncer medular da tireoide pode ser familiar, tanto o solitário (câncer medular da tireoide familiar) como o integrante da síndrome NEM2. Pacientes com histórico familiar ou com carreadores conhecidos dos genes anormais devem ser muito bem avaliados quanto à presença de câncer da tireoide.

TABELA 4.3 Características dos nódulos da tireoide benignos e malignos

Benigno	Maligno
Nódulos pequenos e múltiplos	Nódulos solitários grandes ou dominantes
Aparência cística (malignidade raramente é cística)	Sólido (também pode ser benigno)
Nódulo homogêneo e hiperecoico	Nódulo heterogêneo isoecoico ou hipoecoico
Calcificação periférica "em casca de ovo"	Calcificação pontilhada "psamomatosa" pelo nódulo

Nódulos malignos podem estar associados às seguintes características, ainda que não exista uma aparência patognomônica única:

1. Tamanho grande juntamente com aparência sólida.
2. Pequenas áreas de microcalcificação espalhadas pelo nódulo, as quais são relacionadas a carcinoma tireoide papilar.
3. Forma irregular, com bordas muito lisas ou indistintas, se ocorrer extensão capsular.
4. Presença de linfadenopatia cervical (ver seção sobre linfonodos no pescoço).
5. Extensão extracapsular de uma lesão da tireoide.

As lesões benignas podem ter as seguintes características:

1. Cheias de líquido (cisto simples).
2. Presença de múltiplos nódulos.
3. Margens regulares, sem aparência de "infiltração".
4. Aparência "morna ou quente" na cintilografia da tireoide.

Exemplos de doenças benignas, além do nódulo benigno da tireoide, incluem doença de Graves, tireoidite de Hashimoto, tireoidite subaguda, tireoidite supurativa e tireoidite atrófica. A Tabela 4.4 descreve as diferentes aparências ultrassonográficas destes distúrbios.

Em geral, as lesões suspeitas devem sofrer biópsia, existindo diretrizes sobre o assunto baseadas em relatos de casos, estudos de nível baixo e opinião de especialistas. Uma discussão completa sobre quais nódulos devem sofrer biópsia pode ser encontrada nas diretrizes da American Association of Clinical Endocrinologists/ Associazone Medici Endo-crinologi, publicadas em 2006.[31] Em resumo, os nódulos palpáveis na tireoide devem incitar o teste do hormônio estimulante da tireoide (TSH) e a ultrassonografia da tireoide. Se os resultados do TSH forem normais ou baixos, ou se a aparência à ultrassonografia for suspeita, uma amostra da lesão deve ser colhida por punção aspirativa com agulha fina (PAAF). Se a lesão for fria na cintilografia, uma PAAF deve ser realizada.

Técnica

Exame da tireoide

1. Posicione o paciente em decúbito dorsal e promova a hiperextensão do pescoço colocando um travesseiro ou uma toalha enrolada embaixo dos ombros (Fig. 4.14).

TABELA 4.4 Características ultrassonográficas dos distúrbios difusos da tireoide

Doença	Características
Doença de Graves	Aumento difuso; pode ter ecotextura normal ou vascularização hipoecoica marcantemente acentuada
Tireoidite de Hashimoto	Micronodularidade difusa e hipoecoica, tamanho normal a aumentado, aumento da vascularização
Tireoidite subaguda (de Quervain)	Doloroso à insonação, tamanho normal a pequeno, ecogenicidade normal ou hipoecoica; pode ter nódulos hipoecoicos mal definidos
Tireoidite supurativa	Aumento difuso; coleções líquidas focais podem ser observadas
Tireoidite atrófica	Atrófico, pequeno e hipoecoico
Bócio adenomatoso	Aparência tabulada devido aos múltiplos nódulos bilaterais de vários tamanhos e ecogenicidades; pode ter áreas císticas e áreas de necrose

2. Utilize o transdutor de arranjo linear de alta frequência, como de 6 a 13 MHz.
3. Examine toda a glândula no plano transverso e longitudinal.
4. Calcule o tamanho da tireoide, que pode ser conseguido de várias maneiras. A técnica clássica é medir cada dimensão e multiplicar de acordo com a seguinte fórmula: comprimento × largura × altura × 0,52. Entretanto, existem outras técnicas, inclusive traçado da área superficial e fórmulas diferentes.

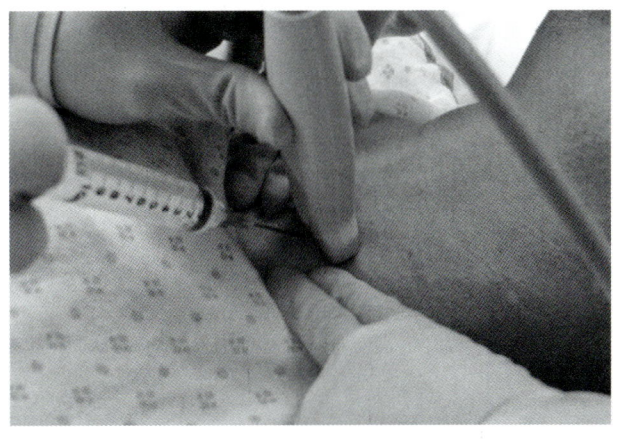

Figura 4.14 Técnica de estabilização do nódulo ao mesmo tempo em que o operador segura o transdutor e a agulha.

Biópsia da glândula tireoide

1. Repita as etapas 1 a 4 do exame da tireoide.
2. Marque a posição do nódulo da tireoide subjacente (a não ser que seja palpável) na pele sobrejacente.
3. Prepare o pescoço e coloque o campo estéril.
4. Usando a técnica estéril, infiltre a pele e os tecidos subcutâneos com lidocaína.
5. Estabilize a glândula/nódulo com a mão que não está aspirando.
6. Faça a punção com uma seringa de 10 mL em uma pistola de apreensão ou na mão, comercialmente disponível com agulha biselada fixada (19 a 25). É preferível utilizar a agulha não cortante biselada do que as agulhas cortantes usadas na coleta de sangue.
7. A punção pode ser orientada de maneira estática (conforme descrito antes) ou dinâmica, com ultrassonografia em tempo real. Se a orientação dinâmica for realizada pelo operador, pode ser necessário um assistente para estabilizar o pescoço e/ou nódulo-alvo (Fig. 4.15).
8. Uma vez que a ponta da agulha encontra-se na lesão-alvo, aplique sucção na seringa e movimente a ponta da agulha para dentro e para fora, o que atua removendo as camadas de células.
9. Para lesões complexas císticas/sólidas, colha uma amostra do componente sólido antes de aspirar o líquido.
10. Retire a agulha e aplique uma suave pressão no trajeto da agulha.
11. Remova a agulha da seringa e aspire poucos mililitros de ar na seringa e, em seguida, recoloque a agulha.
12. Ejete o espécime, normalmente de aparência sanguinolenta, em uma lâmina e prepare da maneira-padrão.

Armadilhas comuns

Conhecer as fronteiras anatômicas da glândula tireoide é fundamental para assegurar o exame adequado de toda a glândula, ajudar a localizar anormalidades e, em alguns casos, auxiliar a identificar imitações normais da patologia. Por exemplo, às vezes, o esôfago pode ser visto como estrutura complexa à esquerda, projetando-se de trás da traqueia, porém anterior ao músculo longo do pescoço. A biópsia da tireoide é muitas vezes atrapalhada por resultados falso-positivos e falso-negativos, mas a amostra adequada de tecido pode ajudar a atenuar este problema. As decisões relacionadas à realização de mais exames devem sempre ser tomadas por operadores experientes, juntamente com a apresentação clínica, orientadas pelo conhecimento das características dos nódulos benignos *versus* malignos da tireoide e com base em outros exames, como a cintilografia da tireoide.

LINFONODOS REGIONAIS

A linfadenopatia cervical pode ser causada por uma surpreendente quantidade de entidades clínicas diferentes. O desafio dos médicos é determinar quais casos requerem maior aprofundamento diagnóstico. Sem dúvida, a história e o contexto clínico podem fornecer orientações e garantias na maioria dos casos. Entretanto, em um pequeno grupo de pacientes, os linfonodos cervicais aumentados são malignos e, em um estudo, representaram 1,1% daqueles que se apresentaram aos médicos de primeiro cuidado.[32] Felizmente, a ultrassonografia é uma modalidade muito efetiva na obtenção de imagem dos linfonodos superficiais do pescoço e fornecem orientação para a biópsia percutânea em casos suspeitos.

Revisão anatômica e correlação do exame físico com a anatomia e fisiologia da ultrassonografia

Os linfonodos do pescoço podem ser divididos em nódulos cervicais anteriores, que estão situados ao redor ou profundamente ao músculo esternocleidomastóideo e drenam parte da garganta, faringe, tonsilas e tireoide,

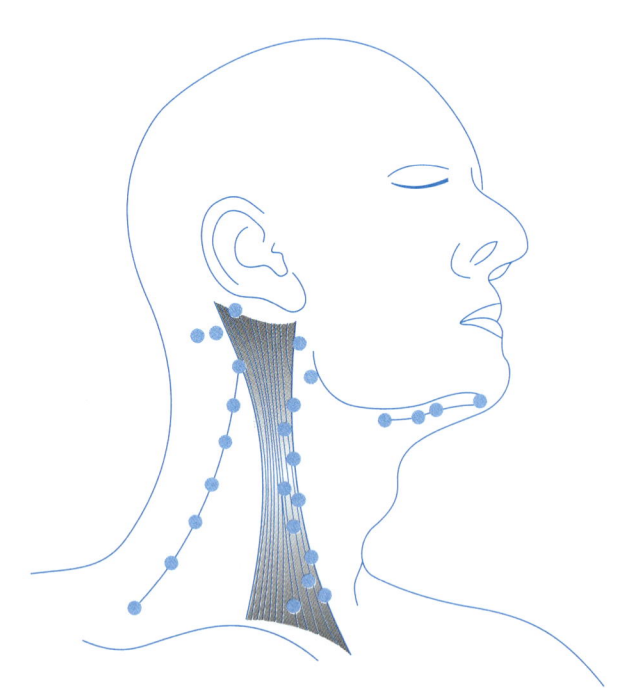

Figura 4.15 Localização dos linfonodos na região do pescoço.

e cervicais posteriores, que repousam posteriormente ao esternocleidomastóideo na ponta de seta posterior do pescoço e drenam o escalpo, a parte de trás da cabeça, as laterais do pescoço e a parte da pele do ombro, e algumas regiões das cavidades da garganta e do nariz. Além disso, existem alguns submandibulares, que drenam a orofaringe posterior e o soalho da boca, e submentonianos, que drenam amplamente a cavidade intraoral. Os linfonodos supraclaviculares (os mais baixos da cadeia jugular interna) também estão incluídos no exame do pescoço, embora drenem as regiões torácica e intra-abdominal, sobretudo o nodo de Virchow, à esquerda.

O linfonodo normal é uma estrutura ovoide encapsulada que se assemelha a um rim e recebe vasos linfáticos aferentes ao longo da superfície externa, com linfáticos eferentes que emanam do hilo. Os folículos linfáticos são encontrados no córtex externo, enquanto a medula contém múltiplos componentes, como agregados de vasos sanguíneos, componentes estromais e alguns cordões de linfócitos, como linfócitos B ativados.

Do ponto de vista ultrassonográfico, os linfonodos normais revelam-se pequenos, achatados e muito mais longos do que largos (razão do eixo longitudinal com o eixo transverso inferior a 0,5). Em geral, a ecotextura é homogênea, com hilo e córtex distintos. Em grande parte dos casos, na imagem do *Doppler* colorido, os vasos hilares centrais são identificados e há escassez de vascularização periférica.[33,34] As margens não demonstram infiltração dos vasos e tecidos circunjacentes.

Os linfonodos malignos, entretanto, podem ter aparência mais redonda, em função dos eixos longitudinal e transverso maiores que 0,5, podendo as margens, de fato, parecerem mais lisas do que nos benignos. A ecotextura pode ser mais heterogênea, dependendo do tipo de malignidade, e pode, ainda, haver componentes císticos. Não raro, padrões irregulares de vascularização são encontrados, sendo especialmente suspeita a intensa vascularização periférica ou focal (em uma área que não o hilo).[33] As calcificações, no contexto clínico direito, devem também levantar suspeita de malignidade. Além do diagnóstico inicial de nódulos malignos, a ultrassonografia pode ser útil na vigilância após o tratamento, ajudando a determinar se a resposta favorável ocorreu ou não.[35]

Embora, quando combinadas, as características acima possam ajudar a diferenciar os linfonodos benignos dos malignos, é importante entender que os valores preditivos não são grandes o suficiente para excluir a PAAF. Portanto, qualquer estratégia empregada precisa, por fim, conduzir à PAAF de nódulos suspeitos ou dissecção do pescoço nos pacientes com diagnóstico conhecido de certas malignidades da cabeça e do pescoço.[36,37]

A sonoelastografia é uma técnica relativamente nova que ajuda a mapear as propriedades elásticas dos tecidos examinados pela ultrassonografia, inclusive os linfonodos. Sobretudo, enquanto usada como ferramenta de pesquisa, essa técnica pode ajudar no diagnóstico de câncer de mama, tireoide e próstata.[38-40] Um estudo realizado por Lyshchik[39] demonstrou que a técnica é capaz de distinguir nódulos cervicais metastáticos e benignos, com 92% de acurácia, em pacientes com suspeita de câncer da tireoide e da hipofaringe.

Técnica

1. Posicione o paciente de maneira adequada; em geral, a posição em decúbito dorsal em mesa reta com o pescoço ligeiramente estendido sobre um coxim funciona melhor.

2. O transdutor de arranjo linear de alta frequência (6 a 13 MHz) fornece imagens ótimas.

3. Faça o exame-padrão 2D em escala de cinza, localizando os grupos de linfonodos ao longo da cadeia cervical anterior (jugular interna), posterior ao esternocleidomastóideo e ponta de seta posterior (cadeia acessória). Além disso, tente localizar os linfonodos submandibulares e submentonianos, porém mantenha em mente que esses grupos tendem a ser menores do que os linfonodos cervicais. Avalie, também, o linfonodo supraclavicular.

4. Meça os linfonodos nos três planos (extensão, largura e altura), usando compassos de calibre eletrônicos.

5. Calcule a razão do eixo transverso em relação ao eixo longitudinal.

6. Observe a aparência geral do linfonodo, avaliando a forma (redonda *vs.* oblonga), ecotextura e calcificação. A ecotextura normal deve ser comparada ao músculo circundante; os linfonodos normais são relativamente isoecoicos.

7. Observe a aparência do hilo. Um linfonodo normal ou reativo apresenta hilo hiperecoico distinto, enquanto os malignos podem ter hilo ausente ou comprimido.

8. Por meio do *Doppler* colorido, examine todo o nodo quanto ao padrão geral de vascularização. Os linfonodos normais tendem a ter hilos altamente vasculares, enquanto os nodos metastáticos tendem a ter vascularização periférica notável e/ou áreas de vascularização focalmente anormal.

9. Avalie as microcalcificações pontuais.

10. Encaminhe ou faça uma PAAF dos linfonodos suspeitos.

Armadilhas comuns

Não baseie a decisão do tratamento apenas nos critérios ultrassonográficos. Os linfonodos suspeitos, ou qualquer linfonodo em certos cânceres da cabeça e do pescoço, devem passar por biópsia ou ser removidos durante a dissecção do pescoço de acordo com as práticas e diretrizes padronizadas. Isso é particularmente válido para os profissionais inexperientes. Se a ultrassonografia for realizada, é importante que o operador rastreie os resultados de todos os procedimentos de biópsia na tentativa de ganhar experiência na técnica e reforçar a aparência dos linfonodos benignos *versus* malignos.

FUTUROS DESENVOLVIMENTOS

A ultrassonografia tem sido usada há muitos anos e com grande sucesso em consultórios de endocrinologistas e de radiologistas intervencionistas na avaliação do pescoço. Além disso, pesquisadores clínicos vêm definindo de maneira mais clara o papel da ultrassonografia na avaliação dos seios, vias aéreas superiores e outras estruturas da cabeça e do pescoço. Com a disseminação dessas aplicações e técnicas aos praticantes não radiologistas por meio de livros como este, os limites daquilo que é considerado "padrão" vão mudar. Atualmente, há especialistas em ultrassonografia do corpo todo na maioria dos departamentos de emergência (e um número cada vez maior nas unidades de terapia intensiva) nos Estados Unidos. Entretanto, como qualquer tecnologia e aplicação novas, os requerimentos de treinamento adequado precisam ser estabelecidos para garantir a qualidade do cuidado.

Referências

1. Abdurasulov DM, Amilova AA, Fazylov AA, et al. On the use of ultrasonics in the diagnosis of diseases of the maxillary sinuses. *Nov Med Priborostr.* 1964;24:30-33.
2. Lichtenstein D, Biderman P, Meziere G, et al. The sinusogram, a real-time ultrasound sign of maxillary sinusitis. *Intensive Care Med.* 1998;24:1057-1061.
3. Hilbert G, Vargas F, Valentino R, et al. Comparison of B-mode ultrasound and CT in the diagnosis of maxillary sinusitis in mechanically ventilated patients. *Crit Care Med.* 2001;29:1337-1342.
4. Vargas F, Boyer A, Bui HN, et al. A postural change test improves the prediction of a radiological maxillary sinusitis by ultrasonography in mechanically ventilated patients. *Intensive Care Med.* 2007;33:1474-1478.
5. Vargas F, Bui HN, Boyer A, et al. Transnasal puncture based on echographic sinusitis evidence in mechanically ventilated patients with suspicion of nosocomial maxillary sinusitis. *Intensive Care Med.* 2006;32: 858-866.
6. Holzapfel L, Chastang C, Demingeon G, et al. A randomized study assessing the systematic search for maxillary sinusitis in nasotracheally mechanically ventilated patients. *Am J Respir Crit Care Med.* 1999;159:695-670.
7. Marik PE. Fever in the ICU. *Chest.* 2000;117:855-869.
8. Rouby JJ, Laurent P, Gosnach M, et al. Risk factors and clinical relevance of nosocomial maxillary sinusitis in the critically ill. *Am J Respir Crit Care Med.* 1994;150:776-783.
9. Raphael DT, Conard FU 3rd. Ultrasound confirmation of ETT placement. *J Clin Ultrasound.* 1987;15:459-462.
10. Milling TJ, Jones M, Khan T, et al. Transtracheal 2-d ultrasound for identification of esophageal intubation. *J Emerg Med.* 2007;32:409-414.
11. Werner SL, Smith CE, Goldstein JR, et al. Pilot study to evaluate the accuracy of ultrasonography in confirming ETT placement. *Ann Emerg Med.* 2007;49:75-80.
12. Ma G, Davis DP, Schmitt J, et al. The sensitivity and specificity of transcricothyroid ultrasonography to confirm ETT placement in a cadaver model. *J Emerg Med.* 2007;32: 405-407.
13. Chun R, Kirkpatrick AW, Sirois M, et al. Where's the tube? Evaluation of hand-held ultrasound in confirming ETT placement. *Prehosp Disaster Med.* 2004;19:366-369.
14. Weaver B, Lyon M, Blaivas M. Confirmation of ETT placement after intubation using the sliding lung sign. *Acad Emerg Med.* 2006;13:239-244.
15. Lakhal K, Delplace X, Cottier JP, et al. The feasibility of ultrasound to assess subglottic diameter. *Anaesth Analg.* 2007;104:611-614.
16. Ezri T, Gewurtz G, Sessler DI, et al. Prediction of difficult laryngoscopy in obese patients by ultrasound quantification of anterior neck soft tissue. *Anaesthesia.* 2003;58: 1111-1114.
17. Komatsu R, Sengupta P, Wadhwa A. Ultrasound quantification of anterior soft tissue thickness fails to predict difficult laryngoscopy in obese patients. *Anaesth Intensive Care.* 2007;35:32-37.
18. Sustic A. Role of ultrasound in the airway management of critically ill patients. *Crit Care Med.* 2007;35:S173-S177.
19. Ciaglia P, Firsching R, Syniec C. Elective percutaneous dilatational tracheostomy. A new simple bedside procedure; preliminary report. *Chest.* Jun 1985;87(6):715-9.
20. Bertram S, Emshoff R, Norer B. Ultrasonographic anatomy of the anterior neck: implications for tracheostomy. *J Oral Maxillofac Surg.* 1995;53:1420-1424.
21. Sustic A, Zupan Z. Ultrasound guided tracheal puncture for non-surgical tracheostomy. *Intensive Care Med.* 1998;24:92.
22. Bonde J, Norgaard N, Antonsen K, et al. Implementation of percutaneous dilation tracheotomy-value of preinci-

sional ultrasonic examination? *Acta Anaesthesiol Scand.* 1999;43:163-166.
23. Hatfield A, Bodenham A. Portable ultrasonic scanning of the anterior neck before percutaneous dilational tracheostomy. *Anaesthesia.* 1999;54:660-663.
24. Muhammad JK, Patton DW, Evans RM, et al. Percutaneous dilational tracheostomy under ultrasound guidance. *Br J Oral Maxillofac Surg.* 1999;37:309-311.
25. Sustic A, Zupan Z, Eskinja N, et al. Ultrasonographically guided percutaneous dilational tracheostomy after anterior cervical spine fixation. *Act Anaesthesiol Scand.* 1999;43:1078-1080.
26. Muhammad JK, Major E, Patton DW. Evaluating the neck for percutaneous dilational tracheostomy. *J Craniomaxillofac Surg.* 2000;28:336-342.
27. Muhammad JK, Major E, Wood A, et al. Percutaneous tracheostomy: hemorrhagic complications and the vascular anatomy of the anterior neck. A review based on 497 cases. *Int J Oral Maxillofac Surg.* 2000;29:217-222.
28. Sustic A, Kovac D, Zgaljardic Z, et al. Ultrasound guided percutaneous dilational tracheostomy: a safe method to avoid cranial misplacement of the tracheostomy tube. *Intensive Care Med.* 2000;26:1379-1381.
29. Reilly PM, Sing RF, Giberson FA, et al. Hypercarbia during tracheostomy: a comparison of percutaneous endoscopic, percutaneous Doppler, and standard surgical tracheostomy. *Intensive Care Med.* 1997 Aug;23(8):859-64.
30. Hegedus L, Perrild H, Pulsen L, et al. The determination of thyroid volume by ultrasound and its relationship to body weight, age, and sex in normal subjects. *J Clin Endocrinol Metab.* 1983;56:260-263.
31. AACE/AME Task Force on Thyroid Nodules. American Association of Clinical Endocrinologists and Associazione Medici Endocrinologi medical guidelines for clinical practice for the diagnosis and management of thyroid nodules. *Endocr Pract.* 2006;12(1):63-102.
32. Fijten GH, Blijham GH. Unexplained lymphadenopathy in family practice. An evaluation of the probability of malignant causes and the effectiveness of physicians' workup. *J Fam Pract.* 1988;27:373-376.
33. Na DG, Lin HK, Byun HS, et al. Differential diagnosis of cervical lymphadenopathy: usefulness of color Doppler sonography. *AJR Am J Roentgenol.* 1997;168(5):1311-1316.
34. Dangore-Khasbage S, Degwekar SS, Bhowate RR, et al. Utility of color Doppler ultrasound in evaluating the status of cervical lymph nodes in oral cancer. *Oral Surg Oral Med Oral Pathol Oral Radiol Endod.* 2009;108(20): 255-263.
35. Correa P, Arya S, Laskar SG, et al. Ultrasonographic changes in malignant neck nodes during radiotherapy in head and neck squamous carcinoma. *Australas Radiol.* 2005;49(2):113-118.
36. To EW, Tsang WM, Cheng J, et al. Is neck ultrasound necessary for early stage oral tongue carcinoma with clinically N0 neck? *Dentomaxillofac Radiol.* 2003;32(3):156-159.
37. De Bondt RB, Nelemans PJ, Hofman PA, et al. Detection of lymph node metastases in head and neck cancer: a meta-analysis comparing US, USgFNAC, CT, and MR imaging. *Eur J Radiol.* 2007;64(2):266-272.
38. Garra BS, Cespedes EI, Ophir J, et al. Elastography of breast lesions: initial clinical results. *Radiology.* 1997; 202:79-86.
39. Lyshchik A, Higashi T, Asato R, et al. Thyroid gland tumor diagnosis at US elastography. *Radiology.* 2005;237: 202-211.
40. Cochlin DL, Ganatra RH, Griffiths DF. Elastography in the detection of prostatic cancer. *Clin Radiol.* 2002;57: 1014-1020.

CAPÍTULO 5

Ultrassonografia ocular

Nicholas A. Perchiniak, MD e David P. Bahner, MD, RDMS

INTRODUÇÃO

A rápida avaliação e o tratamento imediato de pacientes que se apresentam ao consultório ou à emergência com queixas oculares são, muitas vezes, um trabalho urgente e crucial, já que as consequências podem ameaçar a visão. As causas das queixas oculares são inúmeras e variam de infecciosa à traumática. Todos os anos, aproximadamente 2 milhões de lesões oculares ocorrem nos Estados Unidos e uma proporção significativa delas ocasiona perda da visão.[1] O médico possui à sua disposição diversas ferramentas, as quais incluem história clínica, exame físico e recursos como oftalmoscópio, lâmpada de fenda, tonômetro e unidade portátil de ultrassonografia, que ajudam a alcançar o diagnóstico adequado.

Por diversas razões, o exame ocular pode ser de difícil realização, sendo limitado por dor, edema ou incapacidade de abrir o olho. A consulta oftalmológica e os exames de imagem avançados podem não estar prontamente disponíveis ou podem requerer atraso prolongado do cuidado definitivo, sendo, desse modo, necessário que os profissionais habilitados efetuem o exame adequado.

A ultrassonografia ocular oferece um método rápido e não invasivo de avaliação à beira do leito a fim de excluir a possibilidade de emergências agudas que coloquem a visão em risco. Enquanto a ultrassonografia é usada com sucesso em inúmeras aplicações diferentes na emergência, a avaliação da patologia ocular é uma abordagem relativamente nova. Em 2002, a primeira série de pacientes da emergência com queixas oculares foi avaliada com ultrassonografia à beira do leito. A técnica foi constatada bastante precisa no diagnóstico de patologias oculares e na exclusão de complicações importantes, além de ter sido capaz de diferenciar a patologia emergencial que ameaça a visão da que pode ser protelada ou acompanhada no ambulatório.[2] A ultrassonografia ocular orienta o diagnóstico e o manejo de várias emergências oculares, inclusive hematoma retrobulbar, ruptura de globo, corpo estranho intraocular, subluxação de lente, hemorragia vítrea e descolamento da retina.[3]

ANATOMIA OCULAR

As Figuras 5.1 e 5.2 ilustram a anatomia normal do olho. Há três câmaras principais de líquido no olho. A câmara anterior, cheia de humor aquoso, situa-se entre a córnea e a íris. A câmara posterior, também preenchida por humor aquoso, posiciona-se entre a íris e a superfície anterior da lente. A câmara vítrea, preenchida com líquido mais viscoso, chamado de humor vítreo, está localizada entre a superfície posterior da lente e a retina.

A córnea constitui a frente transparente do olho e atua como a principal superfície de refração conforme a luz penetra no olho. A íris é a parte colorida do olho que controla a passagem da luz, enquanto as pupilas se ajustam à quantidade de luz que entra no olho, de acordo com o determinado pela inervação simpática e parassimpática da íris. A lente é um corpo transparente e bicôncavo, suspensa pelas zônulas por trás da pupila e da íris. Por um processo conhecido como acomodação, essas zônulas se contraem ou relaxam, mudando a forma da lente e projetando uma imagem nítida na retina. A retina é o tecido neural que reveste a cavidade vítrea posterior, responsável por enviar os sinais visuais iniciais ao cérebro por meio do nervo óptico.[4]

TÉCNICA DO EXAME

A ultrassonografia ocular à beira do leito é realizada pela abordagem de olhos fechados com o paciente olhando para frente. O paciente deve ser posicionado em supino (ou reclinado a 45° para potenciais lesões penetrantes). Em geral, o transdutor de arranjo linear de alta resolução, de 7,5 a 10 MHz, é adequado para obter a imagem ocular (Fig. 5.3). É possível também utilizar um transdutor ocular específico de alta frequência, quando disponível. Uma abundante quantidade de gel hidrossolúvel de transmissão de ultrassonografia deve ser aplicada na pálpebra fechada do paciente (Fig. 5.4). A pressão sobre o globo deve ser evitada no paciente com suspeita de perfuração globular; entretanto, pressão alguma deve ser necessária para obtenção da imagem adequada, desde que uma camada espessa de

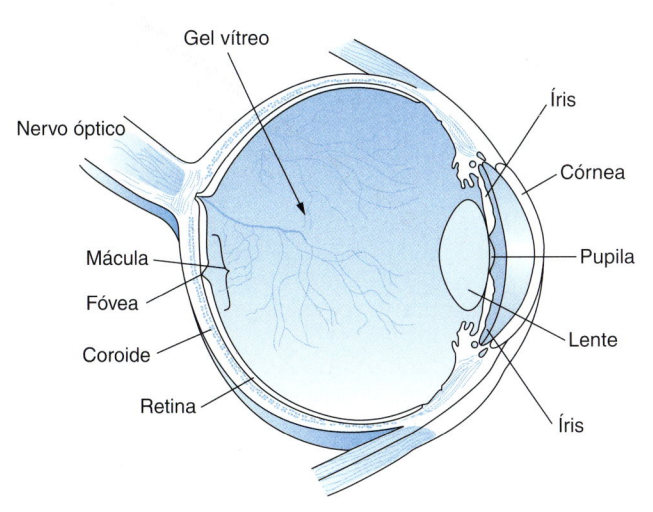

Figura 5.1 Anatomia normal do olho. (*Fonte da imagem: National Eye Institute*.)

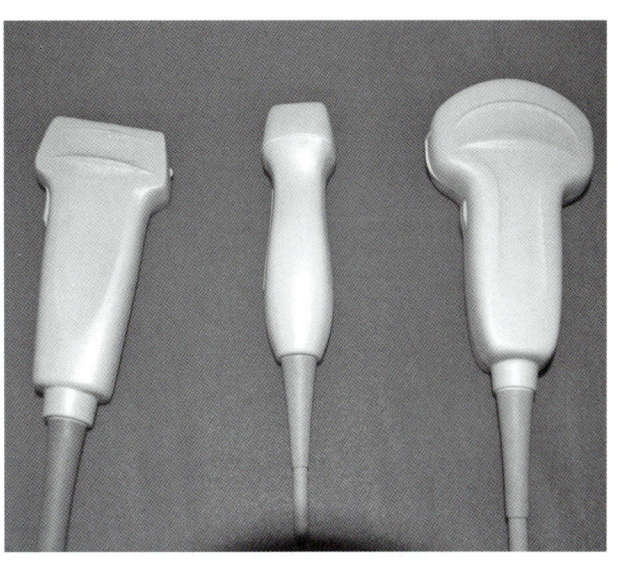

Figura 5.3 Transdutores adequados para ultrassonografia ocular. Uma sonda de arranjo linear de alta resolução é ideal para esta aplicação.

gel seja aplicada.[3] O operador deve estabilizar a sonda, repousando seu quarto e quinto dedo na ponte do nariz ou na testa do paciente. O olho deve ser examinado nos planos sagital e transversal. A profundidade deve ser ajustada de forma que a imagem do olho preencha a tela. O ganho também pode ser ajustado para aprimorar a imagem aceitável e reduzir os artefatos.

ACHADOS DA ULTRASSONOGRAFIA NORMAL

Por ser naturalmente cheio de líquido, o olho fornece uma excelente janela acústica. O olho normal aparece como uma estrutura hipoecoica circular (Fig. 5.5). A córnea é a estrutura mais anterior, observada como a camada hiperecoica fina paralela à pálpebra. A câmara anterior é preenchida por líquido anecoico, rodeada pela córnea e a íris anteriormente e pela superfície anterior da lente posteriormente. A íris e os corpos ciliares podem ser vistos como estruturas lineares que se estendem da periferia do globo na direção da lente. As lentes se mostram como um refletor hiperecoico e côncavo.[3] A câmara vítrea engloba a maior parte da imagem, consistindo em líquido anecoico posterior à lente. A retina localiza-se ao longo do aspecto posterior da câmara vítrea e não pode ser diferenciada das outras camadas cir-

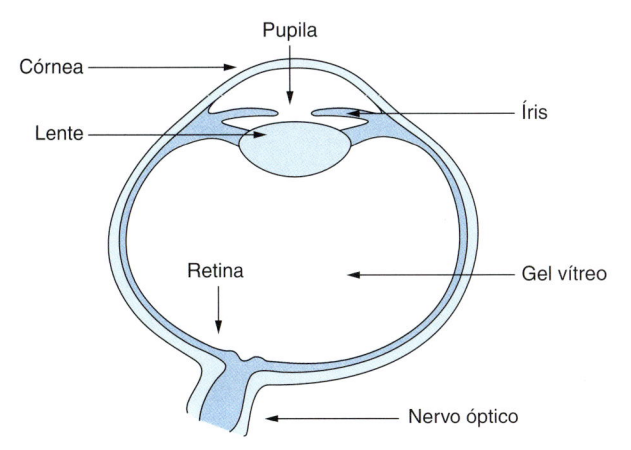

Figura 5.2 Ilustração da anatomia ocular.

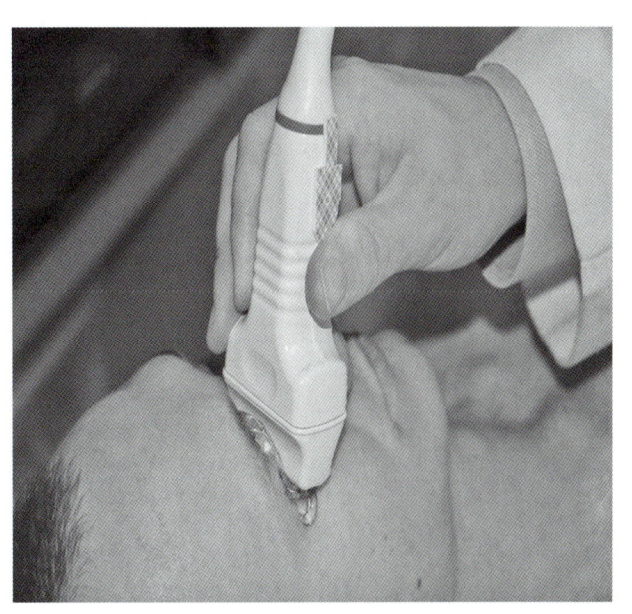

Figura 5.4 Técnica de exame adequada com mínima ou nenhuma pressão aplicada ao olho.

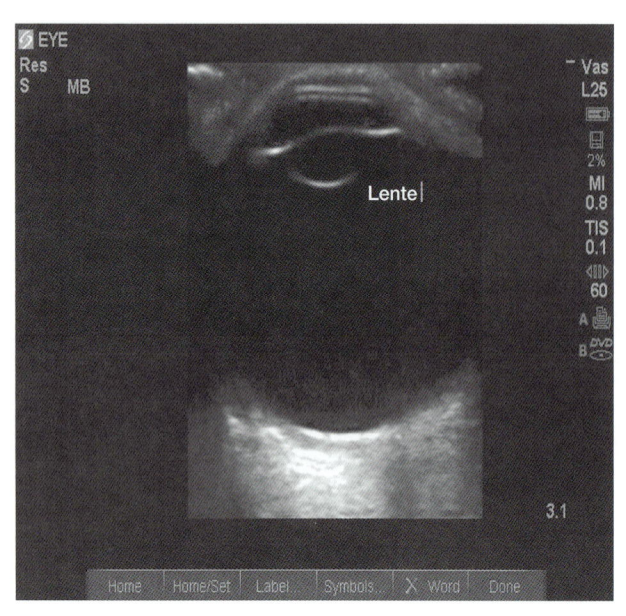

Figura 5.5 Imagem normal da ultrassonografia ocular.

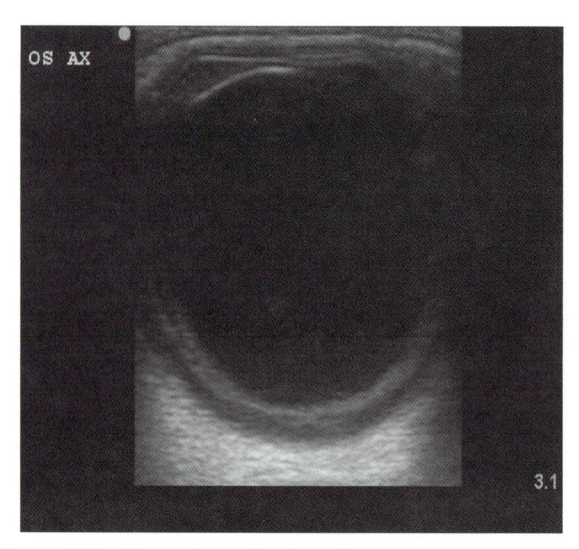

Figura 5.6 Descolamento de retina.

cunjacentes na ultrassonografia. O nervo óptico é visível posteriormente, como uma região linear hipoecoica que irradia para fora do globo.

APLICAÇÕES PATOLÓGICAS

Descolamento de retina

O descolamento da retina é a separação da camada neurossensorial da retina da coroide e do epitélio pigmentar retiniano subjacente. Existem três tipos principais de descolamento da retina: regmatogênico, exsudativo ou seroso, e por tração. O regmatogênico, o mais comum, ocorrendo a partir de buraco, laceração ou ruptura na retina, permitindo a passagem do vítreo da câmara posterior para o espaço sub-retiniano. Como característica, os pacientes se queixam de percepção de *flashes* de luz, escotomas no olho afetado e diminuição da acuidade visual, além de perda da visão em cortina.[5] Apesar dos oftalmologistas usarem a ultrassonografia para identificar o descolamento de retina há décadas, sua utilização à beira do leito no cenário crônico é relativamente nova. No entanto, o diagnóstico ultrassonográfico de descolamento da retina pode ser muito preciso, mesmo quando o operador possui muito pouca experiência.[6] O descolamento da retina revela-se como uma membrana hiperecoica dentro da câmara vítrea no aspecto posterior do globo (Fig. 5.6). Essa opacidade curvilínea muitas vezes se move em conjunto com os movimentos do olho, os quais ajudam o operador a fazer o diagnóstico. Além disso, também é possível visualizar o líquido sub-retiniano. Quando o descolamento da retina se completa, uma conexão com a *ora serrata* da retina é mantida anterior e posterior à cabeça do nervo óptico, responsável pela forma em V da cavidade vítrea na ultrassonografia (Fig. 5.7).[3]

Ruptura do globo

A ruptura do globo ocular é uma lesão de espessura total da córnea, esclera ou ambas (Fig. 5.8). Traumas oculares penetrantes podem ocorrer de várias formas, inclusive por projéteis, como os de arma de ar comprimido e de fogo, ou pela penetração direta de martelo ou

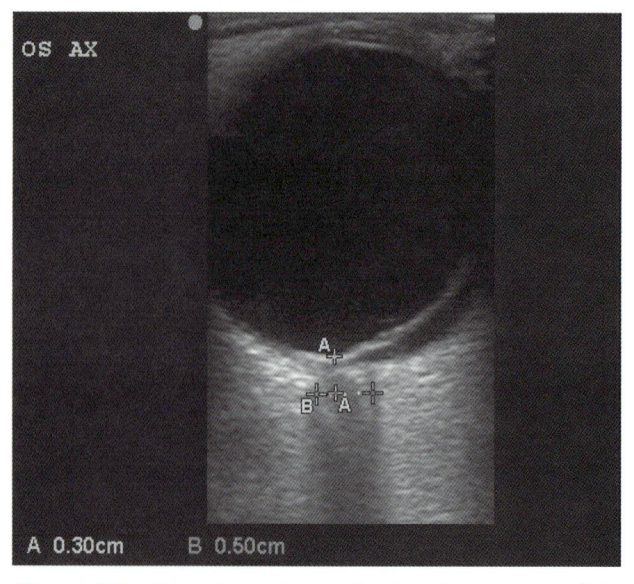

Figura 5.7 Descolamento parcial de retina com medida do diâmetro da bainha do nervo óptico.

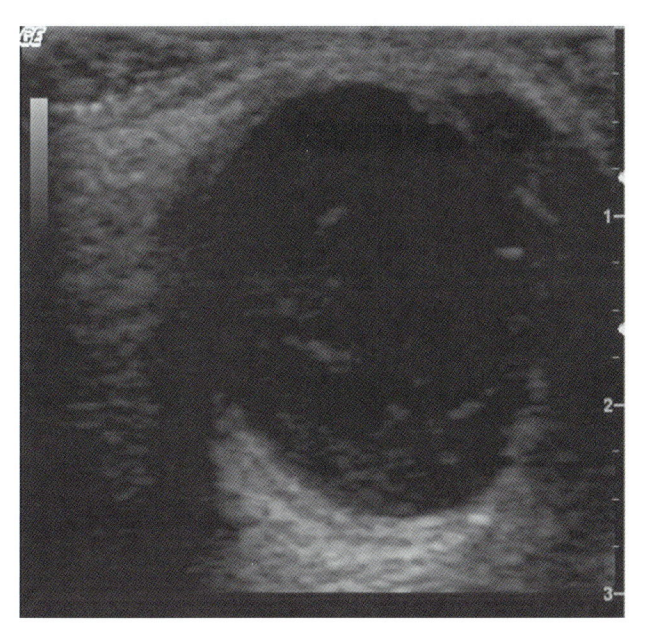

Figura 5.8 Imagem da ultrassonografia da ruptura de globo.

faca. Toda lesão por projétil tem potencial para penetrar o olho.[7] Os indicadores clínicos da ruptura globular incluem: dor moderada a intensa; diminuição da visão; hifema; perda da profundidade da câmara anterior; e desvio da pupila.[5] Se houver suspeita clínica de lesão penetrante, o teste de Seidel deve ser realizado, em que fluoresceína é aplicada diretamente no local da lesão. Se houver presença de fístula, o contraste será diluído pelo humor aquoso, surgindo uma corrente escura (diluída) na coleção verde brilhante (contraste concentrado).[8]

Utilizar a ultrassonografia oferece vantagens claras na avaliação de possíveis rupturas globulares. Com frequência, anormalidades como hifema e edema de córnea restringem a capacidade de visualização direta do olho no exame físico. Relatos de casos militares demonstraram que a ultrassonografia foi capaz de detectar lesão penetrante quando o teste de Seidel foi negativo.[9] Do ponto de vista da ultrassonografia, o olho afetado pode aparecer menor que o olho normal devido à relativa redução dos conteúdos globulares. Muitas vezes, há evidências de colapso da câmara anterior e contorno anormal da esclera ou irregularidade escleral. Não raro, o local da penetração é observado como uma descontinuidade da esclera, com um trato hemorrágico no vítreo que conduz ao local da ruptura. Essas lesões quase sempre requerem intervenção cirúrgica.

Corpo estranho intraocular

A presença de corpos estranhos intraoculares representa um importante achado após o trauma ocular e, muitas vezes, pode ser um desafio identificá-los clinicamente (Fig. 5.9).[10] O dano potencial causado pelo corpo estranho intraocular depende de vários fatores, inclusive tamanho, forma, momento do objeto e ponto de penetração ocular. A causa mais comum é o uso de ferramentas elétricas e martelo.

Com frequência, a apresentação clínica é similar à do paciente com ruptura do globo. A ultrassonografia pode desempenhar um papel útil na detecção de corpos estranhos intraoculares. Um estudo usou a ultrassonografia para detectar corpos estranhos compostos de vários materiais diferentes e a taxa de detecção de corpo estranho foi de 93%.[11] Outro estudo utilizou um modelo porcino com corpos estranhos metálicos de vários tamanhos. Eles constataram sensibilidade de 87,5% e especificidade de 95,8% na detecção desses corpos estranhos.[12] Os corpos estranhos intraoculares são observados na ultrassonografia pelo perfil acústico hiperecoico, com artefatos de reverberação ou sombreamento observados no vítreo geralmente sem eco (Fig. 5.9). Os padrões de ultrassonografia de sombreamento e cauda de cometa podem ajudar a diferenciar os materiais dos corpos estranhos.[3]

Hemorragia vítrea

A incidência de hemorragia vítrea espontânea é de aproximadamente 7 para cada 100.000 pessoas.[13] A hemorragia vítrea consiste na presença de sangue extravasado na câmara posterior do globo. As três causas mais comuns de hemorragia vítrea são retinopatia diabética proliferativa, descolamento vítreo posterior com ou sem laceração da retina, e trauma ocular. Além disso, a hemorragia vítrea pode acompanhar a hemorragia subaracnoidea, sendo causa de perda visual decorrente de aneurismas

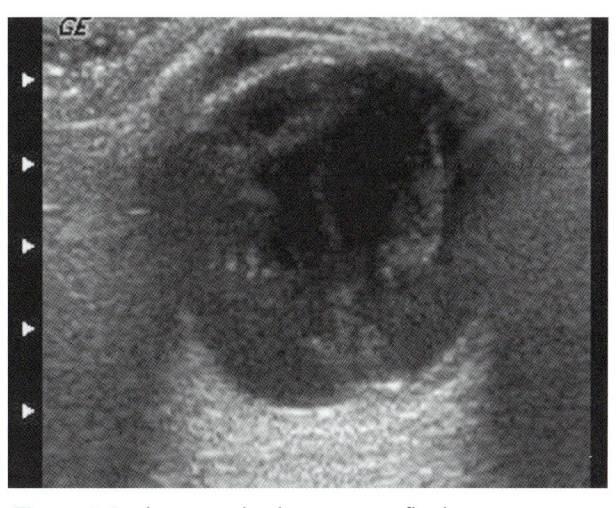

Figura 5.9 Imagem da ultrassonografia de um corpo estranho intraocular.

intracranianos.[4] Às vezes, a perda da visão é grave, sendo que 10 μL de sangue pode reduzir a visão a vultos. O sangramento mínimo pode se apresentar como novos escotomas múltiplos, visão turva, "esfumaçada", sombras ou "teias de aranha". Os exames de lâmpada de fenda e da acuidade visual devem ser completos, seguidos pela consulta oftalmológica.

A aparência ultrassonográfica da hemorragia vítrea varia com a idade e a gravidade (Figs. 5.10 e 5.11). Hemorragias recentes produzem pontos difusos facilmente detectáveis e ecos vítreos que se correlacionam com a quantidade de sangue presente (Fig. 5.10). Nas hemorragias mais antigas ou mais graves, muitas vezes o sangue se organiza e forma membranas visíveis na câmara posterior (Fig. 5.11). Ao avaliar a hemorragia vítrea, é importante reduzir o ganho para eliminar todas as áreas de refletividade, menos as mais densas.

Aumento da pressão intracraniana

Um dos avanços mais recentes no uso da ultrassonografia ocular à beira do leito tem relação à aplicabilidade na avaliação do aumento da pressão intracraniana (PIC). Os pacientes que manifestam cefaleias, alteração dos níveis de consciência ou lesão recente na cabeça podem ter sintomas relacionados à PIC elevada. Não é raro o exame físico ser limitado por inúmeras razões, inclusive sedação, entubação e paralisia. A ultrassonografia à beira do leito tem sido útil no diagnóstico de PIC elevada por meio da medida do diâmetro da bainha do nervo óptico (DBNO).

O nervo óptico se fixa ao aspecto posterior do globo e é contíguo com a dura-máter. Apresenta um espaço aracnoide pelo qual o líquido cerebrospinal flui. A bainha normal do nervo óptico mede menos de 5 mm de diâmetro. Diversos estudos confirmaram que o DBNO maior que 5 mm se correlaciona diretamente com as evidências clínicas ou radiográficas de PIC elevada e que esse procedimento é de realização relativamente fácil à beira do leito.[14,15] A bainha do nervo óptico é medida 3 mm atrás do aspecto posterior do globo, pois o contras-

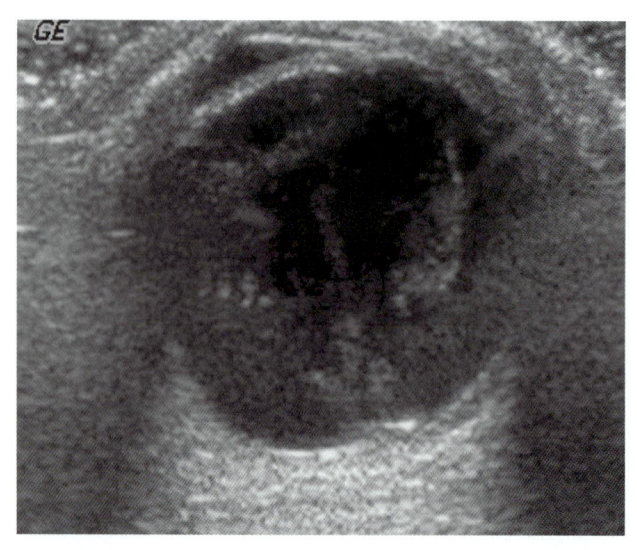

Figura 5.11 Hemorragia vítrea antiga. Observe a camada progressiva de sangue conforme a hemorragia progride.

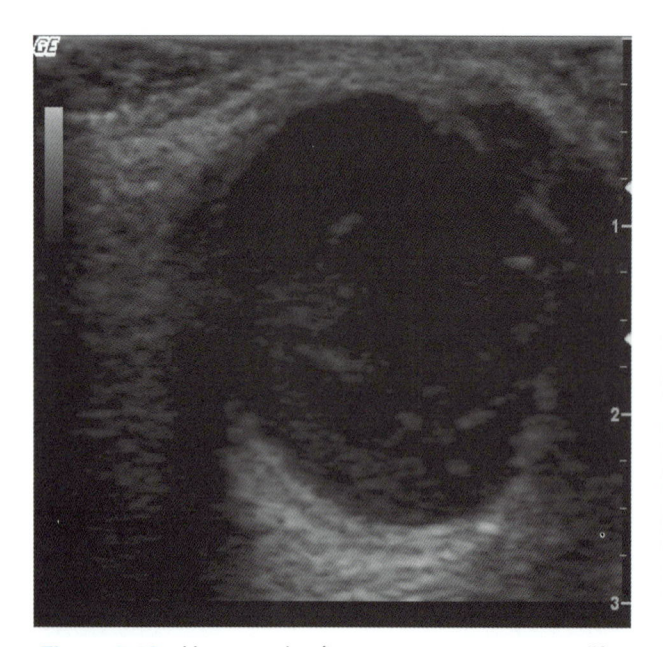

Figura 5.10 Hemorragia vítrea recente com pontos difusos de hemorragia.

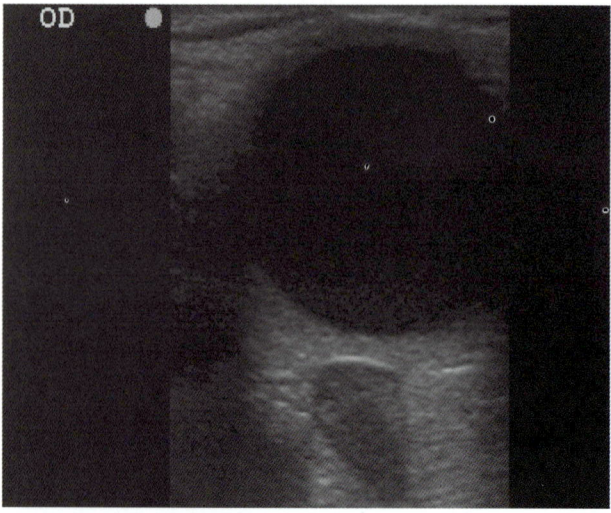

Figura 5.12 Aumento do diâmetro da bainha do nervo óptico relacionado à elevação da pressão intracraniana no paciente com massa cerebelar.

te da ultrassonografia é maior (Fig. 5.12). Um compasso de calibre deve ser usado para medir a distância atrás do globo, enquanto um segundo é usado para medir o DBNO. É importante centralizar a bainha do nervo, pois a medida oblíqua pode ser imprecisa.

RESUMO E PONTOS-CHAVE

A ultrassonografia ocular é um procedimento rápido e não invasivo à beira do leito que pode ser muito útil na avaliação de várias emergências oculares. É uma técnica de fácil aprendizado e faz parte do exame físico do olho. Quando realizado, quantidades abundantes de gel devem ser aplicadas na pálpebra fechada para reduzir a pressão direta sobre o globo e o potencial para artefatos de contato. Assim, o profissional pode examinar o globo tanto no plano sagital quanto no transversal, com clara identificação das estruturas anatômicas importantes. A profundidade e o ganho devem ser ajustados para preencher a tela com a imagem do olho e reduzir os potenciais artefatos; a exposição tecidual à energia deve ser limitada à quantidade mínima necessária para completar o exame minucioso.

Referências

1. McGwin G Jr, Xie A, Owsley C. Rate of eye injury in the United States. *Arch Ophthalmol.* 2005;123:970-976.
2. Blaivas M, Theodoro D, Sierzenski PR. A study of beside ocular ultrasonography in the emergency department. *Acad Emerg Med.* 2002;9:791-799.
3. Ma O, Mateer J, Blaivas M, eds. *Emergency Ultrasound.* 2nd ed. New York, NY: McGraw-Hill; 2007.
4. Bradford C, ed. *Basic Ophthalmology.* 8th ed. San Francisco, CA: American Academy of Ophthalmology; 2004.
5. Pokhrel P, Loftus S. Ocular emergencies. *Am Fam Physician* 2007;76:829-836.
6. Shinar Z, Chan L, Orlinsky M. Use of ocular ultrasound for the evaluation of retinal detachment. *J Emerg Med.* 2009; Epub ahead of publication.
7. Tintinalli J, Kelen G, Stapczynski J, eds. *Emergency Medicine: A Comprehensive Study Guide.* 6th ed. New York, NY: McGraw-Hill; 2004.
8. Romanchuk KG. Seidel's test using 10% fluorescein. *Can J Ophthalmol.* 1979;14:253-256.
9. Sawyer N. Ultrasound imaging of penetrating ocular trauma. *J Emerg Med.* 2009;36:181-182.
10. Nair U, Aldave A, Cunningham E. Identifying intraocular foreign bodies. *Eye Net Magazine* (American Academy of Ophthalmology) 2007; October.
11. Bryden F, Pyott A, Bailey M, et al. Real time ultrasound assessment of intraocular foreign bodies. *Eye.* 1990;4: 727-731.
12. Shiver S, Lyon M, Blaivas M. Detection of metallic ocular foreign bodies with handheld sonography in a porcine model. *J Ultrasound Med.* 2005;24:1341-1346.
13. Rabinowitz R, Yagev R, Shoham A, Liftshitz T. Comparison between clinical and ultrasound findings in patients with vitreous hemorrhage. *Eye.* 2004;18:253-256.
14. Kimberly HH, Shah S, Marill K, Noble V. Correlation of optic nerve sheath diameter with direct measurement of intracranial pressure. *Acad Emerg Med.* 2008;15:201-204.
15. Blaivas M, Theodoro D, Sierzenski PR. Elevated intracranial pressure detected by bedside emergency ultrasonography of the optic nerve sheath. *Acad Emerg Med.* 2003;10:376-381.

SEÇÃO III

Uso da ultrassonografia na avaliação do tórax

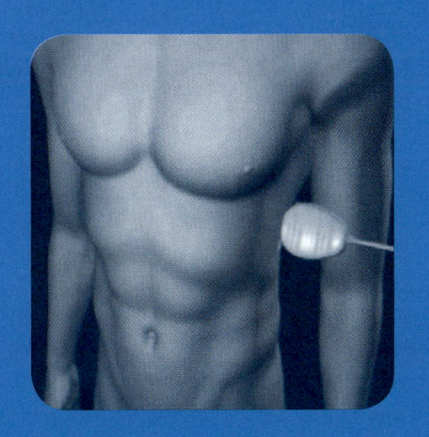

CAPÍTULO 6

Ultrassonografia das mamas

Roxanne Davenport, MD

INTRODUÇÃO

A ultrassonografia das mamas é usada principalmente para avaliar anormalidades palpáveis, caracterizar ainda mais os achados mamográficos e fornecer orientação de imagem para a biópsia percutânea de fragmento mamário. Devido à ausência de radiação ionizante, a ultrassonografia pode ser usada em gestantes quando a mamografia é preocupante.

A ultrassonografia das mamas não tem a mesma resolução espacial (detalhes) da mamografia e, por isso, não é aprovada pela US Food and Drug Administration (FDA) como ferramenta para rastreamento do câncer de mama. A ultrassonografia oferece excelente resolução de contraste e, por essa razão, a ultrassonografia mamária pode determinar se uma lesão na mama é cística ou sólida. As técnicas de ultrassonografia *Doppler* podem ser usadas para determinar o suprimento sanguíneo para a lesão mamária.

A combinação de mamografia e ultrassonografia das mamas no rastreamento do câncer continua sendo investigada. Sem dúvida, nas populações de alto risco, com tecido mamário heterogeneamente denso, adicionar uma única avaliação ultrassonográfica à mamografia aumenta a quantidade de cânceres de mama detectados, havendo, contudo, aumento do número de pacientes que necessitam de biópsia tecidual devido aos achados falso-positivos da ultrassonografia. Os estudos nessa área estão em andamento.

ESPECIFICAÇÕES DOS EQUIPAMENTOS DE ULTRASSONOGRAFIA MAMÁRIA

Os requerimentos técnicos da ultrassonografia mamária (USM) de alta qualidade dependem da maximização da resolução espacial e do contraste. É importante que o profissional que obtém a imagem esteja ciente das alterações que podem ser feitas para maximizar esses fatores.

Resolução espacial

Para aprimorar a resolução espacial, as principais considerações devem ser a focalização do eixo longitudinal e transverso do transdutor e da profundidade da imagem (resolução axial).

Resolução do eixo longitudinal

O transdutor usado com mais frequência na ultrassonografia mamária é o unidimensional (1D) de arranjo linear. A resolução do eixo longitudinal relaciona-se ao tamanho da abertura do transdutor, ao tamanho do elemento e à quantidade de elementos e canais. Com vários elementos transmitindo e recebendo juntos no arranjo, o feixe é eletronicamente direcionado para focar o eixo longitudinal do transdutor. Com esse foco eletrônico fixo inerente, a única manipulação a ser feita pelo operador no eixo longitudinal é o ajuste da profundidade das zonas focais, uma vez que a área específica de interesse é identificada. Não é incomum a necessidade de mover as zonas focais várias vezes durante a USM, de acordo com as mudanças de profundidade da área de interesse.

Com o transdutor de arranjo linear 1D, o foco eletrônico não é possível no eixo transverso como ocorre no eixo longitudinal. O foco do eixo transverso requer lentes acústicas fixas. O comprimento focal (profundidade) ideal do eixo transverso na mama é de 1,5 a 2 cm, colocando o comprimento focal no centro da zona mamária. A maioria das sondas de arranjo linear de 7 a 12 MHz possui comprimentos focais nessa variação. O American Institute of Ultrasound in Medicine (AIUM) recomenda a frequência central nominal de 7 MHz. A utilização de transdutor com frequência inferior a 7 MHz coloca a zona focal na parede torácica, profundamente ao tecido mamário, na maioria das mulheres. Isso resulta em concentração de volume, ocasionando má caracterização de pequenas lesões císticas como sólidas e a perda de pequenas lesões císticas e sólidas juntas, na medida em que se tornam isoecoicas com o tecido mamário circunjacente.

Mesmo utilizando transdutores de 7 a 12 MHz com comprimento focal do eixo transverso apropriado, pode ser difícil obter imagens de lesões pequenas muito próximas da pele. Para lesões no primeiro centímetro mais superficial da mama, uma camada espessa de gel ou um distanciador podem ser necessários para obter a imagem precisa da lesão. O distanciador ou a camada de gel ideal possuem 7 mm de espessura. O uso de distanciador acústico muito espesso resulta em colocação do eixo transverso no distanciador em vez de na mama, criando um problema maior do que quando não se usa o distanciador. Se o gel está sendo usado como distanciador, utilize o gel hidrossolúvel designado para ultrassonografia; caso contrário, pode haver aprisionamento de ar significativo no gel, o que cria artefatos de sombreamento.

Resolução axial

A resolução axial está relacionada à frequência do transdutor, ao comprimento do pulso e à largura de banda. Sondas de frequência mais alta possuem melhor resolução axial do que os de baixa frequência, e essa é outra razão pela qual as sondas de 7 a 12 MHz são superiores às de frequência mais baixa. Para qualquer frequência de transdutor, quanto mais curto o comprimento do pulso, melhor a resolução. O comprimento do pulso varia entre os vários modelos de ultrassonografia. Por fim, larguras de banda mais amplas são preferíveis. Os fabricantes de ultrassonografia fornecem o perfil detalhado dessas características de seus modelos e tipos específicos de transdutores.

Resolução de contraste

A resolução de contraste de alta qualidade é necessária para distinguir os vários tipos de tecidos na mama e para acentuar a diferenciação de lesões sólidas sutis. A maneira mais importante de aprimorar a resolução de contraste é minimizar a concentração de volume por meio da melhora da resolução espacial. Atualmente, alguns fabricantes de USM oferecem outros métodos especializados para aumenta a resolução do contraste.

TÉCNICA DE EXAME DA ULTRASSONOGRAFIA MAMÁRIA

Utilizar a técnica de USM da forma correta é tão importante quanto ter o equipamento apropriado.

Posicionamento da paciente

O posicionamento da paciente é influenciado pela área da mama que será avaliada. Quando se deseja a imagem da mama medial, a posição em supino é melhor. Para lesões na mama lateral, a paciente em geral é examinada na posição oblíqua posterior contralateral, com o braço ipsilateral elevado acima da cabeça e a mão posicionada por trás da cabeça. Se necessário, uma almofada ou um travesseiro podem ser usados para apoiar o tronco. Essa posição favorece o adelgaçamento da mama ao grau máximo possível, ajudando a garantir que o transdutor de 7 MHz penetre de maneira adequada na parede torácica.

Para lesões de localização lateral, na mama muito grande ou ptótica, a paciente precisa posicionar-se em decúbito lateral total contralateral para maximizar o adelgaçamento do tecido.

Compressão do transdutor

Graus variados de compressão podem ser aplicados com o transdutor. A compressão adelgaça o tecido mamário e empurra o tecido normal para um plano paralelo à superfície do transdutor, o que melhora a penetração e a qualidade da imagem.

Estruturas superficiais, como os ligamentos suspensores da mama, podem criar sombras acústicas que atrapalham a avaliação dos tecidos mais profundos. A compressão moderada pode empurrar os ligamentos suspensores da mama orientados obliquamente para um plano paralelo ao transdutor, eliminando a sombra acústica.

A compressão mais forte pode ser útil na avaliação de lesões pequenas e profundas no tecido mamário próximo à parede torácica, sobretudo quando o tecido fibroso encontra-se superficial à lesão. A compressão excessiva pode, de fato, piorar a qualidade da imagem, empurrando as sombras no campo próximo mais profundamente na mama.

DOCUMENTAÇÃO E ESPECIFICAÇÃO DOS EXAMES

Atender as diretrizes do AIUM inclui avaliar o achado ultrassonográfico em dois planos perpendiculares. Pelo menos uma imagem deve ser obtida sem compasso de calibre. As dimensões máximas de uma lesão devem ser registradas em pelo menos duas dimensões.

As imagens devem ser rotuladas quanto à lateralidade (mama direita ou esquerda), localização da lesão (especificação do quadrante da mama ou uso de anotação em relógio), orientação do transdutor (longitudinal ou transverso e radial ou antirradial) e distância do mamilo. As imagens de todos os achados importantes devem ser registradas em formato de armazenamento de imagens recuperável e revisável.

As características ultrassonográficas que ajudam a caracterizar a lesão devem ser incluídas no relato da ultrassonografia. O relato ultrassonográfico deve ser colocado no registro médico do paciente.

ANATOMIA DAS MAMAS

Anatomia macroscópica

O sinal mais precoce do desenvolvimento das mamas revela-se durante a quarta semana de gestação, com o surgimento dos espessamentos ectodérmicos conhecidos como "linhas de leite", as quais normalmente regridem em todos os locais, menos no quarto espaço intercostal, onde o botão mamário começa seu desenvolvimento, crescendo para baixo na derme. Cada botão primário origina vários botões secundários que se desenvolvem nos ductos lactíferos.

Durante a puberdade, os ductos lactíferos originam cerca de 15 a 20 lobos na mama. Cada lobo é composto por lóbulos e pequenos ductos ramificados que se juntam para formar ductos cada vez maiores, até formarem um único ducto central que drena todo o lobo.

Cada ducto lobar principal converge na localização subareolar, onde cada ducto apresenta uma porção dilatada denominada seio lactífero, que atua como reservatório durante a lactação. Os ductos cursam anteriormente no sentido do ápice do mamilo.

O tecido mamário feminino adulto estende-se entre a segunda costela superiormente, a sexta inferiormente, a borda lateral do esterno medialmente e a linha axilar medial lateralmente. A mama tem forma circular, com uma cauda axilar estendendo a distâncias variadas em direção à axila.

O mamilo fica ligeiramente medial e inferior ao centro da mama e está circundado pela aréola. Fibras musculares lisas em feixes circulares e longitudinais promovem a ereção do mamilo e a contração da aréola em resposta a vários estímulos. A aréola contém glândulas sebáceas modificadas, conhecidas como tubérculos de Montgomery, que crescem durante a gestação e secretam uma substância oleosa que fornece lubrificação protetora para a aréola e o mamilo durante a amamentação.

A fáscia pré-mamária estende-se pela superfície anterior do parênquima da mama e separa o parênquima mamário da gordura subcutânea. Essa camada fascial não é uma estrutura lisa e contínua, mas ondulada com pontos que se estendem no sentido da pele na forma de ligamentos suspensores da mama. Cada ligamento suspensor da mama é composto por dois folhetos fasciais pré-mamários muito próximos, os quais se separam posteriormente à medida que seguem em sentido horizontal ao longo da superfície anterior do tecido mamário. Os ligamentos suspensores da mama não apresentam feixes densos de fibras de colágeno característicos dos ligamentos verdadeiros, porém essas bandas fibrosas dão suporte suspensório à mama e acredita-se que a acentuação da sua lassidão com a idade contribua para a ptose da mama. As extensões dos ligamentos suspensores da mama cruzam da mama anterior até a fáscia peitoral de maneira imprevisível, subdividindo o parênquima mamário.

A fáscia que se espalha na superfície posterior do tecido mamário, separando-a da gordura retromamária, é a fáscia retromamária. Entre a fáscia pré-mamária e a retromamária encontra-se a zona mamária, a qual contém a maioria dos ductos e lóbulos da mama.

Histologia

O tecido mamário pode ser classificado como estromal ou epitelial-mioepitelial. Os elementos estromais incluem tecido gorduroso e fibroso. Existem dois tipos de tecido fibroso: o interlobular denso e o intralobular frouxo. As diferenças entre o tecido fibroso estromal denso e o frouxo são importantes na ultrassonografia, pois os tecidos apresentam ecotexturas muito marcantes.

O lobo que se prolonga do ducto central externo até os dúctulos (ácinos) é revestido por uma camada interna de células epiteliais com uma camada mais ou menos contínua de células mioepiteliais externas.

A unidade funcional da mama é a unidade terminal ducto-lobular (UTDL). Cada lóbulo é composto de ducto terminal intralobular, dúctulos individuais (ácinos) e tecido fibroso frouxo intralobular. A maioria dos lóbulos emerge dos ductos periféricos, porém alguns poucos podem ter origem nos ductos centrais maiores. O tamanho dos lóbulos difere, variando de 0,5 a 2 mm na mama adulta em repouso.

A maior parte das patologias mamárias origina-se nas UTDLs. Acredita-se que maioria dos carcinomas ductais emerge do ducto terminal próximo à sua junção com o lóbulo.

ANATOMIA ULTRASSONOGRÁFICA DA MAMA

Assim como em qualquer outro tecido do corpo, é mais útil usar a estrutura ou o tecido normal próximo ao centro do espectro em escala de cinza como padrão, com o qual outros tecidos anatômicos e lesões patológicas serão comparados. Na mama, a ecogenicidade da gordura normal serve de padrão. É importante ajustar os parâmetros do exame, como o ganho total e a curva tempo-ganho, de forma que a gordura seja mostrada em cinza médio.

Zonas da mama

A mama apresenta três zonas principais identificadas na ultrassonografia, sendo elas de anterior para posterior: pré-mamária, mamária e retromamária (Fig. 6.1).

Zona pré-mamária

A zona pré-mamária fica entre a pele e a fáscia pré-mamária. A zona pré-mamária tem aparência similar em todos os indivíduos: gordura isoecoica intercalada pelos ligamentos finos suspensores da mama ondulados e ecogênicos (Fig. 6.2).

A maioria dos processos patológicos que ocorre nessa região surge da pele e da gordura subcutânea. Es-

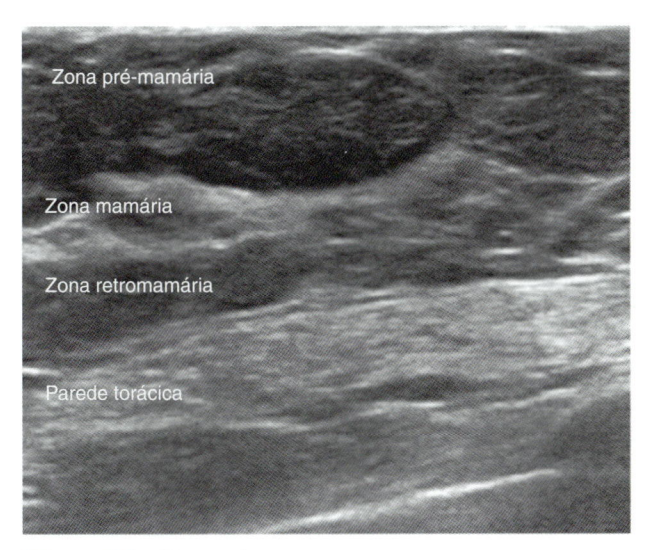

Figura 6.1 Zonas da mama.

sas lesões não são específicas da mama e podem ocorrer em qualquer local do corpo. Duas lesões comuns nessa região são os lipomas e os cistos de inclusão epidérmica (Figs. 6.3 e 6.4).

Zona mamária

A zona mamária encontra-se entre a pré-mamária e a retromamária e é coberta anterior e posteriormente pela fáscia mamária. A aparência ultrassonográfica da zona mamária varia muito de indivíduo para indivíduo e entre as diferentes áreas na mama, dependendo da relativa quantidade e distribuição dos elementos fibrosos hiperecoicos e dos elementos epiteliais-mioepiteliais isoecoicos mais gordurosos (Fig. 6.5).

Quase todos os ductos mamários e UTDLs encontram-se na zona mamária. Uma vez que a maioria das patologias emerge nas UTDLs e nos ductos, as patologias mais importantes das mamas situam-se na zona mamária.

Zona retromamária

A zona retromamária encontra-se entre a fáscia retromamária e a fáscia peitoral. A zona retromamária, quando visível, tem aparência similar nos indivíduos, uma vez que é constituída de gordura. Essa zona parece ser muito mais fina na dimensão anteroposterior na ultrassonografia do que nas mamografias ou ressonâncias magnéticas da mama, pois é comprimida entre a zona mamária e a parede torácica durante o exame ultrassonográfico. Essa zona também pode ser tão comprimida a ponto de não ficar visível na ultrassonografia.

As lesões patológicas que se encontram na metade posterior da zona mamária podem aparecer imediatamente adjacentes ao músculo peitoral. Essa zona contém, sobretudo, gordura e alguns ligamentos suspensores. A maioria dos processos patológicos nessa zona emerge na zona mamária e depois invadem a zona retromamária.

Morfologia

Gordura

Conforme já discutido, o tecido mamário é composto por gordura, intercalada por elementos glandulares e fibrosos. Um lóbulo de gordura isoecoica pode ser a causa de diagnósticos falso-positivos. Existem técnicas que ajudam a distinguir os lóbulos de gordura dos nódulos mamários sólidos. Primeiro, de acordo com as diretrizes

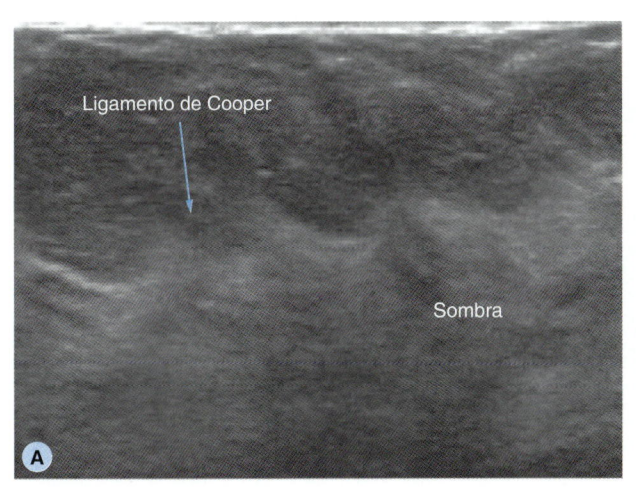

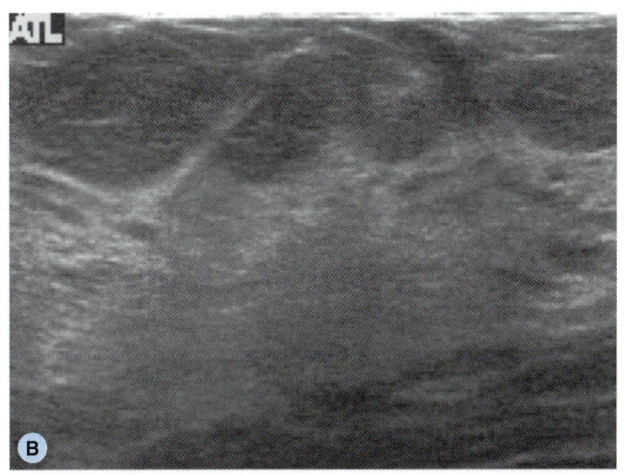

Figura 6.2 Ligamentos suspensores da mama. Imagens digitais dos mesmos ligamentos suspensores da mama ondulados. Em (**A**), há sombreamento dos ligamentos perpendiculares ao transdutor. Em (**B**), a compressão elimina o sombreamento.

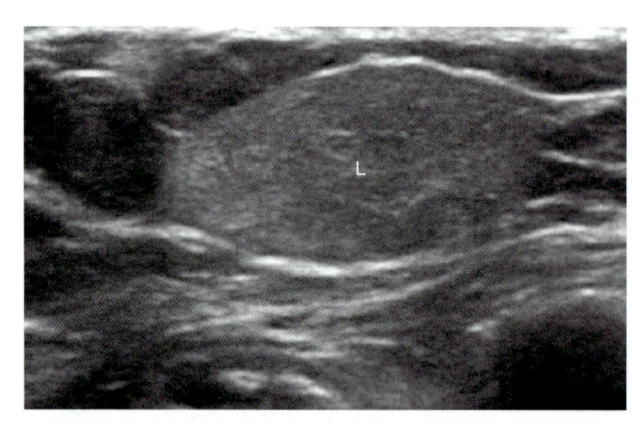

Figura 6.3 Lipoma (L) bem circunscrito na zona pré-mamária.

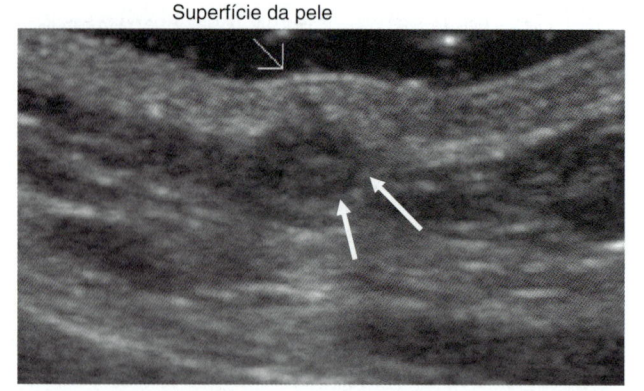

Figura 6.4 O cisto de inclusão epidérmica (*setas brancas grandes*) muitas vezes correlaciona-se com a inspeção visual da pele.

do AIUM, o achado deve ser avaliado em mais de um plano. Grande parte dos lóbulos de gordura é contínua com outros lóbulos de gordura e a imagem em múltiplos planos consegue mostrar uma larga lâmina de tecido adiposo (Fig. 6.6). Segundo, os lóbulos de gordura são estruturas compressíveis e a compressibilidade de 30% ou mais é forte evidência de que a estrutura é gordurosa (Fig. 6.7).

Ductos

Os ductos são estruturas lineares hipoecoicas a isoecoicas que se estendem de maneira radial a partir do mamilo. Os ductos centrais apresentam curso vertical, imediatamente profundo ao mamilo e, em seguida, adquirem de maneira gradativa um curso mais horizontal conforme penetram na periferia da mama (Fig. 6.8). A aparência dos ductos varia dependendo da quantidade de tecido fibroso frouxo que circunda o ducto, do grau de distensão do ducto pelas secreções e da ecogenicidade das secreções ductais.

Ao avaliar os ductos centrais, é importante tentar evitar que o músculo liso no mamilo e na aréola se contraia, já que isso pode causar sombreamento crítico. As baixas temperaturas são um forte estímulo para a contração; portanto, o ambiente deve ter temperatura amena, assim como o gel usado no exame. Remenda-se ter vários minutos entre o exame físico e o exame de ultrassonografia para permitir o relaxamento da paciente, já que a estimulação tátil também produz contração.

A visualização dos ductos centrais e da região subareolar pode ser melhorada pela técnica de compressão

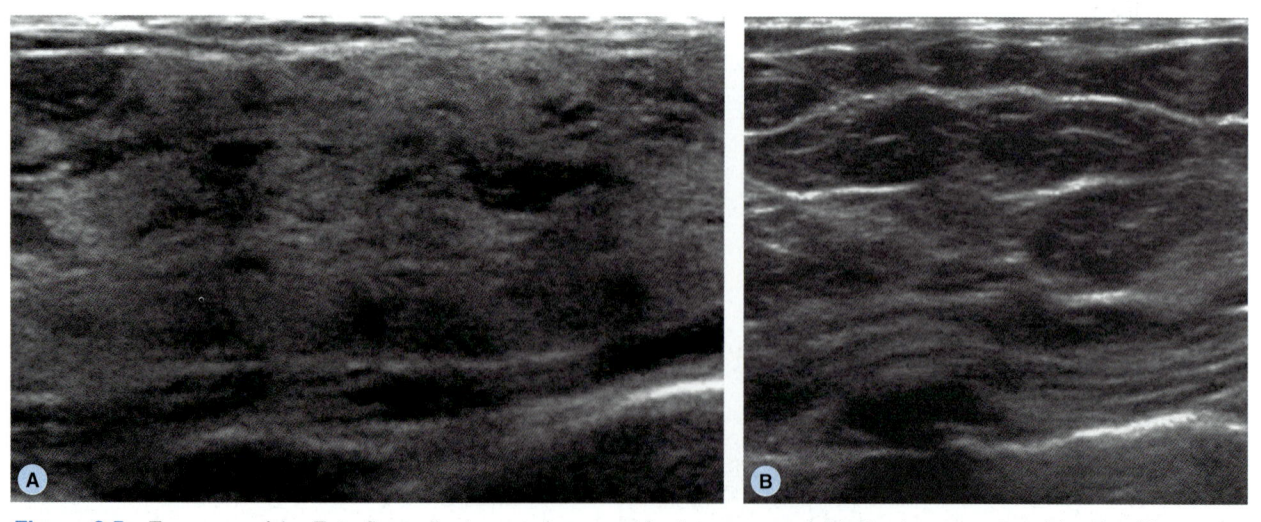

Figura 6.5 Zona mamária. Esta figura ilustra o volume variável e a ecogenicidade da zona mamária. Em (**A**), a zona mamária é espessa e altamente ecogênica. Em (**B**), a zona mamária é composta quase toda por gordura e é comparativamente hipoecoica.

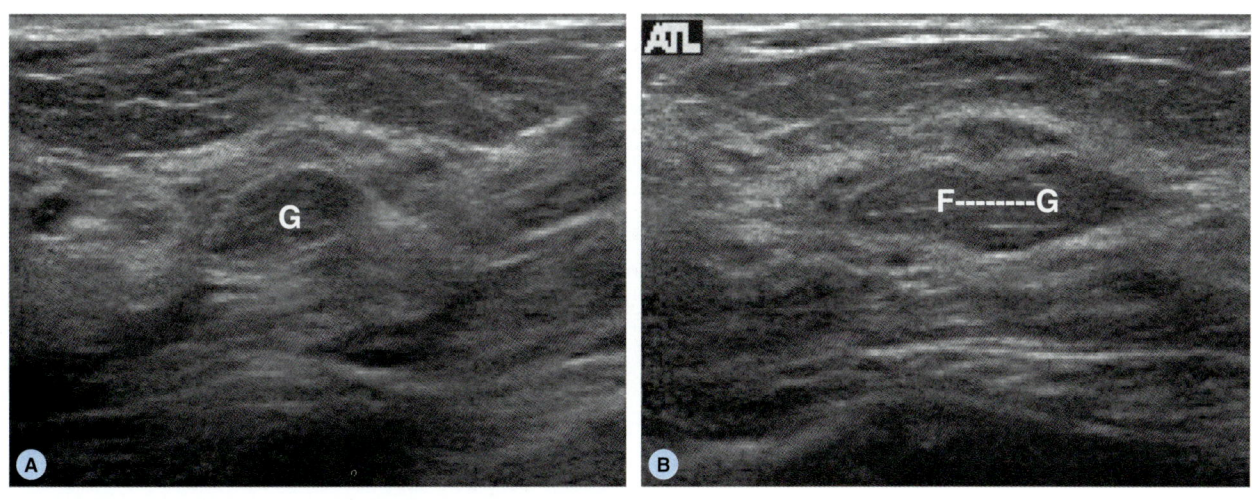

Figura 6.6 Lóbulo de gordura. Imagens digitais do mesmo lóbulo de gordura (G). Em (**A**) pode ser mal interpretada como uma massa redonda. Na imagem obtida em plano diferente (**B**), ele se alonga (F--------G) como um lóbulo de gordura normal.

bimanual. O posicionamento do sistema ductal subareolar paralelo ao transdutor permite melhor visualização e a pressão associada aplicada ao longo do ducto pode ajudar a distinguir secreções ecogênicas de componentes intraductais sólidos.

Unidades terminais ducto-lobulares

As UTDLs são visíveis em porcentagem menor de indivíduos do que os ductos mamários. Os três componentes do lóbulo são normalmente isoecoicos e indistinguíveis uns dos outros. O ducto terminal extralobular também é isoecoico. Os componentes das UTDLs são identificáveis apenas quando os dúctulos tornam-se cisticamente dilatados e o tecido fibroso intralobular torna-se fibrótico ou esclerótico e anormalmente ecogênico (Fig. 6.9).

PATOLOGIA COMUM

O uso mais comum da ultrassonografia mamária na prática clínica é para a avaliação de lesões mamárias palpáveis. Ao avaliar uma anormalidade palpável com a ultrassonografia, todas as tentativas devem ser feitas para palpar a lesão durante o processo de exame. A simples demonstração de que um achado benigno existe na mesma área da anormalidade palpável não é

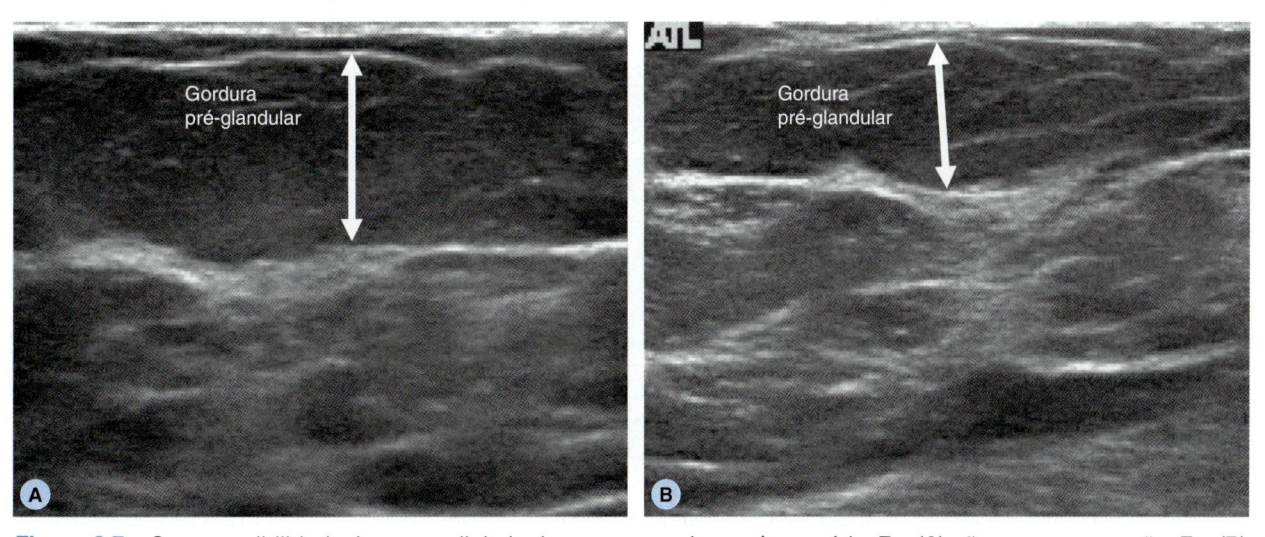

Figura 6.7 Compressibilidade. Imagens digitais da mesma gordura pré-mamária. Em (**A**) não tem compressão. Em (**B**) tem compressão.

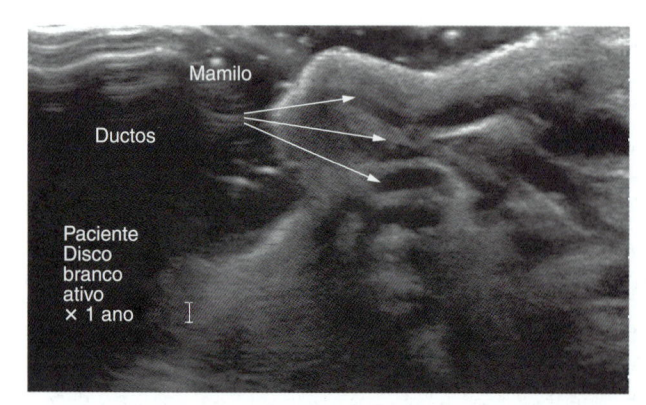

Figura 6.8 Ductos de leite. As imagens do mamilo e dos ductos subareolares podem ser obtidas pela colocação de gel e angulação do transdutor relativa ao curso dos ductos.

suficiente; é preciso ter certeza de que a lesão palpável corresponde ao achado da ultrassonografia.

Cistos

A ultrassonografia é 96 a 100% precisa no diagnóstico do cisto simples. Os critérios diagnósticos rígidos para o cisto simples são: (1) ecogenicidade central; (2) margens bem circunscritas; (3) completamente englobado por uma fina cápsula ecogênica; (4) realçado por transmissão; e (5) sombras de margem finas. Todos esses critérios precisam ser encontrados para classificar um cisto como simples. A Figura 6.10 ilustra essas características clássicas.

Os cistos simples não requerem aspiração, biópsia ou acompanhamento por imagem intervalado. A aspiração é realizada para alívio sintomático quando os cistos são sensíveis.

Os cistos complexos não demonstram as características clássicas do cisto simples, pois podem conter ecos internos ou demonstrar espessamento ou irregularidade de parede. Se um cisto não for simples à ultrassonografia, recomenda-se encaminhamento para um centro especializado em mama para que se obtenham mais avaliações por imagem da lesão.

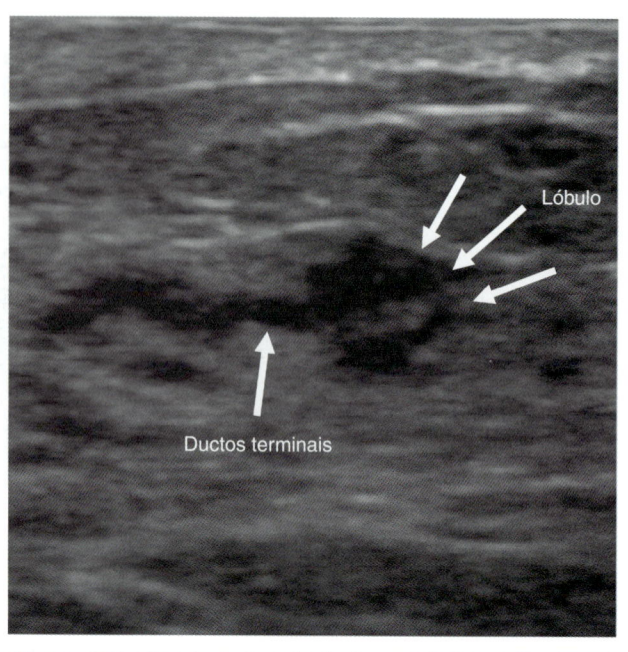

Figura 6.9 Unidade terminal ducto-lobular (*setas brancas*).

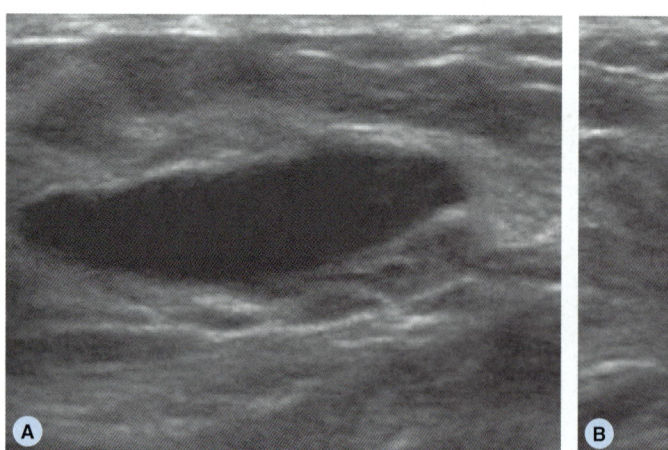

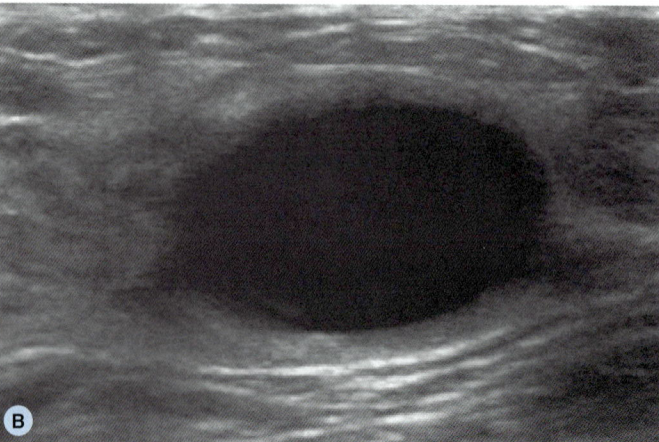

Figura 6.10 Cistos. Ambos os cistos apresentam características ultrassonográficas clássicas. Em (**A**), o cisto é mais achatado que em (**B**). Conforme o líquido se acumula dentro do cisto, ele se torna mais redondo e a tensão resultante pode produzir um cisto doloroso.

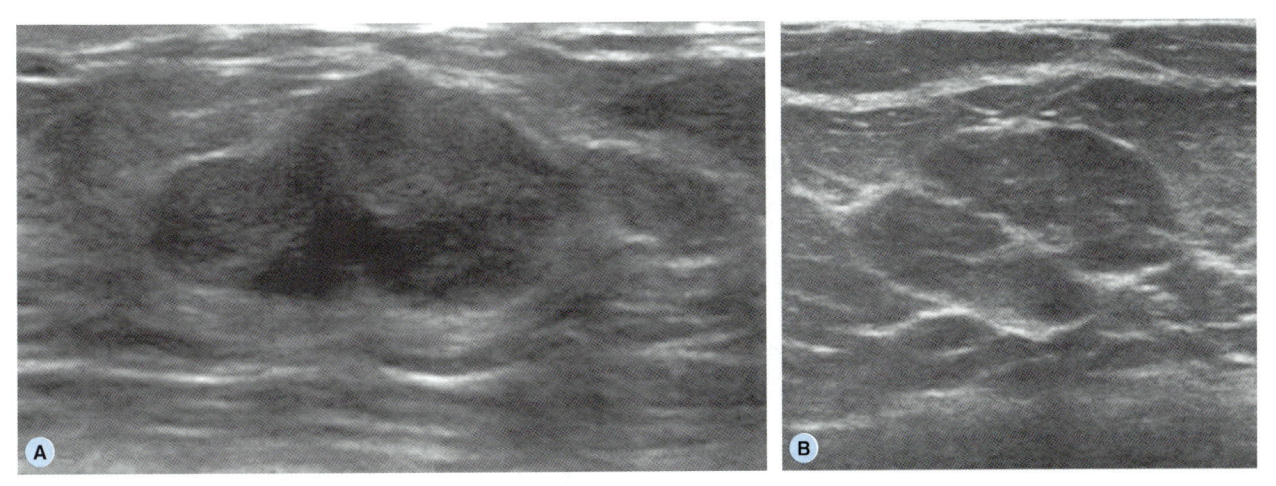

Figura 6.11 Fibroadenoma. (**A**, **B**) As imagens representam exemplos de dois fibroadenomas diferentes, ambos com características ultrassonográficas clássicas de fibroadenoma, porém cada um com ecotextura ligeiramente diferente.

Massas sólidas

Os fibroadenomas são as massas benignas sólidas mais encontradas na ultrassonografia. Originam-se das UTDLs e são compostas por quantidade variável de elementos estromais e epiteliais. A quantidade de elementos estromais e epiteliais pode ser igual em algumas lesões ou o componente estromal ou o epitelial pode ser predominante.

Os achados clássicos de um fibroadenoma na ultrassonografia são: (1) forma lobulada ou elíptica; (2) orientação mais larga do que alta; (3) ecotextura isoecoica ou um pouco hipoecoica; (4) englobado por completo por uma fina cápsula ecogênica; (5) transmissão sonora normal ou aumentada em comparação à transmissão dos tecidos circunjacentes; (6) sombras de margens finas; e (7) ligeiramente compressível. A Figura 6.11 exibe as características clássicas. A Figura 6.12 mostra um câncer de mama invasivo, que contrasta com os achados clássicos de um fibroadenoma.

Embora a ultrassonografia mamária seja usada principalmente na distinção entre massas sólidas de

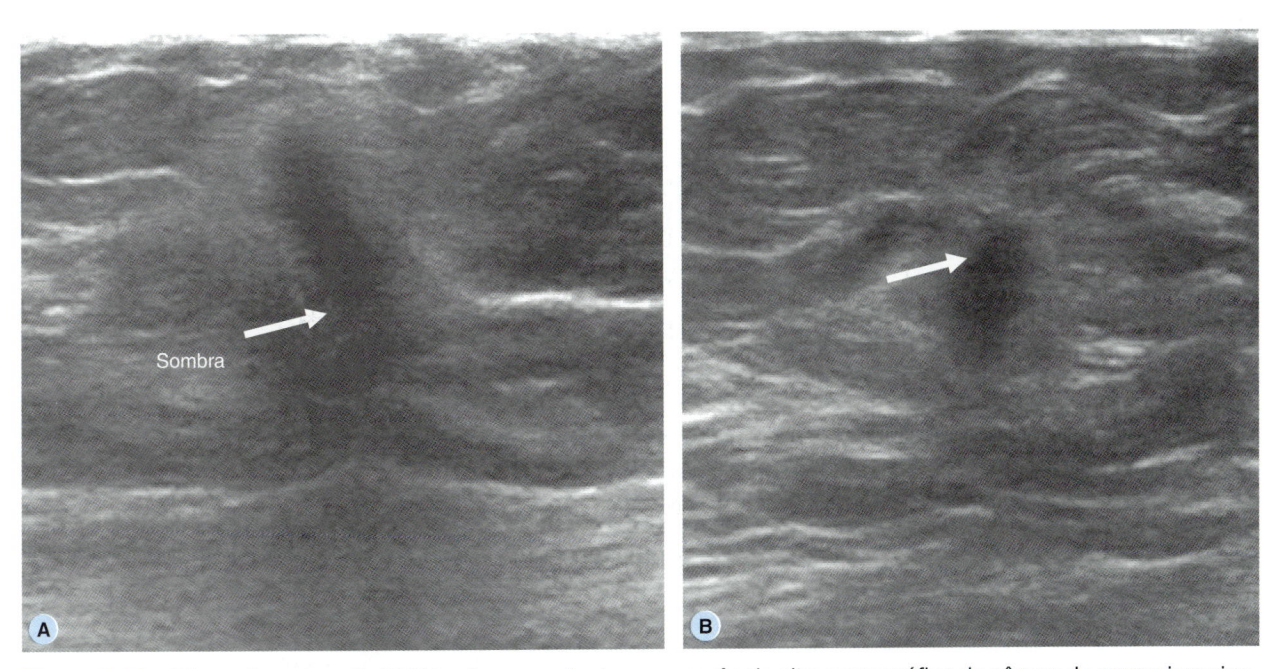

Figura 6.12 Câncer invasivo. (**A**, **B**) Estas imagens ilustram a aparência ultrassonográfica do câncer de mama invasivo. Observe as bordas pouco definidas, margem espessa, sombras acústicas (*seta branca*) e crescimento vertical.

císticas, os critérios de imagem existem para diferenciar de maneira confiável as lesões sólidas de acordo com as características de malignidade e benignidade. A discussão sobre essas características da imagem vai além deste capítulo. O desenvolvimento de proficiência para distinguir as lesões sólidas benignas das malignas requer que o operador de ultrassonografia utilize técnicas meticulosas e tenha experiência considerável. Para lesões sólidas que não exibem os achados clássicos de um fibroadenoma, recomenda-se o encaminhamento para centros de cuidado especializado da mama para que a lesão possa ser mais caracterizada.

CAPÍTULO 7

Ultrassonografia do pulmão e das vias aéreas superiores

Sameh Aziz, MD, FCCP, FACP

INTRODUÇÃO

Desde o desenvolvimento das unidades de ultrassonografia portáteis mais compactas, com melhor qualidade de imagem,[1,2] a avaliação ultrassonográfica do tórax vem sendo usada de maneira mais consistente. A baixa transmissão das ondas ultrassônicas pelo ar nos pulmões limita sua utilização. De modo interessante, a mesma propriedade constitui a força da ultrassonografia na visualização de patologias, quando imagens melhores são produzidas em comparação com aquelas do pulmão normal. Com o crescente número de médicos intensivistas com treinamento em ultrassonografia, em especial ultrassonografia pulmonar, e com uma maior quantidade de literatura constatando sua efetividade, cresce o uso de ultrassonografia portátil na unidade de terapia intensiva. Em um estudo que comparou a radiografia torácica portátil a ultrassonografia em pacientes críticos, o uso da ultrassonografia influenciou o tratamento desses pacientes em 90% das vezes.[3]

FÍSICA DA ULTRASSONOGRAFIA

Todas as modalidades de ultrassonografia – modo M, bidimensional (2D), *Doppler* por onda contínua ou pulsada ou mapeamento de fluxo colorido – são úteis na avaliação das estruturas e patologias intratorácicas (ver também Cap. 3).

A frequência, quantidade de ciclos por segundo (Hz), pode ser usada de forma favorável na ultrassonografia pulmonar. Lembre-se que as ondas de ultrassom com baixa frequência apresentam comprimento de onda longo e são capazes de penetrar em tecidos mais profundos, porém dependem de boa resolução. Como alternativa, as ondas ultrassônicas de alta frequência apresentam comprimento de onda curto e possuem melhor resolução, porém com baixa penetração tecidual. Para o ecocardiografia, a sonda de baixa frequência é selecionada porque o coração é uma estrutura mais profunda. Em contraste, o espaço pleural é uma estrutura superficial e a sonda de alta frequência oferece melhor resolução.[2,4]

Conforme as ondas de ultrassom percorrem os tecidos, elas golpeiam a interface entre duas camadas teciduais diferentes, resultando em reflexão de energia de volta ao transdutor na forma de eco. Isso é conhecido como impedância acústica e tem relação com certas propriedades do tecido. O ar (ar alveolar) apresenta alta impedância acústica, fato responsável por quase toda a reflexão da onda de ultrassom na sua interface com outro tecido. Essa propriedade torna a avaliação ultrassonográfica do parênquima pulmonar desafiadora.[1,2] A alta impedância acústica do pulmão é responsável pela produção de artefatos de ultrassonografia (ver Cap. 3), os quais são considerados um fator-chave na interpretação da ultrassonografia pulmonar.[5] Refração, atenuação e espalhamento também contribuem para a aquisição e interpretação da imagem ultrassonográfica do pulmão.

AVALIAÇÃO DAS VIAS AÉREAS

A avaliação ultrassonográfica das vias aéreas superiores está evoluindo (ver Cap. 4). A ultrassonografia portátil pode ser útil na avaliação das vias aéreas antes da entubação, na determinação da posição do tubo endotraqueal e na avaliação da traqueia antes da traqueostomia percutânea (Figs. 7.1 e 7.2).

A sonda de alta frequência e de arranjo linear é preferível para avaliar as vias aéreas. Começando na base da língua, que é uma estrutura hipoecoica, o transdutor é movimentado caudalmente para identificar o osso hioide, uma estrutura hiperecoica, e, em seguida, a cartilagem tireoide (ver Fig. 7.13). É possível reconhecer a membrana cricotireóidea e a cartilagem cricoide. Nesse nível, as pregas vocais podem ser analisadas (Fig. 7.3) e visualizadas, em tempo real, em movimento. Abaixo da cricoide, os anéis traqueais podem ser identificados e contados. Para a traqueostomia percutânea, o espaço entre o segundo e o terceiro anel da traqueia pode ser confirmado.[6]

Embora a traqueia seja preenchida por ar, que possui alta impedância acústica, a ultrassonografia pode ajudar a identificar a posição do tubo endotraqueal

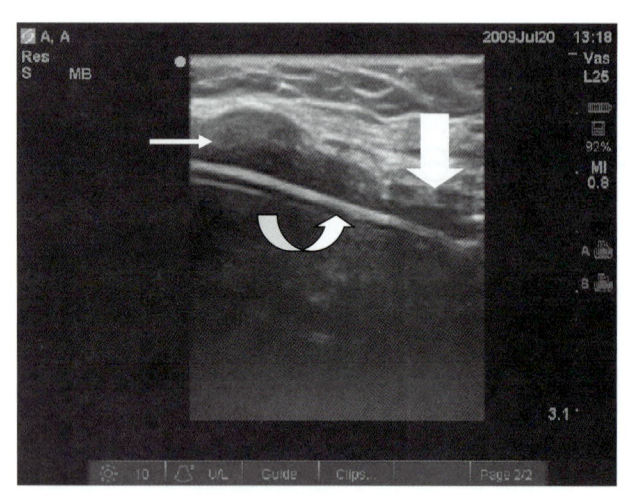

Figura 7.1 Incidência longitudinal da traqueia. Cartilagem cricoide (*seta fina*), anéis traqueais (*seta grossa*) e tubo endotraqueal (*seta curva*).

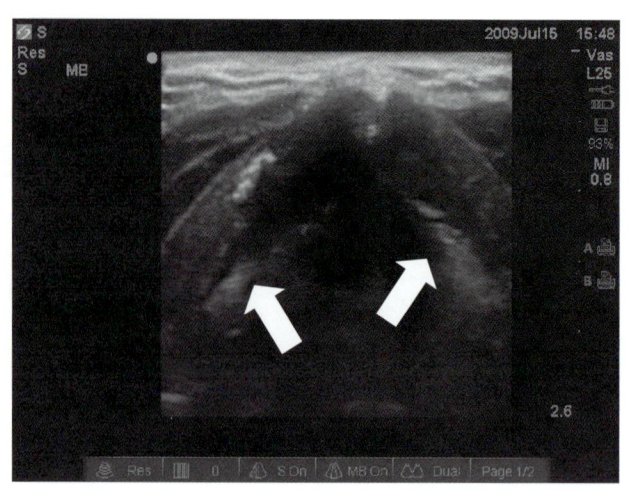

Figura 7.3 Ultrassonografia da cartilagem tireoide. É possível identificar as pregas vocais (*setas*).

após a entubação. Pode-se aprimorar a visualização retendo o estilete no tubo endotraqueal ou aumentando a ecogenicidade do manguito do tubo endotraqueal enchendo-o com líquido e bolhas de ar.

Nos pacientes obesos com apneia obstrutiva do sono, a espessura da parede laríngea lateral correlaciona-se com o índice de apneia – hipopneia. O exame ultrassonográfico da parede parafaríngea lateral é possível no nível da artéria carótida interna[7] (Fig. 7.4).

ULTRASSONOGRAFIA DO DIAFRAGMA

A ultrassonografia é uma ferramenta muito útil na avaliação do diafragma, especialmente quando se pesquisa paralisia diafragmática. Para o exame do diafragma, a sonda de ultrassonografia é posicionada na linha axilar média em orientação longitudinal, usando, como janelas acústicas, o fígado à direita e o baço à esquerda.

Por meio do *Doppler* 2D, o diafragma pode ser observado em movimento durante a respiração (Vídeo 7.1). Se o diafragma estiver paralisado, há ausência de movimento na ultrassonografia. Com a paralisia unilateral, pode-se observar o movimento paradoxal ao avaliar o lado paralisado. No modo B, o diafragma aparece linear e hiperecoico, movimentando-se em sentido caudal durante a inspiração e cranial durante a expiração (Fig. 7.5). A ausência de movimento com artefato reto

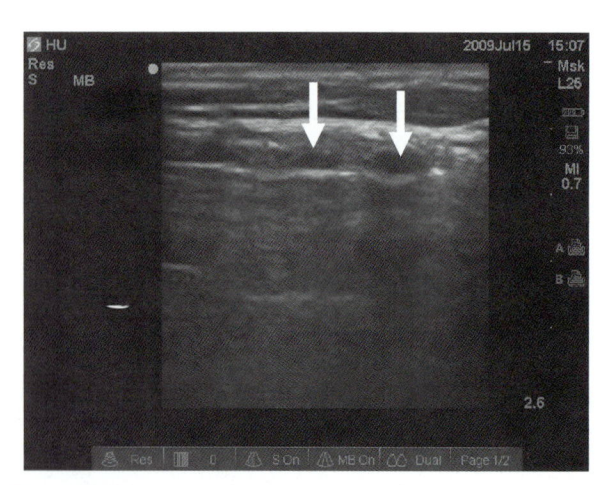

Figura 7.2 Incidência longitudinal da traqueia. As setas indicam os anéis traqueais.

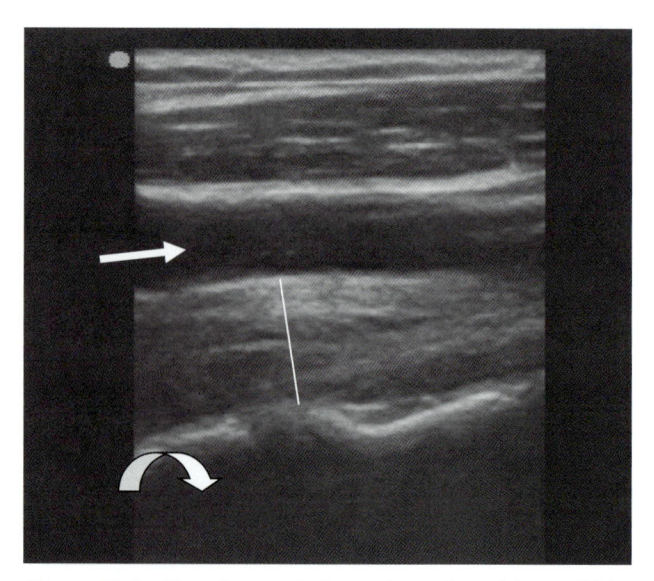

Figura 7.4 Parede parafaríngea lateral, artéria carótida interna (*seta reta*), orofaringe (*seta curva*). A linha indica a parede parafaríngea.

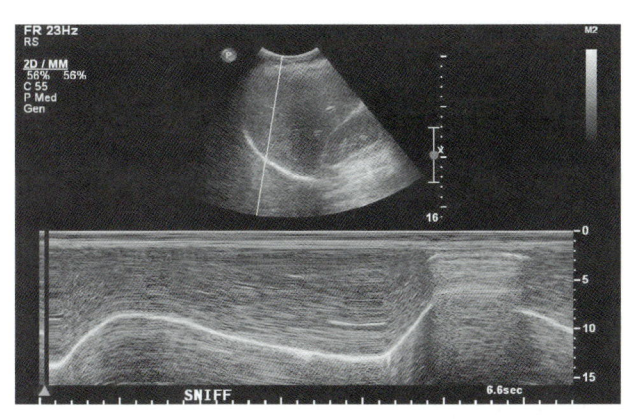

Figura 7.5 O movimento normal do diafragma é visualizado utilizando o modo M.

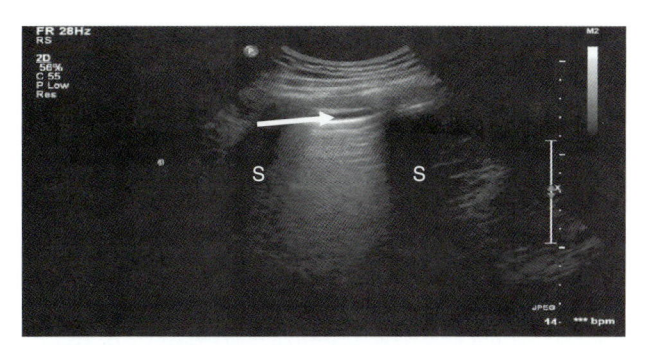

Figura 7.6 Sinal do morcego. A linha pleural (*seta*) representa a cabeça do morcego, enquanto as sombras costais (S) representam as asas do morcego.

e linear significa diafragma paralisado.[8] A avaliação do movimento diafragmático após entubação endotraqueal pode confirmar entubação traqueal adequada, especialmente se combinado com o exame ultrassonográfico que procura o tubo endotraqueal por baixo dos anéis da traqueia.[9]

ULTRASSONOGRAFIA DO PULMÃO

Ao mesmo tempo em que qualquer sonda pode ser usada no exame do pulmão, é importante entender as vantagens e limitações de cada uma. A sonda setorial é um transdutor pequeno que produz visualização estreita dos artefatos de campo próximo que podem obscurecer a pleura, porém, é mais adequada para a visualização de grandes derrames pleurais e estruturas pulmonares mais profundas.[5] O transdutor linear fornece visão mais ampla, com boa visualização e avaliação da pleura, estruturas superficiais e massas pulmonares periféricas. A sonda de arranjo curvo fornece boa resolução, acesso a estruturas mais profundas (baixa frequência) e, devido à imagem em forma de leque, ajuda a garantir a visualização dos referenciais apropriados.

A orientação da sonda de ultrassonografia pode ser longitudinal (perpendicular às costelas) no eixo longitudinal do corpo ou transverso (posição intercostal). O transdutor linear pode ser mais adequado para a abordagem intercostal. A avaliação das estruturas torácicas pode ser feita pela abordagem intercostal ou abdominal. A abordagem abdominal é usada principalmente para visualizar as zonas inferiores do espaço pleural e do diafragma.[5]

Ultrassonografia pulmonar normal

Na projeção longitudinal, um dos referenciais mais importantes são as costelas e os artefatos que elas criam. Esses artefatos ajudam a definir o local da patologia pulmonar em relação às costelas inferior e superior na tela da ultrassonografia. Entre as costelas, uma linha hiperecoica representa a margem pleural. A imagem longitudinal da costela de cima, linha pleural e costela de baixo assemelha-se a um morcego voando com as asas de cabeça para baixo (Fig. 7.6).

Devido à interface pulmão-pleura e à alta impedância acústica do tecido pulmonar, vários artefatos podem ajudar a identificar o tecido pulmonar subjacente. Um desses artefatos é a linha A, a qual se apresenta como imagem em espelho da linha pleural devido às ondas sonoras rebatidas pela superfície lisa refletora da pleura; isso representa o artefato de reverberação[10] (Fig. 7.7).

O sinal de deslizamento pleural representa o movimento de vaivém que pode ser visualizado abaixo da linha pleural (sinal da cintilância); representa o pulmão em movimento (Vídeo 7.2). O modo M (*motion*), usado nos ajustes de baixa profundidade, uma sonda de alta frequência e a abordagem intercostal podem aumentar a habilidade do médico de identificar o pulmão em movimento. Ao usar o modo M, a pleura parietal, que não está se movimentando, será apresentada por uma linha hiperecoica branca; o pulmão em movimento por baixo será visualizado como um padrão granulado homogê-

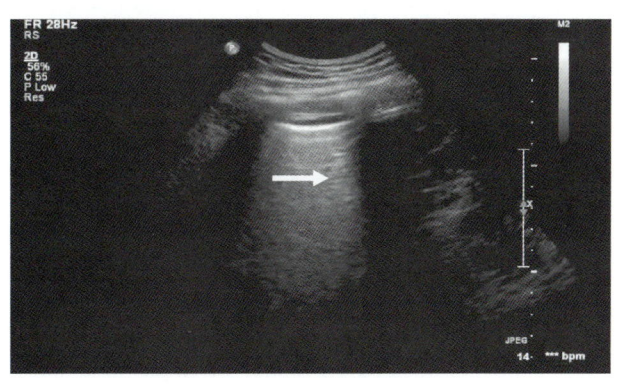

Figura 7.7 Artefato de linha A (*seta*).

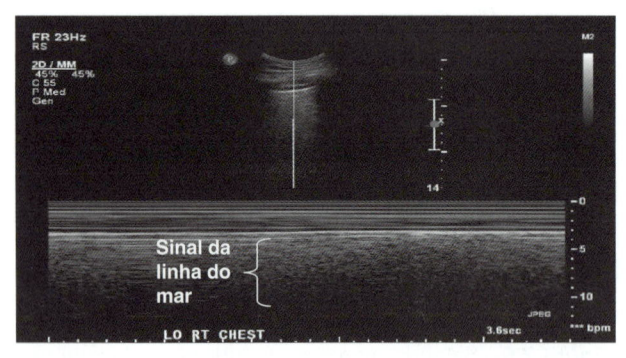

Figura 7.8 Ultrassonografia em modo M. Sinal da linha do mar.

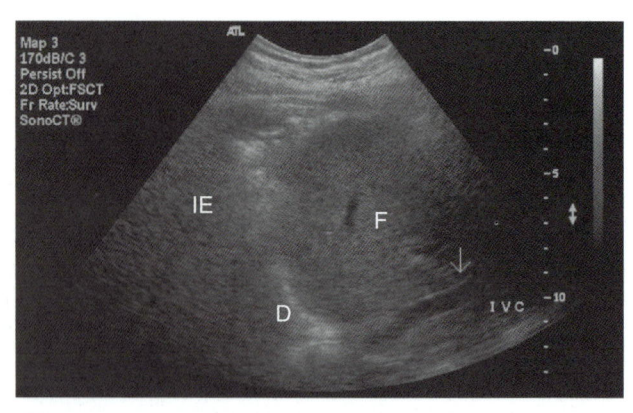

Figura 7.10 Imagem do espelho do fígado acima do diafragma. D, diafragma; F, fígado; IE, imagem do espelho do fígado.

neo, produzindo o chamado sinal da linha do mar[11] (Fig. 7.8, Vídeo 7.3). A adição do *Doppler* colorido ajuda a confirmar o deslizamento pulmonar abaixo da linha pleural.

Os artefatos de linha B (artefato em cauda de cometa) representam a interface entre os septos interlobulares e a parede alveolar[12] (Fig. 7.9). Para ser classificado de linha B, o artefato precisa começar da linha pleural, ser hiperecoico, nunca desaparecer pelo campo, apagar as linhas A e mover-se com o movimento pulmonar. A combinação de deslizamento pulmonar, linha A e linha B com sinal da linha do mar positivo define o tecido pulmonar subjacente saudável.

A abordagem abdominal da ultrassonografia pode produzir o sinal do espelho devido à reflexão das ondas ultrassônicas na superfície do diafragma, parecendo, assim, como se o fígado aparecesse nos dois lados do diafragma. Esse sinal pode ser usado como evidência definitiva de um pulmão cheio de ar[5] (Fig. 7.10).

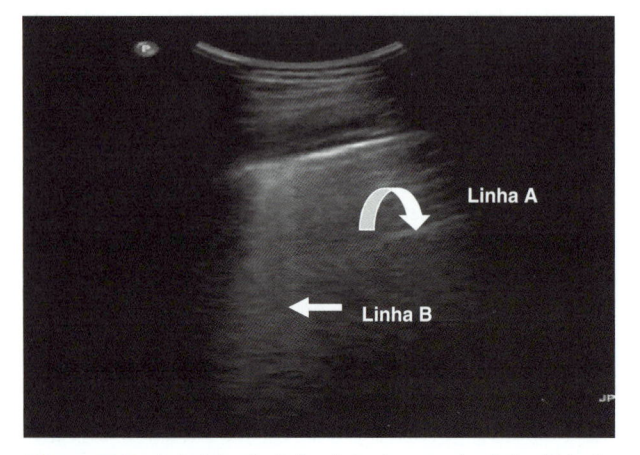

Figura 7.9 Artefato de linha A (*seta curva*) e linha B (*seta reta*). A adição do *Doppler* colorido ajuda a confirmar o deslizamento pulmonar embaixo da linha pleural. A combinação de deslizamento pulmonar, linha A, linha B e sinal da linha do mar positivo representa tecido pulmonar subjacente saudável.

Derrame pleural

A indicação mais comum da ultrassonografia pulmonar é para avaliação de derrame pleural. A sensibilidade e a especificidade da ultrassonografia para detecção de derrame pleural excedem 90%.[13] A ultrassonografia é superior à radiografia torácica na obtenção de imagens de derrame pleural, especialmente nos pacientes em decúbito dorsal. Além disso, a ultrassonografia pode ajudar a diferenciar derrame pleural de consolidação ou espessamento pleural. Enquanto a abordagem intercostal pode ser usada para obter imagens do derrame pleural, quantidades menores de líquido pleural são melhor avaliadas por meio da abordagem abdominal (subcostal).

A maioria dos derrames pleurais transudativos é anecoica. Derrames exsudativos podem conter resíduos ecogênicos flutuantes, os quais podem espalhar o feixe de ultrassom e colorir o líquido, levando ao *fluid color sign*.[14] O espessamento pleural também pode acompanhar os derrames exsudativos.[15] Derrames pleurais complicados podem revelar bandas fibrosas lineares ou aparência em favo de mel (Fig. 7.11). Na incidência longitudinal, os derrames pleurais são margeados pelas costelas superior e inferior, linha pleural e linha pulmonar (Fig. 7.12).

Achados dinâmicos, inclusive movimento diafragmático e pulmão flutuante no líquido pleural, podem ser usados para confirmar o espaço pleural (Vídeo 7.4). O modo M revela o sinal do sinusoide que ajuda a confirmar a presença de líquido, especialmente em casos de pequenas quantidades de derrame. Com a abordagem abdominal, a ausência do sinal do espelho, devido à perda do pulmão cheio de ar acima do diafragma, igualmente confirma a presença de derrame. A medida da distância entre a pleural parietal e a visceral, durante a inspiração ou expiração com o paciente em decúbito dorsal, ajuda a estimar a quantidade de líquido pleural.

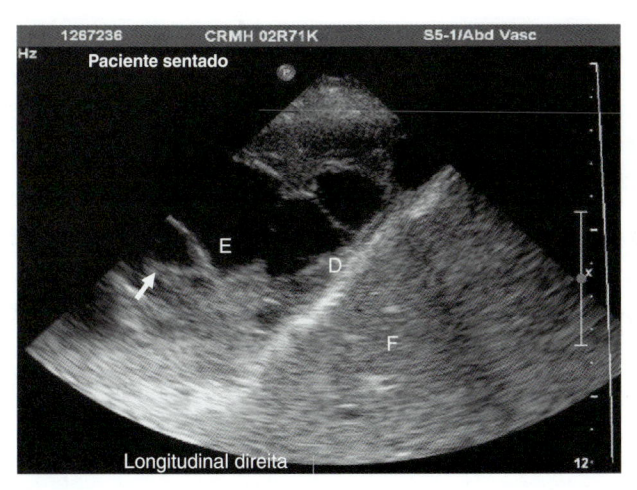

Figura 7.11 Derrame parapneumônico complicado com septação (*seta*). E, derrame; D, diafragma; F, fígado.

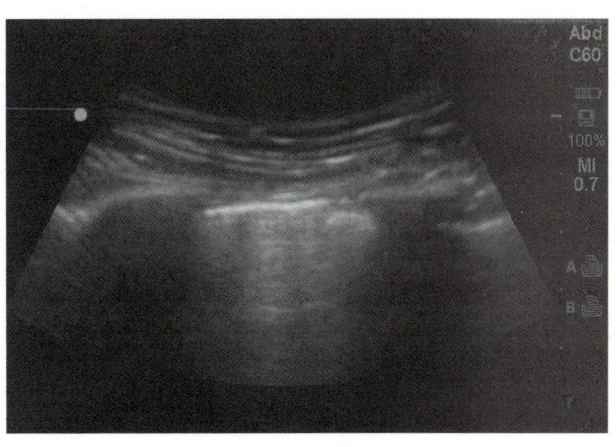

Figura 7.13 A diminuição da profundidade do feixe do ultrassom produz mais detalhes da pleura quando se pesquisa uma patologia pleural.

Um estudo recente mostrou que a distância interpleural superior a 45 mm na base torácica direita ou 50 mm na esquerda representa derrame pleural de mais de 800 mL, com sensibilidade de 94 e 100% e especificidade de 76 e 67%, respectivamente.[16]

Pneumotórax

A ultrassonografia apresenta sensibilidade de 100% e especificidade de 98%[17,18] na identificação de pneumotórax. A diminuição da profundidade com objetivo de ampliar a interface da pleura–pulmão aumenta a capacidade de detecção de pneumotórax (Fig. 7.13).

A dificuldade em reconhecer um pneumotórax decorre principalmente de dois fatores. Primeiro, o médico tenta identificar ar, com grande impedância acústica, dentro do espaço pleural. Segundo, a diferenciação entre ar no espaço pleural (pneumotórax) e no pulmão normal com alvéolos cheios de ar é um desafio. A identificação de artefatos e pulmão com aparência anormal ajudam a determinar se há ou não pneumotórax. Para confirmar que o pulmão está normal e saudável, é preciso haver deslizamento pulmonar, artefato de linha B (sinal da cauda de cometa), artefato de linha A e sinal da linha do mar.[19,20]

Com o pneumotórax, a ausência de movimento pulmonar não produz deslizamento do pulmão no modo 2D, e no modo M, o sinal da linha do mar é substituído pelo sinal da estratosfera ou de código de barras. A ausência de tecido pulmonar abaixo da pleura parietal evita a aparência do artefato cauda de cometa.[19] A avaliação cuidadosa do tórax em um ponto entre o pulmão normal e pneumotórax pode identificar um pneumotórax loculado com o sinal do ponto pulmonar.[20,21] Um achado falso-positivo de pneumotórax pode ocorrer no enfisema bolhoso com ausência de deslizamento pulmonar e sinal do código de barras positivo (Figs. 7.14 e 7.15). O deslizamento pulmonar pode ocorrer em áreas de adesão pleural pós-pleurodese e no pulmão esquerdo após entubação do brônquio principal direito nos pacientes paralisados sob ventilação mecânica. Além disso, a falha em visualizar o deslizamento pulmonar pode decorrer da técnica inapropriada ou da inexperiência do operador. Achados falso-negativos podem ser constatados se o exame da ultrassonografia omitir áreas de pneumotórax localizados. Para descartar pneumotórax clinicamente significante, o exame pulmonar bilateral com análise de múltiplos pontos é necessário.

Diversos estudos demonstraram que a ultrassonografia supera a radiografia torácica em decúbito dor-

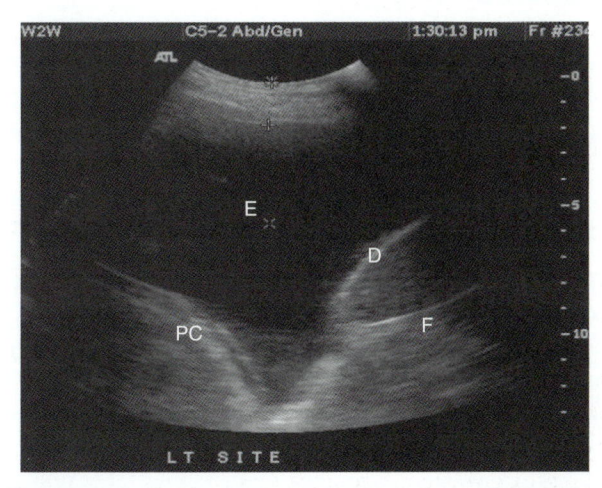

Figura 7.12 Derrame pleural descomplicado com as estruturas circunjacentes. D, diafragma; F, fígado; PC, pulmão comprimido; E, derrame.

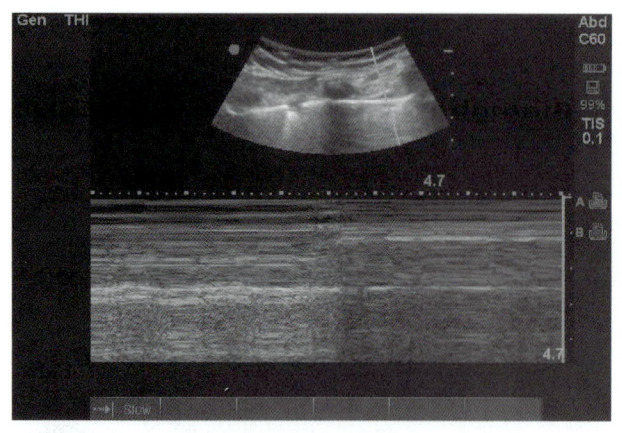

Figura 7.14 Ultrassonografia no nível das bolhas pulmonares. O lado esquerdo representa o pulmão normal com artefato de linha B na ultrassonografia 2D com sinal da linha do mar. O lado direito revela ausência de movimento pulmonar com o sinal do código de barras.

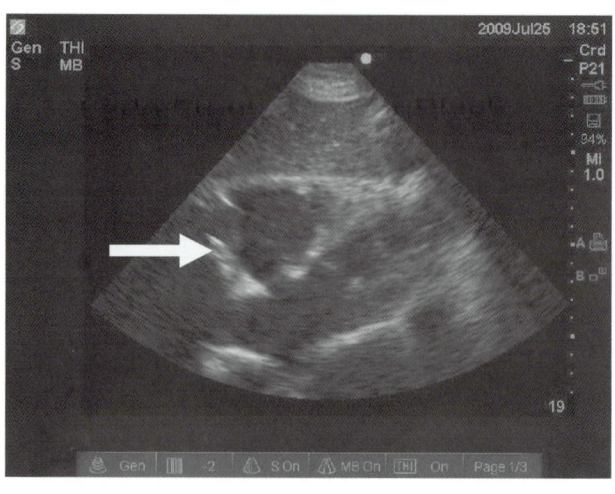

Figura 7.16 Incidência subcostal de quatro câmaras do coração. Artefato acústico da ponta da linha central (*seta*).

sal no diagnóstico do pneumotórax traumático.[17] A portabilidade da ultrassonografia o torna mais efetivo nos pacientes críticos que não podem ser posicionados para obtenção de radiografias torácicas de qualidade. A ultrassonografia é efetiva após procedimentos de intervenção[22] e colocação da linha central na identificação de complicações e confirmação da inserção apropriada da linha na junção entre a veia cava superior e o átrio direito (Figs. 7.16 e 7.17).

Consolidação pulmonar

A consolidação pulmonar decorre da perda da aeração pulmonar e da substituição do ar alveolar por líquido transudativo no edema pulmonar, líquido exsudativo na broncopneumonia e sangue na contusão pulmonar.

O pulmão consolidado permite a passagem das ondas de ultrassom e mostra-se hipoecoico, com bordas pleurais viscerais bem definidas.[5,23] Em grande parte dos casos, tem caráter homogêneo, com consolidação completa do pulmão, ou heterogêneo, com pulmão colapsado parcialmente. O artefato cauda de cometa pode ser identificado no pulmão consolidado. A adição de *Doppler* à ultrassonografia 2D ajuda a avaliar o conteúdo vascular do pulmão consolidado e a diferenciar a

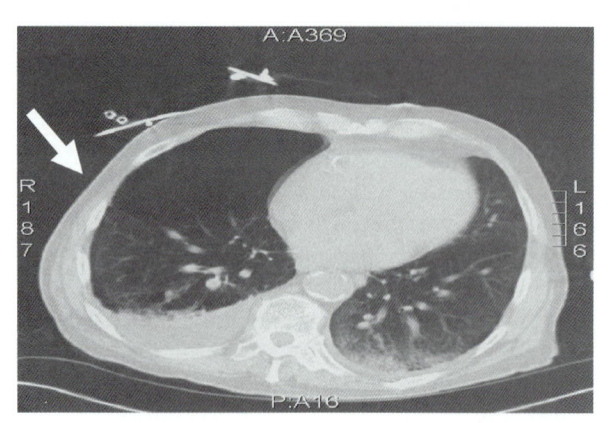

Figura 7.15 Tomografia computadorizada do tórax do mesmo paciente no mesmo nível. Posição do transdutor (*seta branca*).

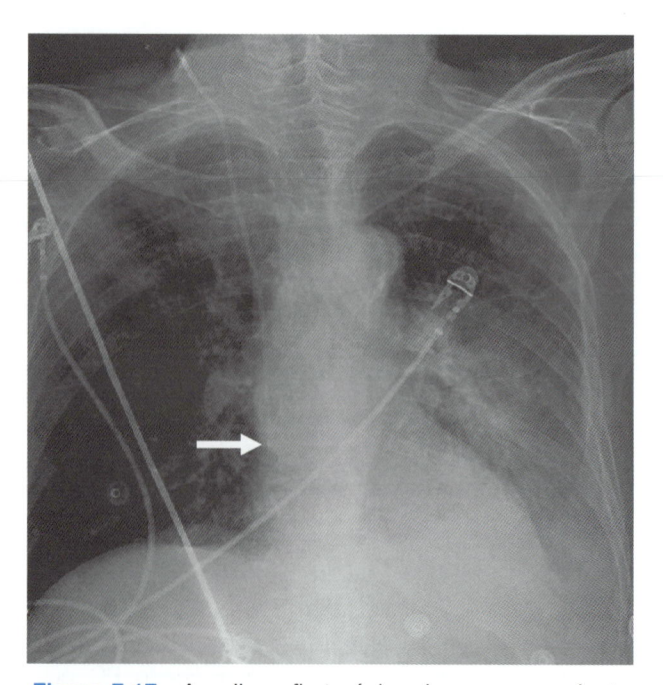

Figura 7.17 A radiografia torácica do mesmo paciente revela a posição adequada da linha central.

pneumonia lobar do câncer pulmonar. A imagem do ar preso nos brônquios com alvéolos colapsados circunjacentes é de linhas e pontos hiperecoicos altamente refletores. Até mesmo broncografias aéreas podem aparecer como estruturas tubulares ramificadas ecogênicas. A falta de pulsação, que pode ser confirmada pelo *Doppler*, pode diferenciar o broncografia aéreo dos vasos tubulares pulmonares.[25] O pulmão consolidado pode atuar como janela acústica, permitindo a visualização das estruturas mais profundas (Fig. 7.18).

Atelectasia pulmonar

A perda de volume pulmonar com o colapso do pulmão causa atelectasia. Isso é possível em casos de obstrução brônquica completa, derrame pleural maciço, atelectasia reflexiva e compressão do pulmão por tumor. Em geral, o pulmão atelectásico tem forma de cunha com alta ecogenicidade. Com os derrames pleurais, o pulmão atelectásico parece movimentar-se livremente dentro do derrame, o que consiste em um dos achados dinâmicos para avaliação e confirmação da presença de derrame pleural.

Doença pulmonar intersticial

A doença pulmonar intersticial, decorrente da fibrose pulmonar idiopática (FPI), doença vascular do colágeno, síndrome da angústia respiratória aguda e outras, são geralmente associadas a espessamento dos septos interlobulares e à aparência em vidro fosco na tomografia computadorizada do tórax. Esse padrão pode ser identificado na ultrassonografia pelo espessamento da pleura, especialmente em pacientes com FPI. Bordas irregulares da pleura decorrentes da tração pleural exercida pelo pulmão fibrótico subjacente[26] e espessamento dos septos interlobulares representados pelas linhas B separadas por 7 mm (linhas B7) também identificam

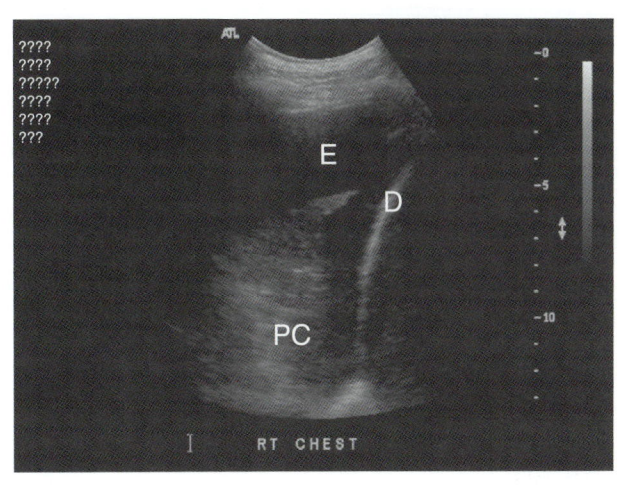

Figura 7.18 Consolidação pulmonar decorrente de derrame pleural. E, derrame; D, diafragma; PC, pulmão consolidado.

doença pulmonar intersticial. As áreas em vidro fosco são separadas por 3 mm (linhas de Kerley).[5] Nos pacientes com edema pulmonar, a quantidade de linhas de Kerley correlaciona-se com a congestão.[27]

DOCUMENTAÇÃO E REEMBOLSO

Para a documentação adequada, todas as imagens diagnósticas da ultrassonografia devem ser apropriadamente mantidas nos registros do paciente. A indicação para estudo deve ser documentada com base na história clínica do paciente e no diagnóstico. Na ausência de sinais e sintomas, o rastreamento pode ser usado como indicação primária. Se qualquer patologia for detectada, deve ser adicionada aos diagnósticos documentados. É responsabilidade do médico selecionar o código apropriado para o serviço.[28]

Referências

1. Kendall J, Hoffenberg SR, Smith RS. History of emergency and critical care ultrasound: the evolution of a new imaging paradigm. *Crit Care Med.* 2007;35(5): S126–S129.
2. Lawrence J. Physics and instrumentation of ultrasound. *Crit Care Med.* 2007;35(8):S314–S322.
3. Yu C, Yang P, Chang D, Luh K. Diagnostic and therapeutic use of chest sonography: value in critically ill patients. *AJR Am J Roentgenol.* 1992;159:695–701.
4. Levitov A, Slonim A, Mayo P. *Critical Care Ultrasonography.* New York, NY: McGraw-Hill; 2009.
5. Rumack CM, Wilson SR, Charboneau JW. *Diagnostic Ultrasound.* 3rd ed. St. Louis, MO: Mosby; 2004.
6. Sustic A. Role of ultrasound in the airway management of critically ill patients. *Crit Care.* 2007;35:S173–S177.
7. Liu K, Chu W, To KW, et al. Sonographic measurement of lateral parapharyngeal wall thickness in patients with obstructive sleep apnea. *Sleep.* 2007;30(11):1503–1508.
8. Lloyd T, Tang YM, Benson MD, King S. Diaphragmatic paralysis: the use of M mode ultrasound for diagnosis in adults. *Spinal Cord.* 2006;44:505–508.
9. Hsieh K, Lee C, Lin C, et al. Secondary confirmation of endotracheal tube position by ultrasound image. *Crit Care.* 2004;32:S374–S377.

10. Aldrich J. Basic physics of ultrasound imaging. *Crit Care Med.* 2007;35(5):S131-S137.
11. Lichtenstein D. Ultrasound in the management of thoracic disease. *Crit Care Med.* 2007;35(5):S250-S261.
12. Lichtenstein D, Meziere G. Relevance of lung ultrasound in the diagnosis of acute respiratory failure: the BLUE protocol. *Chest.* 2008;134:117-125.
13. Lichtenstein D, Goldstein I, Mourgeon E, et al. Comparative diagnostic performances of auscultation, chest radiography and lung ultrasonography in acute respiratory distress syndrome. *Anesthesiology.* 2004;100:9-15.
14. Wu RG, Yang PC, Kuo SH, Luh KT. Fluid color sign: a useful indicator for discrimination between pleural thickening and pleural effusion. *J Ultrasound Med.* 1995;14:767-769.
15. Beckh S, Bolcskei P, Lessnau L. Real-time chest ultrasonography: a comprehensive review for the pulmonologist. *Chest.* 2002;122:1759-1773.
16. Vignon P, Chastagner C, Berkane V, et al. Quantitative assessment of pleural effusion in critically ill patients by means of ultrasonography. *Crit Care Med.* 2005;33:1757-1763.
17. Blaivas M, Lyon M, Duggal S. A prospective comparison of supine chest radiology and bedside ultrasound for diagnosis of traumatic pneumothorax. *Acad Emerg Med.* 2005;12:844-849.
18. Barofalo G, Busso M, Perotto F, De Pascale A, Fava C. Ultrasound diagnosis of pneumothorax. *Radiol Med.* 2006;111:516-525.
19. Rowan K, Kirkpatrick A, Liu D, et al. Traumatic pneumothorax detection with thoracic US: correlation with chest radiography and CT-initial experience. *Radiology.* 2002;225:210-214.
20. Lichtenstein D, Meziere G, Lascols N, et al. Ultrasound diagnosis of occult pneumothorax. *Crit Care Med.* 2005;33:1231-1238.
21. Sartori S, Tombesi P, Trevisani L, Nielsen I, Tassinari D, Abbasciano V. Accuracy of transthoracic sonography in detection of pneumothorax after sonographically guided lung biopsy: prospective comparison with chest radiography. *AJR Am J Roentgenol.* 2007;188:27-40.
22. Reibig A, Kroegel C. Accuracy of transthoracic sonography in excluding post-interventional pneumothorax and hydropneumothorax: comparison to chest radiography. *Eur J Radiol.* 2005;53:463-470.
23. Bouhemad B, Zhang M, Lu Q, Rouby J. Clinical review: bedside lung ultrasound in critical care practice. *Crit Care.* 2007;11:205-213.
24. Wernecke K. Sonographic features of pleural disease. *AJR Am J Roentgenol.* 1997;168:1061-1066.
25. Weinberg B, Diakoumakis E, Burton K, Zvi S, Zvi B. The air bronchogram: sonographic demonstration. *AJR Am J Roentgenol.* 1986;147:593-595.
26. Reibig A, Kroegel C. Transthoracic sonography of diffuse parenchymal lung disease: the role of comet tail artifacts. *J Ultrasound Med.* 2003;22:173-180.
27. Agricola E, Bove T, Oppizzi M, et al. Ultrasound comet tail images: a marker of pulmonary edema. A comparative study with wedge pressure and extravascular lung water. *Chest.* 2005;127:1690-1695.
28. CPT 2009 Professional Edition. American Medical Association, Chicago:IL.

CAPÍTULO 8

Ultrassonografia cardíaca

Rodney W. Savage, MD, FACP, FACC, FSCAI e Marguerite Underwood, RN, RDCSC

INTRODUÇÃO

A ecocardiografia já foi limitada a equipamentos caros, pesados e pouco portáveis. Hoje em dia, os instrumentos são facilmente transportados em uma pasta ou até mesmo em cintos especiais. Médicos com credenciamento e treinamento apropriados conseguem obter a imagem do ponto de interesse e encontrar respostas rápidas para questões que antes levavam horas ou dias para serem respondidas. Sendo crucial no cenário de cuidado crítico, é possível revelar em minutos doença valvar, função ventricular, tamponamento cardíaco, *shunts* e patologia dos grandes vasos. Nos cenários não graves, estudos em série podem ser realizados com custos e inconveniências mínimas.

Este capítulo serve como guia instrucional e pronta referência para cuidadores durante o treinamento inicial enquanto estão aprendendo a aplicar a ecocardiografia como ferramenta diagnóstica em suas práticas.

JANELAS BIDIMENSIONAIS

As quatro janelas comumente usadas na ecocardiografia transtorácica são (1) paraesternal esquerda, (2) apical, (3) subxifoide e (4) supraesternal (Fig. 8.1A e B). Algumas incidências podem ser mais fáceis de serem obtidas, em alguns pacientes, do que outros. Por exemplo, a visualização em pacientes com doença pulmonar obstrutiva grave pode ser melhor a partir da abordagem subxifoide, enquanto essa mesma janela pode não estar disponível em pacientes após cirurgia do abdome. As Figuras 8.2 e 8.11 ilustram cada uma das janelas-padrão e dos ângulos dos transdutores. O operador saberá ou aprenderá com rapidez que as variações anatômicas normais requerem ajustes para aprimorar a imagem.

MODO M

O modo M fornece uma visão linear em "picador de gelo" de alta fidelidade com as estruturas analisadas. Essas imagens "tradicionais" da ecocardiografia ainda são úteis quando se faz medidas e estuda-se as relações e associações com o tempo (Fig. 8.12).

DOPPLER COLORIDO

O *Doppler* colorido fornece uma demonstração visual em código colorido do fluxo não laminar (turbulento) com o código colorido comum. As áreas azuis representam o fluxo movimentando-se para longe do transdutor, enquanto as áreas vermelhas reproduzem o fluxo movimentando-se no sentido do transdutor. O fluxo em ângulos retos ao transdutor e o fluxo laminar (suave) não são visualizados. De acordo com isso, é possível observar lesões estenóticas, jatos regurgitantes e *shunts*; porém, diversas janelas e incidências precisam ser analisadas para evitar que patologias passem despercebidas. Nos casos de lesões regurgitantes e *shunts*, algumas estimativas da gravidade (leve, moderada ou grave) podem ser avaliadas pelo reconhecimento da representação de turbulência e não da alteração de volume ou pressão (Fig. 8.13).

DOPPLER PULSADO

O *Doppler* pulsado apresenta uma representação gráfica do fluxo turbulento em uma pequena área-alvo definida. Para conseguir resolução espacial, apenas segmentos de tempo limitados de transmissão e recepção de sinal estão disponíveis no ciclo geral de transmissão e recebimento de imagem. De acordo com isso, fluxos turbulentos ou de alta velocidade podem exceder a capacidade do *Doppler* pulsado em demonstrar (limite de Nyquist). Isso restringe o uso do *Doppler* pulsado na análise de situações com turbulência baixa a moderada, como fluxo de entrada ventricular direito e esquerdo na diástole, na análise da veia pulmonar e no estudo de lesões com alterações de velocidade leve a moderada (pressão) (Fig. 8.14).

DOPPLER DE ONDA CONTÍNUA

O *Doppler* de onda contínua (OC) envolve envio e recebimento constante de sinais da turbulência do fluxo das hemácias, permitindo a demonstração gráfica completa das alterações de alta turbulência e velocidade (pressão) (Fig. 8.15). Essa vantagem surge à custa de não haver

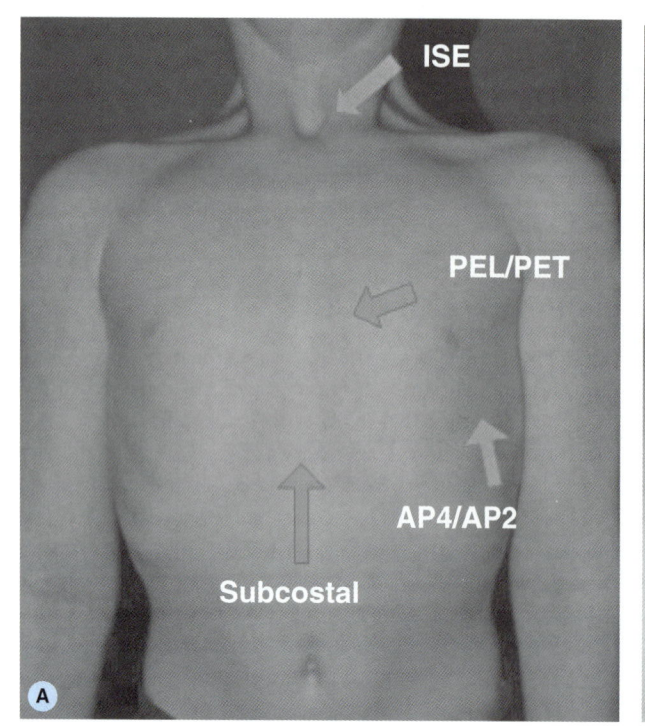

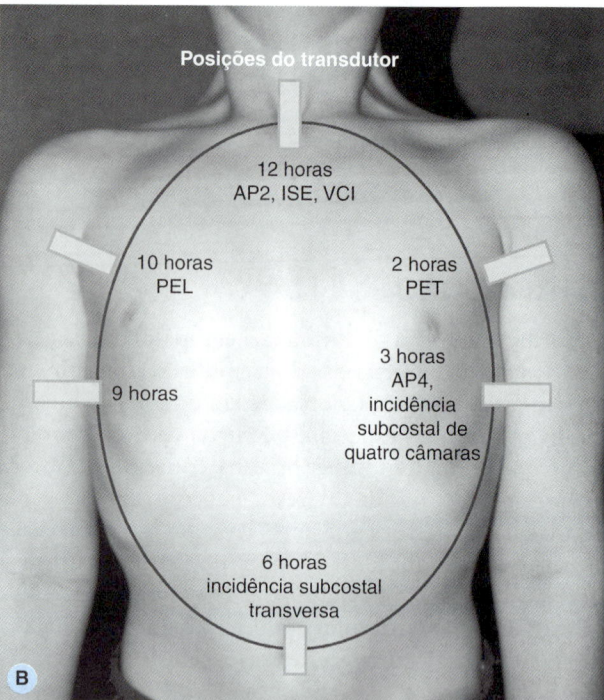

Figura 8.1 (**A**) Incidências ecocardiográficas usuais. (**B**) Angulação do transdutor nas incidências-padrão da ecocardiografia (eixo longitudinal e eixo transverso). AP, apical; VCI, veia cava inferior; PEL, paraesternal longitudinal; PET, paraesternal transversa; ISE, incisura supraesternal; AP4, apical de quatro câmaras; AP2, apical de duas câmaras. (*Cortesia de Jim Underwood.*)

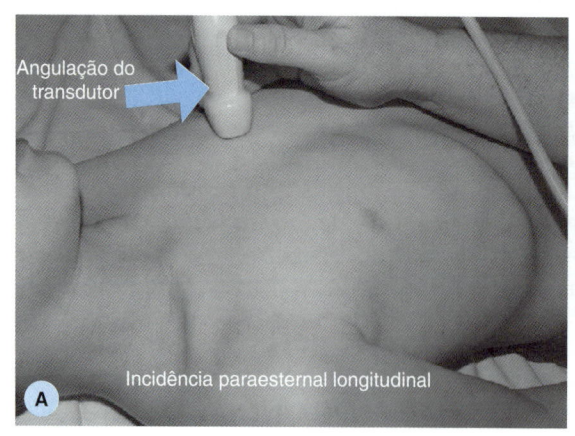

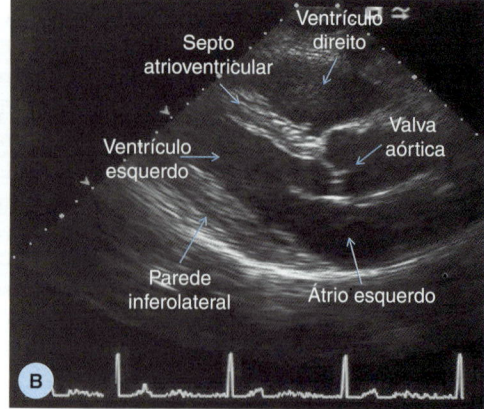

Obtenção da incidência paraesternal longitudinal
- Começar no terceiro espaço intercostal, mover o transdutor para cima, para baixo e ao longo dos espaços costais, conforme a necessidade.
- Angulação do transdutor aproximadamente na posição de 10 horas.

Figura 8.2 (**A**) Correlação entre o transdutor (começar no terceiro espaço intercostal, mover o transdutor para cima, para baixo e ao longo dos espaços costais, conforme a necessidade), suas angulações (aproximadamente 10 horas) e (**B**) a imagem obtida na incidência paraesternal longitudinal. (*Cortesia de Jim Underwood.*)

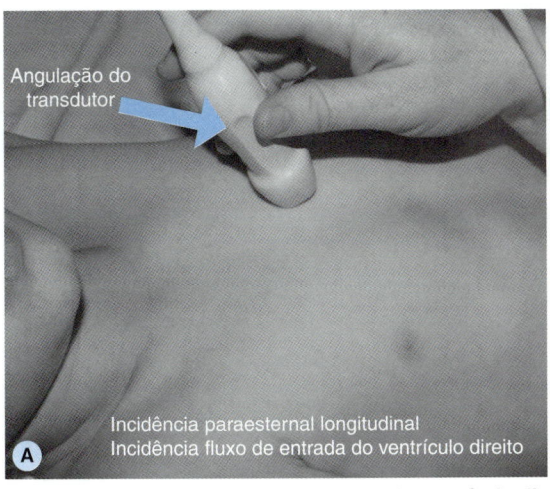

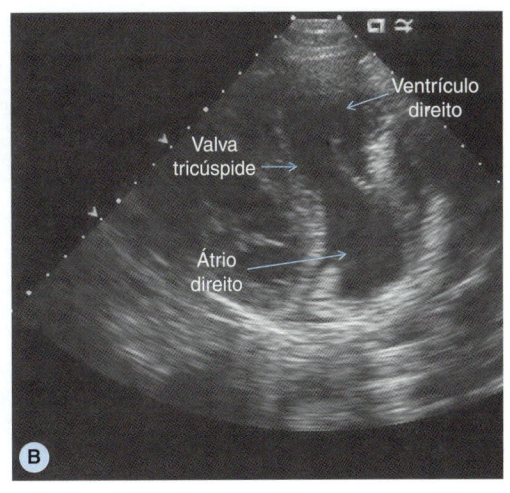

Obtenção da incidência fluxo de entrada do ventrículo direito
• A partir da incidência paraesternal longitudinal (PEL), angular o transdutor inferiormente.

Figura 8.3 (**A**) Correlação entre o transdutor (começar no terceiro espaço intercostal, mover o transdutor para cima, para baixo e ao longo dos espaços costais, conforme a necessidade, e angular inferiormente), suas angulações (na posição de 10 horas) e (**B**) a imagem obtida na incidência fluxo de entrada do ventrículo direito. (*Cortesia de Jim Underwood.*)

visualização das estruturas analisadas e nenhuma resolução espacial ao longo do trajeto do feixe. Por exemplo, as obstruções valvares e subvalvares na via de saída do ventrículo esquerdo são somadas de forma que o operador não tem conhecimento da respectiva contribuição de cada componente. A estenose aórtica e a regurgitação mitral podem ser confundidas.

DOENÇA CARDÍACA VALVAR

Estenose aórtica

A estenose aórtica pode ser congênita (normalmente bicúspide), degenerativa (na maioria das vezes calcificada) ou reumática. Em geral, essa valva é bem visualizada nas incidências paraesternais esquerdas de eixo longitu-

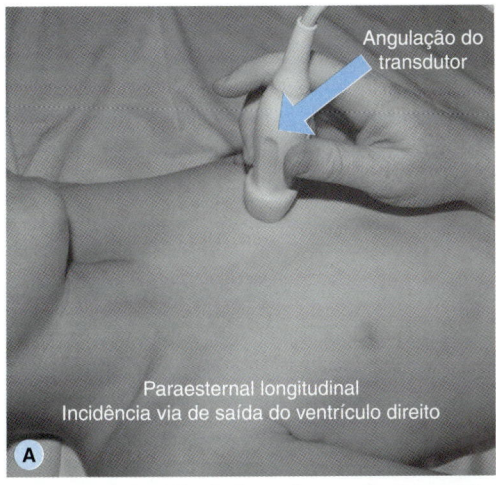

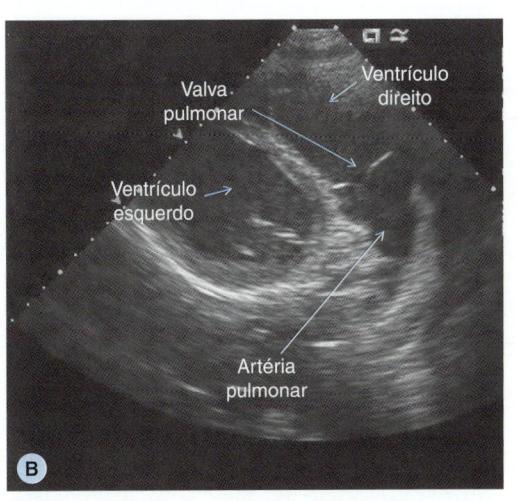

Obtenção da incidência fluxo de entrada do ventrículo direito
• A partir da incidência paraesternal longitudinal (PEL), inclinar o feixe do transdutor superiormente.
• Pode precisar rodar um pouco a angulação do transdutor em sentido horário.

Figura 8.4 (**A**) Correlação entre o transdutor (começar no terceiro espaço intercostal, mover o transdutor para cima, para baixo e ao longo dos espaços costais, conforme a necessidade, e angular inferiormente), suas angulações (na posição de 10 horas; rodar ligeiramente a angulação do transdutor em sentido horário) e (**B**) a imagem obtida na incidência via de saída do ventrículo direito. (*Cortesia de Jim Underwood.*)

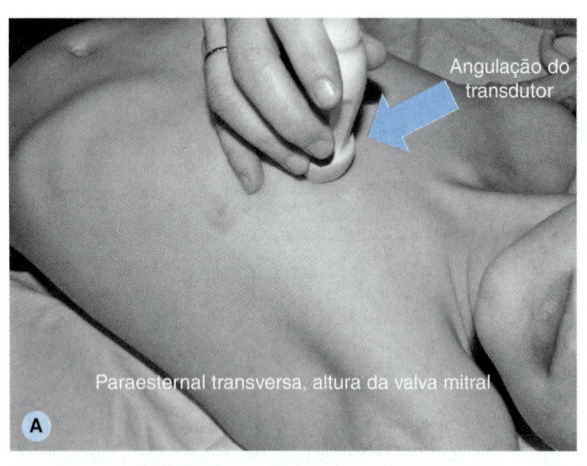

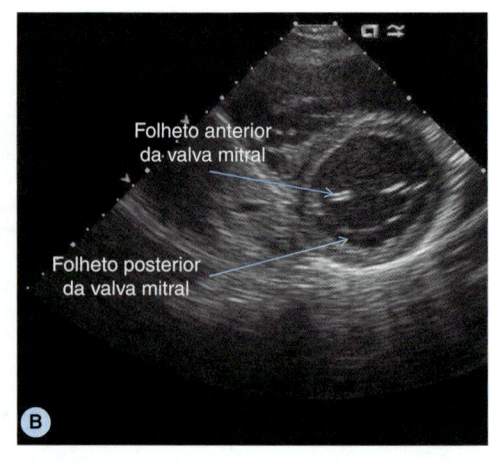

Obtenção da incidência paraesternal transversa (altura da valva mitral)
- O ventrículo esquerdo deve ter aparência arredondada.
- Ao inclinar o transdutor (usando angulação superior e inferior) a partir do ombro direito do paciente para o quadril esquerdo e mantendo a angulação do transdutor na posição de 2 horas, o operador visualiza o coração do ápice à base.
- Da incidência PEL, rodar a angulação do transdutor em sentido horário até chegar à posição de 2 horas.

Figura 8.5 (**A**) Correlação entre o transdutor (começar no terceiro espaço intercostal, mover o transdutor para cima, para baixo e ao longo dos espaços costais, conforme a necessidade), suas angulações (na posição de 2 horas) e (**B**) as imagens obtidas na incidência paraesternal transversa. Inclinar o transdutor superior e inferiormente para visualizar o coração do ápice à base. (*Cortesia de Jim Underwood.*)

dinal e transversa na base. Também é bem visualizada no corte apical de cinco e três câmaras. Da janela subxifoide, visões equivalentes àquelas disponíveis na janela apical podem ser obtidas, porém com mais dificuldade e menos nitidez. A incidência paraesternal esquerda transversa na base oferece os mais detalhes da morfologia valvar e, às vezes, uma estimativa razoável da área valvar sistólica. Em geral, a calcificação torna essa estimativa duvidosa. O *Doppler* colorido revela evidências de turbulência supravalvar. O *Doppler* de OC fornece um cálculo da queda da pressão de pico pela equação: $P = 4(V1 - V2)$, onde P é a diferença na pressão de pico pela valva na sístole; V1 é a velocidade *Doppler* distal à estenose; e V2 é a velocidade proximal à estenose (Fig. 8.16). O ângulo de incidência entre a linha de exame e o jato na linha média deve ser menor que 30° para evitar subestimações, uma vez que a velocidade medida difere da velocidade verdadeira. A velocidade medida depende do ângulo theta e é menor que a verdadeira pelo cosseno theta (fator de multiplicação) (ver fórmula no Cap. 3). O operador deve analisar várias janelas, inclusive a apical, subxifoide, supraesternal e paraesternal direita para evitar esse erro, considerando a maior queda da pressão de pico.

A estenose aórtica congênita demonstra distorção na morfologia da valva (em geral, duas em vez de três cúspides) com ou sem calcificação (Fig. 8.17). A doença degenerativa revela morfologia normal invadida por espessamento e calcificação do anel ao folheto (Fig. 8.18). A doença reumática se manifesta pelo espessamento da ponta do folheto, que se estende para os folhetos das valvas com ou sem calcificação.

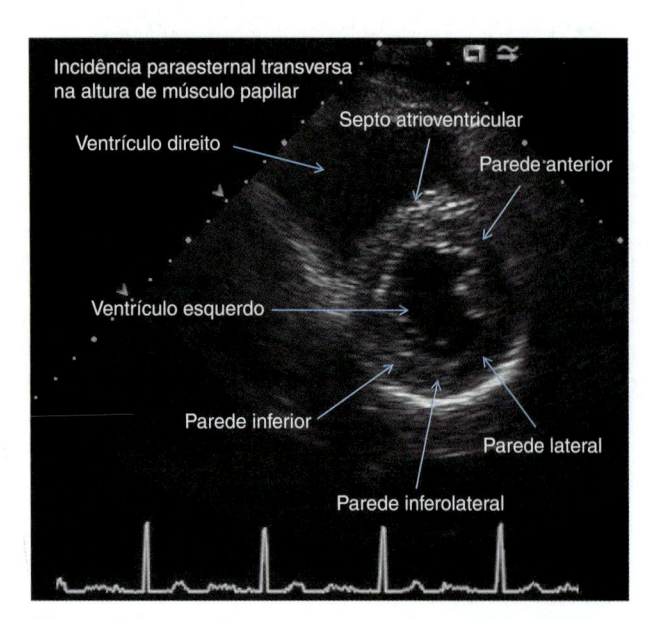

Figura 8.6 Incidência paraesternal transversa (PET) na altura do músculo papilar. A inclinação do transdutor superior e inferiormente na posição PET permite visualizar o coração do ápice à base. (*Cortesia de Jim Underwood.*)

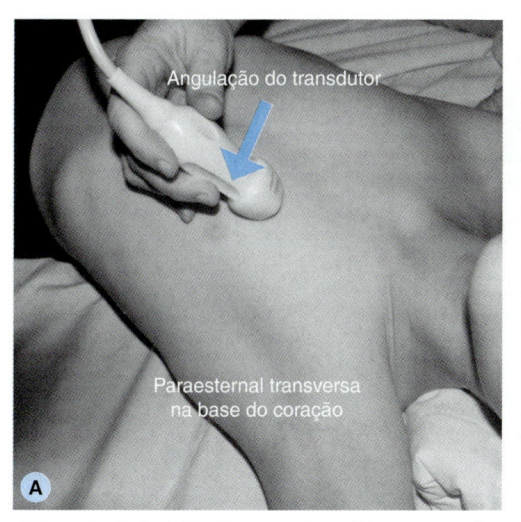

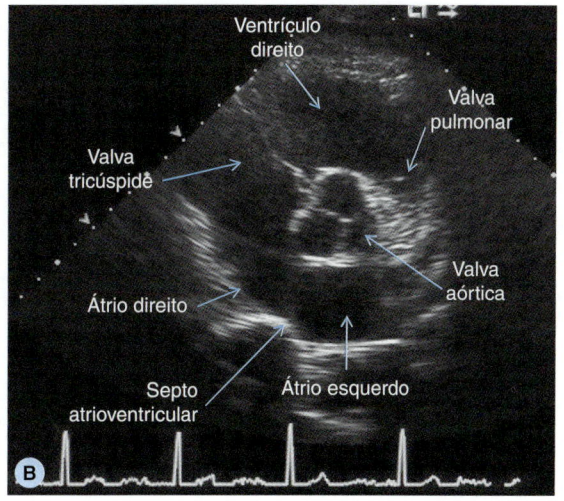

Obtenção da incidência paraesternal transversa (base do coração)
- Da incidência paraesternal longitudinal, rodar a angulação do transdutor em sentido horário até aproximadamente a posição de 2 horas.
- Inclinar o transdutor superiormente na direção do ombro direito do paciente, enquanto mantém a posição de 2 horas.

Figura 8.7 (**A**) Correlação entre o transdutor, suas angulações e (**B**) as imagens obtidas na incidência paraesternal transversa da base do coração. (*Cortesia de Jim Underwood.*)

Regurgitação aórtica

A regurgitação aórtica pode ser congênita, degenerativa, infecciosa, reumática, traumática ou resultante de distorção da raiz aórtica. As incidências usadas na estenose aórtica servem para a regurgitação aórtica. Além disso, a atenção às incidências supraesternais pode ajudar a

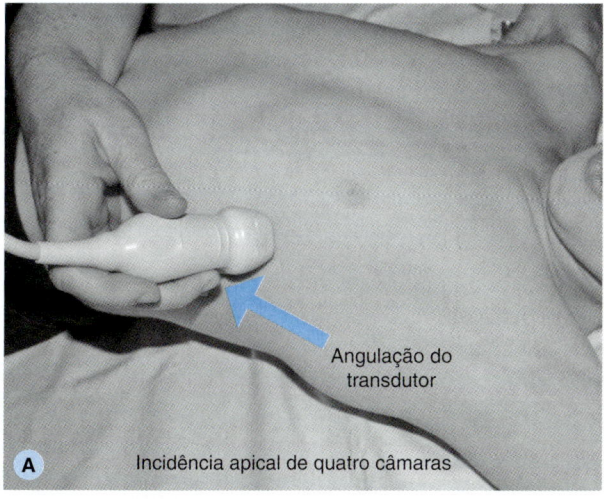

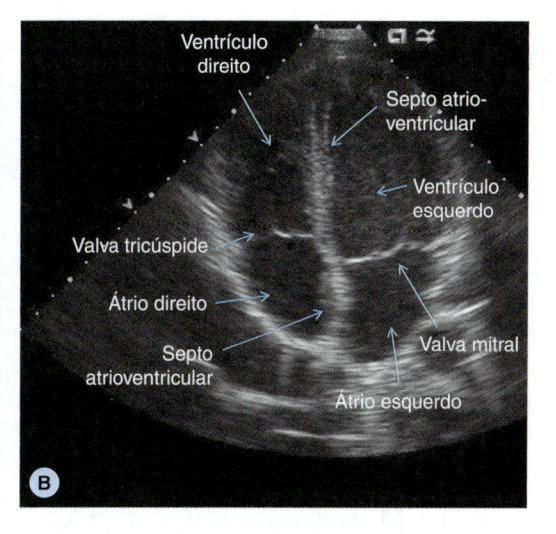

Obtenção da incidência AP4
- Encontrar o ponto de máxima impulsão (PMI) do paciente.
- Posicionar o transdutor no PMI, com a angulação próxima da posição de 3 horas.
- Deslizar lentamente o transdutor ao longo do espaço costal, ao mesmo tempo em que mantém a angulação; o transdutor pode precisar ser movimentado para cima ou para baixo no espaço costal.

Figura 8.8 (**A**) Correlação entre o transdutor (começar no ponto de máxima impulsão e deslizar o transdutor ao longo do espaço costal; o transdutor pode precisar ser movimentado para cima ou para baixo no espaço costal), suas angulações (na posição de 3 horas) e (**B**) a imagem obtida na incidência apical de quatro câmaras. (*Cortesia de Jim Underwood.*)

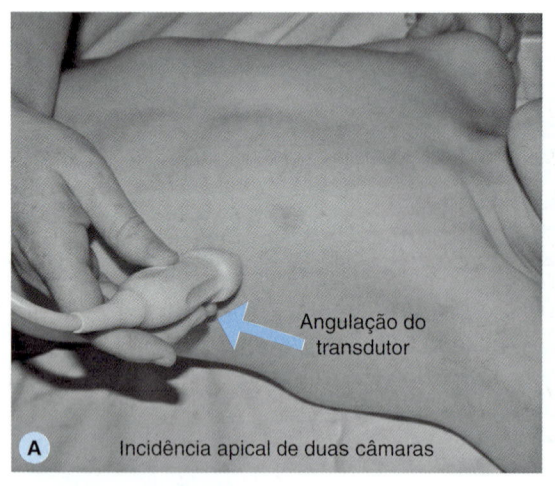

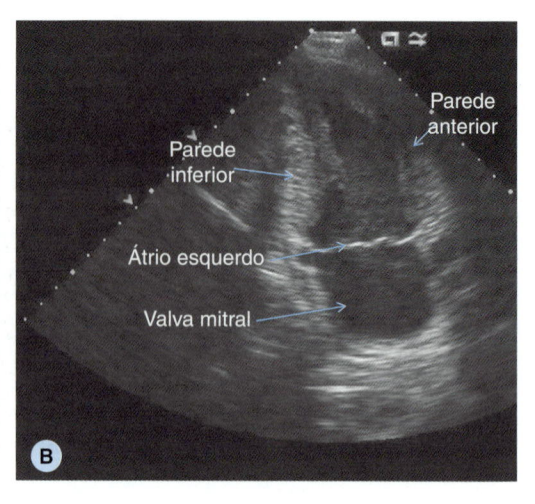

Obtenção da incidência AP2
- A partir da incidência AP4, rodar a angulação do transdutor da posição de 3 horas para a posição de 12 horas.
- A incidência AP3 pode ser obtida pela rotação da angulação do transdutor ligeiramente no sentido da posição

Figura 8.9 (**A**) Correlação entre o transdutor (começar no ponto de máxima impulsão e deslizar o transdutor ao longo do espaço costal; o transdutor pode precisar ser movimentado para cima ou para baixo no espaço costal), suas angulações (na posição de 12 horas) e (**B**) a imagem obtida na incidência apical de duas câmaras. AP, apical. (*Cortesia de Jim Underwood.*)

identificar alterações importantes na aorta ascendente, como dissecção, aneurisma, alteração aterosclerótica e espessamento sifilítico em "casca de árvore". Nos casos agudos, as dimensões ventriculares esquerdas podem ser normais ou quase normais. O fechamento precoce da valva mitral pode ser observado na imagem bidimensional (2D) e quantificado pelo modo M. O *Doppler* colorido demonstra fluxo torrencial breve, confirmado pelo *Doppler* de OC com interrupção do fluxo antes da sístole seguinte. Nessa situação, a dissecção da aorta, ruptura traumática da valva aórtica ou vegetação infecciosa podem ser previstas.

Nos casos crônicos, a dilatação ventricular esquerda avançará com o aumento da gravidade da regurgitação, o que o *Doppler* colorido consegue calcular (Fig. 8.19). Jatos maiores são mais largos na via de saída ventricular esquerda e enchem o ventrículo esquerdo em maior grau. As estimativas são melhor feitas como leve, moderada ou grave. Níveis mais acentuados de regurgitação são associados a maiores graus de crescimento ventricular esquerdo. As imagens do *Doppler* de OC revelam diminuição mais rápida do fluxo diastólico com os jatos maiores. Embora as medidas de volume do modo M e 2D possam ser úteis, elas são melhor aplicadas em estudos mais formais e meticulosos.

Estenose mitral

A estenose mitral calcificada ocorre quando a calcificação se estende do anel mitral para os folhetos da valva. Em geral, é observada em pacientes idosos e hipertensos. Muitas vezes, a diálise acelera o processo. A estenose mitral calcificada moderada e grave é bastante incomum. O tipo reumático revela-se como espessamento de folhetos, começando nas pontas e estendendo-se pelos folhetos da valva com fusão comissural e calcificação progressiva. Com frequência, as cordas tendíneas e os músculos papilares estão envolvidos. Na incidência paraesternal esquerda longitudinal, o folheto anterior tem aparência de "taco de *hockey*" na diástole (Fig. 8.20). Na incidência paraesternal esquerda transversa na base, é possível observar a clássica aparência "boca de peixe" (Fig. 8.21). Não raro, a área da valva diastólica pode ser calculada com precisão, desde que a distorção da calcificação seja limitada. O "*doming*" aparece nos cortes apical e subxifoide. A análise pulsada no nível da abertura da valva nessas incidências mostra a curva característica da velocidade do fluxo diastólico, com declínio mais lento e áreas valvares mais justas. A acentuação pré-sistólica ocorre em pacientes que permanecem no ritmo sinusal, desaparecendo com a fibrilação atrioventricular. Nos dois casos, uma estimativa da área da valva mitral pode ser feita pela mensuração do tempo de meia-pressão e pela equação: MVA = 220/PHT, onde MVA é a área de valva mitral em cm^2 e PHT (tempo de meia-pressão) é o tempo em milissegundos para a pressão de pico decair 50% (ou mudança da frequência de pico para decair 70%) (Fig. 8.22). Essa fórmula pode ser aplicada no leito na ausência de regurgitação mitral e/ou aórtica considerável. Por fim, uma estimativa do

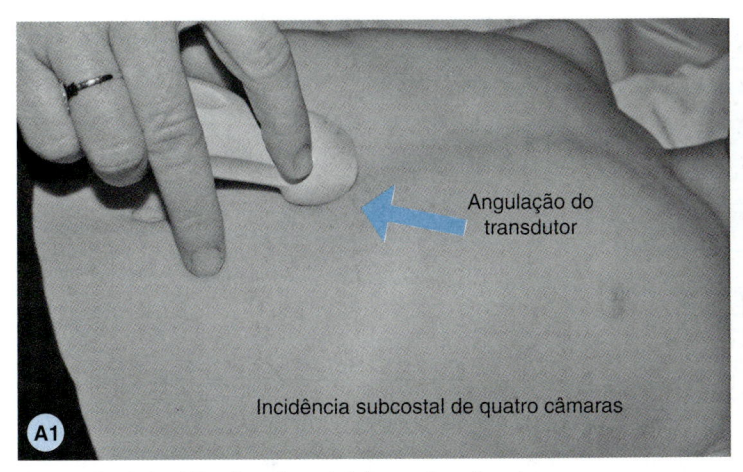

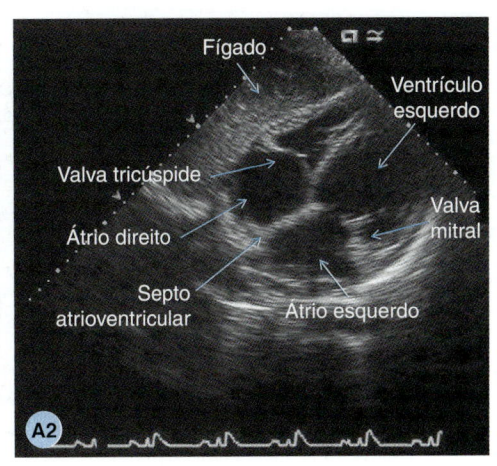

Obtenção da incidência subcostal de quatro câmaras
- Posicionar o transdutor na região subxifoide.
- A angulação do transdutor deve ser na posição de 3 horas.
- Tentar não usar muita pressão.

Obtenção da incidência de veia cava inferior
- Rodar a angulação do transdutor para a posição de 12 horas.

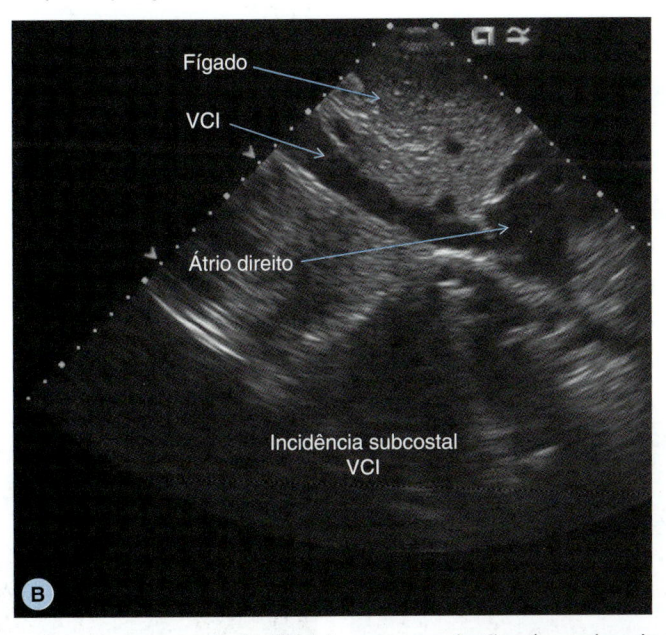

Figura 8.10 (**A**) Correlação entre o transdutor (subxifoide), suas angulações (aproximadamente na posição de 3 e 12 horas) e (**A1**) as imagens obtidas na incidência subcostal de quatro câmaras (**A2**). (**B**) Incidência de veia cava inferior (VCI). (*Cortesia de Jim Underwood.*)

pico e gradiente médio pode ser feita pela aplicação da equação usada na estenose aórtica.

Regurgitação mitral

Atualmente, enquanto a estenose mitral é rara, a regurgitação mitral ocorre com frequência. A intensidade e localização do sopro, muitas vezes, não se correlacionam bem com a gravidade regurgitante. Em muitos casos, história clínica, exame físico, eletrocardiografia e radiografia torácica não definem de forma adequada a etiologia e/ou gravidade.

É preciso antever a regurgitação mitral aguda quando insuficiência cardíaca ou um novo sopro acompanha a isquemia ou o infarto do miocárdio. A disfunção e a ruptura dos músculos papilares podem ser melhor analisadas nas incidências apical e subxifoide. No caso de regurgitação mitral grave decorrente da ruptura da cabe-

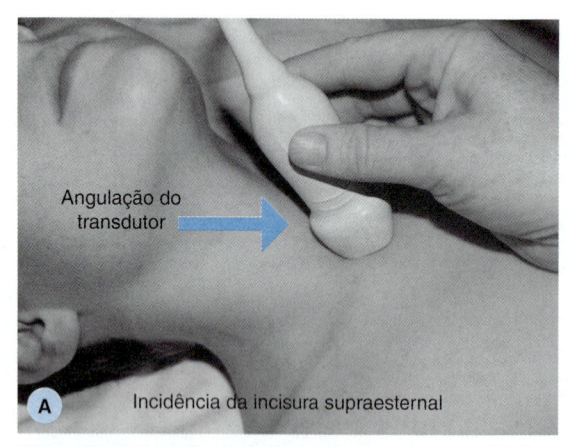

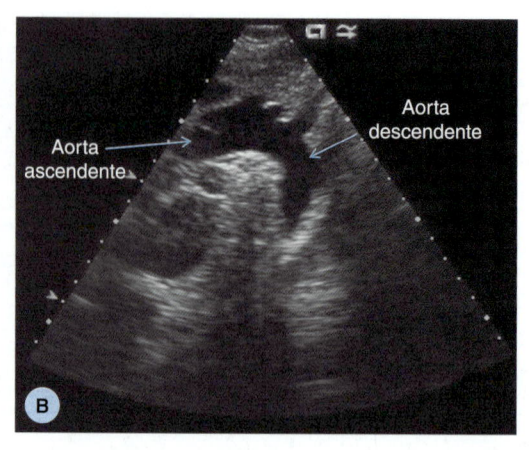

Obtenção da incidência da incisura supraesternal (ISE)
- Posicionar o transdutor na incisura supraesternal, com a angulação do transdutor na posição de 12 horas (para o nariz).
- Inclinar o transdutor lateral ou medialmente para visualizar a aorta ascendente e descendente.

Figura 8.11 (**A**) Correlação entre o transdutor (supraesternal), suas angulações na posição de 12 horas (para o nariz) e (**B**) a imagem obtida na incidência da incisura supraesternal. Inclinar o transdutor lateral ou medialmente para visualizar a aorta ascendente e descendente. (*Cortesia de Jim Underwood.*)

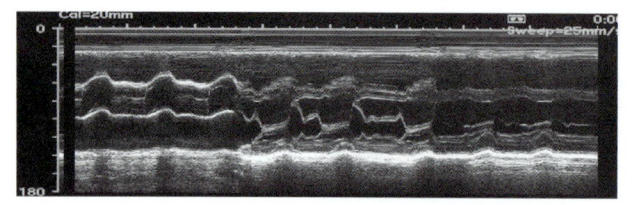

Figura 8.12 Varredura no modo M na posição paraesternal longitudinal. (*Cortesia de Jim Underwood.*)

ça de um músculo papilar, o reparo cirúrgico emergencial aumenta a sobrevida e o exame ponto de interesse pode salvar a vida do paciente. A endocardite e o trauma também podem ocasionar regurgitação mitral aguda e requerem diagnóstico oportuno e intervenção precoce.

Prolapso da valva mitral, doença arterial coronariana (DAC), miocardiopatia dilatada, calcificação do anel mitral, doença cardíaca reumática e endocardite podem produzir regurgitação mitral crônica. Com o aumento da sobrecarga de volume, o ventrículo esquerdo se dila-

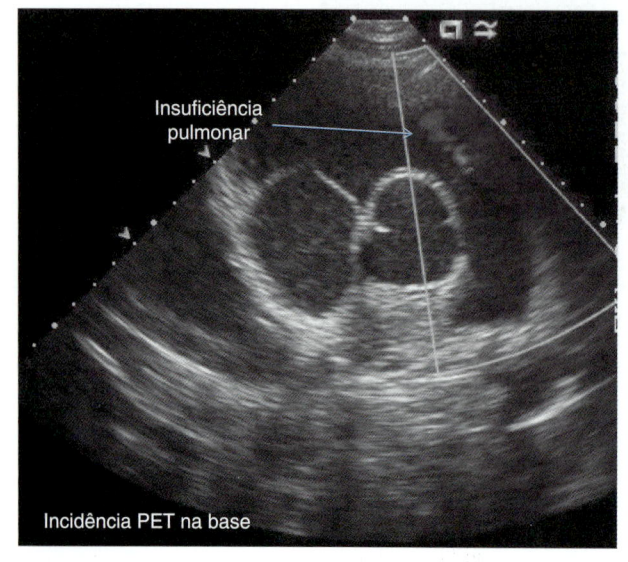

Figura 8.13 Insuficiência pulmonar (IP) diagnosticada pelo *Doppler* colorido (IP leve não é um achado normal incomum). PET, paraesternal transversa. (*Cortesia de Jim Underwood.*)

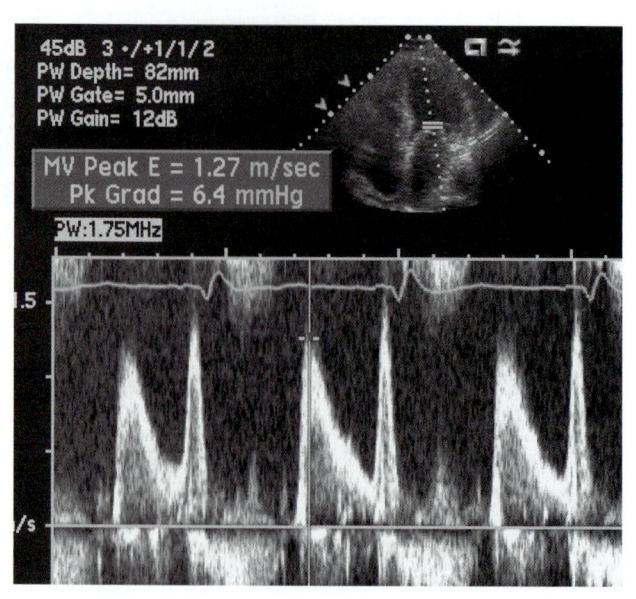

Figura 8.14 Imagem do *Doppler* de onda pulsada do fluxo da valva mitral (*Cortesia de Jim Underwood.*)

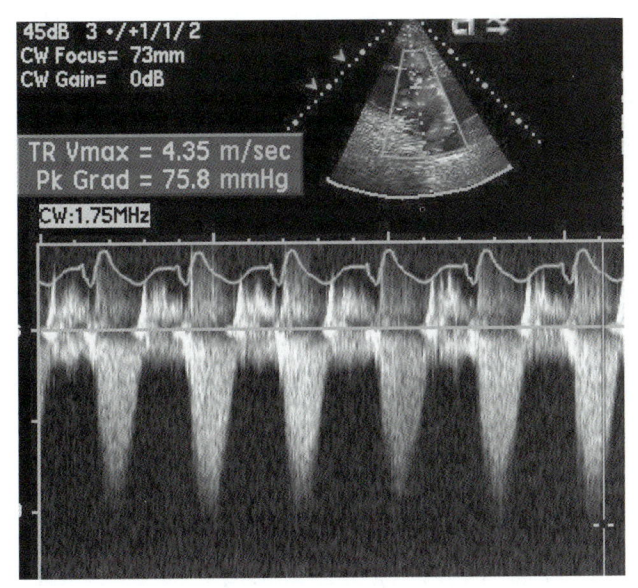

Figura 8.15 Imagem do *Doppler* de onda contínua da insuficiência tricúspide grave causada pela hipertensão pulmonar crônica decorrente de êmbolos pulmonares repetidos. A pressão na artéria pulmonar é maior que 75 mmHg. (*Cortesia de Jim Underwood.*)

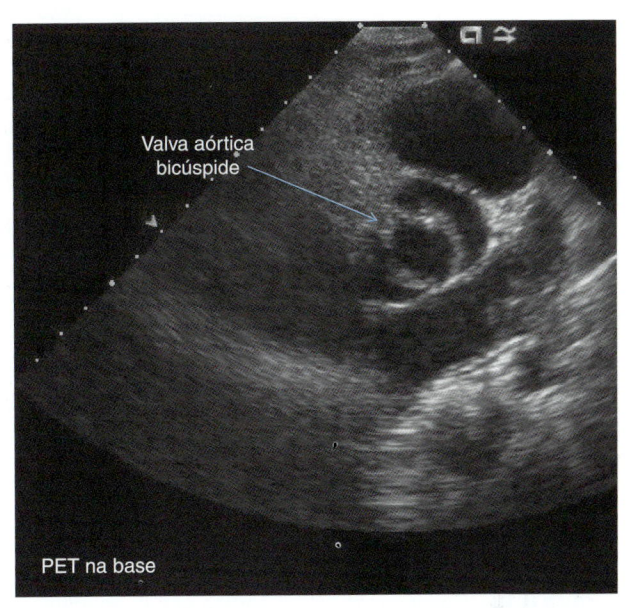

Figura 8.17 Incidência paraesternal transversa (PET) da valva aórtica bicúspide (observe a aparência típica de "futebol" da valva na sístole). (*Cortesia de Jim Underwood.*)

ta e falha. Com o reparo, o curso da falência ventricular esquerda pode ser interrompido. Esse não é o caso da substituição da valva mitral, tornando estudos em série essenciais para os pacientes com regurgitação mitral. As valvas reparáveis com regurgitação grave podem ser identificadas no leito e durante a visita ao consultório. A dilatação progressiva do ventrículo esquerdo e a de-

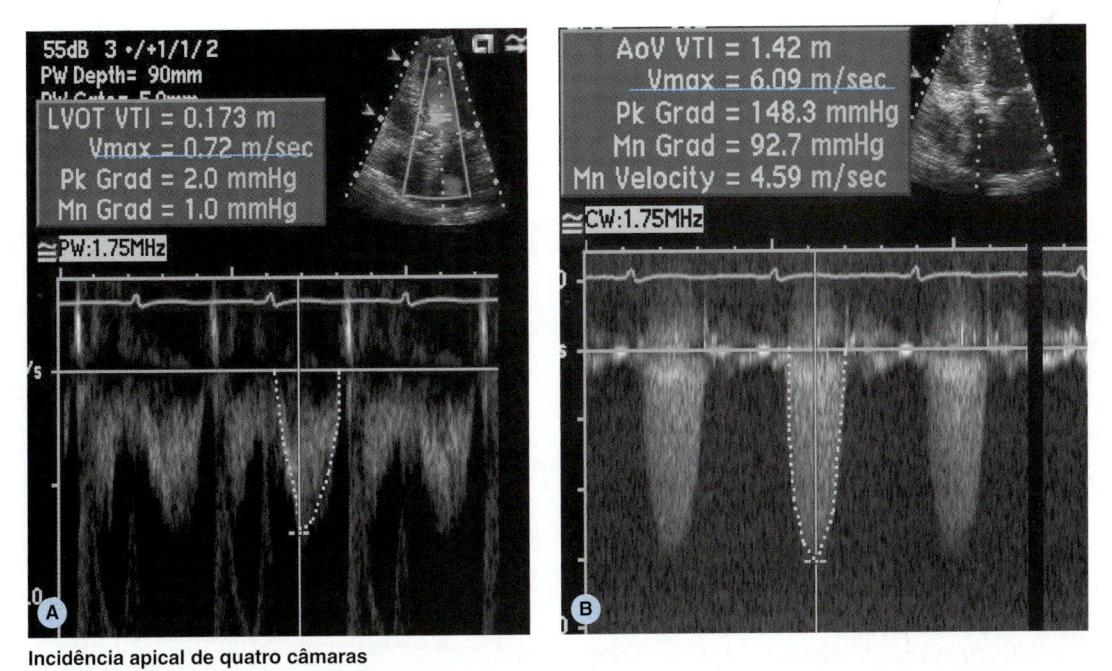

Incidência apical de quatro câmaras
Imagem A: imagem do *Doppler* da via de saída do ventrículo esquerdo
Imagem B: imagem do *Doppler* da valva aórtica

Figura 8.16 Imagem do *Doppler* de onda contínua do fluxo na valva aórtica. (**A**) Velocidade do fluxo normal. (**B**) Velocidade de fluxo anormal alta devido à estenose aórtica. (*Cortesia de Jim Underwood.*)

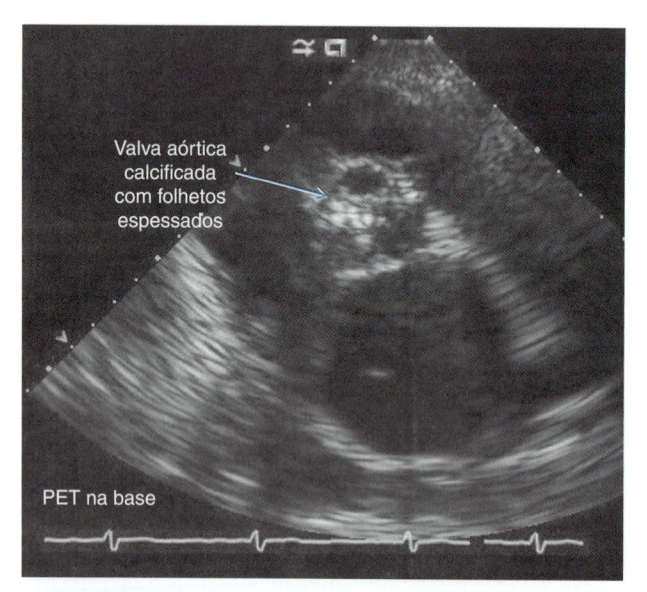

Figura 8.18 Calcificação valvar aórtica grave, envolvendo a cúspide não coronariana da valva aórtica. PET, paraesternal transversa. (*Cortesia de Jim Underwood.*)

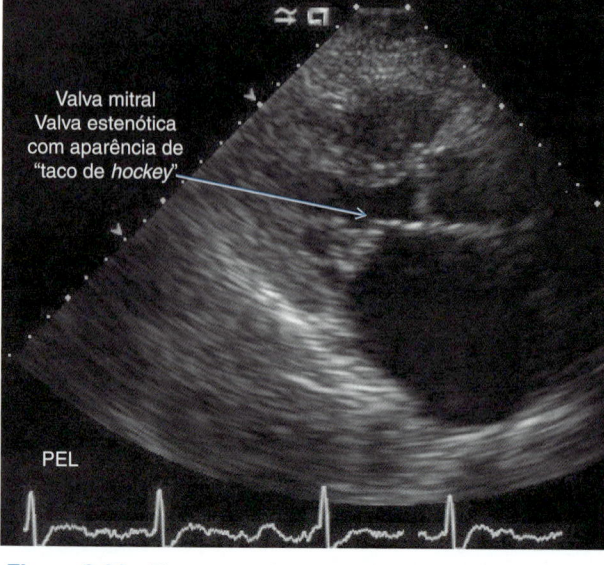

Figura 8.20 Estenose mitral reumática, demonstrando a típica aparência de "taco de *hockey*" da valva mitral na incidência paraesternal longitudinal (PEL). Observe o átrio esquerdo grosseiramente dilatado. (*Cortesia de Jim Underwood.*)

terioração precoce da fração de ejeção podem ser reconhecidas. Mais uma vez, o *Doppler* colorido (Fig. 8.23) desempenha um papel importante na diferenciação da regurgitação leve, moderada e grave. Um jato excêntrico deve incitar cuidado extra, pois o estudo com *Doppler* colorido pode subestimar o volume da regurgitação. É melhor deixar os esforços de quantificação da fração regurgitante para o exame tradicional completo. A comparação velocidade-tempo do fluxo de entrada e de saída do ventrículo esquerdo do Doppler pulsado multiplicada pelas respectivas áreas transversas valvares pode ser útil para operadores habilidosos. De maneira similar, a análise dos padrões da veia pulmonar pode ser tentada. A medida serial no modo M 2D-direcionada das dimensões ventriculares médio-esquerdas no final da diástole e da sístole é muito mais fácil de ser obtida e acompanhada serialmente.

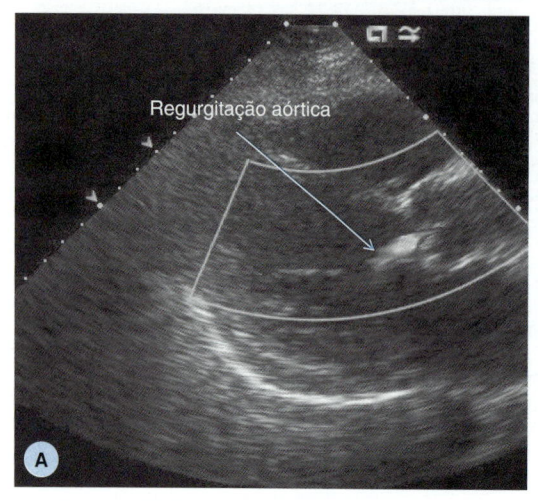

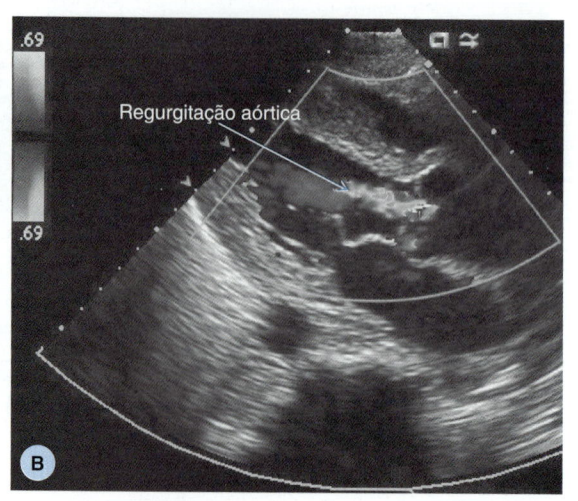

Figura 8.19 Incidência paraesternal longitudinal. Exemplos de insuficiência aórtica (IA) (regurgitação) na incidência paraesternal longitudinal (**A**) IA leve. (**B**) IA moderada. (*Cortesia de Jim Underwood.*)

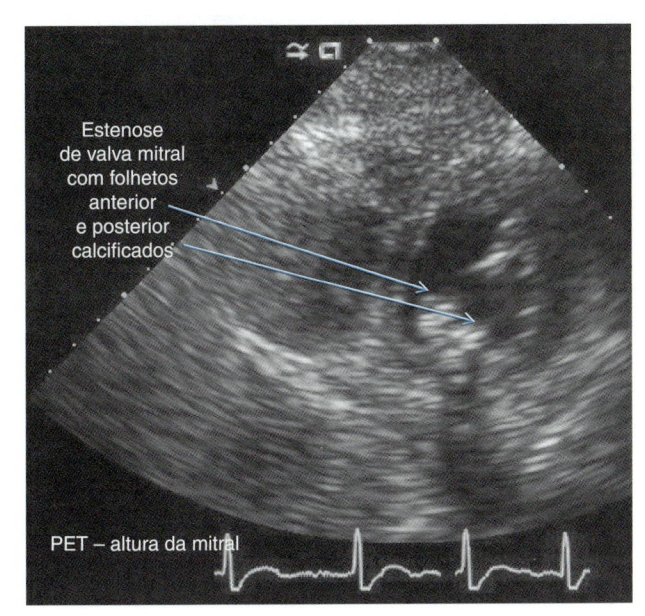

Figura 8.21 Estenose da valva mitral calcificada na incidência paraesternal transversa (PET) (altura da valva mitral). Calcificações mitrais intensas envolvem tanto o folheto anterior quanto o posterior. (*Cortesia de Jim Underwood.*)

Figura 8.22 A medida do tempo de meia-pressão no paciente com estenose mitral é usada para estimar a área da superfície da valva mitral. (*Cortesia de Jim Underwood.*)

Estenose pulmonar

A estenose pulmonar é melhor visualizada na incidência paraesternal esquerda transversa na base ou na incidência paraesternal esquerda da via de saída ventricular esquerda (Fig. 8.24). Na maior parte das vezes, a estenose pulmonar é congênita e pode ocorrer sozinha ou em associação com outras etiologias. O *Doppler* de OC pode fornecer uma boa estimativa do gradiente valvar, desde que seja tomado cuidado para assegurar que o ângulo de exame não exceda 30°. Ao contrário da estenose aórtica, a estenose pulmonar leve à moderada geralmente não progride. Na estenose pulmonar grave com hiper-

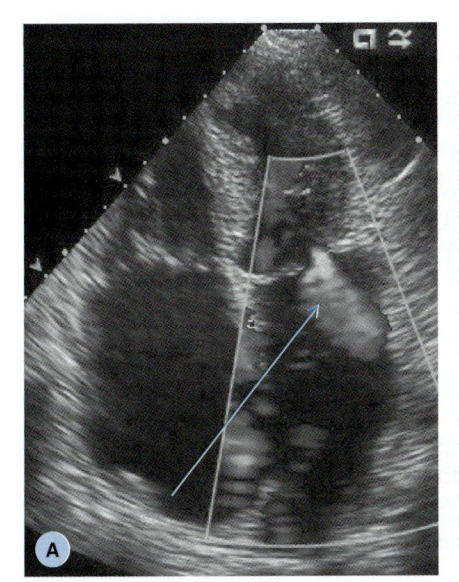

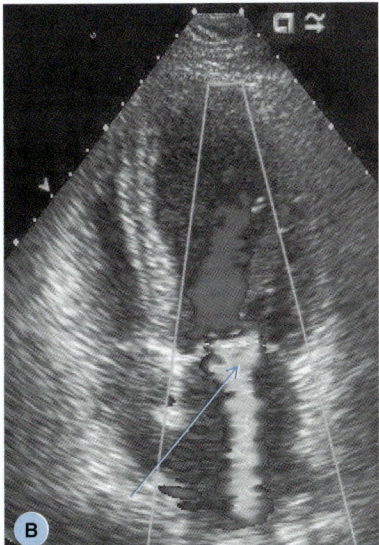

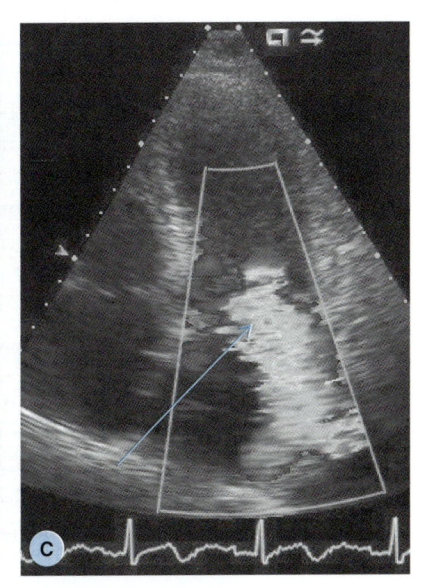

Figura 8.23 Incidência apical de quatro câmaras. Regurgitação mitral (**A**) leve, (**B**) moderada e (**C**) grave, demonstrada pelo *Doppler* colorido nas incidências apicais de quatro câmaras durante a sístole (*seta*). Observe o átrio esquerdo dilatado em A e C. (*Cortesia de Jim Underwood.*)

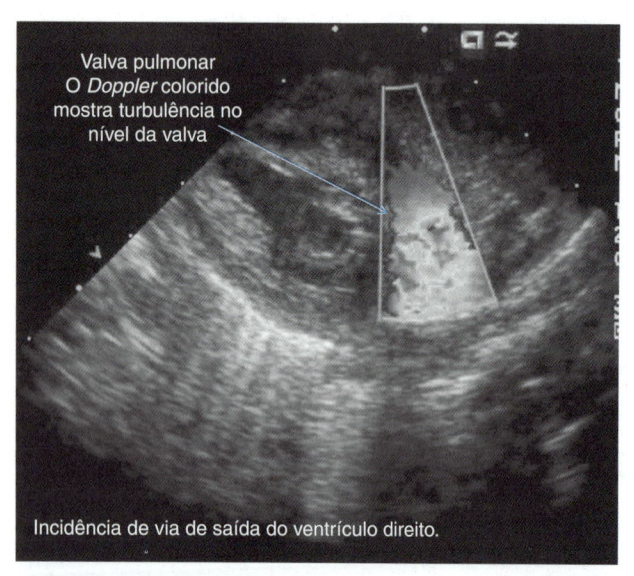

Figura 8.24 Estenose pulmonar demonstrada pelo *Doppler* colorido na incidência de via de saída do ventrículo direito. (*Cortesia de Jim Underwood.*)

trofia ventricular direita secundária, pode haver necessidade de alívio com valvuloplastia por balão, valvotomia aberta ou, em casos raros, substituição protética da valva.

Regurgitação pulmonar

Pequenas quantidades de regurgitação pulmonar são constantemente observadas em corações normais (Fig. 8.13). Quantidades maiores podem ser calculadas pelo uso das técnicas de *Doppler* similares àquelas usadas na insuficiência aórtica, considerando o crescimento ventricular direito secundário. O tamanho do jato no *Doppler* colorido, a profundidade da penetração e a largura da *vena contracta* relativa à largura da via de saída do ventrículo direito são úteis para avaliar a severidade da regurgitação. As etiologias são: congênita, infecciosa, dilatação idiopática do anel, hipertensão pulmonar e trauma.

Doença da valva tricúspide

Com três folhetos de tamanhos variados, a valva tricúspide é um grande desafio à imagem. O folheto anterior é o maior, e o septal o menor, inserindo-se em posição mais apical que o folheto anterior da valva mitral. Os folhetos anterior e posterior são vistos na incidência da via de entrada do ventrículo direito. Os folhetos anterior e septal são visualizados na incidência paraesternal esquerda transversa na base, incidência apical de quatro câmaras e subcostal de quatro câmaras.

Insuficiência tricúspide

Pequenos graus de insuficiência tricúspide são comuns nos corações normais. A regurgitação tricúspide patológica, na maioria dos casos, ocorre de uma dilatação anelar decorrente de hipertensão pulmonar de qualquer causa. A alteração mixomatosa pode ocasionar o prolapso. A endocardite pode romper a valva ou as estruturas de suporte. O trauma pode causar ruptura das cordas.

A estimativa da gravidade da regurgitação tricúspide depende do estudo do jato regurgitante com a imagem do *Doppler* colorido (Fig. 8.25). A largura do jato, a profundidade de penetração e a área em comparação à área atrioventricular direita ajudam a calcular a gravidade da incompetência tricúspide. O exame da veia cava inferior com aumento da regurgitação tricúspide revela dilatação, pulsação sistólica, enfraquecimento da variação respiratória e fluxo sistólico retrógrado. Por fim, nos estados crônicos, o crescimento atrioventricular direito ocorre de forma proporcional ao grau de regurgitação.

A avaliação de OC do jato de regurgitação tricúspide pode ser usada para calcular o pico da pressão sistólica do ventrículo direito pela seguinte equação: pressão sistólica do VD = $4 \times (V_{max} RT^2)$ + PAD, onde pressão sistólica do VD é o pico da pressão sistólica do ventrículo direito; $V_{max} RT^2$ é a mudança da velocidade de pico do jato regurgitante ao quadrado; e PAD é a pressão do átrio direito estimada (Fig. 8.15).

Estenose tricúspide

A estenose tricúspide congênita é rara. O envolvimento reumático pode ser observado quando há estenose mitral reumática. A síndrome carcinoide pode levar à estenose tricúspide sem envolvimento valvar do lado esquerdo. O espessamento valvar é observado com restrição da abertura da valva. A avaliação pulsada e de OC pode ser usada para calcular o gradiente e a área da valva como na estenose mitral.

CÂMARAS

Ventrículo esquerdo

O estudo do ventrículo esquerdo deve ser tentado a cada incidência-padrão nas janelas paraesternal esquerda, apical e subxifoide. Os ajustes da unidade de ultrassonografia precisam ser aprimorados em cada projeção para garantir a definição adequada do endocárdio. Se o endocárdio não for visualizado, as medidas não podem ser feitas nesse segmento e as anormalidades da movimentação da parede não poderão ser descritas. Com

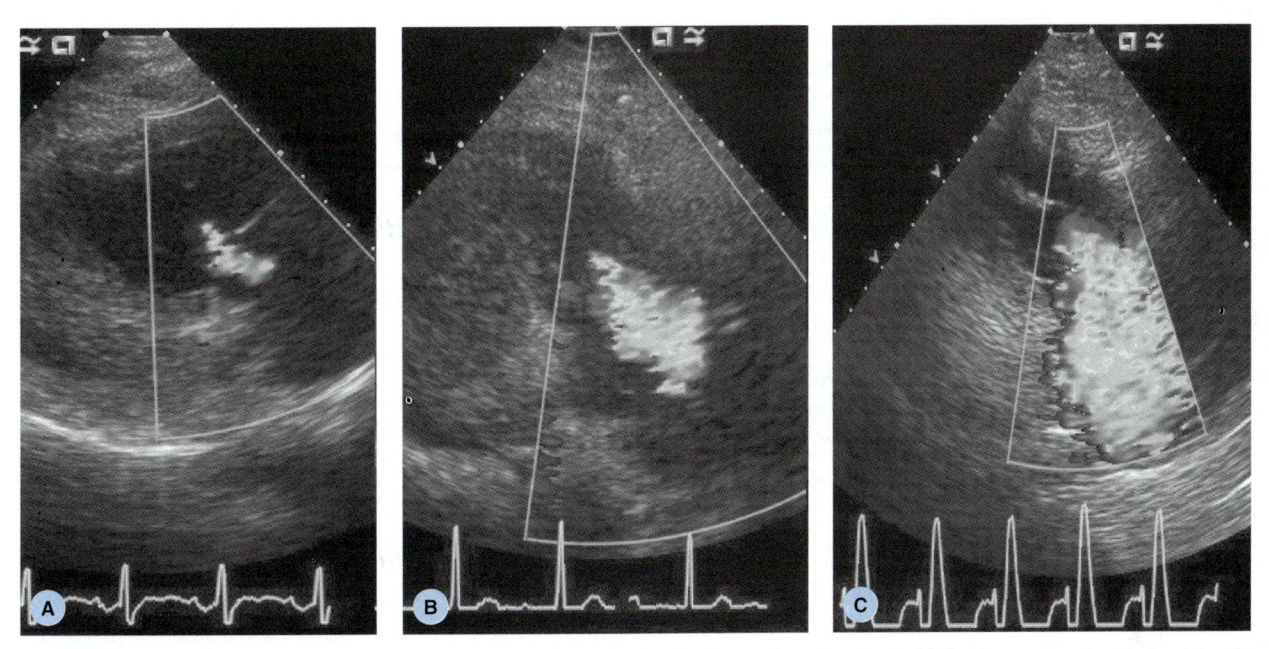

Figura 8.25 Incidência paraesternal longitudinal (incidência do fluxo de entrada do VD). Regurgitação tricúspide (**A**) leve, (**B**) moderada e (**C**) grave, demonstrada pelo *Doppler* colorido na incidência fluxo de entrada do ventrículo direito. Observe o átrio direito dilatado em B e C. (*Cortesia de Jim Underwood.*)

boas imagens, as medidas no modo M podem ser feitas e a fração de ejeção pode ser avaliada a partir da inspeção visual, estimativa calculada pelo modo M e aplicação das fórmulas área-comprimento nas incidências apicais de quatro e duas câmaras. A espessura do *mid-left* ventricular intraventricular *septum* e parede posterior podem ser analisadas pelo modo M (Fig. 8.26). As suposições do modo M e os cálculos do volume 2D podem se separar frente às anormalidades segmentares significativas da movimentação da parede. Para propósitos práticos, o exame do ponto de interesse pode fazer bem em descrever a hipertrofia subjetiva (se concêntrica ou

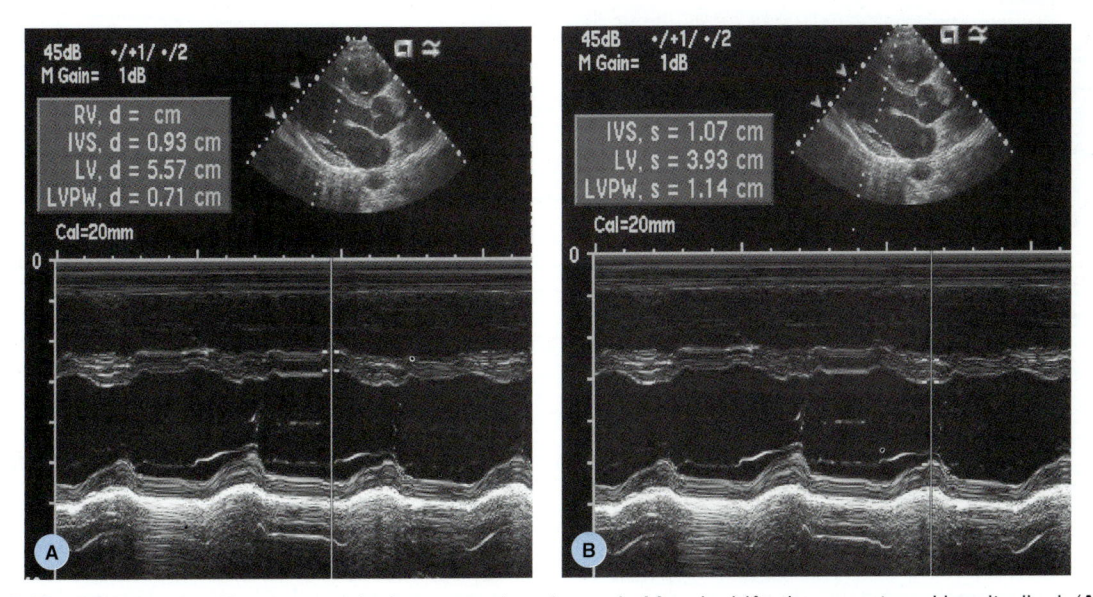

Figura 8.26 Medidas do diâmetro ventricular esquerdo pelo modo M na incidência paraesternal longitudinal. (**A**) Diástole. (**B**) Sístole. (*Cortesia de Jim Underwood.*)

excêntrica), aumento e decrementos na função sistólica como normal, leve, moderada ou grave, evitando as tentativas de quantificação mais precisa.

O débito cardíaco pode ser determinado mais facilmente com o uso do exame *Doppler*. Por exemplo:

DC = volume sistólico × FC = IVT Vsve × AT Vsve × HR

Sendo:

 DC = débito cardíaco
 IVT vsve = integral velocidade-tempo da via de saída do ventrículo esquerdo
 AT vsve = área transversal da via de saída do ventrículo esquerdo = (raio Ivot)^2 × 3,14
 HR = frequência cardíaca

Ventrículo esquerdo com doença arterial coronariana

Usando todas as janelas disponíveis e com atenção cuidadosa à definição endocárdica, o examinador deve identificar cada segmento miocárdico e descrever o movimento como normal, hipocinético (movimentação reduzida), acinético (ausência de movimento) ou discinético (movimento em direção invertida). Defeitos de enchimento (trombo) devem ser pesquisados, especialmente no ápice e nas áreas de acinesia ou discinesia (Fig. 8.27). Embora uma estimativa de fração de ejeção ventricular esquerda possa ser feita, medidas mais formais da fração de ejeção, usando a fórmula área-comprimento não são buscadas durante o exame do ponto de interesse. Quando a definição endocárdica comprova-se inadequada, mais estudos formais com contraste intravenoso devem ser considerados (Fig. 8.28).

Miocardiopatia dilatada

As imagens da miocardiopatia dilatada idiopática revelam, conforme o esperado, o aumento do ventrículo esquerdo com adelgaçamento miocárdico e hipocinesia generalizada (Fig. 8.29). Não raro, trombos ventriculares esquerdos e crescimento do átrio direito são observados também. Dependendo da dilatação do anel e da distorção das estruturas dinâmicas de suporte da valva, graus variados de insuficiência mitral podem ser esperados.

Miocardiopatia hipertrófica

A maioria dos casos de miocardiopatia hipertrófica exibe hipertrofia septal assimétrica, na qual o septo intraventricular proximal, que se estende pelo septo medial, apresenta espessura 1,4 vezes maior que a da parede oposta. Por conseguinte, ocorre um estreitamento dinâmico da via de saída do ventrículo esquerdo na sístole, com frequência, com movimento sistólico anterior acompanhante do folheto anterior da valva mitral com gradiente na sístole (Fig. 8.30). Variantes menos comuns incluem miocardiopatia hipertrófica médio-ventricular e apical.

Miocardiopatia restritiva

As miocardiopatias restritivas normalmente exibem preservação da função sistólica, hipertrofia ventricular esquerda concêntrica e padrões de enchimento restritivos observados com a análise por *Doppler* pulsado da via de entrada do ventrículo esquerdo. Com a amiloidose, um padrão salpicado do miocárdio pode ser observado, embora esse padrão possa ser produzido por artefato com o ganho excessivo.

Não compactação do ventrículo esquerdo

A não compactação do ventrículo esquerdo é uma miocardiopatia caracterizada pela disfunção sistólica e diastólica. Essa patologia rara pode ser diagnosticada pela ecocardiografia 2D (Fig. 8.31).

Função diastólica ventricular esquerda

Oportunidades ecocardiográficas para o estudo da função diastólica ventricular esquerda continuam a surgir. Para aplicações práticas no ponto de atendimento, entretanto, o exame pulsado da via de entrada do ventrículo esquerdo imediatamente distal às extremidades da valva mitral na diástole produz quatro padrões (Fig.

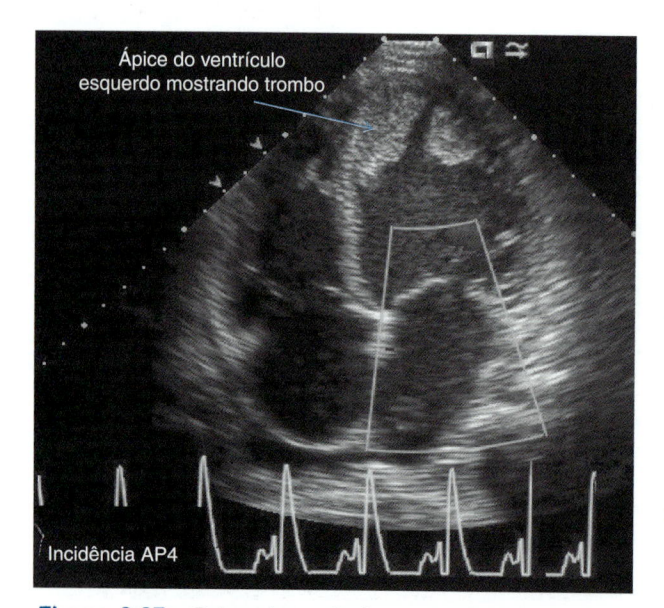

Figura 8.27 O trombo apical no ventrículo esquerdo (*seta*) é provavelmente resultante da acinesia apical decorrente do infarto do miocárdio. AP4, apical de quatro câmaras. (*Cortesia de Jim Underwood.*)

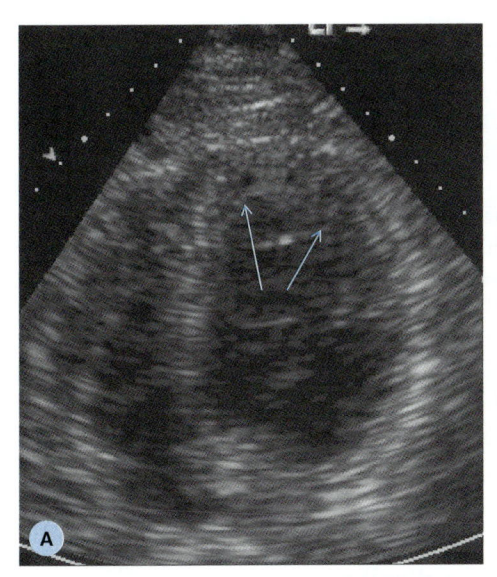

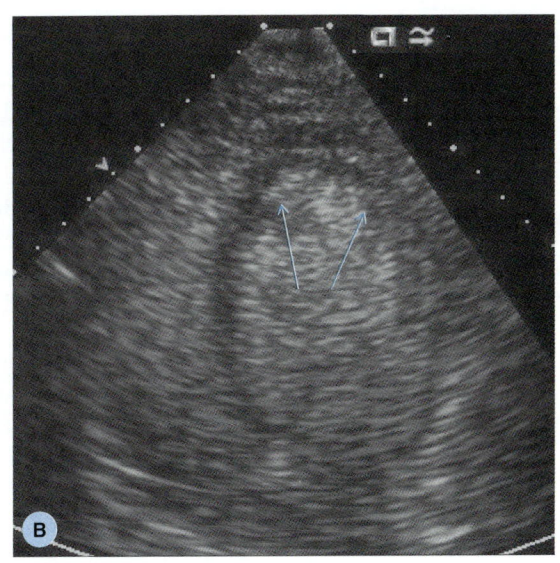

Figura 8.28 Incidência apical de quatro câmaras. **(A)** O endocárdio do ventrículo esquerdo é difícil de ser visualizado (*setas*). **(B)** Uso de contraste intravenoso para melhorar a visualização da câmara ventricular esquerda e do endocárdio. (*Cortesia de Jim Underwood.*)

8.32). O padrão pseudonormal pode ser desvendado pela avaliação antes, durante e depois da manobra de Valsalva. Embora a análise do fluxo de entrada da veia pulmonar também possa ser usada, muitas vezes essa técnica mostra-se difícil e insatisfatória à beira do leito com equipamentos portáteis, tempo limitado e habilidades não ideais com o transdutor.

Átrio esquerdo

O átrio esquerdo é melhor estudado a partir das incidências apical e subcostal e o volume estimado a partir dessas incidências (Fig. 8.33). A incidência subcostal de

Figura 8.29 Miocardiopatia dilatada grave na incidência paraesternal longitudinal (PEL). Observe dilatação ventricular esquerda, adelgaçamento miocárdico, derrame pericárdico (*seta pontilhada*) e seio coronário (*seta sólida*). (*Cortesia de Jim Underwood.*)

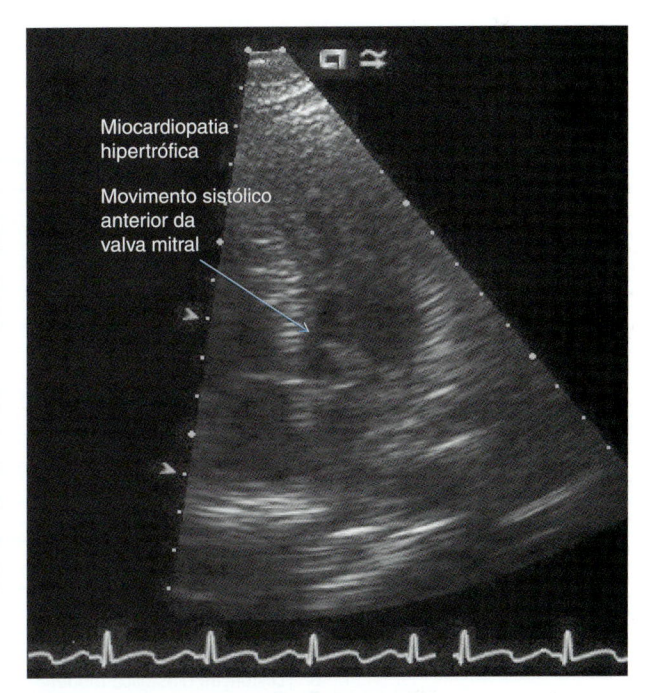

Figura 8.30 Miocardiopatia hipertrófica com movimento anterior sistólico típico da valva mitral na sístole, demonstrada na incidência apical de quatro câmaras. (*Cortesia de Jim Underwood.*)

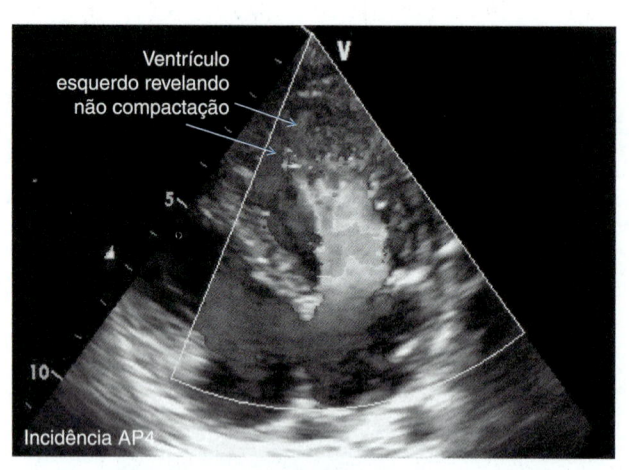

Figura 8.31 Não compactação do ventrículo esquerdo. AP4, apical de quatro câmaras. (*Cortesia de Jim Underwood.*)

Ventrículo direito

O ventrículo direito (VD) é bem visualizado nas incidências apical e subcostal, juntamente com a incidência paraesternal esquerda da via de entrada ventricular direita. A espessura da parede livre do VD pode ser medida pelo modo M, sendo 5 mm o limite máximo normal. Pode-se calcular o aumento da câmara. Em geral, o diâmetro transverso na altura da valva atrioventricular do VD não deve exceder 40% do diâmetro transverso total do VD e ventrículo esquerdo combinado nesse nível (Fig. 8.34). Com frequência, uma banda moderadora é observada. Derivações de marca-passo e cateteres cardíacos direitos são facilmente identificados. Na displasia ventricular direita, aumento e adelgaçamento são reconhecidos.

Átrio direito

As incidências que mostram bem o VD também revelam o átrio direito (AD) do mesmo modo. Muitas vezes, a veia cava inferior (VCI) proximal é bem definida com rotação do transdutor para a posição de 12 horas na janela subxifoide (Fig. 8.10B). O septo interatrial pode ser estudado com facilidade. A valva de Eustáquio ou rede de Chiari precisam ser reconhecidas como variantes normais. Os cateteres de coração direito, derivações de marca-passo, trombos e tumores

quatro câmaras e a paraesternal esquerda transversa na base fornecem boa definição do septo interatrial. Um mixoma atrioventricular pode ser raramente observado emanando do septo. Os trombos no átrio esquerdo são bastante raros e muitas vezes associados à estenose mitral acentuada. As veias pulmonares são mais difíceis de serem visualizadas. O apêndice atrioventricular esquerdo é o mais complicado de se obter imagem pela abordagem transtorácica, a não ser que a ecocardiografia tridimensional seja empregada.

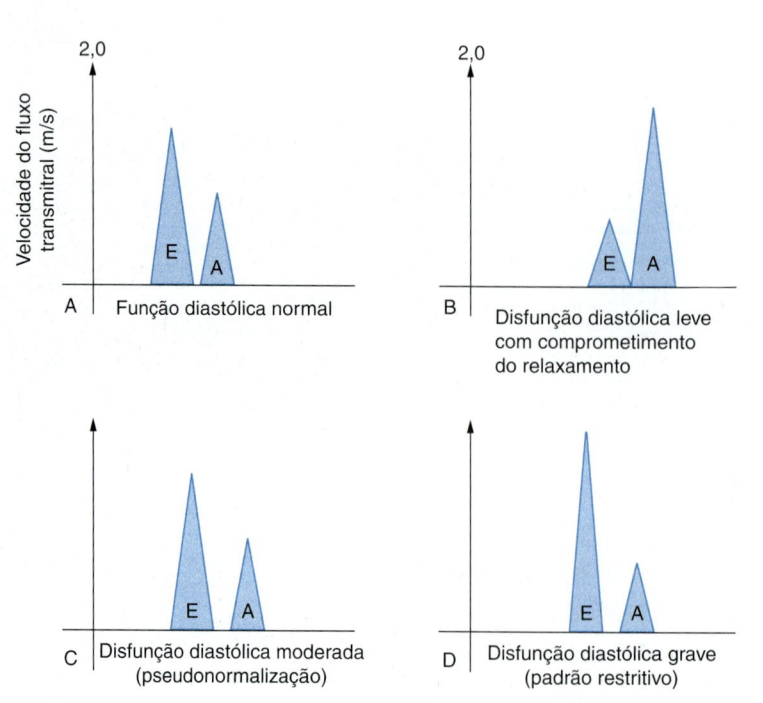

Figura 8.32 Padrões do fluxo diastólico, mostrando dilatação normal *versus* comprometida. A onda E representa o enchimento passivo do ventrículo, e a onda A o enchimento ativo do ventrículo durante a sístole atrioventricular. (*Cortesia de Jim Underwood*)

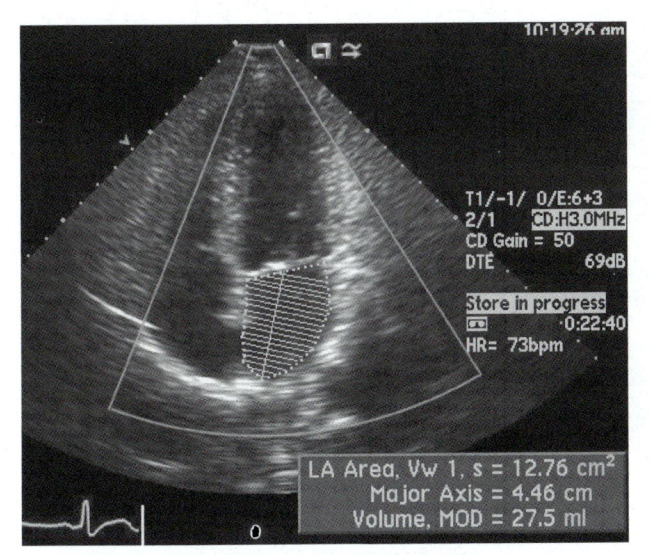

Figura 8.33 Cálculo da superfície atrioventricular esquerda na incidência apical de quatro câmaras. (*Cortesia de Jim Underwood.*)

raros, como carcinomas de células renais e mixomas atriais, podem ser visualizados no AD.

PERICÁRDIO

O pericárdio normal, visceral e parietal, forma um fino saco seroso e membranoso que se estende a partir das fixações posteriores e envolve a maior parte do coração. Apenas uma quantidade muito pequena de líquido está presente nesse saco no estado normal, o suficiente para fornecer "lubrificação" para o movimento constante do miocárdio no tórax. Em geral, o pericárdio e o líquido não são observados, a não ser que haja acúmulo de líquido e/ou espessamento das membranas.

Derrame pericárdico

Os derrames pericárdicos são reconhecidos com facilidade nas incidências apical, subxifoide e paraesternal esquerda. Os derrames são descritos como pequenos (menores que 1 cm), moderados (1 a 2 cm) ou grandes (maiores que 2 cm), conforme medidos posteriormente (Fig. 8.35). Em alguns casos, o tecido aderente de aparência infiltrada pode representar o envolvimento por infecção crônica ou inflamação. Massas implicam envolvimento neoplásico. É preciso diferenciar o derrame pericárdico de doença pulmonar obstrutiva crônica, massas mediastinais anteriores ou adiposidade e derrame pleural. Embora ocorram derrames pericárdicos loculados, na maioria das vezes após cirurgia cardíaca, o espaço livre anterior sem outras evidências de líquido pericárdico pode ser normalmente atribuído a outras etiologias, apontando a necessidade de realização de mais exames, conforme a situação clínica. Quando os derrames pleurais e pericárdicos coexistem, a identificação do pericárdio parietal permite a diferenciação.

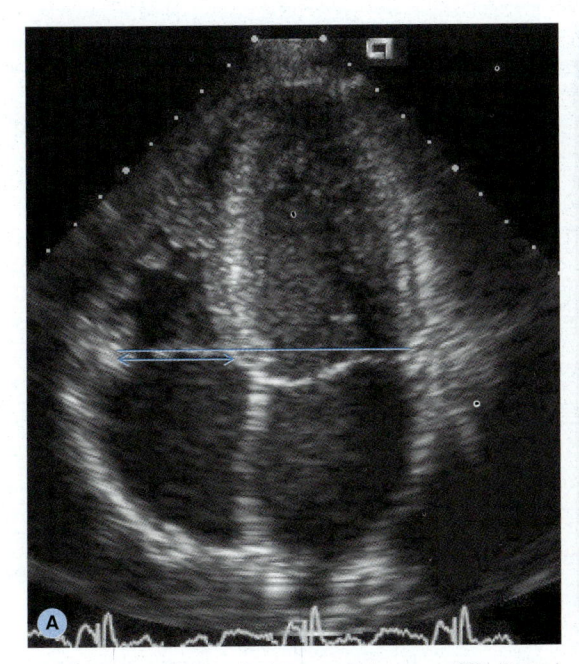

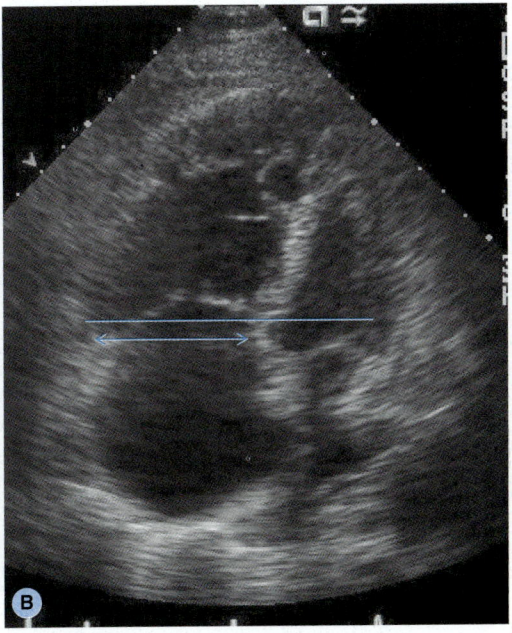

Figura 8.34 (**A**) Ventrículo direito normal *versus* (**B**) dilatado. (*Cortesia de Jim Underwood.*)

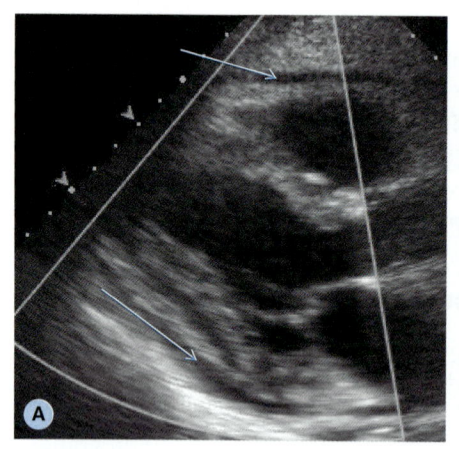

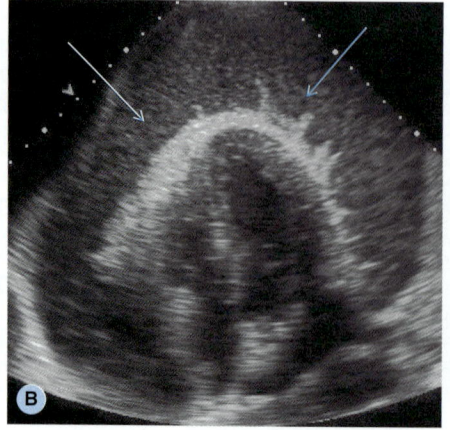

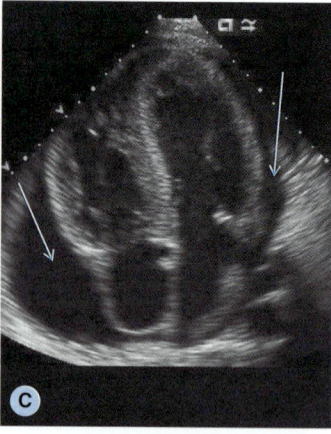

Figura 8.35 (A) Pequeno derrame pericárdico na incidência paraesternal longitudinal (PEL) (*seta*). (B) Grandes derrames na incidência apical de quatro câmaras (AP4). Derrame grande e loculado. (C) Derrame pericárdico maior que o anterior. (*Cortesia de Jim Underwood.*)

Incidência PEL: pequeno derrame circunferente
Incidência AP4: grande derrame loculado
Incidência AP4: derrame pericárdico maior que o anterior

Derrame e tamponamento

Quando líquido pericárdico suficiente se acumula, a pressão dentro do saco pericárdico aumenta, promovendo restrição ao enchimento cardíaco normal. Isso pode ocorrer com o rápido acúmulo de pequenas a moderadas quantidades de líquido ou com o acúmulo lento de grandes quantidades de líquido. Esse estado de tamponamento cardíaco leva ao colapso diastólico do átrio direito e do ventrículo direito (Fig. 8.37); é pior com a inspiração e ocasiona o comprometimento do enchimento ventricular esquerdo. As incidências apical e subxifoide de quatro câmaras comprovaram-se úteis na visualização do comprometimento diastólico cardíaco direito. A incidência paraesternal esquerda transversa revela achatamento sistólico do septo intraventricular, o que também mostra variação respiratória. Por fim, o exame pulsado e de OC das vias de entrada e saída do

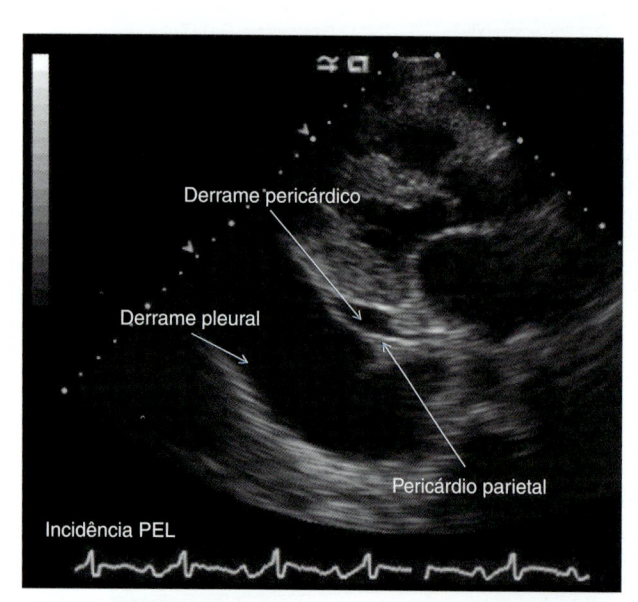

Figura 8.36 Grande derrame pleural e pequenos derrames pericárdicos. PEL, paraesternal longitudinal. (*Cortesia de Jim Underwood.*)

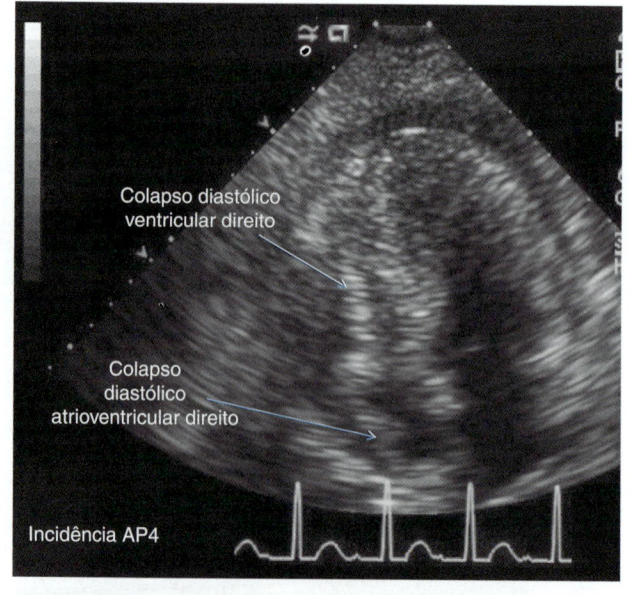

Figura 8.37 O tamponamento pericárdico é definido pelo enchimento diastólico restritivo. Observe o colapso do ventrículo e átrio direito na diástole. AP4, apical de quatro câmaras. (*Cortesia de Jim Underwood.*)

ventrículo esquerdo mostra mais de 10% de variação respiratória nas mudanças da frequência sistólica e diastólica, respectivamente, quando ocorre o estado de tamponamento cardíaco (Fig. 8.38).

Constrição

A constrição pericárdica decorre da rigidez pericárdica secundária à fibrose, espessamento e/ou calcificação. Como processo crônico, a constrição pode acompanhar a tuberculose, outra infecção, doença vascular do colágeno, trauma, radiação e cirurgia cardíaca. Se os dois derrames, pericárdico e pleural, estiverem presentes, o espessamento pericárdico pode ser diagnosticado se o pericárdio parietal exceder 2 mm. O estudo no modo M revela movimento abrupto da parede posterior do ventrículo esquerdo na diástole com pouco movimento posterior. O septo pode revelar uma incisura diastólica precoce. O estudo da VCI pode mostrar dilatação e falta de variação respiratória no seu diâmetro.

Pela avaliação *Doppler* do fluxo de entrada do ventrículo esquerdo, é possível observar aumento da razão das ondas E/A, com tempo de desaceleração rápido e maior que 25% de variação respiratória da velocidade E. A angústia respiratória importante imita esses achados e a hipovolemia e hipervolemia podem mascará-los. Quando disponível, o estudo tecidual com *Doppler* revela rápido relaxamento diastólico precoce.

Pericardite efusiva-constritiva

O examinador de ecocardiografia no ponto de atendimento precisa lembrar que o derrame pericárdico importante, com ou sem tamponamento, pode coexistir com a constrição. Do ponto de vista prático, a remoção do líquido pericárdico e o alívio do tamponamento promovem alívio parcial ou não do comprometimento hemodinâmico, e os quadros clínico, ecocardiográfico e de *Doppler* apontam mais tarde para a constrição (Fig. 8.38).

Constrição *versus* restrição

Com a miocardiopatia restritiva (i.e., amiloide), são observados espessamento ventricular e aumento bilateral. Há pouca variação respiratória na velocidade E e no fluxo da veia hepática. As velocidades diastólicas teciduais no *Doppler* são normais ou reduzidas, não aumentadas, conforme visto com a constrição.

GRANDES VASOS

Aorta

Aorta ascendente

A melhor imagem da aorta ascendente pode ser obtida da incidência paraesternal esquerda longitudinal e transversa, juntamente com as visões da incisura supraesternal. As janelas apical e subxifoide fornecem apenas imagens limitadas da raiz aórtica. A alteração aterosclerótica e o aumento da refletância da calcificação são, muitas vezes, observados. Nos casos de dissecção envolvendo a aorta ascendente, identifica-se um retalho de dissecção com lúmens verdadeiros e falsos (Fig. 8.39). O uso do *Doppler* colorido e de várias incidências reduz a probabilidade do diagnóstico falso-positivo de artefatos de reverberação. A insuficiência aórtica e o derrame pericárdico concomitante também podem ser definidos.

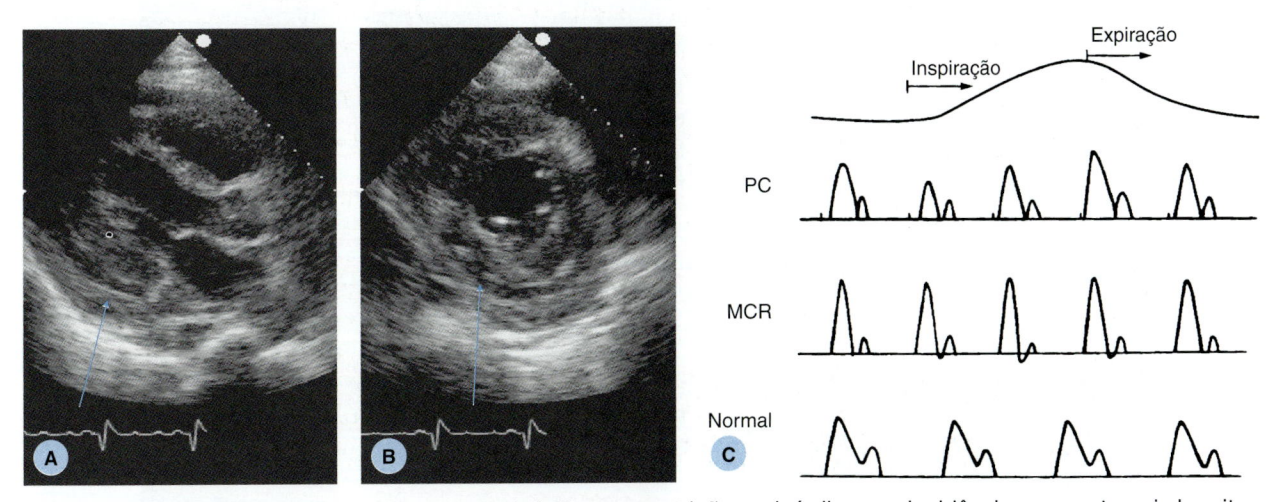

Figura 8.38 (**A**) Combinação de derrame pericárdico e constrição pericárdica nas incidências paraesternais longitudinais e (**B**) transversas. (**C**) Padrão do fluxo *Doppler* restritivo *versus* constritivo *versus* normal pela valva mitral. MCR, miocardiopatia restritiva; PC, pericardite constritiva. (*Cortesia de Jim Underwood.*)

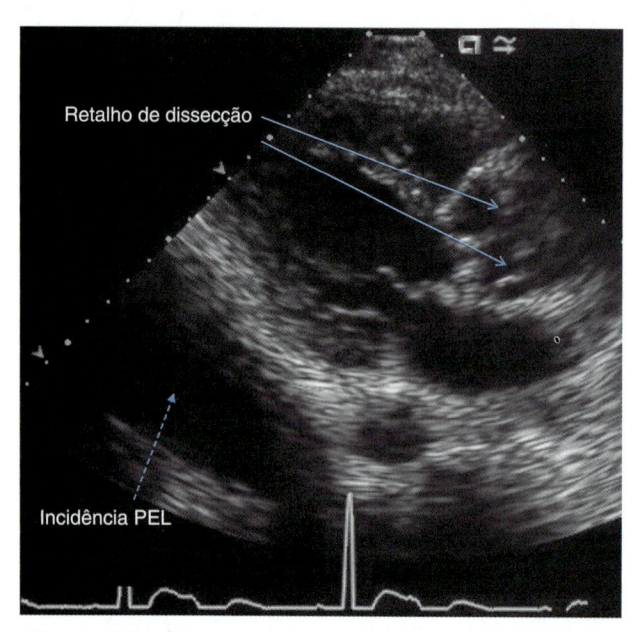

Figura 8.39 Dissecção da aorta torácica no botão na incidência paraesternal longitudinal (PEL) (*setas sólidas*). Observe o derrame pleural (*seta pontilhada*). (*Cortesia de Jim Underwood*)

Esses achados estimulam a confirmação por imagem, consulta e reparo cirúrgico em caráter emergencial.

Incidências similares são empregadas na identificação e no acompanhamento de aneurismas da aorta ascendente e dos seios aórticos. Em geral, aneurismas de aorta ascendente de mais de 5 cm de diâmetro transverso devem ser considerados para reparo cirúrgico. Aneurismas dos seios aórticos podem ser bastante grandes. Muitas vezes, produzem insuficiência aórtica associada e podem se romper no átrio direito com mais frequência do que no átrio esquerdo.

Arco aórtico

Em pacientes adultos, apenas a janela supraesternal fornece acesso razoável ao estudo transtorácico do arco aórtico. Dissecção, aneurisma, alterações ateroscleróticas e comprometimento de ramo principal podem ser observados. Às vezes, é possível visualizar a coarctação, em particular quando adicionado ao *Doppler* colorido. O *Doppler* de OC pode ser usado para calcular o gradiente sistólico pela coarctação (Fig. 8.40). Similarmente, pode-se ver a persistência do canal arterial, a qual também pode ser identificada no exame acrescido de *Doppler* colorido da artéria pulmonar pela incidência paraesternal esquerda transversa com o transdutor angulado para focalizar a artéria pulmonar.

Aorta descendente

As incidências paraesternal esquerda transversa e longitudinal possibilitam boa visualização da aorta torácica descendente. Alteração aterosclerótica, dissecção e aneurisma podem ser visualizados. É mais provável que

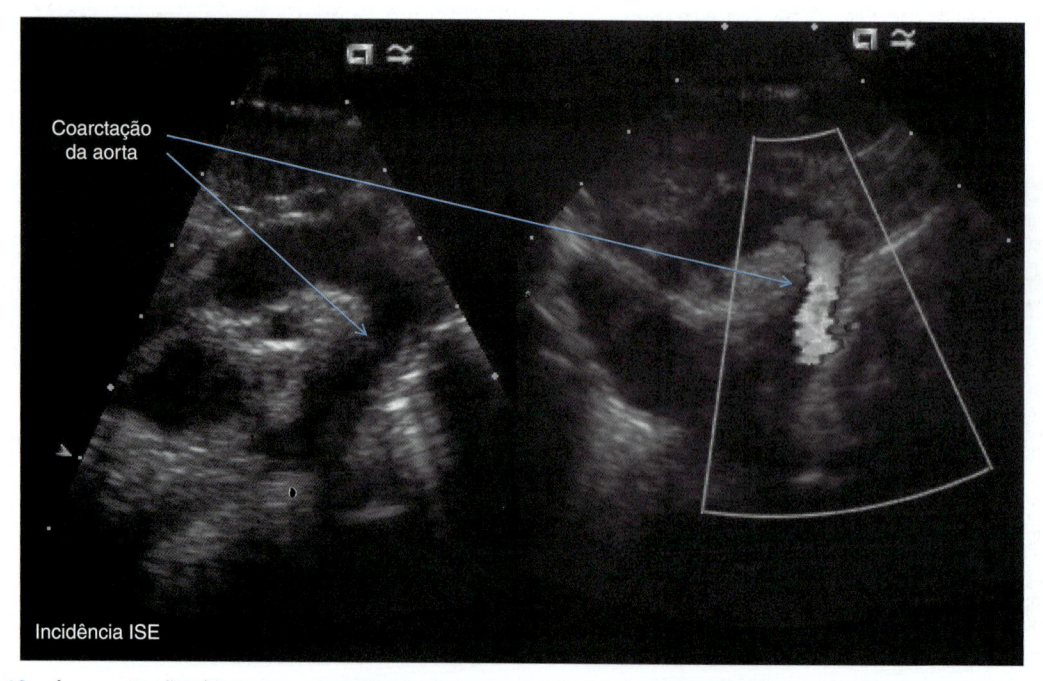

Figura 8.40 A coarctação da aorta na incidência da incisura jugular é confirmada pelo *Doppler* colorido, demonstrando aumento da velocidade do fluxo pela coarctação (*setas*). ISE, incisura supraesternal. (*Cortesia de Jim Underwood*)

a presença de líquido posterior à aorta constatado nessa incidência seja derrame pleural; líquido anterior à aorta é mais provável que seja derrame pericárdico. A imagem do dispositivo com balão intra-aórtico de contrapulsação é obtida, quando presente.

Tronco pulmonar

O tronco pulmonar e as artérias pulmonares proximais direita e esquerda são melhor visualizadas na incidência paraesternal esquerda transversa com o transdutor angulado superiormente. Aneurismas podem ser vistos em raras ocasiões. Um canal arterial persistente também pode aparecer (Fig. 8.41). Com pouca frequência, um trombo grande (êmbolo em sela) é definido (Fig. 8.42). Esse achado pode salvar a vida do paciente grave e crítico; porém, esse exame não deve ser usado para excluir o embolismo pulmonar, nem deve retardar a obtenção de imagens mais definitivas ou o tratamento.

Veia cava inferior e veia hepática

Em geral, a janela subxifoide com o transdutor angulado na posição de 12 horas oferece boa visualização da veia cava inferior (VCI), que se estende do átrio direito inferior até as veias hepáticas (Fig. 8.10B). Nos adultos, a VCI tem diâmetro transverso inferior a 20 mm. Medidas maiores implicam sobrecarga de volume ou pressão. O enfraquecimento da variação respiratória nessa medida indica mais aumento da pressão de enchimento atrioventricular direita. A VCI normal implica PAD igual a 5 mmHg; VCI dilatada que dizer PAD igual a 10 mmHg; e a VCI dilatada sem variação respiratória deduz PAD igual a 15 mmHg. De maneira similar, o exame da veia hepática pode mostrar fluxo sistólico dominante com leve regurgitação tricúspide, enfraquecimento sistólico com regurgitação tricúspide moderada e inversão sistólica com regurgitação tricúspide grave.

SHUNTS

A ecocardiografia bidimensional em conjunto com o *Doppler* colorido é uma ferramenta poderosa para detectar, localizar e quantificar subjetivamente os *shunts*. Além disso, uma estimativa da gravidade do *shunt* unidirecional em defeitos ventriculares e septais atriais pode ser feita por meio da comparação das integrais velocidade-tempo da via de entrada e saída do ventrículo esquerdo:

$$Fp/Fs = IVT\ vsvd \times AT\ vsvd\ /\ IVT\ vsve \times AT\ vsve$$

Onde, Fp é o fluxo pulmonar; Fs é o fluxo sistêmico; IVT vsvd é a integral velocidade-tempo da via de saída do ventrículo direito; AT vsvd é a área transversa da via de saída do ventrículo direito; IVT vsve é a integral velocidade-tempo da via de saída do ventrículo es-

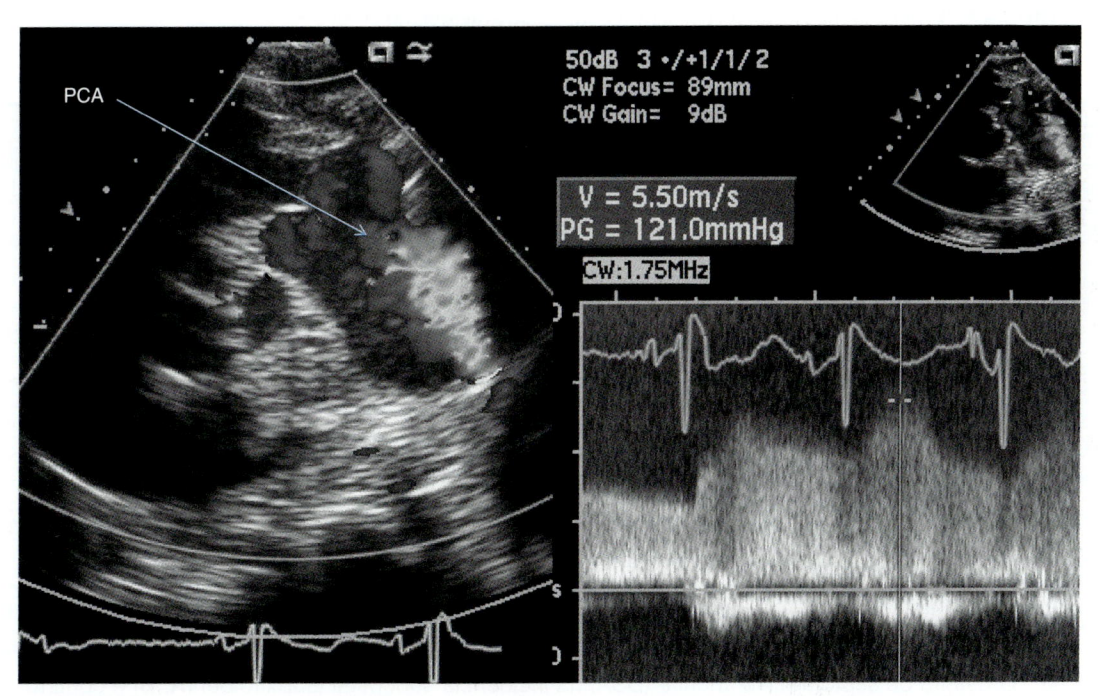

Figura 8.41 Persistência de canal arterial (PCA) na incidência paraesternal transversa (PET), confirmada pelo *Doppler* colorido. (*Cortesia de Jim Underwood.*)

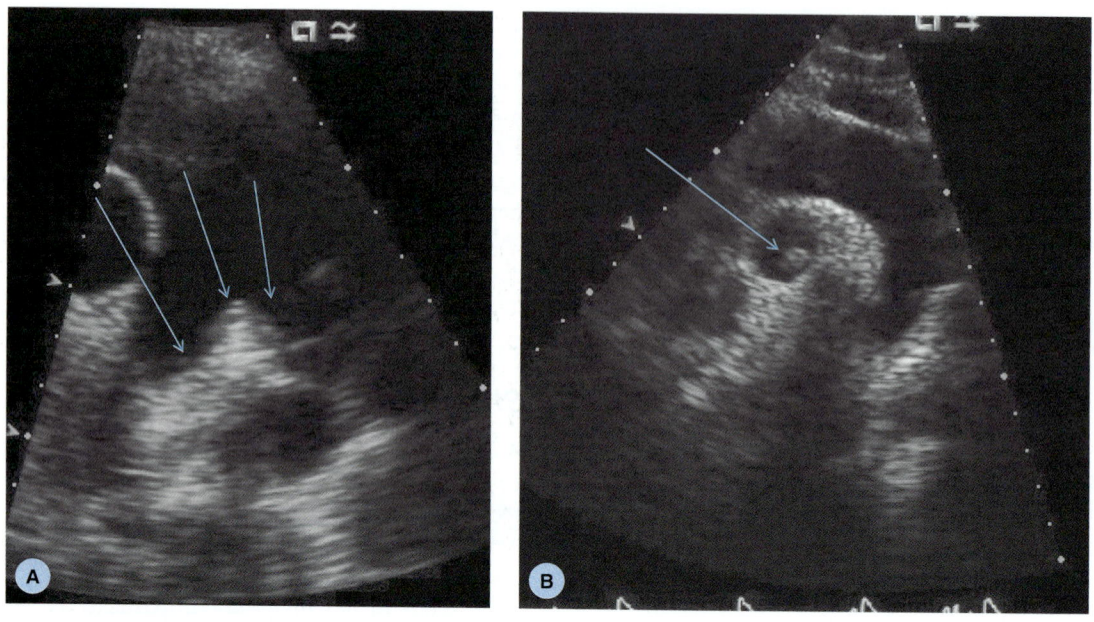

Figura 8.42 (**A**) Embolismo pulmonar em sela na incidência paraesternal transversa (PET) acima do nível da valva aórtica (*setas*). Observe a artéria pulmonar dilatada. (**B**) Outro trombo na artéria pulmonar direita no mesmo paciente. (*Cortesia de Jim Underwood.*)

querdo; e AT vsve é a área transversa da via de saída do ventrículo esquerdo.

A maioria dos *shunts* é melhor detectada pelas janelas apical e subxifoide (Figs. 8.43 e 8.44). Em todos os casos, o transdutor deve ser cuidadosamente angulado e rodado pelas incidências usuais para abranger toda a anatomia cardíaca. A incidência paraesternal esquerda transversa pode comprovar-se crucial quando se estuda *shunts* que envolvem a base do coração e os que envolvem aneurismas de seios aórticos, endocardite e defeitos do septo ventricular membranáceo. Por fim, conforme observado, o estudo do canal arterial persistente no adulto pode requerer uso de imagem vista da incisura supraesternal (Fig. 8.45).

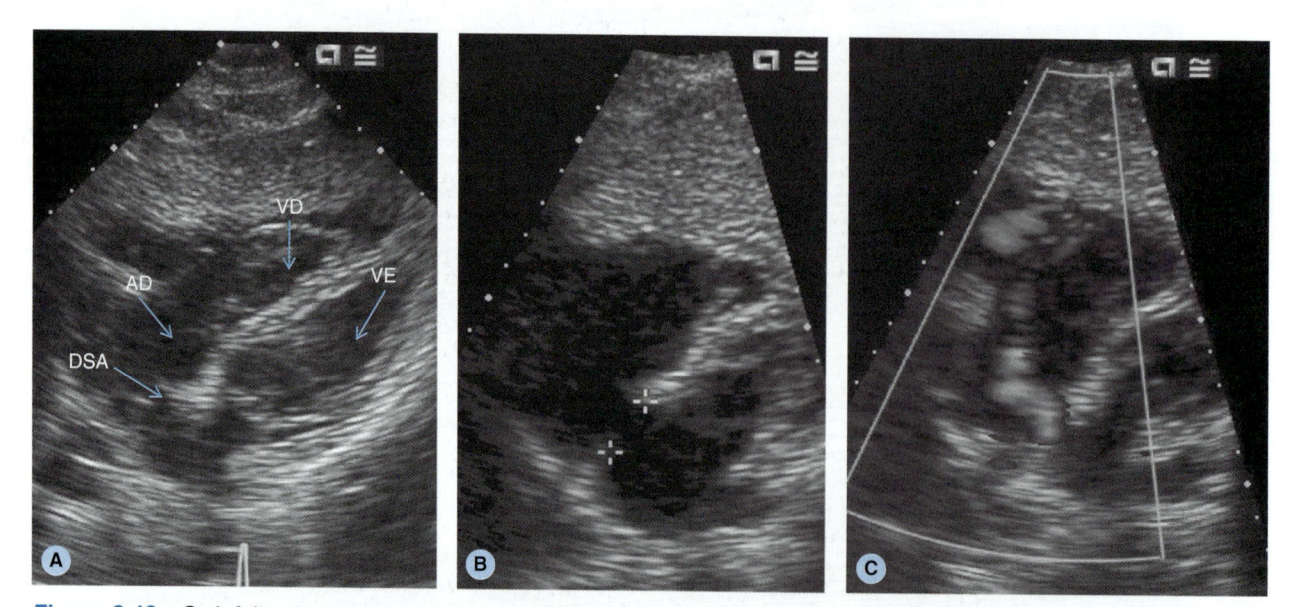

Figura 8.43 O defeito de septo atrioventricular (DSA) na incidência subcostal (subxifoide) (**A**, **B**) é confirmado pelo fluxo *Doppler* (**C**) pelo septo atrioventricular. VE, ventrículo esquerdo; AD, átrio direito; VD, ventrículo direito. (*Cortesia de Jim Underwood.*)

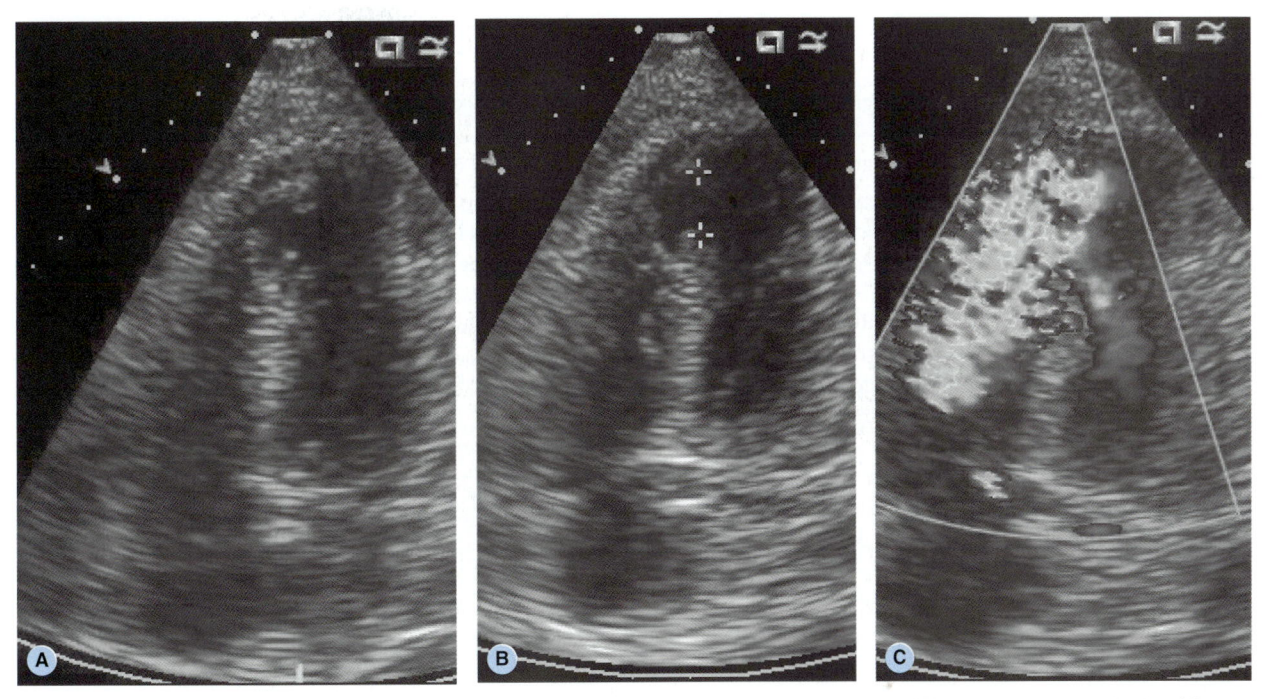

Figura 8.44 Defeito de septo ventricular (DSV), (**A, B**) confirmado pelo fluxo *Doppler* (**C**) pelo septo ventricular. (*Cortesia de Jim Underwood.*)

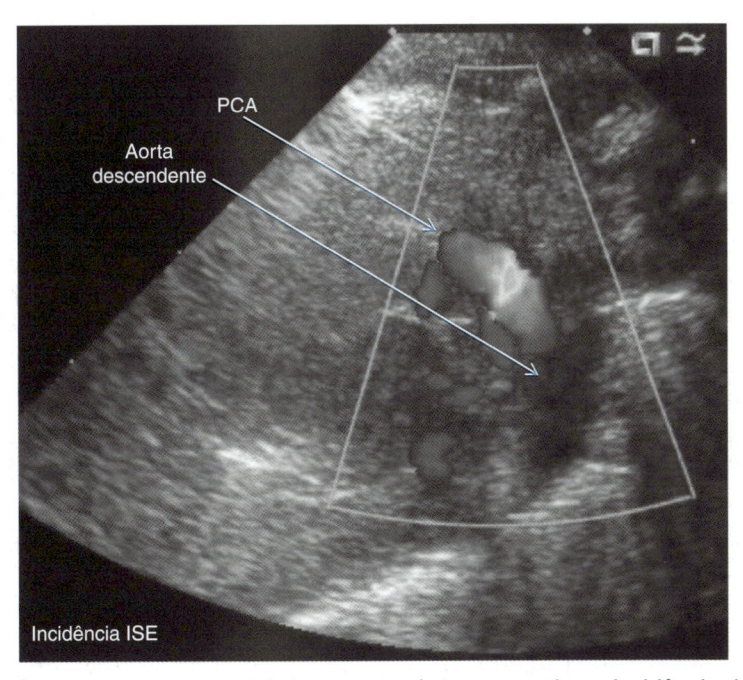

Figura 8.45 A persistência de canal arterial (PCA) no adulto é demonstrada na incidência da incisura supraesternal (ISE). (*Cortesia de Jim Underwood.*)

Leituras sugeridas

Beaulieu Y, Marik P. Bedside ultrasonography in the ICU, part 1. *Chest.* 2005;128:881.

Beaulieu Y, Marik P. Bedside ultrasonography in the ICU, part 2. *Chest.* 2005;128:1766.

Fiegenbaum H, Armstrong W, Ryan T. *Feigenbaum's Echocardiography.* 6th ed. Philadelphia, PA: Lippincott Williams & Wilkins; 2005.

Lang R, Bierig M, Devereux R, et al. Recommendations for chamber quantification: a report from the American Society of Echocardiography's Guidelines and Standards Committee and the Chamber Quantification Writing Group, developed in conjunction with the European Association of Echocardiography, a branch of the European Society of Cardiology. *J Am Soc Echocardiogr.* 2005;18:1440.

Levitov A, Mayo P, Slonim A. *Critical Care Ultrasonography.* New York, NY: McGraw-Hill; 2009.

Nagueh S, Appleton C, Gillebert T, et al. Recommendations for the evaluation of left ventricular diastolic function by echocardiography. *J Am Soc Echocardiogr.* 2009;22:107.

Otto C. *Textbook of Clinical Echocardiography.* 3rd ed. Philadelphia, PA: WB Saunders; 2004.

CAPÍTULO 9

Ecocardiografia sob estresse

*Michael Wiid, MD, FACP; Marguerite Underwood, RN, RDCS;
Sharan Ramaswamy, PhD; e Krish Ramachandran, MD*

INTRODUÇÃO

A ecocardiografia sob estresse é uma técnica bem estabelecida e extensamente usada em cardiologia. Este capítulo revisará sua aplicação, em particular na detecção de doença arterial coronariana (DAC) e implicações que podem ser inferidas no prognóstico de inúmeros cenários clínicos para familiarizar os profissionais de primeiro cuidado com a técnica.

O consumo de oxigênio do músculo cardíaco é determinado pela frequência cardíaca, pressão sanguínea sistólica, volume diastólico final do ventrículo esquerdo, espessura da parede e contratilidade.[1] O coração depende predominantemente do metabolismo aeróbio, com capacidade mínima de gerar energia por meio do metabolismo anaeróbio. A circulação coronariana exibe máxima extração de oxigênio em repouso. O aumento da perfusão é o único mecanismo disponível ao coração para intensificar o consumo de oxigênio. O consumo de oxigênio pelo miocárdio e o fluxo sanguíneo coronariano nos indivíduos normais têm relação linear. A diminuição da resistência em nível arteriolar coronário é o principal mecanismo de acentuação do fluxo de sangue coronariano durante o exercício. Em pacientes com DAC, existe um limiar para isquemia e exercício que, quando ultrapassado, outras limitações ao fluxo de sangue podem produzir anormalidades na função ventricular sistólica e diastólica, alterações eletrocardiográficas e dor torácica. Devido à demanda adicional imposta pelo aumento da tensão na parede, o subendocárdio é mais suscetível à isquemia miocárdica do que o subepicárdio. O crescimento da demanda miocárdica de oxigênio durante o exercício e o fluxo sanguíneo coronariano inadequado, resultante da DAC obstrutiva ou a incapacidade de vasodilatação suficiente dos vasos devido à função anormal do endotélio, resultam em isquemia miocárdica regional.

A isquemia miocárdica produz gradientes elétricos que resultam em depressão ou em elevação do segmento ST, dependendo das derivações eletrocardiográficas superficiais que estão sendo monitoradas, mas, em geral, promove a depressão do segmento ST; a elevação do segmento ST é uma ocorrência incomum que indica redução mais intensa do fluxo coronariano. A anormalidade da motilidade de parede (AMP) induzida pelo exercício precede a angina e as alterações do segmento ST.

A ecocardiografia sob estresse foi introduzida em 1979 e transformou-se em uma poderosa técnica para identificar pacientes com DAC e determinar o prognóstico[2-7] (Fig. 9.1). A base para sua utilização consiste no fato de que o estresse cardiovascular resulta em isquemia, que, por sua vez, manifesta-se como uma AMP regional, distal à lesão obstrutiva da coronária. Além do papel na DAC, a ecocardiografia sob estresse pode ser usada para analisar a gravidade da doença valvar cardíaca e para detectar hipertensão pulmonar oculta e desenvolvimento de obstrução da via de saída do ventrículo esquerdo com o exercício. Em 1990, o American College of Cardiology aprovou a ecocardiografia sob estresse como um "valioso adjunto no exame minucioso de pacientes com DAC conhecida ou suspeita, como um procedimento válido, clinicamente útil e aceito".[2,7] A Figura 9.2 demonstra um algoritmo para avaliação e tratamento de pacientes com suspeita de síndrome coronariana aguda. A versatilidade, a disponibilidade imediata dos resultados, o custo relativamente baixo e a excelente produção diagnóstica da ecocardiografia sob estresse tornaram esse procedimento o principal na avaliação não invasiva de DAC.

METODOLOGIA

O estresse promovido pelo exercício e por fármacos como dobutamina ou atropina pode ser utilizado.[3,4,6-12] Embora tanto a bicicleta ergométrica quanto o exame em decúbito dorsal sejam utilizados, as esteiras constituem a modalidade de exercício mais amplamente empregada nos Estados Unidos.[13] O agente farmacológico aplicado com mais frequência na ecocardiografia sob estresse, nos Estados Unidos, é a dobutamina, com possível adição de atropina, caso a resposta adequada da frequência cardíaca durante o pico da infusão de dobutamina não puder ser alcançada. Se a imagem após o exercício for usada, é importante que seja obtida em 60 segundos para evitar a resolução da AMP induzida pelo estresse.[14] Para aqueles incapazes de realizar o exercício, 5 µg/kg/min até 40µg/kg/min de dobutamina podem

Isquemia miocárdica induzida pelo exercício durante a EED	Infarto do miocárdio prévio	Índice do evento (%)
Ausência de isquemia	Não	7/183 (4)
Ausência de isquemia	Sim	4/49 (8)
Isquemia limitada	Não	1/15 (7)
Isquemia limitada	Sim	6/22 (27)
Isquemia extensa	Não	3/26 (12)
Isquemia extensa	Sim	11/21 (52)

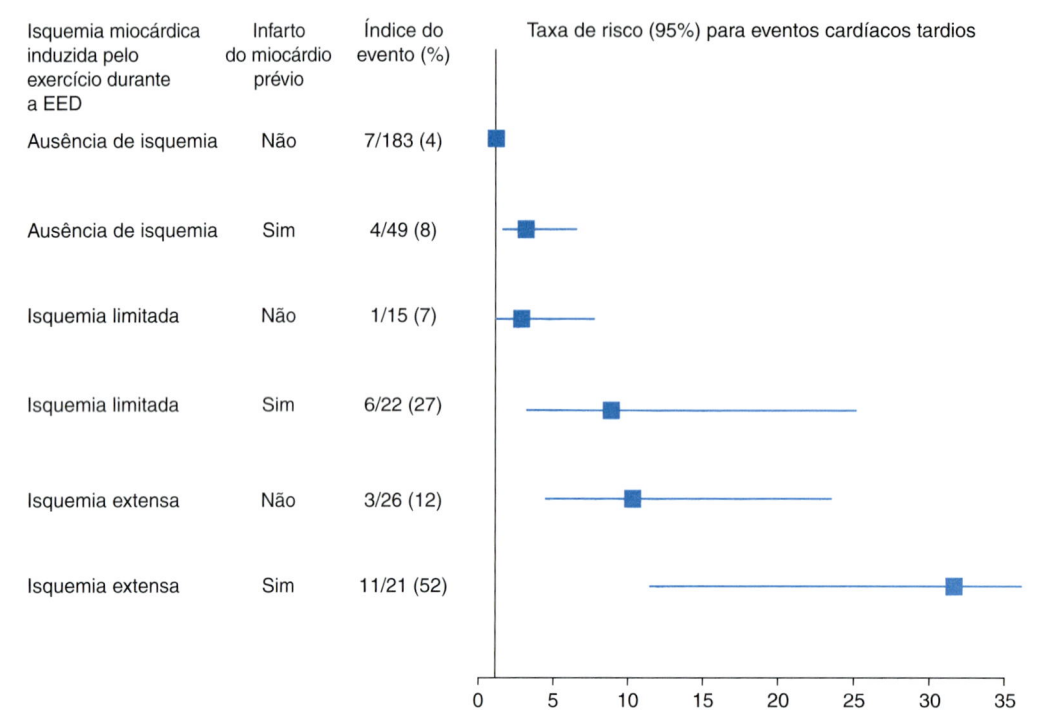

Figura 9.1 Valores prognósticos de longo prazo dos resultados da ecocardiografia sob estresse com dobutamina (EED) adicionados à história de infarto do miocárdio em pacientes submetidos à cirurgia vascular importante. (*Reproduzida, com permissão, de Kertai MD, Poldermans D. The utility of dobutamine stress echocardiography for perioperative and long-term cardiac risk assessment. J. Cardiothorac Vas Anesth. 2005;19:520-528.*)

ser administrados em estágios de 3 minutos; injeção em bolo de 0,25 a 1 mg de atropina intravenosa pode ser administrada durante o pico da infusão de dobutamina, quando ocorre resposta inadequada da frequência cardíaca. A frequência cardíaca máxima prevista pela idade (FCMPI) de pelo menos 85% é desejável para detectar a DAC com ótima sensibilidade.

A ecocardiografia sob estresse requer a comparação dos dados ecocardiográficos obtidos no momento ou após o estresse com os dados basais de repouso.[15,16] É essencial rever as imagens em repouso e as sob estresse, lado a lado, usando a aquisição e a demonstração digital. Uma vez que permite captar e armazenar a memória de vários ciclos cardíacos sucessivos, a ecocardiografia digitalizada aumenta a capacidade de adquirir imagens pós-exercício comparativas satisfatórias. As imagens pós-estresse mais satisfatórias são selecionadas e comparadas às imagens basais, usando a tela quádrupla lado a lado.[4,6-12,17-20] Se for usado contraste para realce endocárdico, a harmônica do contraste pré-estabelecida precisa ser trocada.[20-22] A imagem harmônica, por si só, oferece melhora clinicamente significativa da visualização do endocárdio. A imagem harmônica tecidual possibilita ao médico detectar frequências mais altas que as transmitidas, resultando em redução drástica dos artefatos de imagem, *haze* e *clutter* e realce importante da visualização endocárdica.

EQUIPAMENTOS E PESSOAL NECESSÁRIOS

1. Sala de exame com equipamentos de ressuscitação.

2. Instrumental ecocardiográfico *Doppler* bidimensional (2D) com pacote de fundamental, harmônica e harmônica com contraste, com capacidade de aquisição e armazenamento digitais, possível de serem demonstradas em imagens lado a lado no formato de tela quádrupla.[3,6-9,20]

3. Esteira elétrica.

4. Dispositivo de monitoramento eletrocardiográfico (ECG) de 12 canais.

5. Leitos ecocardiográficos especialmente elaborados, com janela de observação para facilitar a imagem do ápice. A organização espacial do equipamento na sala é fundamental para minimizar o tempo que

Fluxograma

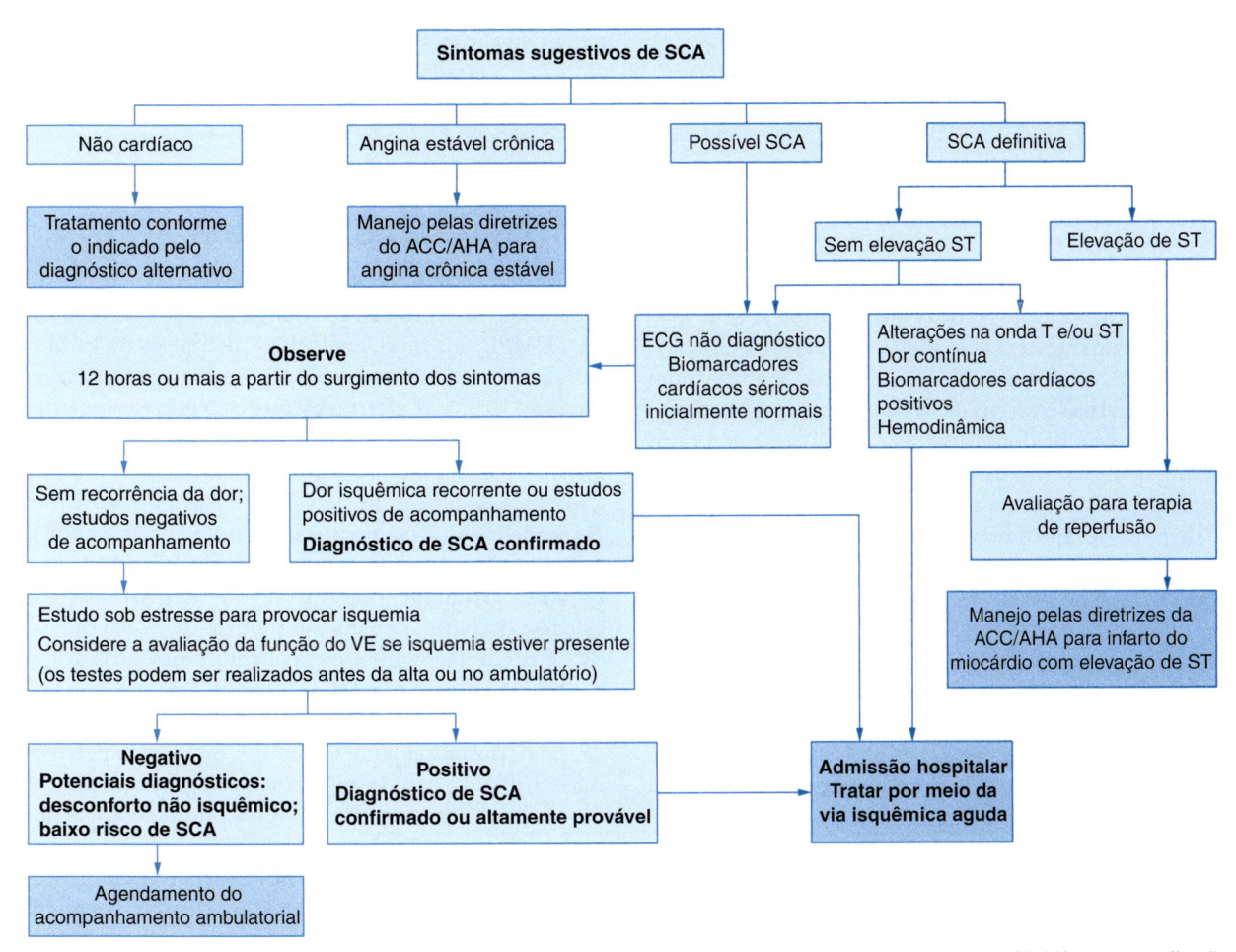

Sintomas sugestivos de SCA

- **Não cardíaco** → Tratamento conforme o indicado pelo diagnóstico alternativo
- **Angina estável crônica** → Manejo pelas diretrizes do ACC/AHA para angina crônica estável
- **Possível SCA** → ECG não diagnóstico / Biomarcadores cardíacos séricos inicialmente normais → **Observe** 12 horas ou mais a partir do surgimento dos sintomas
  - Sem recorrência da dor; estudos negativos de acompanhamento → Estudo sob estresse para provocar isquemia. Considere a avaliação da função do VE se isquemia estiver presente (os testes podem ser realizados antes da alta ou no ambulatório)
    - **Negativo** Potenciais diagnósticos: desconforto não isquêmico; baixo risco de SCA → Agendamento do acompanhamento ambulatorial
    - **Positivo** Diagnóstico de SCA confirmado ou altamente provável → Admissão hospitalar Tratar por meio da via isquêmica aguda
  - Dor isquêmica recorrente ou estudos positivos de acompanhamento **Diagnóstico de SCA confirmado** → Admissão hospitalar
- **SCA definitiva**
  - **Sem elevação ST** → Alterações na onda T e/ou ST / Dor contínua / Biomarcadores cardíacos positivos / Hemodinâmica → Admissão hospitalar Tratar por meio da via isquêmica aguda
  - **Elevação de ST** → Avaliação para terapia de reperfusão → Manejo pelas diretrizes da ACC/AHA para infarto do miocárdio com elevação de ST

Figura 9.2 Algoritmo da American College of Cardiology (ACC)/American Heart Association (AHA) para avaliação e tratamento de pacientes com suspeita de síndrome coronariana aguda (SCA). ECG, eletrocardiograma; VE, ventrículo esquerdo. (*Reproduzida, com permissão, de Anderson JL, Adams CD, Antman EM, et al. 2007 guidelines for the management of patients with unstable angina/non-ST-elevation myocardial infarction: executive summary: a report of the American College of Cardiology/American Heart Association Task Force on Practice Guidelines. Circulation. 2007;116:803-877 [© 2007 American Heart Association, Inc].*)

o paciente leva para sair da esteira até chegar ao leito e assumir a posição de decúbito lateral.

6. Bomba de infusão intravenosa e seringas para administração do contraste, atropina e outros medicamentos necessários, conforme a necessidade.

O ECG de 12 derivações é monitorado por um técnico em ECG enquanto o ultrassonografista obtém as imagens antes e depois do exercício. O estudo pode ser supervisionado por um enfermeiro registrado com treinamento em fisiologia do exercício.[4]

Um médico especialicializado em testes por estresse, tanto na realização quanto na interpretação da ecocardiografia sob estresse, deve estar presente no local e prontamente disponível para fornecer assistência às decisões clínicas e acerca do tratamento adequadas.

PREPARAÇÃO DO PACIENTE

O paciente deve abster-se da ingestão oral por 2 horas antes do procedimento. A não ser que solicitado pelo médico, as medicações do paciente não são suspensas antes do teste com esforço; entretanto, é importante suspender os betabloqueadores 24 horas antes do exame sob estresse com dobutamina. A breve história voltada para a documentação dos fatores de risco de DAC, eventos passados relacionados à DAC, padrão da dor torácica e medicamentos deve ser obtida antes do teste com esforço. Os resultados dos exames laboratoriais relevantes, que incluem hemoglobina, painel de eletrólitos e marcadores de enzimas cardíacas, devem ser revistos de acordo com o necessário. Depois disso, o paciente é levado à sala e instruído a retornar à mesa de exame o mais rápido possível após o exercício. As 12 derivações do ECG são posicionadas; a derivação V2 é inserida em um espaço mais alto que o normal e as derivações V5 e V6 são colocadas em um interespaço mais baixo para evitar interferência com as janelas ecocardiográficas usuais.

IMAGEM

As imagens ecocardiográficas em repouso são obtidas das janelas paraesternal e apical. Quatro incidências-padrão são adquiridas: (1) paraesternal longitudinal; (2) paraesternal transversa; (3) apical de quatro câmaras; e (4) apical de duas câmaras[2-4,6,7,9-12,19] (Fig. 9.3). Em alguns laboratórios, as adicionais apical longitudinal e apical transversa são obtidas, especialmente se a visualização do ápice não for ideal na apical de quatro câmaras e apical de duas câmaras.[3,6,7] O estudo é registrado em fita de vídeo, um ciclo cardíaco representativo simultâneo é adquirido e digitalizado, e cada uma das incidências é armazenada digitalmente. Essas quatro incidências também são adquiridas logo após o exercício. Quatro conjuntos de imagens são capturados com o protocolo de dobutamina (i.e., repouso, dose baixa de dobutamina, pico de dobutamina e recuperação). Cada incidência terá quatro imagens em tela quádrupla, demonstrando a mesma incidência em quatro estágios diferentes do protocolo de estresse da dobutamina. A aquisição de imagens pós-estresse é desafiadora em função dos artefatos pulmonares e de movimento e devido à janela de tempo limitado após o exercício; entretanto, com o instrumental atual, vários ciclos cardíacos consecutivos podem ser capturados e as imagens do melhor ciclo selecionadas e comparadas às imagens obtidas em repouso.

CRITÉRIOS DIAGNÓSTICOS

A interpretação do exame tem duas partes: (1) os resultados do teste com esforço (carga de trabalho alcançada, FCMPI, sintomas, arritmias e alterações no ECG); e (2) a resposta global e regional ventricular esquerda ao estresse.[2-4,6-9,12,19] A interpretação do estudo eletrocardiográfico necessita de análise semiquantitativa detalhada do uso do modelo de 16 segmentos, conforme recomendado pela American Society of Echocardiography,[25] ou do modelo de 17 segmentos, de acordo com a recomendação da American Heart Association Writing Group on Myocardial Segmentation and Registration for Cardiac Imaging, de 2002. O modelo de 17 segmentos difere do de 16 segmentos pela adição da coroa apical, a qual constitui o segmento além do final da cavidade ventricular esquerda. O modelo de 17 segmentos deve ser predominantemente usado nos exames da perfusão miocárdica[25], e o de 16 segmentos é apropriado para estudos de análise de AMPs, já que a ponta do ápice normal (segmento 17) não se move.[25] A Figura 9.4 fornece uma representação esquemática dos vários segmentos. A distribuição correspondente da artéria coronária para os segmentos miocárdicos é ilustrada na Figura 9.5. Cada segmento é analisado de maneira individual

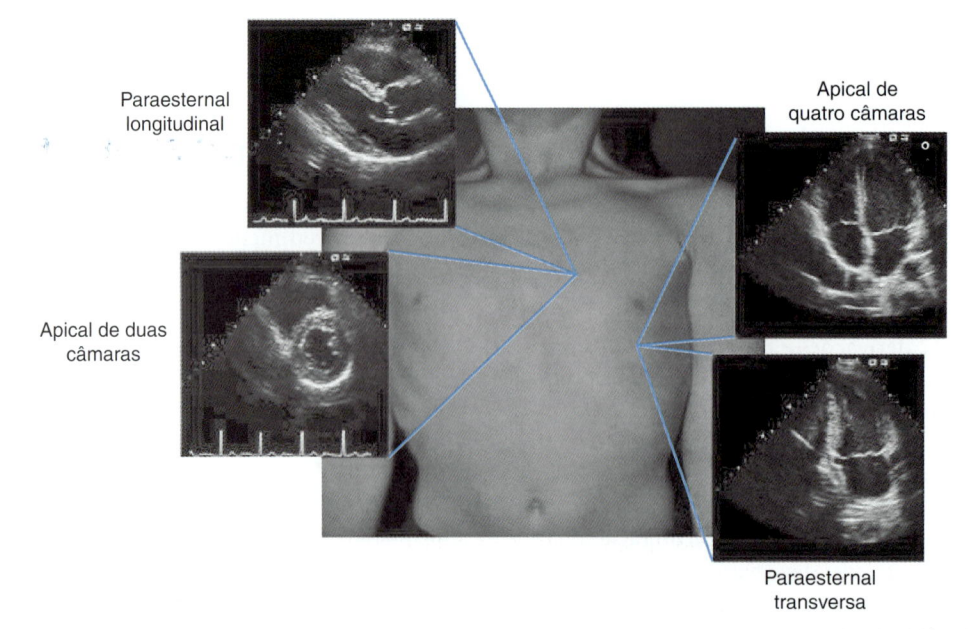

Figura 9.3 Imagens aproximadas do posicionamento da sonda e imagens representativas das incidências usuais paraesternal longitudinal, paraesternal transversa, apical de quatro câmaras e apical de duas câmaras.

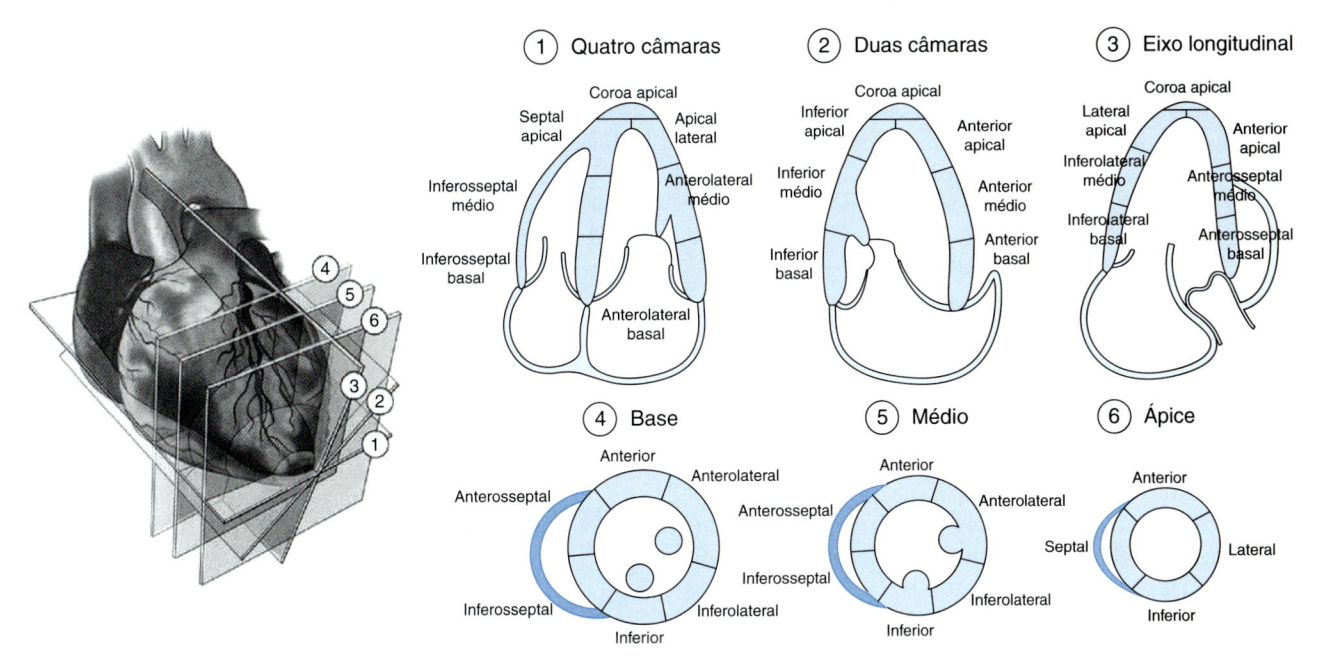

Figura 9.4 Análise segmentar das paredes do ventrículo esquerdo baseada nas incidências esquemáticas, na orientação paraesternal longitudinal e transversa, em três níveis diferentes. Os "segmentos apicais" geralmente são visualizados na apical de quatro câmaras, apical de duas câmaras e apical de três câmaras. A coroa apical pode ser observada apenas em alguns estudos com contraste. (*Reproduzida, com permissão, de Lang RM, Bierig M, Devereux RB et al. Recommendations for chamber quantification: a report from the American Society of Echocardiography's Guidelines and Standards Committee and the Chamber Quantification Writing Group, developed in conjunction with the European Association of Echocardiography, a branch of the European Society of Cardiology. J Am Soc Echocardiogr. 2005;1:1140-1463.*)

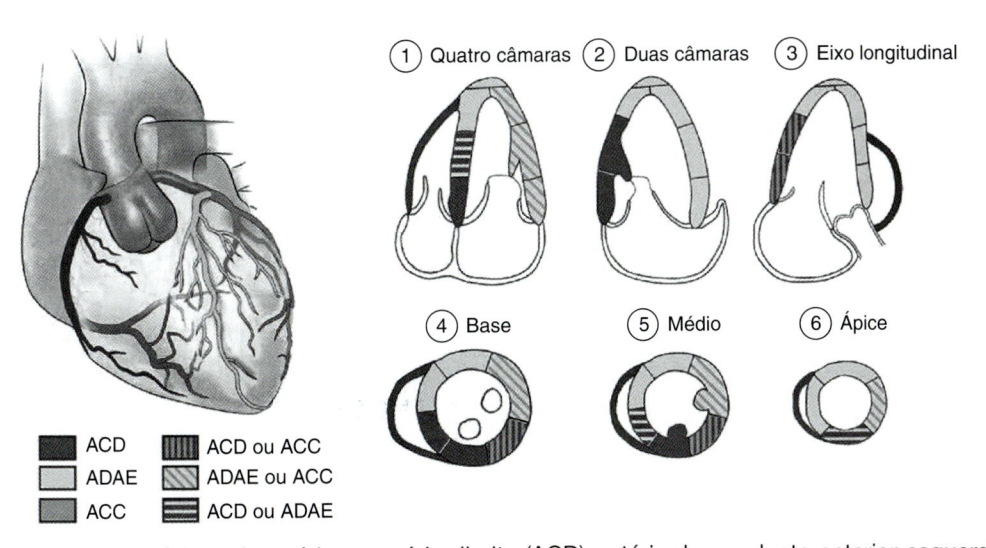

Figura 9.5 Distribuições típicas da artéria coronária direita (ACD), artéria descendente anterior esquerda (ADAE) e artéria coronária circunflexa (ACC). A distribuição arterial varia entre os pacientes. Alguns segmentos apresentam perfusão coronária variável. (*Reproduzida, com permissão, de Lang RM, Bierig M, Devereux RB et al. Recommendations for chamber quantification: a report from the American Society of Echocardiography's Guidelines and Standards Committee and the Chamber Quantification Writing Group, developed in conjunction with the European Association of Echocardiography, a branch of the European Society of Cardiology. J Am Soc Echocardiogr. 2005;1:1140-1463.*)

e classificado com base na motilidade e espessamento sistólico: 1 = normal; 2 = hipocinético; 3 = acinético; 4 = discinético; e 5 = aneurismático. A piora ou o desenvolvimento de novas AMPs é o marco da isquemia miocárdica induzida pelo estresse. A falta de movimento hiperdinâmico pode indicar isquemia, porém é menos específico.[1] Entretanto, um segmento acinético que se torna discinético durante o estresse não mostrou implicação diagnóstica ou prognóstica. Por meio da divisão da soma das pontuações pelo número total de segmentos analisados, o índice da mobilidade da parede ventricular esquerda global, tanto em repouso quanto após o exercício, pode ser gerado.[3,6-9,16,18,27] A AMP, que permanece a mesma após o esforço, é, muitas vezes, relacionada a infarto do miocárdio prévio.[1,9] Outros critérios diagnósticos auxiliares aos resultados positivos da ecocardiografia sob estresse incluem dilatação da cavidade ventricular esquerda e diminuição da função sistólica global.[1,3] A imagem biplanar e tridimensional (3D) é capaz de encurtar o período de aquisição das imagens após o exercício ou daquelas do pico do esforço, o que aumenta ainda mais a sensibilidade da ecocardiografia sob estresse.[28-30] O médico responsável pelo relato dos resultados do exame precisa analisar as imagens de maneira sistemática. A carga de trabalho alcançada e o tempo entre o término do exercício e a aquisição da imagem precisam ser considerados.[7,28,29]

ACURÁCIA DIAGNÓSTICA

A sensibilidade e a especificidade da ecocardiografia sob estresse, com o uso do critério da mobilidade da parede, são comparáveis àquelas da tomografia computadorizada por emissão de fóton único (SPECT) com tálio ou tecnécio-99 sestamibi. Em um grande estudo comparativo, a sensibilidade e especificidade geral da ecocardiografia sob estresse causado por exercício foram de 85 e 88%, respectivamente, em comparação com 85 e 81% da imagem do exercício com tálio.[5-7,16,31-42] As sensibilidades da ecocardiografia com esforço e da imagem do exercício com tálio, em pacientes com DAC, e envolvimento de um, dois e três vasos também foram similares: 58, 86 e 94% *versus* 61, 84 e 94%, respectivamente.[1] A acurácia diagnóstica de um exame depende da população de pacientes (probabilidade pré-teste de doença), da qualidade da imagem e do conhecimento do interpretador. Quando um limiar de 70% da significância de estenose foi usado, a sensibilidade de ambas as técnicas foi de 85%. As especificidades da ecocardiografia sob estresse causado por exercício e SPECT foram de 88 e 81%, respectivamente.[7] A SPECT parece ter sensibilidade mais alta para detectar doença de vaso único.[9] A acurácia diagnóstica da ecocardiografia sob estresse com dobutamina (EED) parece comparável à da ecocardiografia de esforço e SPECT.[3,4,6,9,17,42-44] Tanto a *stress-gated*-SPECT quanto à ecocardiografia sob estresse atuam de maneira similar na detecção de DAC em mulheres[17,37,44-49] (Fig. 9.6), e ambas receberam recomendações similares no posicionamento da American Heart Association. O valor preditivo negativo da ecocardiografia com esforço é excelente e chega a 95% (96% em homens e 98% em mulheres), com índices de eventos anuais de 0,75% nas mulheres e 1,24% nos homens.[33,40,42,45,47,50-60] Os índices de eventos anuais na EED normal são pelo menos duas vezes o da ecocardiografia com exercício normal.[49]

VANTAGENS

A ecocardiografia sob estresse é uma técnica versátil, portátil e de bom custo-benefício que oferece disponibilidade imediata de resultados.[2-4,9,16,31-34,36-39,43-45,47,50,53-55,57-59,61-62]
A acurácia na detecção de DAC parece comparável à da SPECT sob estresse.[31-35,37,44,59] A especificidade da ecocardiografia sob estresse é um pouco superior à da SPECT sob estresse, em especial nas mulheres. Dados abrangentes também estão disponíveis para o uso dessa técnica na estratificação do risco pré-operatório.[33,35,43]

LIMITAÇÕES

A visualização endocárdica inadequada, decorrente de más janelas acústicas, pode ser um problema importante nos pacientes com doença pulmonar obstrutiva crônica, deformidades torácicas e obesidade mórbida.[3,6,7,12,19] A distinção da cicatriz decorrente de isquemia peri-infarto pode ser problemática em comparação à SPECT sob estresse. A ecocardiografia sob estresse é uma técnica altamente dependente do operador. Assim, o conhecimento e a experiência na aquisição e interpretação da imagem são necessários para que o operador da ultrassonografia e o médico consigam resultados precisos.

CONCLUSÕES

A ecocardiografia sob estresse é uma técnica excelente para detectar com precisão a DAC, associada aos aspectos atrativos da versatilidade, portabilidade e custo relativamente baixo.[3,4,6,7,16,17,21,31-36,39,43-45,47-50,53,59,61,62] Em um período em que ocorre considerável exposição à radiação para obter imagens médicas, a ecocardiografia sob estresse oferece o benefício extra de não envolver exposição à radiação. A maior parte da literatura sobre sensibilidade da ecocardiografia sob estresse é anterior

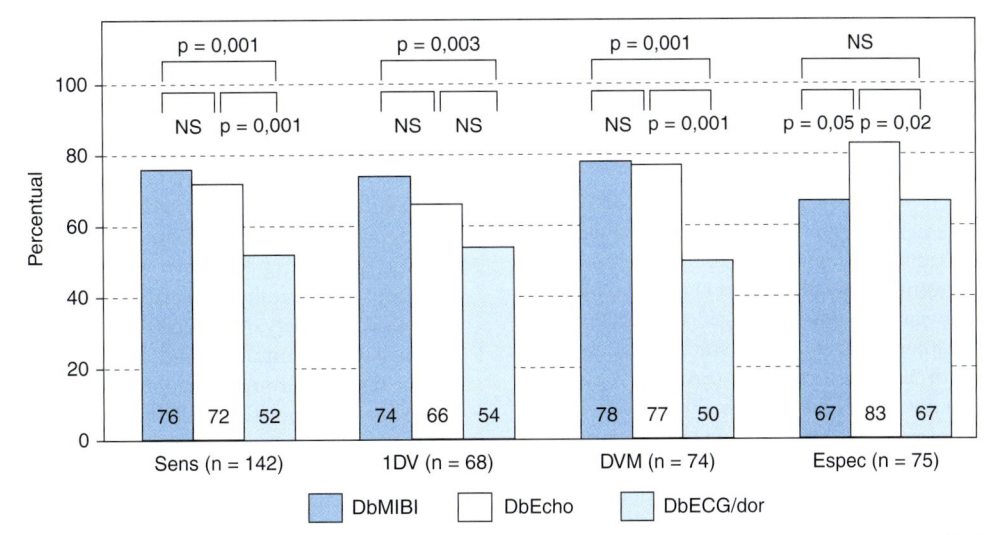

Figura 9.6 Comparação da tomografia computadorizada por emissão de fóton único com dobutamina (SPECT; DbMIBI), ecocardiografia com dobutamina (DbEcho) e alterações eletrocardiográficas (DbECG) ou angina (DbECG/dor), frente à dobutamina no diagnóstico de doença arterial coronariana (DAC). A ecocardiografia com dobutamina e a SPECT com dobutamina e tecnécio sestamibi apresentam sensibilidades similares na detecção de DAC, porém, a ecocardiografia com dobutamina apresenta especificidade significativamente mais alta. Os dois testes são superiores, do ponto de vista diagnóstico, ao ECG com dobutamina. A SPECT com dobutamina e tecnécio sestamibi demonstra sensibilidade mais alta do que a ecocardiografia com dobutamina ou ECG com dobutamina em pacientes com doença de um único vaso. 1DV, doença de um vaso; DVM, doença de vasos múltiplos; Sens, sensibilidade; Espec, especificidade. (*Reproduzida, com permissão, de DeCara JM. Noninvasive cardiac testing in women.* L AM Womens Assoc. *2003;58:254-263.*)

ao desenvolvimento e disponibilidade da imagem harmônica, do contraste para realce do endocárdio e das harmônicas com contraste. Em muitos estudos, faltam também informações relacionadas à aquisição, à demonstração e ao armazenamento digitais.

Os avanços nas imagens volumétricas biplanares 2D e 3D encurtam a aquisição da imagem pós-estresse e melhoram ainda mais a sensibilidade e a acurácia da ecocardiografia sob estresse na detecção da DAC.[14,20,23,24,29,30] Futuros avanços na ecocardiografia com contraste do miocárdio podem permitir a avaliação simultânea da perfusão e função regional do miocárdio, o que é uma meta da avaliação fisiológica não invasiva da DAC à beira do leito.[2,3] Espera-se também que seja significativamente mais eficiente do ponto de vista financeiro do que as tecnologias contemporâneas.

Referências

1. Libby P, Bonow RW, Mann DL, Zipes DP. *Braunwald's Heart Disease: A Textbook of Cardiovascular Medicine.* 8th ed. Philadelphia, PA: Saunders Elsevier; 2008.
2. Armstrong WF, Ryan T. Stress echocardiography from 1979 to present. *J Am Soc Echocardiogr.* 2008;21: 22–28.
3. Armstrong WF, Zoghbi WA. Stress echocardiography: current methodology and clinical applications. *J Am Coll Cardiol.* 2005;45:1739–1747.
4. Gottdiener JS. Overview of stress echocardiography: uses, advantages, and limitations. *Curr Probl Cardiol.* 2003;28:485–516.
5. Marwick TH. Current status of stress echocardiography for diagnosis and prognostic assessment of coronary artery disease. *Coron Artery Dis.* 1998;9:411–426.
6. Pellikka PA, Roger VL, Oh JK, Miller FA, Seward JB, Tajik AJ. Stress echocardiography. Part II. Dobutamine stress echocardiography: techniques, implementation, clinical applications, and correlations. *Mayo Clin Proc.* 1995;70: 16–27.
7. Roger VL, Pellikka PA, Oh JK, Miller FA, Seward JB, Tajik AJ. Stress echocardiography. Part I. Exercise echocardiography: techniques, implementation, clinical applications, and correlations. *Mayo Clin Proc.* 1995;70:5–15.
8. Becher H, Chambers J, Fox K, et al. BSE procedure guidelines for the clinical application of stress echocardiography, recommendations for performance and interpretation of stress echocardiography: a report of the British Society of Echocardiography Policy Committee. *Heart.* 2004;90 (suppl 6):vi23–vi30.
9. Geleijnse ML, Fioretti PM, Roelandt JR. Methodology, feasibility, safety and diagnostic accuracy of dobutamine

stress echocardiography. *J Am Coll Cardiol.* 1997;30: 595-606.
10. Hachamovitch R, Di Carli MF. Methods and limitations of assessing new noninvasive tests: part I: anatomy-based validation of noninvasive testing. *Circulation.* 2008;117: 2684-2690.
11. Hachamovitch R, Di Carli MF. Methods and limitations of assessing new noninvasive tests: part II: outcomes-based validation and reliability assessment of noninvasive testing. *Circulation.* 2008;117:2793-2801.
12. Sicari R, Nihoyannopoulos P, Evangelista A, et al. Stress echocardiography expert consensus statement: European Association of Echocardiography (EAE) (a registered branch of the ESC). *Eur J Echocardiogr.* 2008;9:415-437.
13. Presti CF, Armstrong WF, Feigenbaum H. Comparison of echocardiography at peak exercise and after bicycle exercise in evaluation of patients with known or suspected coronary artery disease. *J Am Soc Echocardiogr.* 1988;1:119-126.
14. Peteiro J, Garrido I, Monserrat L, Aldama G, Calvino R, Castro-Beiras A. Comparison of peak and postexercise treadmill echocardiography with the use of continuous harmonic imaging acquisition. *J Am Soc Echocardiogr.* 2004;17:1044-1049.
15. Mairesse GH, Vanoverschelde JL, Robert A, Climov D, Detry JM, Marwick TH. Pathophysiologic mechanisms underlying dobutamine- and exercise-induced wall motion abnormalities. *Am Heart J.* 1998;136:63-70.
16. Roger VL, Pellikka PA, Oh JK, Bailey KR, Tajik AJ. Identification of multivessel coronary artery disease by exercise echocardiography. *J Am Coll Cardiol.* 1994;24: 109-114.
17. Geleijnse ML, Krenning BJ, Soliman OI, Nemes A, Galema TW, ten Cate FJ. Dobutamine stress echocardiography for the detection of coronary artery disease in women. *Am J Cardiol.* 2007;99:714-717.
18. Hoffmann R, Lethen H, Marwick T, et al. Standardized guidelines for the interpretation of dobutamine echocardiography reduce interinstitutional variance in interpretation. *Am J Cardiol.* 1998;82:1520-1524.
19. Pellikka PA, Nagueh SF, Elhendy AA, Kuehl CA, Sawada SG. American Society of Echocardiography recommendations for performance, interpretation, and application of stress echocardiography. *J Am Soc Echocardiogr.* 2007;20:1021-1041.
20. Thomas JD, Adams DB, Devries S, et al. Guidelines and recommendations for digital echocardiography. *J Am Soc Echocardiogr.* 2005;18:287-297.
21. Flachskampf FA, Rost C. Stress echocardiography in known or suspected coronary artery disease: an exercise in good clinical practice. *J Am Coll Cardiol.* 2009;53: 1991-1992.
22. Mulvagh SL, Rakowski H, Vannan MA, et al. American Society of Echocardiography consensus statement on the clinical applications of ultrasonic contrast agents in echocardiography. *J Am Soc Echocardiogr.* 2008;21: 1179-1201; quiz 1281.
23. Skolnick DG, Sawada SG, Feigenbaum H, Segar DS. Enhanced endocardial visualization with noncontrast harmonic imaging during stress echocardiography. *J Am Soc Echocardiogr.* 1999;12:559-563.
24. Zaglavara T, Norton M, Cumberledge B, et al. Dobutamine stress echocardiography: improved endocardial border definition and wall motion analysis with tissue harmonic imaging. *J Am Soc Echocardiogr.* 1999;12:706-713.
25. Lang RM, Bierig M, Devereux RB, et al. Recommendations for chamber quantification: a report from the American Society of Echocardiography's Guidelines and Standards Committee and the Chamber Quantification Writing Group, developed in conjunction with the European Association of Echocardiography, a branch of the European Society of Cardiology. *J Am Soc Echocardiogr.* 2005;1:1440-1463.
26. Cerqueira MD, Weissman NJ, Dilsizian V, Jacobs AK, Kaul S, Laskey WK, et al. Standardized myocardial segmentation and nomenclature for tomographic imaging of the heart: a statement for healthcare professionals from the cardiac imaging committee of the council on clinical cardiology of the American Heart Association. *Circulation.* 2002;105:539-542.
27. Elhendy A, van Domburg RT, Bax JJ, et al. Optimal criteria for the diagnosis of coronary artery disease by dobutamine stress echocardiography. *Am J Cardiol.* 1998;82:1339-1344.
28. Ahmad M, Xie T, McCulloch M, Abreo G, Runge M. Real-time three-dimensional dobutamine stress echocardiography in assessment stress echocardiography in assessment of ischemia: comparison with two-dimensional dobutamine stress echocardiography. *J Am Coll Cardiol.* 2001;37:1303-1309.
29. Corsi C, Lang RM, Veronesi F, et al. Volumetric quantification of global and regional left ventricular function from real-time three-dimensional echocardiographic images. *Circulation.* 2005;112:1161-1170.
30. Takeuchi M, Otani S, Weinert L, Spencer KT, Lang RM. Comparison of contrast-enhanced real-time live 3-dimensional dobutamine stress echocardiography with contrast 2-dimensional echocardiography for detecting stress-induced wall-motion abnormalities. *J Am Soc Echocardiogr.* 2006;19:294-299.
31. Elhendy A, Geleijnse ML, Roelandt JR, et al. Comparison of dobutamine stress echocardiography and 99m-technetium sestamibi SPECT myocardial perfusion scintigraphy for predicting extent of coronary artery disease in patients with healed myocardial infarction. *Am J Cardiol.* 1997;79:7-12.
32. Elhendy A, Geleijnse ML, van Domburg RT, et al. Comparison of dobutamine stress echocardiography and technetium-99m sestamibi single-photon emission tomography for the diagnosis of coronary artery disease in hypertensive patients with and without left ventricular hypertrophy. *Eur J Nucl Med.* 1998;25:69-78.

33. Shaw LJ, Eagle KA, Gersh BJ, Miller DD. Meta-analysis of intravenous dipyridamole-thallium-201 imaging (1985 to 1994) and dobutamine echocardiography (1991 to 1994) for risk stratification before vascular surgery. *J Am Coll Cardiol.* 1996;27:787-798.
34. Shaw LJ, Marwick TH, Berman DS, et al. Incremental cost-effectiveness of exercise echocardiography vs. SPECT imaging for the evaluation of stable chest pain. *Eur Heart J.* 2006;27:2448-2458.
35. Smart SC, Bhatia A, Hellman R, et al. Dobutamine-atropine stress echocardiography and dipyridamole sestamibi scintigraphy for the detection of coronary artery disease: limitations and concordance. *J Am Coll Cardiol.* 2000;36:1265-1273.
36. Marwick TH, Anderson T, Williams MJ, et al. Exercise echocardiography is an accurate and cost-efficient technique for detection of coronary artery disease in women. *J Am Coll Cardiol.* 1995;26:335-341.
37. Mieres JH, Shaw LJ, Arai A, et al. Role of noninvasive testing in the clinical evaluation of women with suspected coronary artery disease: consensus statement from the Cardiac Imaging Committee, Council on Clinical Cardiology, and the Cardiovascular Imaging and Intervention Committee, Council on Cardiovascular Radiology and Intervention, American Heart Association. *Circulation.* 2005;111:682-696.
38. Peteiro J, Monserrrat L, Pineiro M, et al. Comparison of exercise echocardiography and the Duke treadmill score for risk stratification in patients with known or suspected coronary artery disease and normal resting electrocardiogram. *Am Heart J.* 2006;151:1324e1- 1324e10.
39. Quinones MA, Verani MS, Haichin RM, Mahmarian JJ, Suarez J, Zoghbi WA. Exercise echocardiography versus 201Tl single-photon emission computed tomography in evaluation of coronary artery disease. Analysis of 292 patients. *Circulation.* 1992;85:1026-1031.
40. Smart SC, Knickelbine T, Malik F, Sagar KB. Dobutamine-atropine stress echocardiography for the detection of coronary artery disease in patients with left ventricular hypertrophy. Importance of chamber size and systolic wall stress. *Circulation.* 2000;101:258-263.
41. Southard J, Baker L, Schaefer S. In search of the false-negative exercise treadmill testing evidence-based use of exercise echocardiography. *Clin Cardiol.* 2008;31:35-40.
42. Sozzi FB, Elhendy A, Roelandt JR, et al. Prognostic value of dobutamine stress echocardiography in patients with diabetes. *Diabetes Care.* 2003;26:1074-1078.
43. Kertai MD, Poldermans D. The utility of dobutamine stress echocardiography for perioperative and long-term cardiac risk assessment. *J Cardiothorac Vasc Anesth.* 2005;19:520-528.
44. Kwok Y, Kim C, Grady D, Segal M, Redberg R. Meta-analysis of exercise testing to detect coronary artery disease in women. *Am J Cardiol.* 1999;83:660-666.
45. Arruda-Olson AM, Juracan EM, Mahoney DW, McCully RB, Roger VL, Pellikka PA. Prognostic value of exercise echocardiography in 5,798 patients: is there a gender difference? *J Am Coll Cardiol.* 2002;39:625-631.
46. DeCara JM. Noninvasive cardiac testing in women. *J Am Med Womens Assoc.* 2003;58:254-263.
47. Elhendy A, Shub C, McCully RB, Mahoney DW, Burger KN, Pellikka PA. Exercise echocardiography for the prognostic stratification of patients with low pretest probability of coronary artery disease. *Am J Med.* 2001;111:18-23.
48. Shaw LJ, Mieres JH. The role of noninvasive testing in the diagnosis and prognosis of women with suspected CAD. *J Fam Pract.* 2005;suppl:4-5, 7.
49. Wenger NK, Shaw LJ, Vaccarino V. Coronary heart disease in women: update 2008. *Clin Pharmacol Ther.* 2008;83:37-51.
50. Arruda AM, Das MK, Roger VL, Klarich KW, Mahoney DW, Pellikka PA. Prognostic value of exercise echocardiography in 2,632 patients > or = 65 years of age. *J Am Coll Cardiol.* 2001;37:1036-1041.
51. Biagini E, Elhendy A, Bax JJ, et al. Seven-year follow-up after dobutamine stress echocardiography: impact of gender on prognosis. *J Am Coll Cardiol.* 2005;45:93-97.
52. Bouzas-Mosquera A, Peteiro J, Alvarez-Garcia N, et al. Prediction of mortality and major cardiac events by exercise echocardiography in patients with normal exercise electrocardiographic testing. *J Am Coll Cardiol.* 2009;53:1981-1990.
53. Colon PJ 3rd, Guarisco JS, Murgo J, Cheirif J. Utility of stress echocardiography in the triage of patients with atypical chest pain from the emergency department. *Am J Cardiol.* 1998;82:1282-1284, A10.
54. Das MK, Pellikka PA, Mahoney DW, et al. Assessment of cardiac risk before nonvascular surgery: dobutamine stress echocardiography in 530 patients. *J Am Coll Cardiol.* 2000;35:1647-1653.
55. Elhendy A, Arruda AM, Mahoney DW, Pellikka PA. Prognostic stratification of diabetic patients by exercise echocardiography. *J Am Coll Cardiol.* 2001;37:1551-1557.
56. Geleijnse ML, Elhendy A, van Domburg RT, et al. Cardiac imaging for risk stratification with dobutamine-atropine stress testing in patients with chest pain. Echocardiography, perfusion scintigraphy, or both? *Circulation.* 1997;96:137-147.
57. Geleijnse ML, Elhendy A, van Domburg RT, Cornel JH, Roelandt JR, Fioretti PM. Prognostic implications of a normal dobutamine-atropine stress echocardiogram in patients with chest pain. *J Am Soc Echocardiogr.* 1998;11:606-611.
58. Marwick TH, Shaw L, Case C, Vasey C, Thomas JD. Clinical and economic impact of exercise electrocardiography and exercise echocardiography in clinical practice. *Eur Heart J.* 2003;24:1153-1163.
59. Metz LD, Beattie M, Hom R, Redberg RF, Grady D, Fleischmann KE. The prognostic value of normal exercise myo-

cardial perfusion imaging and exercise echocardiography: a meta-analysis. *J Am Coll Cardiol.* 2007;49:227–237.
60. Smart SC, Sagar KB. Diagnostic and prognostic use of stress echocardiography in stable patients. *Echocardiography.* 2000;17:465–477.
61. Cortigiani L, Sicari R, Bigi R, et al. Usefulness of stress echocardiography for risk stratification of patients after percutaneous coronary intervention. *Am J Cardiol.* 2008;102:1170–1174.
62. Elhendy A, van Domburg RT, Bax JJ, et al. Noninvasive diagnosis of coronary artery stenosis in women with limited exercise capacity: comparison of dobutamine stress echocardiography and 99mTc sestamibi single-photon emission CT. *Chest.* 1998;114:1097–1104.

SEÇÃO IV

Uso da ultrassonografia na avaliação do abdome e da pelve

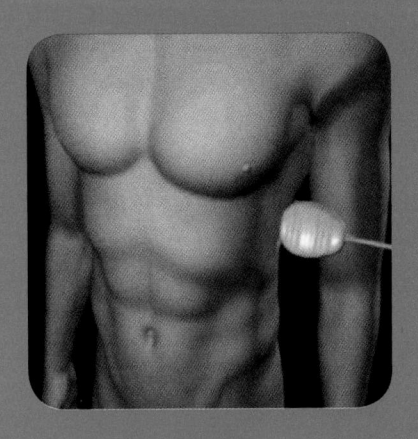

CAPÍTULO 10

Ultrassonografia abdominal

*Jonathan M. Dort, MD, FACS; Gary C. Clagett, BS, RT, RVT, RDMS;
William R. Fry, MD, FACS, RVT, RDMS; e Alexander B. Levitov, MD, FCCM, RDCS*

INTRODUÇÃO

As queixas abdominais podem ser um desafio para os médicos. Embora a ultrassonografia à beira do leito seja usada extensivamente por cirurgiões traumatologistas nos exames FAST (*focused assessment with sonography in trauma*), é menos provável que outros profissionais empreguem ultrassonografia nas avaliações cotidianas das queixas abdominais e na verificação dos achados físicos relacionados ao abdome. As diretrizes do American Institute of Ultrasound in Medicine listam inúmeras indicações para a realização da ultrassonografia abdominal que o leitor pode usar como referência (Tab. 10.1). A ultrassonografia é capaz de identificar potenciais causas de dor abdominal, apontar fontes abdominais de infecção e fornecer informações acerca da função intestinal. A presença de achados físicos como macicez móvel ou hepatomegalia palpável também pode ser verificada de imediato. A anatomia e o fluxo sanguíneo dos principais vasos abdominais (aorta, veia cava inferior) podem ser visualizados e a orientação ultrassonográfica de procedimentos invasivos pode ser usada para reduzir o risco de complicações.

O exame FAST tornou-se a forma mais comum de exame do abdome usado por não radiologistas. As seções seguintes descrevem o exame FAST e abordam a aplicação da ultrassonografia em cada um dos órgãos abdominais. Para a maioria dos exames abdominais, sugere-se a sonda curvilínea de 5 MHz que fornece imagens satisfatórias, salvo disposições em contrário.

EXAME COM INCIDÊNCIAS FOCADAS PARA A CORREÇÃO CIRÚRGICA DO TRAUMATISMO

O exame FAST é usado quando se avalia pacientes traumatizados com ou sem instabilidade hemodinâmica. Seu objetivo é identificar a presença de líquido intra-abdominal (sangue), apresentando sensibilidade de 90 a 95%, e baixa especificidade devido à alta prevalência de ascite nos pacientes de trauma. Em termos gerais, entretanto, no cenário clínico apropriado, a presença de líquido será um indicador para laparotomia. O exame é realizado em quatro incidências e, algumas vezes, é combinado com a ultrassonografia de pulmão e projeções subcostais do coração para excluir a possibilidade de tamponamento pericárdico (Fig. 10.1). Os recessos hepatorrenais e esplenorrenais são examinados pelos cortes longitudinais (eixo longitudinal) do quadrante superior direito e esquerdo, respectivamente (Fig. 10.2A e B). Os movimentos respiratórios são usados quando possível. A pelve e a bexiga são visualizadas no corte transverso e o objetivo é identificar líquido na pelve dependente (Fig. 10.2C e D). É importante observar que causas comuns de abdome agudo, como sangramento duodenal, não podem ser identificadas pela ultrassonografia.

ASCITE

O líquido ascítico transudativo aparece como uma área anecoica entre a parede abdominal e o intestino; entretanto, o hemoperitônio e a peritonite (secundária ou espontânea) têm aparência mais ecogênica, parecendo neve (Fig. 10.3). A presença ou ausência de cirrose pode ajudar na diferenciação.

FÍGADO

A patologia hepática, muitas vezes suspeitada pela história clínica e pelo exame físico (i.e., palpação e percussão de hepatomegalia), pode ser confirmada ou descartada pela imagem da ultrassonografia. Dor no quadrante superior direito, icterícia, sangramento gastrintestinal e suspeita de tumores hepáticos são várias razões para considerar a avaliação ultrassonográfica do fígado. É possível visualizar condições não malignas, como cirrose, esteatose hepática e cistos, além de massas sólidas, como malformações arteriovenosas, hepatomas e metástases.

Enquanto em alguns pacientes magros a sonda linear pode ser usada, em geral, o transdutor curvo ou setorial, com frequência que varia entre 2 e 5 MHz, é melhor. Desde que todo o fígado seja avaliado, qualquer abordagem sistemática funciona. Normalmente, o paciente permanece em decúbito dorsal durante todo o exame, embora, às vezes, o decúbito lateral esquerdo ou a posição ereta também possam ser benéficos. Uma das abordagens consiste em começar pela margem costal na

TABELA 10.1 Indicações do American Institute of Ultrasound in Medicine para ultrassonografia abdominal

Dor abdominal, nos flancos e/ou na coluna.

Sinais/sintomas referidos de órgãos abdominais, como icterícia.

Anormalidades palpáveis, como massas.

Resultados anormais de testes laboratoriais sugestivos de patologia abdominal.

Acompanhamento de patologia abdominal suspeita ou conhecida.

Procura de doença metastática ou neoplasia primária oculta.

Avaliação de anormalidades congênitas suspeitas.

Trauma abdominal.

Avaliação pré- e pós-transplante.

Planejamento e orientação de procedimento invasivo.

Pesquisa de presença de líquido retroperitoneal e/ou peritoneal loculado ou livre.

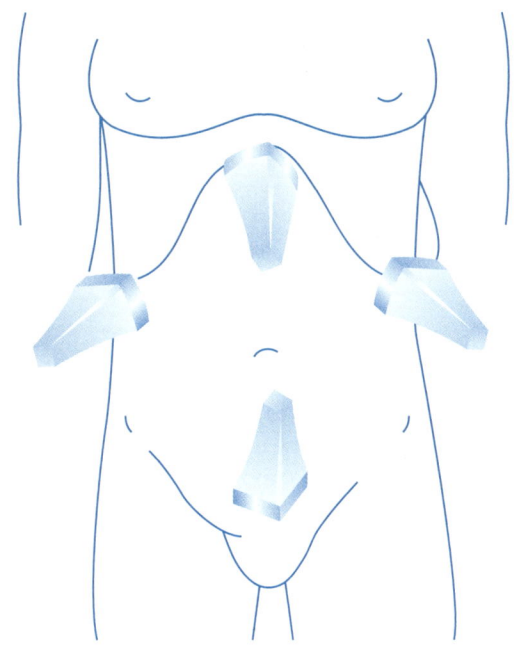

Figura 10.1 Posicionamento do transdutor da ultrassonografia no exame FAST (*focused assessment with sonography for trauma*) do abdome.

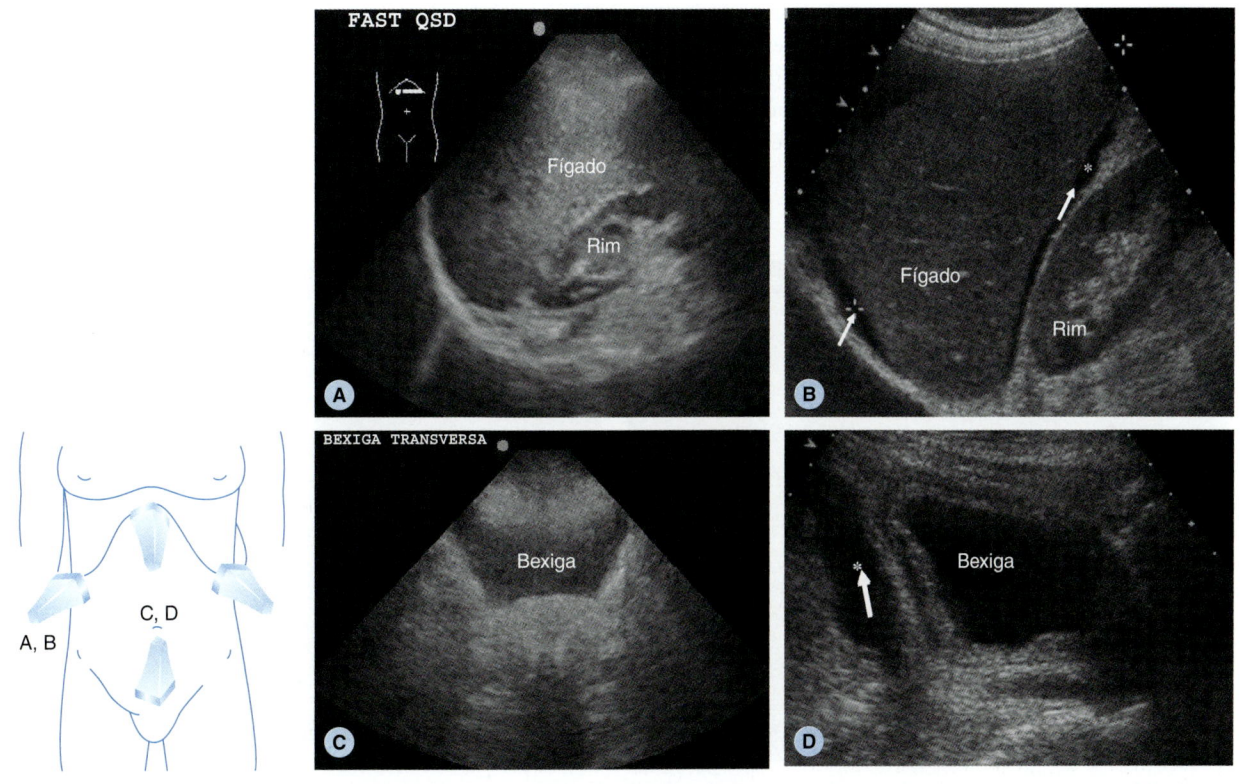

Figura 10.2 Exame FAST (*focused assessment with sonography for trauma*) do quadrante superior direito (QSD) e da pelve. (**A**) Normal. (**B**) Líquido no recesso hepatorrenal e ao redor do fígado (*setas brancas sólidas*). (**C**) Imagem suprapúbica normal da bexiga cheia. (**D**) Líquido pélvico localizado atrás da bexiga (*asterisco*).

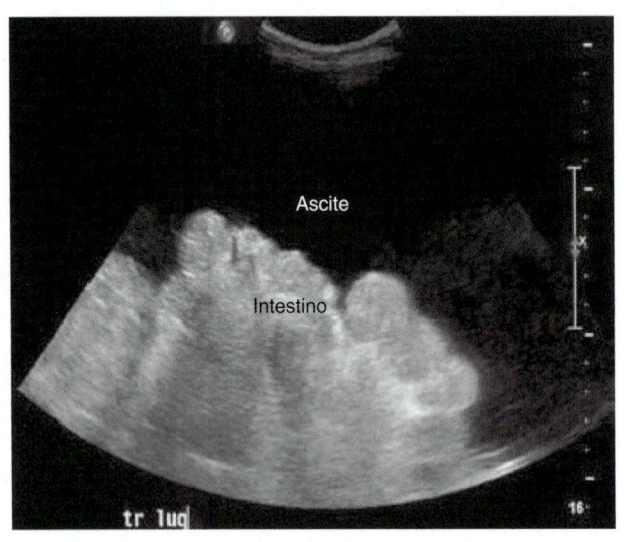

Figura 10.3 Grande quantidade de líquido ascítico (o intestino delgado é bem visualizado e marcado).

linha medioclavicular direita. A linha medioclavicular marca quase o meio da fossa da vesícula biliar e a divisão anatômica do lobo direito e esquerdo do fígado. É preciso angular a sonda lateral e medialmente, solicitar ao paciente incursões respiratórias médias/profundas e movimentar a sonda em sentido superior e, muitas vezes, para a linha axilar média, ou em sentido mais posterior para avaliar por completo o lobo direito, mais do que o esquerdo. Tanto as imagens sagitais quanto as transversais devem ser obtidas. Devido à localização, as incidências subcostal e intercostal são necessárias para avaliar o fígado em sua totalidade.

Anatomia normal

A superfície do fígado deve ser lisa. O parênquima hepático deve ter ecogenicidade uniforme, menor do que a do rim adjacente. As veias hepáticas e porta intra-hepáticas hipoecoicas podem ser diferenciadas das outras estruturas venosas portais, as quais demonstram uma faixa hiperecoica nas paredes, o que não ocorre com as veias hepáticas (Fig. 10.4A). Os ductos biliares podem não ser visualizados no fígado normal. Os ductos biliares percorrem um trajeto paralelo às veias porta, logo a árvore biliar intra-hepática dilatada irá diferir do sistema venoso porta, pois ele não apresenta paredes hiperecoicas. Por meio da imagem do *Doppler*, de preferência colorido ou *power*, é possível reconhecer a veia e o ducto biliar. Na anatomia normal, a ecogenicidade do parênquima hepático e do córtex renal direito deve ser similar. As diferenças de ecogenicidade entre o fígado e o rim podem sugerir doenças.

De modo geral, as doenças do fígado podem ser divididas em difusas (cirrose, esteatose hepática) ou focais (cistos, massas, etc.).

Cirrose

Cirrose é a cicatrização do fígado que aumenta a quantidade de colágeno no órgão (Fig. 10.4B), o que, em geral, aumenta a ecogenicidade hepática em relação ao rim. Nos estados mais avançados da cirrose, o fígado pode tornar-se nodular e perder a superfície lisa. Além disso, é possível observar uma aparência ecogênica heterogênea do fígado na cirrose, que, porém, não é específico, pois também é vista na hepatite aguda e na metamorfose gordurosa do fígado.

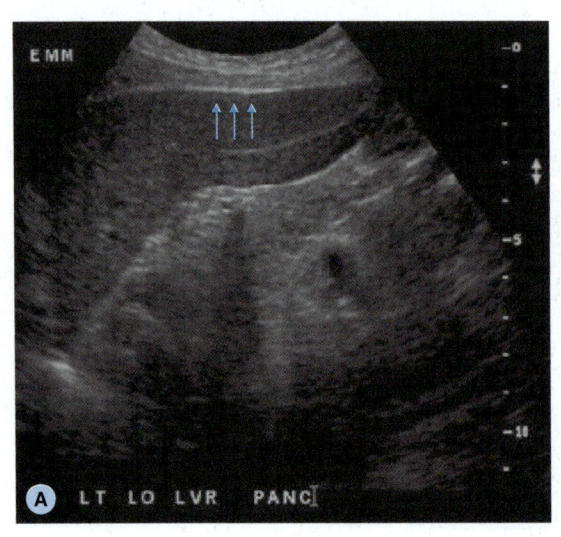

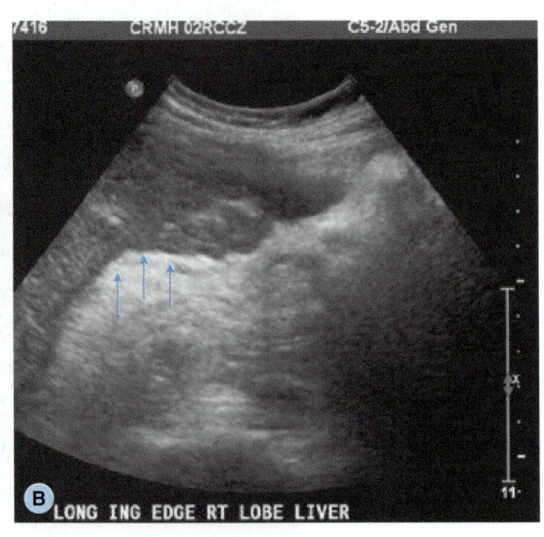

Figura 10.4 Ultrassonografia do quadrante superior direito do lobo esquerdo normal do fígado. (**A**) Observe a margem regular do fígado (*setas*) e o lobo direito cirrótico. (**B**) Observe a borda irregular (*setas*) e a aparência hiperecoica do parênquima hepático.

Esteatose hepática

Com o crescimento da incidência de obesidade na população norte-americana, o mesmo ocorre com o índice de hepatite esteatorreica não alcoólica e de esteatose hepática, condições que podem ser vistas como um padrão difuso hiperecoico ou misto de manchas relativamente hipoecoicas e hiperecoicas (Fig. 10.5A). Supõe-se que as áreas hiperecoicas apresentam infiltração gordurosa e que as áreas hipoecoicas são aquelas poupadas da infiltração gordurosa. A comparação da ecogenicidade com a do córtex renal direito pode, mais uma vez, ser útil. Quando há presença de preservação focal, geralmente não há uma massa discreta, mas margens mais difusas entre a infiltração gordurosa e as áreas poupadas. As doenças focais podem ser subdivididas de acordo com aparência ultrassonográfica em hipoecoicas, hiperecoicas e isoecoicas.

Cistos

Os cistos hepáticos são observados como estruturas hipoecoicas e esféricas (Fig. 10.6A). Em geral, são uniformes, com ou sem septações. Na maioria das vezes, o realce posterior está presente. Os cistos podem ser singulares ou múltiplos. Não raro, são congênitos e, no caso de cistos múltiplos, a doença hepática policística deve ser considerada. Se o cisto revelar septações, cistos traumáticos ou abscessos hepáticos devem ser considerados (Fig. 10.6B). Massas isoecoicas podem ser identificadas devido à distorção do contorno hepático ou a uma substância que distorce a anatomia local. Massas isoecoicas englobam adenomas hepáticos, nódulos regenerativos, carcinoma hepatocelular e doença metastática. De modo geral, as massas hepáticas hiperecoicas são classificadas nas seguintes categorias:

Hemangioma

Os hemangiomas hepáticos são as massas hiperecoicas mais comuns observadas no fígado (Fig. 10.6C). Em razão da natureza principalmente venosa, com frequência não revelam fluxo no exame de *Doppler*. Se o diagnóstico for incerto, a tomografia computadorizada (TC) ou a ressonância magnética (RM) pode confirmar o diagnóstico.

Carcinoma hepatocelular (Hepatoma)

Os hepatomas podem ser revelados pela ultrassonografia como um padrão hiperecoico, hipoecoico ou misto, sobretudo se forem grandes, quando pode ter ocorrido necrose tumoral (Fig. 10.5B). A TC e a RM podem ser realizadas para definir ainda mais a massa; entretanto, se possível, a biópsia é a melhor maneira de determinar o diagnóstico.

Doença metastática

As metástases hepáticas de vários tumores não são incomuns e a ultrassonografia pode alertar o profissional sobre o problema. A ultrassonografia também pode ajudar a estadiar o tumor primário e a escolher a terapia (i.e., cirúrgica ou conservadora). É possível, também, que as lesões metastáticas apareçam na ultrassonografia com padrão hiperecoico, hipoecoico ou misto, particularmente se forem grandes, quando um pouco de necrose tumoral já tenha ocorrido (Fig. 10.6D). De maneira geral, as metástases são lesões múltiplas e a TC e a RM podem ser realizadas para definir ainda mais as

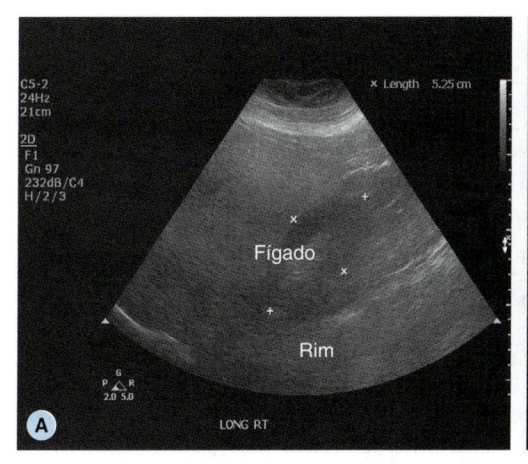

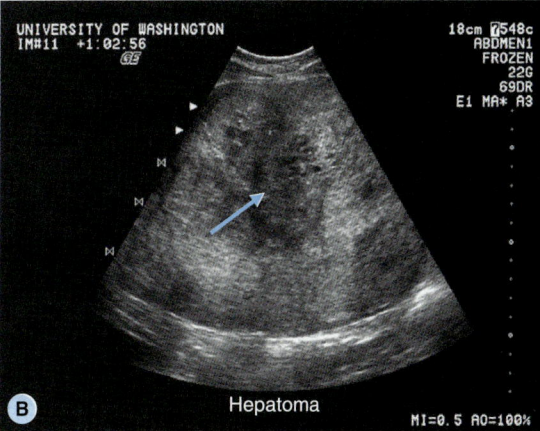

Figura 10.5 Ultrassonografia do quadrante superior direito da esteatose hepática. (**A**) Aumento da ecogenicidade hepática em comparação a do rim normal. (**B**) Carcinoma hepatocelular com áreas hiperecoicas e hipoecoicas (*seta*). No fundo, a ecogenicidade do fígado é maior devido à cirrose.

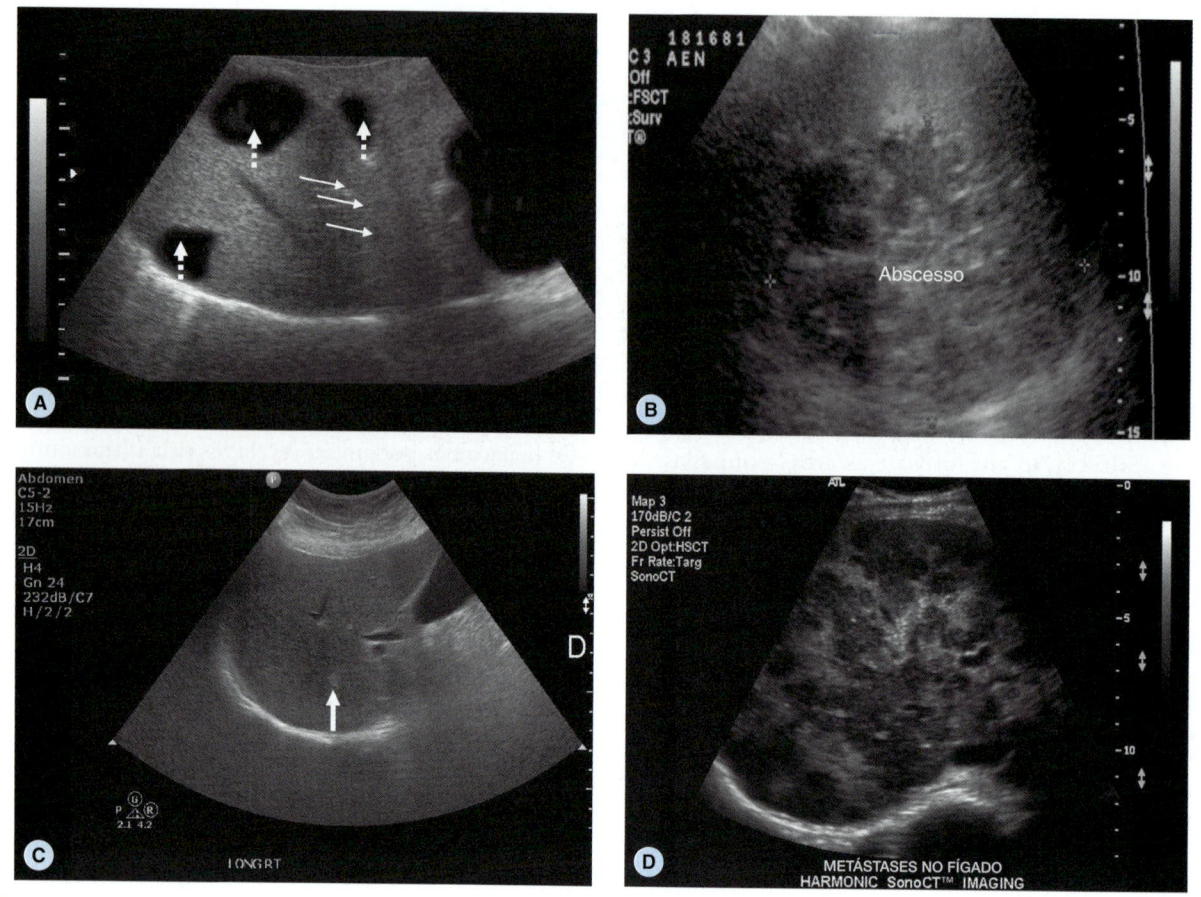

Figura 10.6 Ultrassonografia do quadrante superior direito. (**A**) Cistos hepáticos (*setas pontilhadas*). Observe o artefato de realce acústico característico (*setas sólidas*). (**B**) Abscesso hepático. Note a presença de septações e ecogenicidade não homogênea da lesão. (**C**) Hemangioma (*seta sólida*). (**D**) O parênquima hepático está praticamente substituído pelas múltiplas metástases.

massas; entretanto, a biópsia é o método preferencial para determinar o diagnóstico.

AORTA ABDOMINAL

Enquanto a história e a presença de uma massa pulsátil percebida no exame físico pode sugerir patologia da aorta abdominal, o aneurisma de artéria aorta (AAA) quase nunca manifesta sintomas antes de sua ruptura. Às vezes, pode-se pensar que os sintomas iniciais do paciente com vazamento de AAA ou dissecção sejam de natureza renal. AAA e doença oclusiva da aorta podem ocasionar êmbolos nas pernas e nos pés. Em geral, a dissecção tem início na aorta torácica, porém pode progredir para as artérias femorais. Uma vez que a aorta torácica descendente não é bem visualizada no exame transtorácico, a avaliação da aorta abdominal pode fornecer o diagnóstico do paciente.

Com o transdutor de arranjo curvo, linear ou em fase, na frequência de 2 a 5 MHz, é possível obter a imagem da aorta logo à esquerda da linha média. Pode estar obscurecida pelos gases intestinais ao longo da maior parte de sua extensão no paciente que não fez jejum. É possível visualizar a aorta, começando próximo ao processo xifoide, usando o fígado como janela acústica. Devem ser feitas imagens longitudinais e transversas (Fig. 10.7A, B). A aorta bifurca-se nas artérias ilíacas, geralmente na altura do umbigo.

Anatomia normal

A aorta estende-se do hiato diafragmático até a altura do umbigo, onde se bifurca nas artérias ilíacas (Fig. 10.7A, B). A aorta divide-se em cinco ramos principais no abdome: artéria celíaca, artéria mesentérica superior, as duas artérias renais (10% dos pacientes apresen-

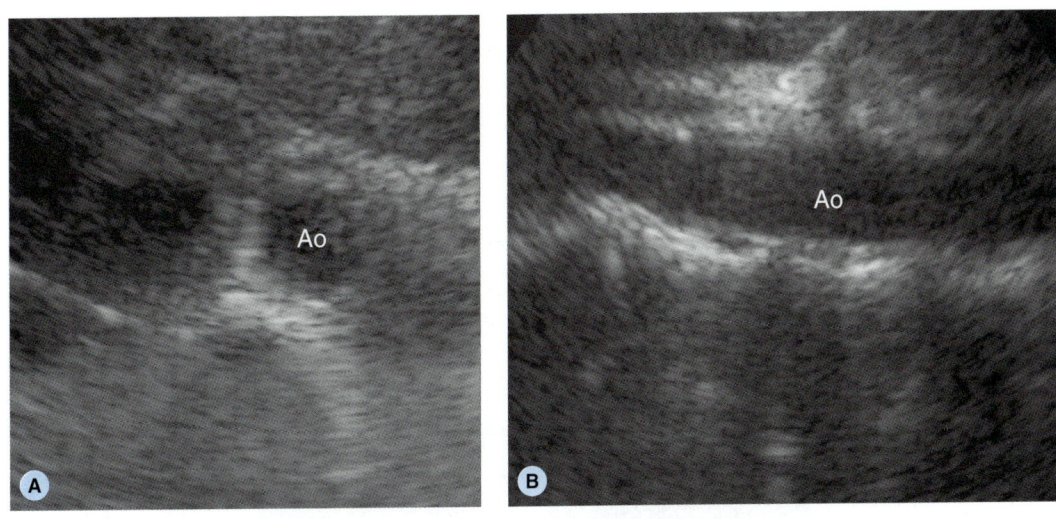

Figura 10.7 Aorta abdominal (Ao) normal nas (**A**) incidências transversa e (**B**) longitudinal.

tam artérias renais múltiplas) e artéria mesentérica inferior. O diâmetro normal da aorta abdominal é menor que 2 cm.

Aneurismas da aorta abdominal

O AAA é definido como 1,5 vezes o diâmetro aórtico normal ou diâmetro superior a 3 cm (Fig. 10.8A e B [ver também encarte colorido]). A maioria dos AAA origina-se abaixo do nível das artérias renais, embora certos aneurismas possam englobar algumas ou todas as artérias viscerais. É possível que exista trombo contido em uma porção ou em toda a circunferência do aneurisma. Esse trombo pode embolizar para as extremidades inferiores e causar insuficiência arterial ou oclusão. O tamanho é medido transversalmente, a partir das paredes externas. A ruptura ou o vazamento do AAA pode ter melhor janela acústica devido ao líquido circunjacente, mas sangramentos retroperitoneais extensos podem dificultar a determinação das dimensões reais. O sangue livre no abdome (ver seção do exame FAST) e a presença de AAA requerem a consulta cirúrgica imediata.

Doença aórtica oclusiva

A doença oclusiva da aorta abdominal pode manifestar-se por diâmetro aórtico normal a ligeiramente aumentado. Muitas vezes, há uma significativa quantidade de deposição hiperecoica de cálcio na parede aórtica com o sombreamento da ultrassonografia, dificultando a visualização do lúmen. Com frequência, são observadas irregularidades consideráveis no lúmen aórtico, as quais podem ser fonte de êmbolos. O exame *Doppler* é capaz de determinar se o fluxo através da aorta ainda está mantido.

Dissecções da aorta abdominal

As dissecções da aorta abdominal como achado isolado são raras. A maioria das dissecções aórticas origina-se na aorta torácica e continua em sentido inferior pela aorta abdominal (Fig. 10.8C). O calibre da aorta abdominal com dissecção pode, a princípio, ser normal, porém pode dilatar a um tamanho significativo de aneurisma. O *Doppler* colorido pode ser útil na distinção entre o lúmen verdadeiro e o falso, com padrão de fluxo mais bem organizado no lúmen verdadeiro. A imagem da aorta torácica, e até mesmo da valva aórtica, precisa ser obtida para excluir o envolvimento proximal e para planejar melhor a estratégia. As modalidades de *Doppler* também podem ser usadas para determinar se há prejuízo da perfusão dos órgãos intra-abdominais e da medula.

VEIA CAVA INFERIOR

A avaliação da veia cava inferior (VCI) pode ser realizada se houver suspeita de trombose venosa profunda e êmbolos pulmonares ou para avaliar o volume intravascular do paciente. De modo geral, as variações respiratórias normais são associadas à euvolemia (Fig. 10.9A), enquanto o colapso inspiratório é um sinal de hipovolemia. A falta de variação respiratória é um sinal de congestão, particularmente quando o fluxo pulsátil está presente. O carcinoma de células renais avançado aparece, sobretudo, trombogênico e pode resultar em

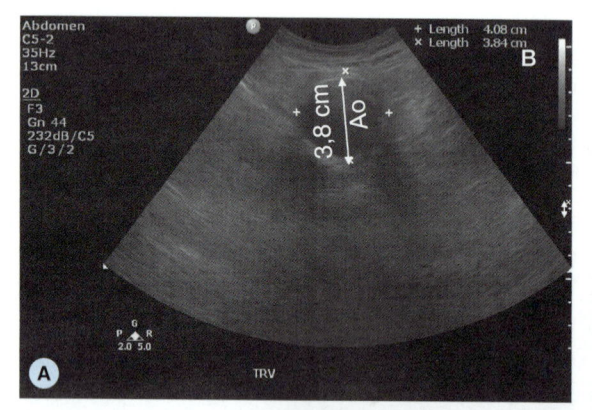

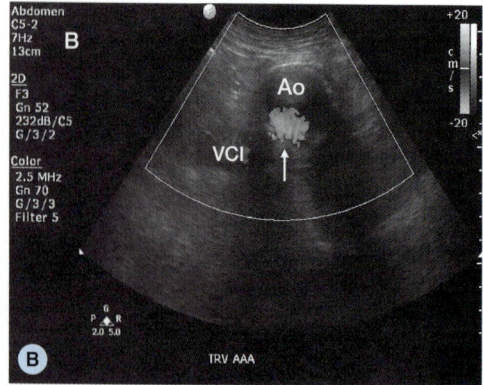

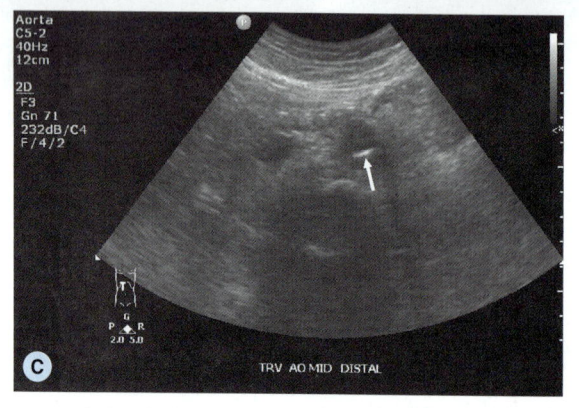

Figura 10.8 (**A**) Aneurisma da aorta abdominal consistente (AAA). (**B**) AAA com trombo (*seta sólida*). (**C**) Incidência transversa da dissecção da aorta abdominal (a seta indica um retalho da íntima dentro do lúmen aórtico). Ao, aorta; VCI, veia cava inferior. (Ver encarte colorido.)

trombose da veia renal e extensão subsequente proximal na VCI, ou até mesmo mais longe, no átrio direito (Fig. 10.9C). A extensão do coágulo na VCI pode alterar de maneira considerável o plano terapêutico e requerer interrupção da VCI. Com o advento dos filtros temporários de veia cava inferior, os pacientes podem não saber que possuem um, esquecer-se deles ou não se lembrar que foi removido. Por isso, é preciso estar familiarizado com a aparência do filtro de VCI na ultrassonografia.

Utiliza-se um transdutor de arranjo curvo ou em fase na frequência entre 2 a 5 MHz, embora sondas lineares sequenciais de frequência mais alta, de 7 a 10 MHz, possam ser usadas no paciente pediátrico ou magro. A imagem da veia cava inferior é obtida logo à direita da linha média e pode estar obscurecida por gases intestinais ao longo de sua extensão no paciente que não fez jejum. É possível visualizar a aorta, começando perto do processo xifoide e usando o fígado como janela acústica. A incidência lateral direita na linha medioaxilar permite visualizar a porção intra-hepática da veia cava (Fig. 10.9B). As imagens longitudinal e transversa devem ser obtidas. A veia cava é formada pela confluência das veias ilíacas na altura do umbigo.

Anatomia normal

A veia cava inferior estende-se do átrio direito até o nível do umbigo (Fig. 9A e B). Seus ramos incluem as veias hepáticas, renais e gonadal direita. O diâmetro da veia cava depende do volume intravascular e pode ser difícil de ser visto na hipovolemia grave.

Trombo

O trombo na veia cava inferior é menos comum que a trombose venosa profunda, e não se conhece sua incidência verdadeira, que deve estar entre 5 e 15% dos pacientes com trombose venosa profunda. Um trombo pode derivar de tumores ou coágulos sanguíneos. É possível encontrar coágulos sanguíneos em qualquer local na veia cava inferior e seus ramos (Fig. 10.10A). Os trombos tumorais surgem com mais frequência de tumores renais. Geralmente, são observados em conjunto com a trombose venosa renal. É importante lembrar que a compressão extrínseca dos tumores também pode causar oclusão e/ou formação de trombo na veia cava. O edema do membro inferior é associado a trombos importantes na veia cava.

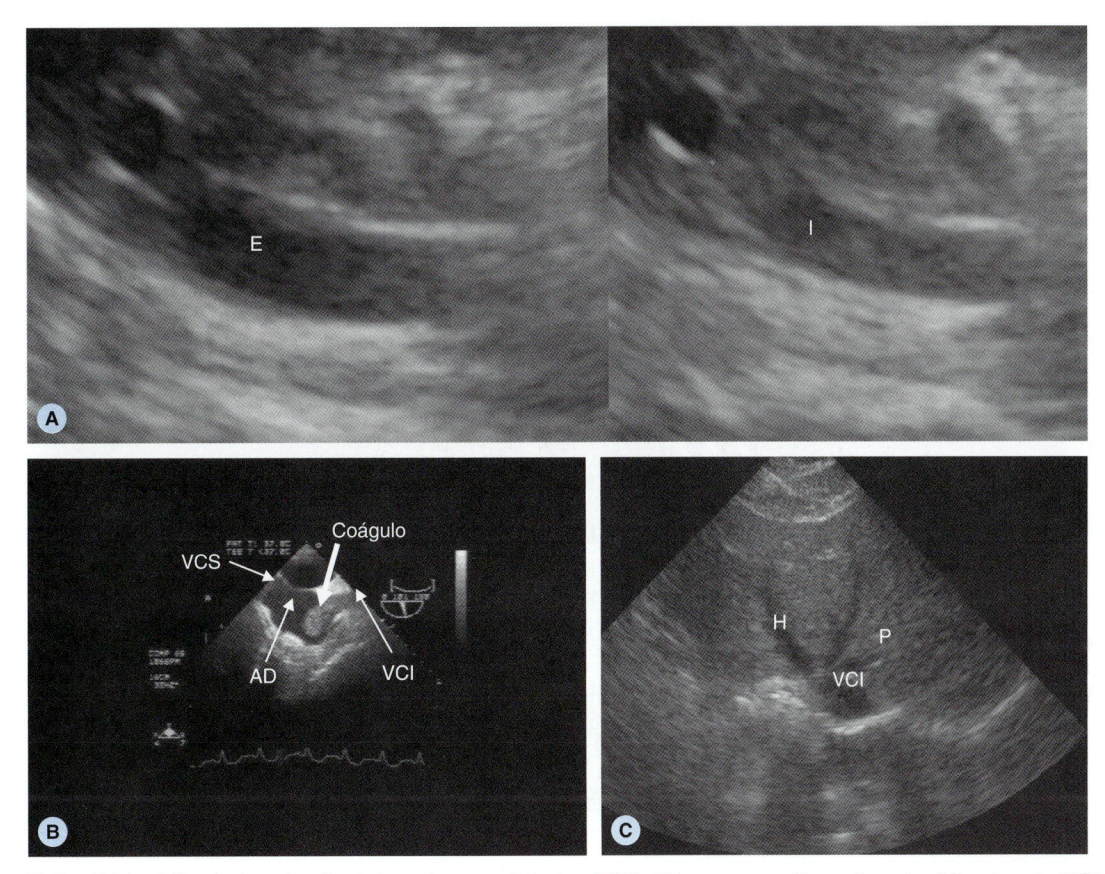

Figura 10.9 (**A**) Incidência longitudinal da veia cava inferior (VCI). Observe as alterações de diâmetro da VCI com a inspiração (I) e expiração (E). (**B**) Ecocardiograma transesofágico na incidência bicaval. A VCI revela um coágulo que se estende para o átrio direito. (**C**) VCI na altura do fígado. Note a aparência de "orelhas de coelho" da VCI e veias porta (P) e hepática (H). A trombofilia deste paciente decorre de carcinoma da célula renal. AD, átrio direito; VCS, veia cava superior.

Filtros de veia cava inferior

Existem muitos tipos de filtros de VCI. Um filtro de VCI é, muitas vezes, introduzido abaixo das veias renais (Fig. 10.10B). A ecogenicidade do filtro é variável e pode ser difícil obter a imagem.

PÂNCREAS

Em virtude da sua posição posterior, o pâncreas pode ser difícil de ser palpado no exame físico. A dor epigástrica ou no quadrante superior direito, icterícia indolor, suspeita de neoplasia endócrina e estadiamento de lesão conhecida são razões para considerar a avaliação ultrassonográfica do pâncreas. O uso de ultrassonografia endoscópica permite melhorar a resolução por meio do uso de transdutor de alta frequência, o que também é válido para a ultrassonografia intraoperatória, a qual oferece resolução espacial do pâncreas superior quando comparada à TC, à ultrassonografia transabdominal e à RM.

A obtenção da imagem transabdominal do pâncreas pode ser um desafio, devido à presença de gases intestinais ou de obesidade. Com o paciente em decúbito dorsal, é possível reconhecer o pâncreas pelos referenciais anatômicos circunjacentes, anterior à veia esplênica, artéria mesentérica superior, veia mesentérica superior e aorta. A posição em decúbito lateral direito pode ser utilizada para visualizar a cauda. Na abordagem transabdominal, uma sonda linear curva de 2,5 a 4 MHz é usada. Para a imagem endoscópica ou intra-abdominal e na criança pequena, a sonda de frequência mais elevada, dentro da variação de 7,5 a 10 MHz, pode ser usada. O fígado e o baço devem ser usados como janelas acústicas. Uma das abordagens consiste em começar no processo xifoide e varrer em sentido da cabeça e do colo do pâncreas, que envolvem um coxim gorduroso ecogênico que circunda a origem da artéria mesentérica superior e, em seguida, varrer no sentido da cauda, a qual percorre superiormente e por trás, na direção da maxila esquerda. Não esqueça de pesquisar

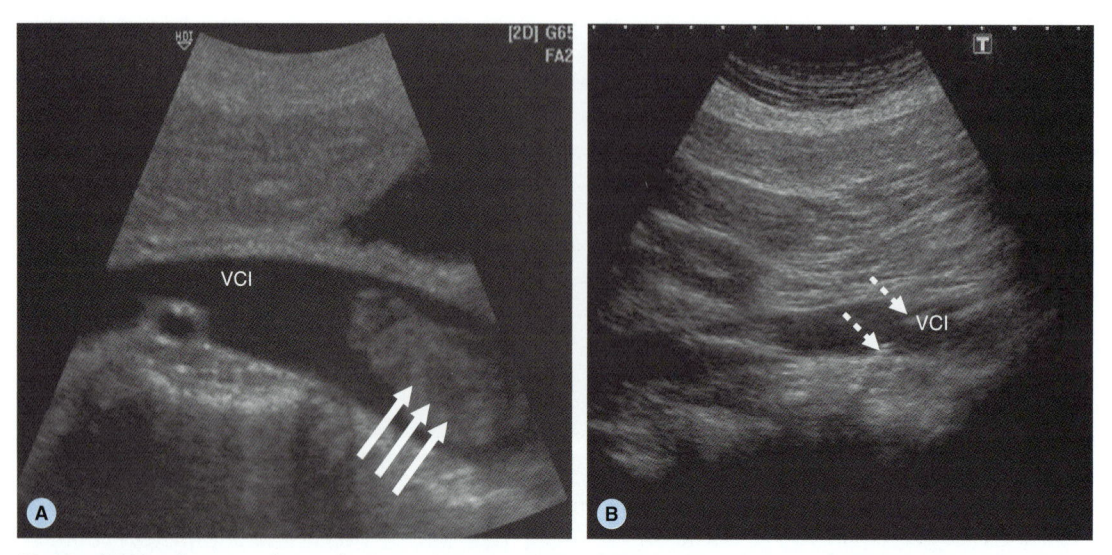

Figura 10.10 (**A**) Trombo grande e móvel na veia cava inferior (VCI) (incidência longitudinal, *setas sólidas*). (**B**) Filtro de VCI (*setas pontilhadas*). (*Cortesia de James Foster, MD, RPVI, RVT.*)

o processo uncinado. O exame transverso e longitudinal de todo o pâncreas deve ser realizado.

Anatomia normal

O pâncreas fica diretamente atrás do antro gástrico e transverso ao cólon. Estende-se anterior e inferiormente à veia esplênica. É uma glândula multilobar, não encapsulada, que se estende da segunda porção do duodeno até o hilo esplênico. Na maioria das vezes, aparece hiperecoico em comparação ao fígado em adultos, e hipoecoico em crianças. O pâncreas normal é uma estrutura homogênea, com 15 a 20 cm de comprimento (Fig. 10.11A). Em geral, o ducto pancreático é observado como uma estrutura ecogênica, sinusoide e paralela no meio da glândula. No corte transversal, o ducto pode mostrar-se anecoico. As doenças do pâncreas podem ser divididas em difusas e localizadas.

Infiltração gordurosa

Quando o pâncreas é infiltrado por gordura, como acontece em pessoas obesas e idosas, a glândula pode tornar-se mais hiperecoica, o que pode torná-la isoecoica em relação à gordura retroperitoneal circundante e, portanto, mais difícil de mensurar seu tamanho.

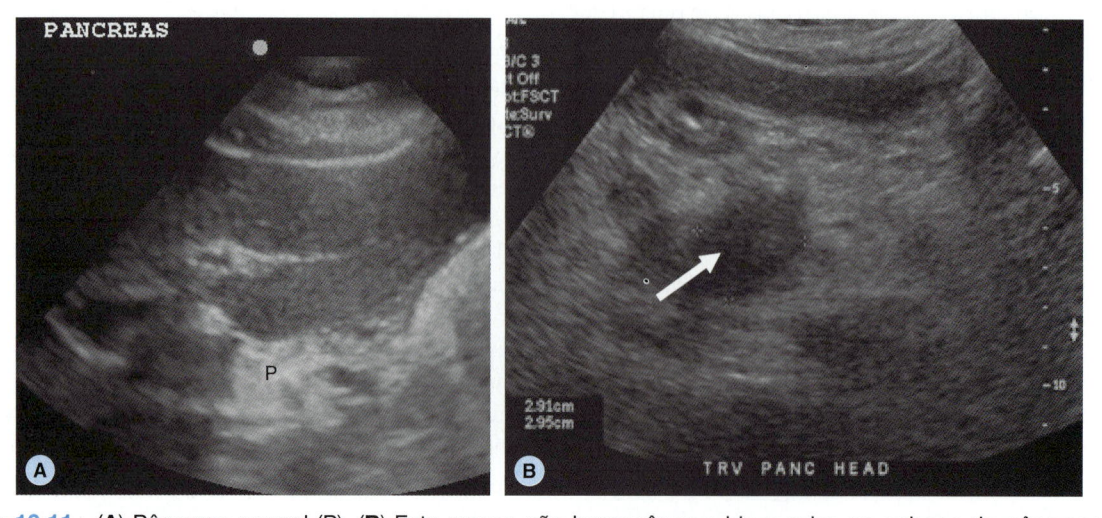

Figura 10.11 (**A**) Pâncreas normal (P). (**B**) Esta massa não homogênea e hipoecoica na cabeça do pâncreas é um câncer pancreático (*setas*).

Pancreatite aguda

A pancreatite é um processo inflamatório, principalmente difuso, com múltiplas etiologias. As causas mais frequentes são doença da vesícula biliar, que bloqueia o canal comum de entrada do ducto biliar comum no duodeno, alcoolismo, anomalias congênitas, medicações e distúrbios lipídicos. A aparência ultrassonográfica típica é de crescimento glandular e diminuição da ecogenicidade (Fig. 10.12A). Nos estágios iniciais da doença, a aparência pode ser normal. É possível observar a dilatação do ducto. Uma coleção de líquido também pode ser observada na glândula ou nos espaços peripancreáticos, como a bolsa omental. É importante pesquisar cálculos biliares, uma vez que continuam sendo a principal causa de pancreatite aguda. Eles podem mostrar-se hiperecoico, com sombreamento posterior.

Pancreatite crônica

A aparência da glândula na pancreatite crônica é mais heterogênea (Fig. 10.12B). Pode ter bordas irregulares, com áreas de fibrose hiperecoica e dilatação ductal. É possível observar uma estenose ou várias estenoses ductais, bem como áreas inflamatórias localizadas com ecogenicidade reduzida.

Cistos

Os pseudocistos pancreáticos, o tipo de cisto do pâncreas mais comum, ocorrem mais provavelmente em resultado à pancreatite aguda. Também podem ser decorrentes de trauma ou, ainda, idiopáticos. Aparecem como estruturas anecoicas dentro ou adjacentes ao pâncreas (Fig. 10.12B). Conforme amadurecem, suas bordas bem definidas se espessam. O realce posterior também é observado, bem como ecos internos ocasionais de um coágulo ou *debris*. Com frequência, é possível observar uma neoplasia cística mucinosa como um cisto grande, multilocular, contendo material mucinoso e hemorrágico. O cistadenoma seroso costuma ser visualizado na cabeça pancreática e, na maioria das vezes, é visto como inúmeros cistos pequenos separados por septos fibrosos que irradiam do centro.

Massas

De modo geral, o carcinoma pancreático revela-se como uma lesão hipoecoica, embora uma pequena porcentagem possa ser isoecoica ou hiperecoica. A maioria dos tumores é encontrada na cabeça do pâncreas. A heterogeneidade aumenta conforme o tumor e a necrose central se desenvolvem. O ultrassonografia endoscópica apresenta excelente sensibilidade para encontrar lesões, mesmo as menores que 2 cm. A ultrassonografia endoscópica também é a modalidade mais sensível de análise do envolvimento da veia porta e, por isso, ajuda na escolha da terapia. Nos tumores cujas bordas são difíceis de avaliar, a compressão da veia ou de outras estruturas vasculares pode fornecer o diagnóstico. O achado de dilatação dos ductos biliares e pancreáticos, bem como da vesícula biliar, pode ajudar, porém nem sempre está presente. Poucas vezes, neoplasias pancreáticas primárias podem mostrar-se hiperecoicas.

Embora raras, as metástases pancreáticas provenientes de outros tumores primários são, muitas vezes,

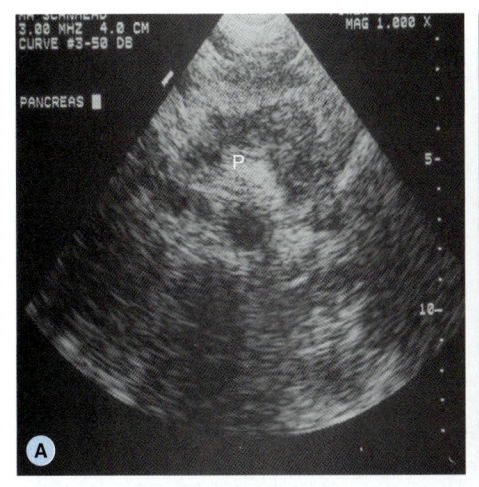

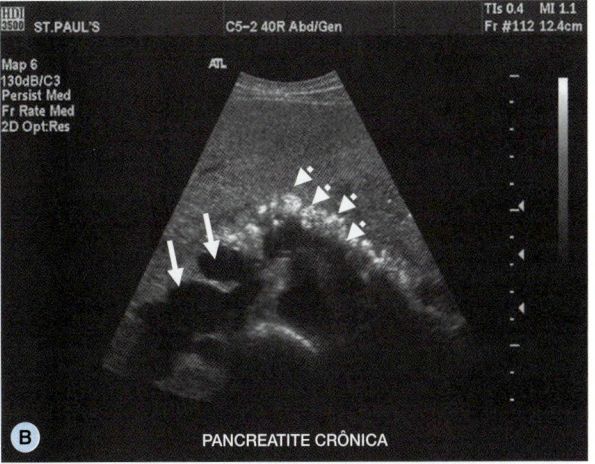

Figura 10.12 (**A**) Pancreatite aguda. Observe o aumento da glândula, áreas de coleção de líquido dentro do pâncreas (P) e regiões de diminuição da ecogenicidade. (**B**) Pancreatite crônica. Note as calcificações pancreáticas (*setas pontilhadas*) e as múltiplas formações císticas (pseudocistos) (*setas sólidas*). (*Cortesia de Corky Hecht, RDMS, RDCS, RVT.*)

isoecoicas ou ligeiramente hipoecoicas; podem ser homogêneas e bem circunscritas. Às vezes, o carcinoma pancreático primário pode mostrar-se isoecoico. Nesse caso, a habilidade de detectar irregularidades, dilatação ductal ou compressão das estruturas circunjacentes é cada vez mais importante.

ÁRVORE BILIAR

A ultrassonografia é útil para avaliar a dor no quadrante superior direito, no rastreamento de anormalidades do trato biliar e na diferenciação de causas hepáticas e não hepáticas de icterícia. É também o procedimento de escolha na análise da patologia da vesícula biliar. Avaliações transabdominais, endoscópicas, laparoscópicas e intraoperatórias disponibilizam informações diagnósticas úteis.

É importante que o paciente faça jejum para reduzir a distensão intestinal e aumentar a distensão da vesícula biliar. Além disso, a avaliação em decúbito dorsal e lateral esquerdo também é importante. A imagem longitudinal e transversa deve ser obtida de maneira rotineira. Normalmente, a sonda de 2,5 a 4 MHz é usada na abordagem transabdominal. Para avaliações endoscópicas e intra-abdominais, sondas de frequência mais alta, 7,5 a 10 MHZ, podem ser utilizadas a fim de aumentar a resolução.

Anatomia normal

A fossa da vesícula biliar em geral é encontrada na linha clavicular média. A vesícula biliar normal é observada com uma estrutura em forma de pera, contendo bile anecoico (Fig. 10.13A e B). Em geral, apresenta até 10 cm de comprimento e 5 cm de largura. A entrada do ducto cístico no ducto biliar comum é difícil de ser avaliada e muitas vezes não é visualizada. O ducto biliar comum pode ser traçado anterior à veia porta e lateral à veia hepática até a inserção no duodeno. A extremidade distal do ducto biliar comum pode estar obscurecida por gases duodenais e, muitas vezes, a visualização transabdominal é complicada.

Cólica biliar

Acredita-se que a cólica biliar seja causada pela obstrução intermitente do ducto cístico por um cálculo biliar (Fig. 10.14A). A ultrassonografia apresenta alta sensibilidade para detecção de cálculos biliares, os quais são observados como estruturas intraluminais hiperecoicas com sombreamento posterior anecoico. A não ser que impactados, são móveis e movimentam-se conforme o paciente muda de posição. Os pólipos de vesícula biliar podem ser distinguidos pela posição fixa na parede da vesícula biliar e ausência de sombreamento.

Colecistite

Se a obstrução da saída da vesícula biliar persistir, a cólica biliar pode progredir para colecistite aguda (Fig. 10.14B e C). Embora continue sendo um diagnóstico clínico, há vários achados ultrassonográficos que suportam o diagnóstico, os quais incluem a presença de cálculos biliares, espessamento da parede da vesícula biliar (superior a 3 mm), sensibilidade máxima na vesícula biliar ao exame (sinal de Murphy), presença de líquido pericolecístico e distensão da vesícula biliar. É possível, também, avaliar as complicações da colecistite aguda. A colecistite gangrenosa pode ser determinada pela pre-

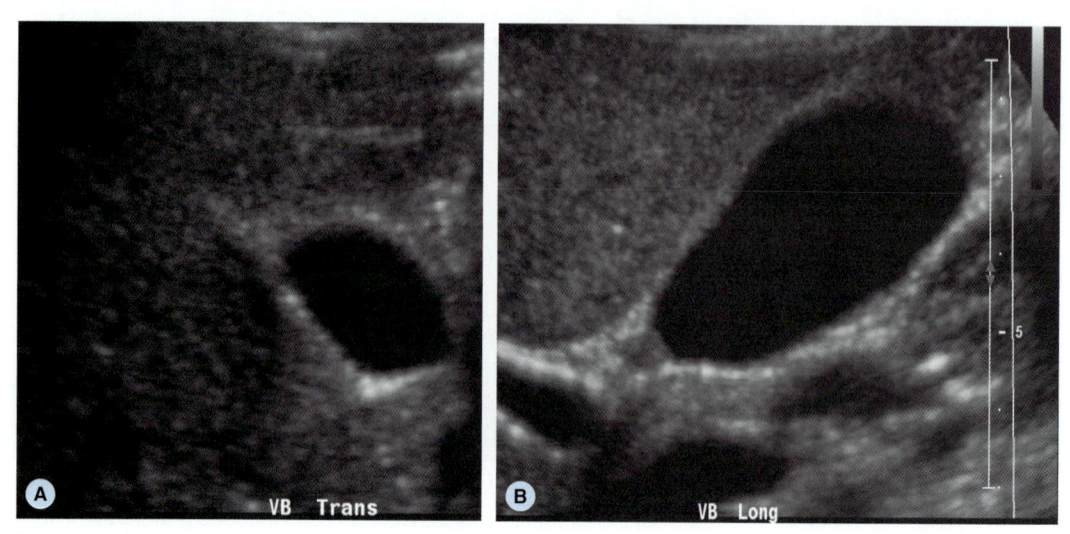

Figura 10.13 Vesícula biliar nas (**A**) incidências transversa e (**B**) longitudinal.

sença de material fibrinoso na parede da vesícula biliar, bem como necrose de mucosa, líquido pericolecístico e falta de sinal ultrassonográfico de Murphy. Na colecistite enfisematosa, ar pode ser visto na parede como uma área hiper-reflexiva com sombreamento acústico. É altamente sugestivo de colecistite gangrenosa.

Coledocolitíase

É difícil visualizar cálculos no ducto biliar comum distal pela imagem transabdominal devido à sobreposição de gases intestinais no duodeno. Quando os cálculos são observados, eles aparecem como defeitos de enchimento hiperecoicos, com sombreamento acústico (Fig. 10.14D). A avaliação laparoscópica é muito mais sensível para cálculos do ducto biliar comum. A dilatação do sistema ductal proximal à obstrução é observada com mais frequência. O diâmetro normal do ducto é menor que 6 mm, porém aumenta com a idade, podendo alcançar 10 mm após a colecistectomia. Qualquer dilatação maior é um forte indício de obstrução distal.

Cistos do colédoco

Os cistos no colédoco são visualizados como grandes massas císticas na continuidade com o ducto biliar, tanto intra-hepático quanto extra-hepático, de acordo com a classificação. A dilatação do sistema ductal também pode ser observada penetrando na massa, ou a massa pode ser secundária a essa dilatação.

Colangite esclerosante primária

A colangite esclerosante primária causa icterícia progressiva e apresenta forte associação com doença intestinal inflamatória. Mostra-se como espessamento mural do ducto biliar comum, sem sombreamento acústico. As estenoses fibrosas são observadas, como um achado hiperecoico, com dilatação segmentar.

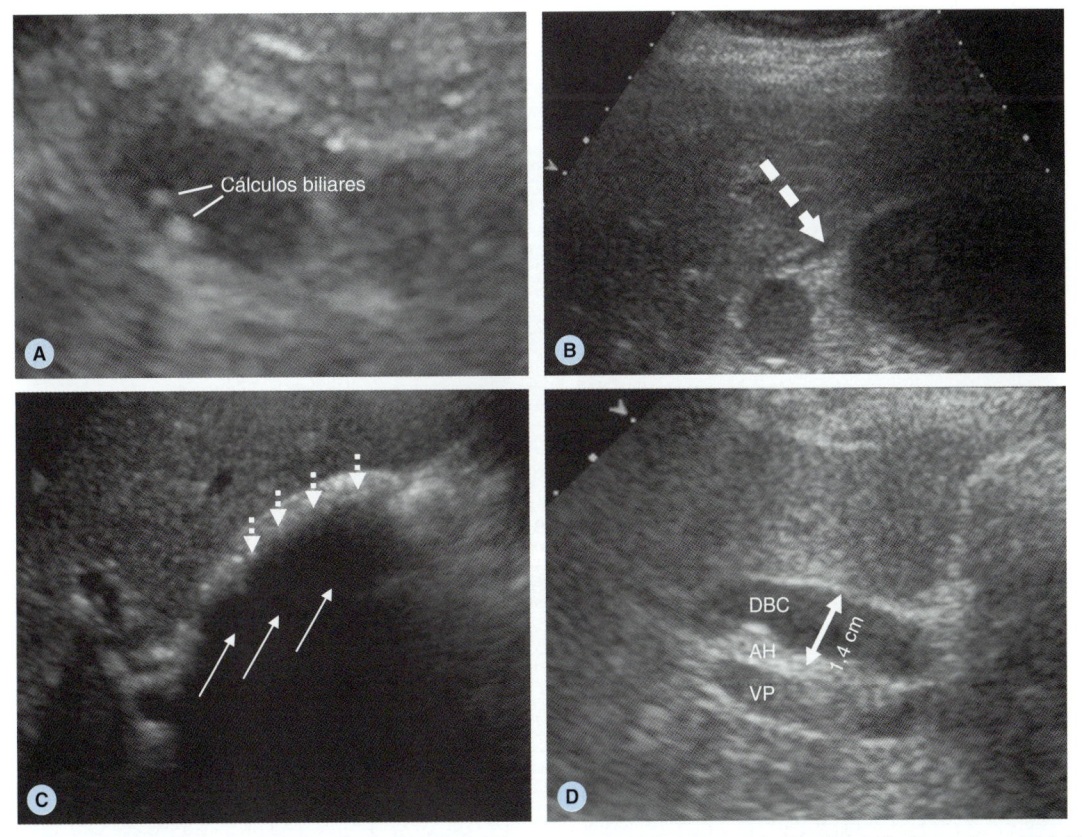

Figura 10.14 (**A**) Cálculos biliares no lúmen da vesícula biliar. (**B**) Líquido pericolecístico indicando colecistite (*seta pontilhada*). (**C**) Espessamento da parede da vesícula biliar (colecistite, *setas pontilhadas*) e múltiplos cálculos na vesícula biliar, conforme evidenciados pelo extensivo sombreamento acústico, obscurecendo todas as estruturas mais profundas (*setas sólidas*). (**D**) Ducto biliar comum dilatado (DBC). Toda dilatação além de 1 cm (10 mm) é fortemente sugestiva de obstrução distal. AH, artéria hepática; VP, veia porta. (*Cortesia de Thomas Stoecker, MD.*)

Neoplasias

Tumores de Klatskin são tumores malignos de crescimento lento do ducto biliar comum, observados, na maioria das vezes, na confluência dos ductos hepáticos. Com frequência, são ecogênicos, com dilatação hepática proximal e ducto biliar comum distal não dilatado. A dilatação de todo o sistema biliar é constatada em casos de tumores da ampola, ducto distal, duodeno e cabeça pancreática.

BAÇO

A ultrassonografia comprovou-se útil para avaliar esplenomegalia, lesões esplênicas focais, anemia, distúrbios hematológicos e trauma. Além disso, a ultrassonografia é bastante utilizada na biópsia guiada ou na drenagem de abscesso. O baço pode ser de difícil acesso, pois se estende por trás das costelas inferiores esquerdas. Com o paciente voltado para a direita, um transdutor de 2,5 a 4 MHz é utilizado ao longo dos espaços intercostais e da margem costal. Solicitar ao paciente que respire profundamente pode ajudar a empurrar o baço para a incidência; no entanto, também pode atrapalhar a análise pela insuflação do tecido pulmonar entre a parede corporal e o baço. As incidências sagital e transversa devem ser obtidas.

Anatomia normal

O baço repousa entre a 9^a e a 12ª costela esquerda. É um órgão homogêneo, de textura fina, com aproximadamente 11 cm no diâmetro mais longo (Fig. 10.15A). Entretanto, o tamanho pode variar, devendo ser menor que 14 cm. A partir dos vasos esplênicos que emergem do hilo, ele pode ser traçado ao diafragma, rim e cauda pancreática. A cápsula do baço é lisa e muito ecogênica.

Esplenomegalia

A esplenomegalia pode ser definida como o tamanho do baço superior, a 14 cm (Fig. 10.15A). Outros achados incluem sobreposição da ponta esplênica e do polo inferior do rim esquerdo. Existem muitas etiologias de esplenomegalia, inclusive neoplasia, congestão, distúrbios linfoproliferativos, infecções e distúrbios inflamatórios. O exame não invasivo pode não conseguir distinguir esses distúrbios, pois a ecogenicidade pode ser variável.

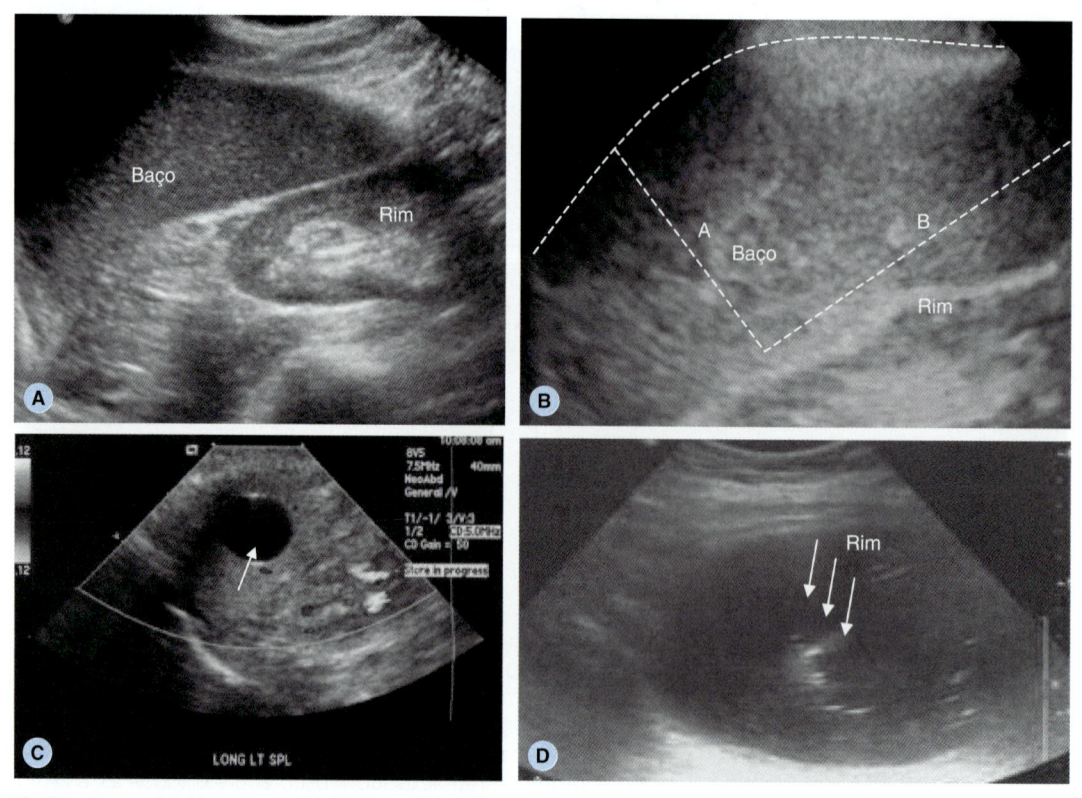

Figura 10.15 Baço. **(A)** Baço normal. **(B)** Esplenomegalia observada nas dimensões transversa (A) e longitudinal (B). **(C)** Cisto esplênico. Observe a aparência anecoica. **(D)** Abscesso esplênico. Note os sinais acústicos internos na cavidade do abscesso e o aumento da ecogenicidade, quando comparado ao cisto. (Ver encarte colorido.)

É mais provável que lesões cheias de líquido como hematomas, cistos e abscessos apareçam sem ecos internos (Fig. 10.15C e D [ver também encarte colorido]. Os infartos agudos iniciam-se como lesões hipoecoicas bem definidas, porém, a ecogenicidade aumenta após 24 horas. Por fim, esses infartos podem retornar à ecogenicidade normal. Um hematoma subcapsular revela-se como uma lesão hipoecoica embaixo de uma cápsula ecogênica intacta. Os hematomas intraparenquimatosos podem ter ecogenicidade variada. Os abscessos e neoplasias podem aparecer hipoecoicos. Entretanto, não se pode confiar neles, pois podem ter ecogenicidade variável. O linfoma que se apresenta como uma lesão focal, na maioria das vezes, mostra-se hipoecoico. As neoplasias e infartos crônicos podem aparecer hiperecoicos. Algumas calcificações esplênicas podem aparecer com densidades ecogênicas com sombreamento acústico e sem massa associada.

INTESTINO DELGADO

Uma vez que as ondas ultrassonônicas são interrompidas pelo ar intestinal, a ultrassonografia tem aplicação limitada na avaliação das doenças do intestino delgado. Entretanto, recentemente, sua utilização vem crescendo na avaliação do abdome agudo, distúrbios inflamatórios do intestino, infecções e neoplasias. A ultrassonografia do intestino delgado oferece as vantagens usuais da ultrassonografia, inclusive segurança, portabilidade e custo.

O paciente é mais bem avaliado em decúbito dorsal. O jejum pode ajudar a reduzir a motilidade e os gases intestinais. Um transdutor-padrão de 3,5 a 5 MHz permite a análise de grandes lesões do intestino. A sonda de frequência mais alta, de 7 a 10 MHz, pode auxiliar a delinear as camadas do intestino com melhor visualização. A avaliação endoscópica também é um método útil e comum de estudo do intestino e das paredes retais.

Anatomia normal

O intestino é um órgão longo e móvel, com anatomia de parede variável (Fig. 10.3). Os transdutores de arranjo linear de alta frequência revelam camadas da parede intestinal pela ecogenicidade contrastante que, geralmente, corresponde às camadas anatômicas da parede. As túnicas muscular, submucosa e mucosa fornecem sinais ecogênicos separados pelas interfaces pobres em ecos.

Apendicite aguda

O apêndice normal é tubular, compressível e não peristáltico. O diâmetro deve ser inferior a 6 mm. Pode ser difícil de ser encontrado, porém achados normais ajudam a excluir a possibilidade de apendicite. Os achados de apendicite aguda incluem diâmetro largo, falta de compressibilidade e evidências de complicações, como líquido ao redor do apêndice ou presença de abscesso (Fig. 10.16A).

Doença de Crohn

Nenhum achado ultrassonográfico é patognomônico de doença de Crohn, porém existem inúmeros achados associados. O mais sensível e específico deles é o espessamento da parede do intestino delgado (Fig. 10.16B). O espessamento superior a 3 ou 4 mm é indicativo de doença ativa. A perda da estratificação das camadas da parede, hipervascularidade pelo exame *duplex*, ulceração e aumento dos linfonodos circunjacentes constituem achados sugestivos.

Intussuscepção

A intussuscepção aparece como círculos concêntricos quando visualizada no plano transversal. Quando avaliada longitudinalmente, duas estruturas de múltiplas camadas são observadas com uma camada ecogênica de mesentério entre elas. Muitas vezes, os adultos apresentam patologia separada no local da intussuscepção.

Neoplasia

Os tumores de intestino delgado são raros, contudo possuem algumas características identificáveis. Muitas vezes, o linfoma apresenta espessamento de parede com perda da estratificação normal das camadas. O carcinoide é mais observado como uma massa intraluminal, em geral homogênea, hipoecoica e de borda regular, com rompimento da submucosa e espessamento da túnica muscular. Os tumores mesenquimais são hipoecoicos, com pouco envolvimento da parede intestinal.

Doença celíaca

O achado típico de doença celíaca é a peristalse contínua das alças cheias de líquido após o paciente ter feito jejum. Outros achados podem incluir aumento do tamanho da vesícula biliar, redução das pregas mucosas do jejuno, espessamento da parede do intestino delgado, crescimento dos linfonodos mesentéricos e líquido abdominal livre. Esses achados precisam ser correlacionados ao cenário clínico.

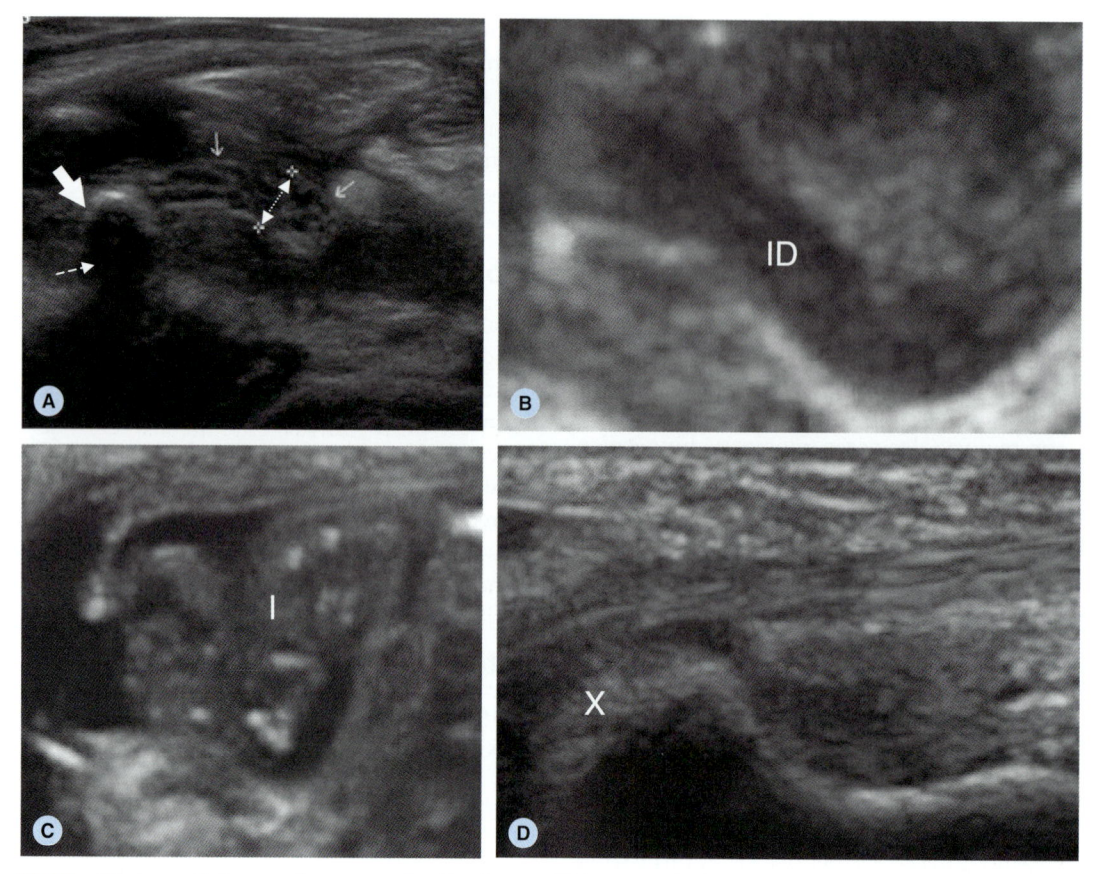

Figura 10.16 (**A**) Apendicite aguda e apendicolito (*seta sólida grossa*). Observe a sombra acústica do apendicolito (*seta pontilhada*) e o apêndice dilatado, inflamado e não compressível (*setas pequenas*). (**B**) Alça dilatada do intestino delgado (ID) com parede intestinal espessada (compare com o calibre normal do intestino delgado na Fig. 10.3). Este achado é consistente com inflamação intestinal, porém não é específico. (**C**) Intestino (I) dentro do saco da hérnia. (**D**) Deiscência fascial, com marcação X das margens da fáscia.

Hérnia

A ultrassonografia está sendo cada vez mais utilizada para avaliação de hérnias, tanto as internas quanto as de parede abdominal. Os achados de hérnia interna são de obstrução intestinal, com observação de uma área intestinal dilatada, passando para uma área de intestino colapsado. A visualização do intestino peristáltico, de tecido gorduroso e de outros órgãos abdominais que se projetam pelas camadas normais da parede do abdome, pode confirmar as hérnias de parede abdominal. A fáscia é visualizada como uma linha ecogênica adjacente à camada muscular (Fig. 10.16D). Os conteúdos podem ser observados sendo empurrados por essa camada, tanto em repouso quanto na manobra de Valsalva.

Leituras sugeridas

American College of Surgeons. FAST examination. Available at: http://www.facs.org. Accessed November 2, 2009.

American Institute of Ultrasound in Medicine. AIUM practice guidelines for the performance of an ultrasound examination of the abdomen and/or retroperitoneum. Laurel, MD: American Institute of Ultrasound in Medicine; 1994, revised 2008. Available at: http://www.aium.org. Accessed November 2, 2009.

Gill KA. *Abdominal Ultrasound*: A Practitioner's Guide. Philadelphia, PA: WB Saunders; 2000.

John Ma O, Mateer JA. Emergency Ultrasound. New York, NY: McGraw-Hill Professional; 2007.

Levitov A, Mayo P, Slonim A. *Critical Care Ultrasonography*. New York, NY: McGraw-Hill; 2009.

CAPÍTULO 11

Ultrassonografia pélvica

Creagh T. Boulger, MD, RDMS e David P. Bahner, MD, RDMS

INTRODUÇÃO

A ultrassonografia pélvica é uma ferramenta útil para todos os médicos que tratam mulheres, especialmente aquelas em idade reprodutiva. Pode ser usada para identificar uma ampla variedade de condições, inclusive massas anexiais, líquido livre na pelve, gestação extrauterina, miomas, torção ovariana e, com mais frequência, gestações intrauterinas.

A ultrassonografia é usada na medicina há mais de 60 anos, englobando muitas utilizações clínicas. A origem e a expansão do uso da ultrassonografia pélvica ocorreram quando o Dr. Ian Donald, de Glasgow, na Escócia, a empregou em pacientes grávidas e não grávidas, na década de 1960. Donald utilizou os primeiros equipamentos de ultrassonografia e publicou seu trabalho sobre imagem do útero e anexos.[1] Sua utilização prática espalhou-se e tornou-se uma ferramenta-padrão na obstetrícia, ginecologia e outras especialidades que tratam as queixas pélvicas das pacientes. Conforme o objetivo da prática da ultrassonografia diagnóstica torna-se compilado à atenção primária, os operadores terão de demonstrar habilidades técnicas e de interpretação na compreensão das imagens da ultrassonografia pélvica, assim como Donald fez há muitos anos. Atualmente, os equipamentos sofisticados, com resolução superior, conectividade sem fio, portabilidade e preços menores permitem aos médicos utilizar a ultrassonografia à beira do leito em suas práticas com objetivo de melhorar o tratamento das pacientes e sua satisfação.

A imagem pélvica evoluiu e tornou-se um exame tecnológico e altamente avançado que pode ser fornecido de maneira portátil e sem fio a uma rede de profissionais. Em geral, o médico da atenção primária não possui treinamento em como obter de maneira abrangente a imagem da pelve, e, por isso, muitas vezes encaminha o paciente a outro profissional. No modelo tradicional, o exame é feito pelo operador de ultrassonografia e, depois disso, é interpretado por um especialista. O próprio médico, no papel de ultrassonografista, é uma alternativa que permite o uso da imagem transabdominal e transvaginal no auxílio ao manejo do paciente em tempo real. Desde que o exame pélvico ultrassonográfico não seja realizado totalmente fora da prática emergencial, obstétrica e radiológica, é indispensável a necessidade de mais conhecimento. Tornar-se um ultrassonografista ou até mesmo um operador de ultrassonografia requer treinamento considerável, que depende do operador individual e da sua especialidade ou prerrogativas institucionais.

Este capítulo apresenta informações sobre essa ferramenta diagnóstica e terapêutica bastante avançada e de uso relativamente fácil na avaliação de pacientes com queixas pélvicas. A anatomia, os transdutores, as técnicas, as imagens normais e patológicas comuns, a codificação, o reembolso e o futuro da ultrassonografia pélvico serão abordados. Estão incluídas, ainda, outras considerações, como a maneira para se conseguir a utilidade total, questões dependentes do operador e preocupações relacionadas à falta geral de infraestrutura educacional para integrar essa ferramenta na prática clínica.

ANATOMIA

Antes de começar, é preciso conhecer a anatomia relevante e os referenciais essenciais da pelve, inclusive vasos, ovários, útero e bexiga (Fig. 11.1A). Os três componentes da compreensão da imagem da ultrassonografia são: reconhecimento da anatomia relativa do paciente, escolha da sonda apropriada e conhecimento para leitura da tela da ultrassonografia. A escolha da sonda para a ultrassonografia transabdominal e transvaginal, a técnica, o posicionamento do paciente e do transdutor, além da manipulação da sonda serão abordados para destacar como visualizar os referenciais pélvicos. O protocolo sugerido resume como padronizar a coleção das imagens e, de forma confiável, o processo diagnóstico.

A anatomia pélvica primária que precisa ser examinada pela ultrassonografia inclui bexiga, cúpula vaginal, cérvice, escavação retrouterina posterior, útero, anexos e ovários. Na pelve, a bexiga repousa mais anteriormente e é um referencial para a cérvice, a qual se encontra posteriormente. A escavação retrouterina anterior, ou bolsa vesicouterina, reside entre a bexiga e o útero. A escavação retrouterina posterior, também conhecida como saco de Douglas, encontra-se posterior ao útero e, uma vez que constitui a área mais dependente na paciente em decúbito dorsal, é o primeiro local onde líquido livre se acumula. O útero normal é composto pelo fundo, corpo, corno e cérvice. Lateralmente, as tubas uterinas, os ovários e os vasos ilíacos encontram-se circundados pelo intestino na pelve verdadeira. O útero é suspenso da parede pélvica pelo ligamento largo. A porção superior desse ligamento largo constitui a tuba uterina, enquanto o mesovário envolve o ovário. Os ligamentos útero-ováricos conectam os ovários ao útero e não são visualizados com frequência na ultrassonografia, a não ser que uma quantidade significativa de líquido livre esteja presente na pelve. A vascularização do útero emerge das artérias ilíacas, enquanto o suprimento vascular para o ovário origina-se da aorta abdominal, recebendo sangue arterial de ramo logo inferior às artérias renais. O ovário esquerdo drena para a veia renal esquerda, enquanto o ovário direito drena para a veia cava inferior.

A versão uterina é determinada pela inclinação da cérvice, enquanto a flexão é baseada na relação do corpo com a cérvice; assim, um útero em anteversoflexão apresenta o fundo apontando mais para frente e a cérvice mais para trás, já que repousa em um plano reto do fundo à extremidade da cérvice. O útero em anteversão e retroversão aparece no exame ultrassonográfico transabdominal e transvaginal em relação às estruturas circunjacentes. Pela abordagem transvaginal, o fundo antevertido é normalmente demonstrado à esquerda da tela, a *leading edge*, enquanto o fundo do útero retrovertido estará à direita da tela, o *receding edge* (Figs. 11.B, C). A orientação mais comum do útero é a anteversão e anteflexão; no entanto, também pode ser retrovertido ou retrofletido ou uma combinação dessas posições. O posicionamento dos ovários depende da posição do útero. Dessa forma, se o útero estiver inclinado para um lado, o ovário ipsilateral, muitas vezes, estará localizado posterior a ele. Os ovários são estruturas em forma de amêndoa, localizados posterior e lateralmente ao útero e anteromedialmente à vascularização ilíaca. Consistem em uma medula central e em um córtex externo, onde folículos amadurecem durante o ciclo ovariano. A posição do ovário é variável, pois a mobilidade do mesovário, o enchimento da bexiga e o intestino subjacente podem alterar sua posição na mesma paciente.

VARIANTES ANATÔMICAS

O sistema ginecológico feminino está sujeito à duplicação parcial ou completa e apresenta inúmeras potenciais variantes do desenvolvimento. Essas variantes incluem o útero bicorne, que tem forma de Y, com dois fundos e uma cérvice; e o útero didelfo que é melhor descrito como dois corpos uterinos, cérvice dupla e duas vaginas. A duplicação pode ser melhor visualizada pela via transabdominal, pois o campo de visão mais amplo pode ajudar na visualização de toda a pelve.

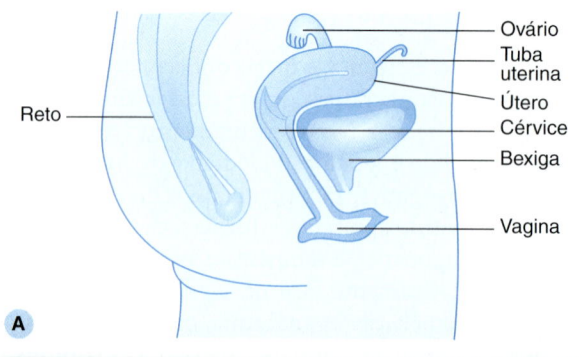

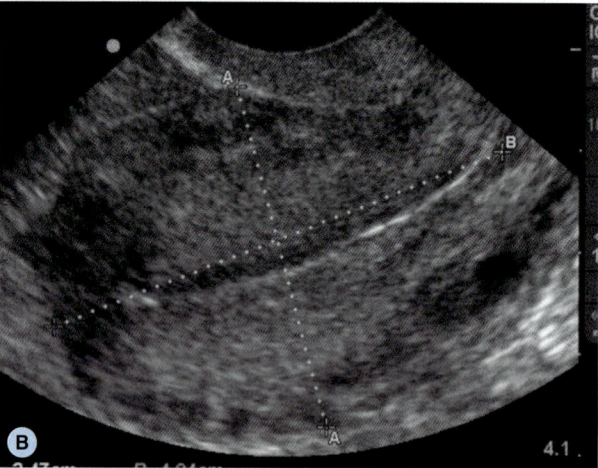

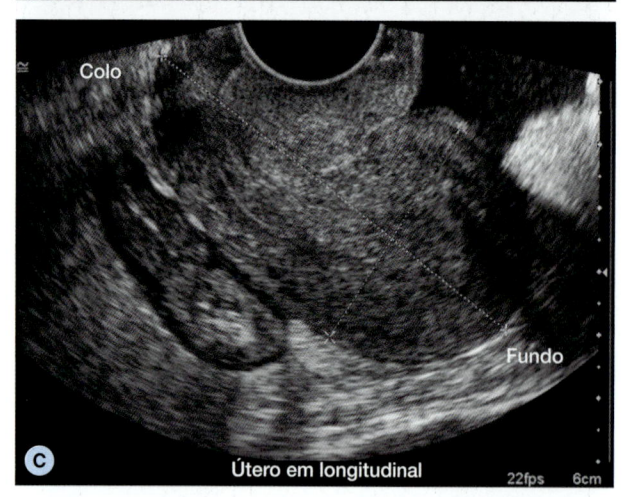

Figura 11.1 (A) Corte sagital de toda a pelve. (B) Corte sagital do útero na cérvice. (C) Corte sagital de um útero antevertido. Observe que o fundo está em direção do fundo de saco.

ESCOLHA DO TRANSDUTOR E MANOBRAS

Além do conhecimento da anatomia, é importante entender o equipamento, a técnica e o protocolo da ultrassonografia para obter e interpretar as imagens adequadas. A ultrassonografia pélvica antiga utilizava a imagem transabdominal, enquanto a abordagem transvaginal, embora inventada anos antes, entrou em uso comum apenas na década de 1980, com o desenvolvimento de equipamentos e resoluções melhores. Ambas compartilham alguns dos mesmos conceitos de movimentos do transdutor para obter as imagens e aumentar a qualidade pela manipulação das sondas. É importante selecionar o transdutor que produzirá as melhores imagens da anatomia que se está tentando examinar. Para a ultrassonografia transabdominal, uma sonda curvilínea de baixa frequência é preferível, ao passo que a sonda endoluminal de frequência mais alta é mais apropriada para o exame transvaginal. A chave para a aquisição de boas imagens é entender os movimentos cardinais da sonda de ultrassonografia. A sonda apresenta dois eixos principais. O primeiro é o eixo paralelo à extremidade, o eixo longitudinal. O segundo é perpendicular à extremidade, o eixo transverso. Essas demarcações cartesianas ajudam a orientar a posição do transdutor em relação à imagem na tela e a entender como movimentar melhor a sonda frente aos referenciais anatômicos correspondentes. Ao adquirir a imagem de uma estrutura, é possível obter cortes sagitais, coronais e oblíquos do alvo, o que é feito por meio de movimentos motores finos, os quais podem ser dominados após a compressão mais completa dos eixos do transdutor. Por exemplo, ao obter a imagem de um vaso sanguíneo, esses movimentos cardinais permitem transformar o vaso circular em um charuto elíptico ou, às vezes, em um tubo longo. Isso é possível com a rotação, oscilação e deslizamento da sonda ou pela varredura do transdutor pela área-alvo. O primeiro movimento que será discutido é a varredura, um movimento amplo no eixo transverso da sonda, realizado para examinar uma região grande e, depois, identificar a área de interesse. O movimento seguinte é a oscilação e o deslizamento. A oscilação e o deslizamento são movimentos de deslizamento ou inclinação no eixo longitudinal da sonda. Faz-se a oscilação e o deslizamento para centralizar uma área de interesse. O último movimento cardinal é a rotação. Roda-se a sonda em torno de um eixo para transitar entre os planos ortogonais (sagital, oblíquo e coronal), remover sombras e obter melhor janela acústica ou visão mais clara ou mais completa da área de interesse. A rotação da sonda com a extremidade em sentido à direita da paciente ou de sua cabeça é a manobra-padrão.

Um ponto-chave a ser observado é que o operador deve fazer apenas um movimento cardinal por vez ao examinar pela primeira vez e, muitas vezes, esses movimentos tornam-se muito finos e sutis.

Ultrassonografia transabdominal

Para os exames de ultrassonografias pélvicas transabdominais, a sonda escolhida é uma curvilínea de 2 a 5 MHz, com superfície grande (Fig. 11.2). Para esse exame, a paciente é posicionada em decúbito dorsal e a sonda é colocada sobre o abdome, abaixo do umbigo e logo acima do osso púbico. As imagens longitudinais ou sagitais são obtidas por meio da identificação da bexiga anecoica, a qual deve apontar para a cérvice (Fig. 11.3A). Uma vez visualizada, o operador oscila e desliza a sonda para centralizar a bexiga e o útero. As imagens transversais ou coronais são adquiridas pela rotação de 90° da sonda, com a extremidade (*leading edge*) apontando para a direita da paciente. Com o transdutor perpendicular à linha média, o operador faz uma varredura transversa e reconhece a bexiga caudal e o útero cefálico (Fig. 11.3B). Mais uma vez, o operador faz uma varredura para identificar toda a bexiga e o útero, lembrando

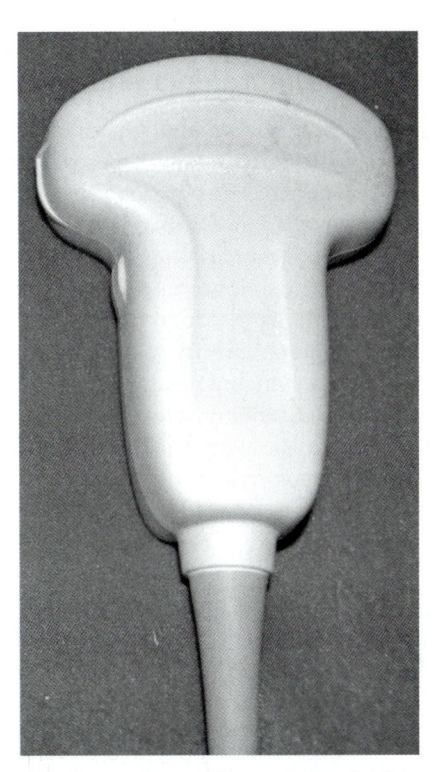

Figura 11.2 A sonda curvilínea de 2 a 5 MHz com superfície grande é melhor para a ultrassonografia pélvica transabdominal.

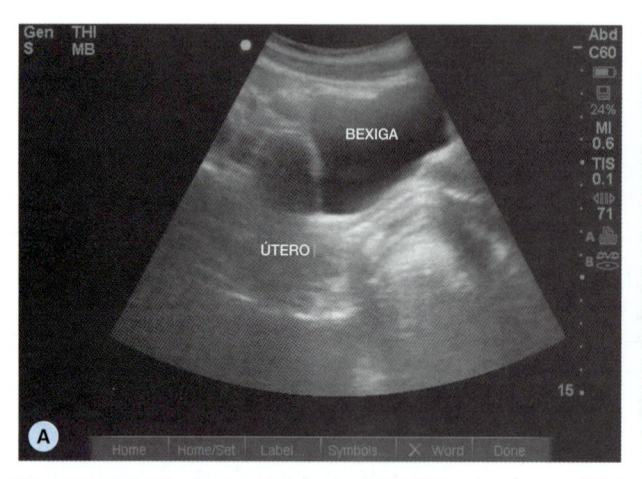

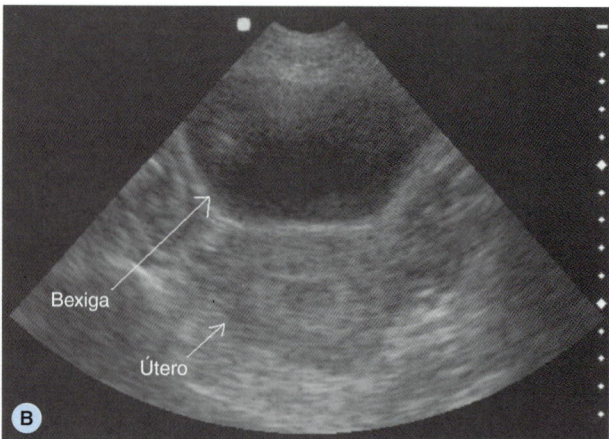

Figura 11.3 Imagem obtida do *Blue Phantom Normal IUP Endovaginal Simulator* no 1º trimestre. (**A**) Incidência transabdominal da bexiga "apontando" para a cérvice e para a cúpula vaginal. (**B**) O operador faz uma varredura transversa e identifica a bexiga caudal e o útero cefálico.

de oscilar e deslizar para centralizar a imagem. Vídeos do útero são salvos com o movimento de varredura em qualquer orientação. A ultrassonografia pélvica transabdominal é mais utilizada em crianças, casos de trauma e no segundo e terceiro trimestres da gestação. Se possível, o ideal é que esse exame seja realizado com a paciente com a bexiga cheia.

Ultrassonografia transvaginal

A ultrassonografia transvaginal é o método preferido de imagem da gestação no primeiro trimestre e para obter imagens mais detalhadas dos órgãos pélvicos, sobretudo dos anexos. A sonda de escolha da ultrassonografia endovaginal é a endocavitária de alta frequência (Fig. 11.4). O gel de ultrassonografia deve ser aplicado diretamente na sonda para reduzir a interface de ar e a sonda deve ser coberta por um preservativo. Na ponta do preservativo, na extremidade do transdutor, deve-se colocar gel de ultrassonografia ou gel de lubrificação estéril. Foi relatado que alguns géis de ultrassonografia causam vaginite e, possivelmente, infecção.[2]

Para o exame ideal, a paciente deve ser posicionada em decúbito dorsal com os membros inferiores em posição de litotomia. Em seguida, a sonda é inserida na vagina da paciente com a extremidade da sonda apontada para frente (Fig. 11.5). Essa abordagem permite que o operador obtenha as imagens sagitais e longitudinais do útero. O primeiro passo é identificar a bexiga, a qual deve apontar para a cérvice (Fig. 11.6A). Se não for visualizada, pode-se tentar, com sutileza, inserir um pouco mais a sonda ou removê-la um pouco, já que pode estar no fórnice posterior. O passo seguinte é oscilar e deslizar para visualizar todo o útero, da cérvice ao fundo. Isso é essencial para ver toda a escavação retrouterina posterior e examinar a área quanto à presença de líquido livre (Fig. 11.6B). Depois disso, é feita a varredura para visualizar o útero lateralmente

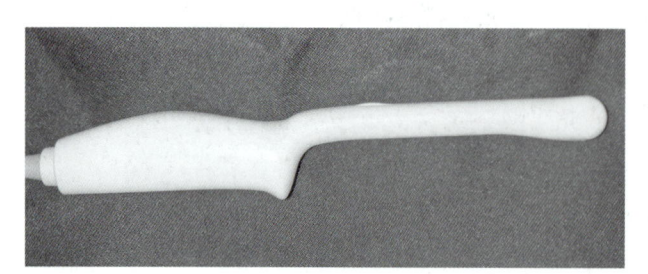

Figura 11.4 Sonda endoluminal de alta frequência para ultrassonografia transvaginal.

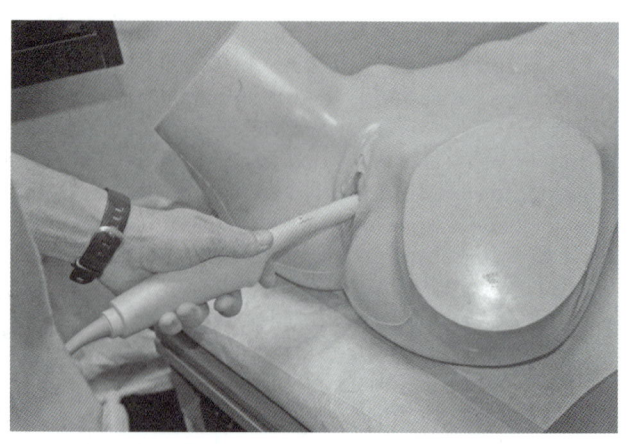

Figura 11.5 O transdutor é inserido na vagina da paciente com a extremidade da sonda voltada anteriormente.

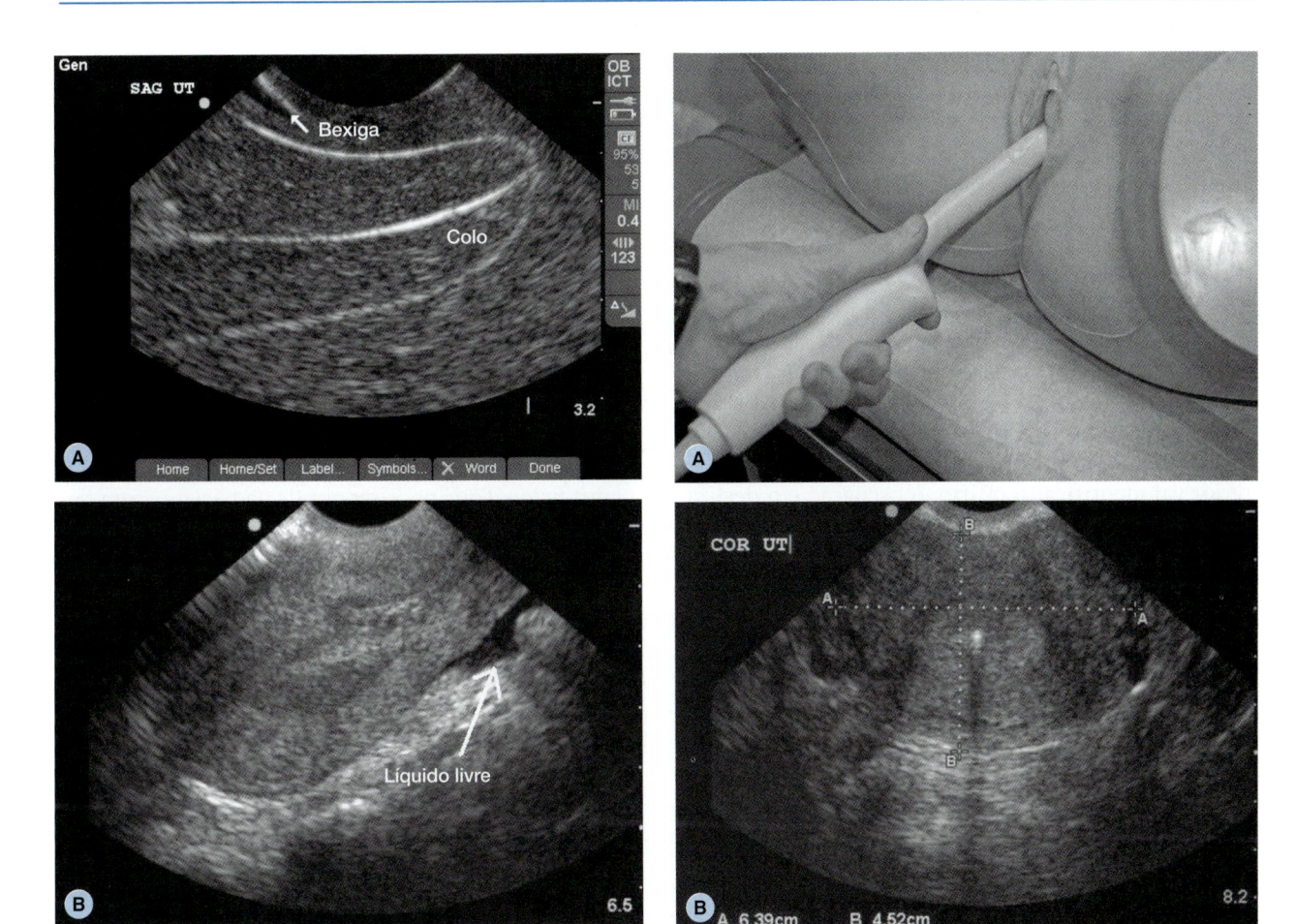

Figura 11.6 (**A**) Identifique a bexiga, a qual deve apontar para a cérvice. (**B**) Imagem da escavação retrouterina posterior demonstrando a coleção de líquido livre.

Figura 11.7 (**A**) Rode a sonda 90° em sentido anti-horário, com a extremidade apontando para a direita da paciente para obter imagens coronais. (**B**) Transvaginal, corte coronal do útero não grávido, com medidas.

em sua totalidade. É bom salvar fotos e vídeos das imagens obtidas com as duas manobras. (O vídeo dessas manobras pode ser visualizado no DVD que acompanha o livro.) Em seguida, rode o transdutor em sentido anti-horário a 90°, com a extremidade apontando para a direita da paciente, a fim de obter as imagens coronais (Fig. 11.7A). A partir dessa orientação, o operador repete a manobra oscilação-deslizamento para centralizar o útero na tela e, depois, faz uma varredura de anterior para posterior para visualizar os cortes coronais do útero em sua totalidade. Mais uma vez, as fotos e vídeos do útero no plano coronal devem ser salvos (Fig. 11.7B). Se um saco gestacional ou área-alvo for identificado, essas imagens devem ser centralizadas, ampliadas com *zoom* e salvas. Vídeos adicionais da varredura coronal podem ser salvos, já que o vídeo permite ao operador visualizar a relação em tempo real das estruturas na pelve.

Após a obtenção das imagens sagitais e coronais do útero, deve-se proceder para o exame de cada anexo, o que pode ser feito com a extremidade voltada para a direita. A sonda deve ser mantida nessa posição até completar a aquisição das imagens coronais. Com a varredura anterior, pode-se identificar o corno uterino como ponto de partida para cada anexo. Para visualizar os anexos, oscile e deslize a sonda a partir do corno, na orientação coronal, para a direita. Fazendo isso, a mão do operador ficará perto da coxa esquerda da paciente e a extremidade da sonda na direção dos anexos direitos da paciente. O ovário deve estar anteromedial aos vasos ilíacos e lateral ao útero. Após o término da oscilação e do deslizamento para o lado, uma varredura deve ser feita por todos os anexos, em sentido anteroposterior, para identificar o ovário. Uma vez visualizado o ovário, o operador deve salvar as imagens com as medidas, o que pode ser feito usando a tela dupla, conforme mostrado na Figura 11.8A. Depois disso, a sonda é rodada em sentido horário a 90°, de forma que a extremidade fique de frente, mais uma vez, para obter a visão sagital do ovário. Pode haver necessidade de nova varredura para relocalizar o ovário, já que ele pode sair do plano quando a sonda é movimentada. Uma vez identificado o ovário, as imagens sagitais e as medidas devem ser salvas. Para adquirir a imagem do ovário esquerdo, deslize a sonda, identifique o útero coronal e varra anteriormente para encontrar o corno. Note que a sonda ainda está rodada com a extremidade voltada para a direita da paciente. Com o corno como ponto de partida, o operador desliza a sonda para a esquerda da paciente. Conforme mencionado, isso quer dizer que a mão do operador estará perto da coxa direita da paciente e a extremidade da sonda angulada na direção dos anexos esquerdos. Um movimento de varredura anteroposterior vai identificar o ovário. A oscilação e o deslizamento são feitos para visualizar os anexos esquerdos e centralizar o ovário entre o útero medialmente e os vasos ilíacos lateralmente, como mostram as Figuras 11.8B e C. Uma vez visualizado o ovário, deve-se salvar as imagens e as medidas, de preferência em dois planos. Se os ovários não forem visualizados, deve-se salvar um vídeo da varredura ou oscilação e deslizamento pelos anexos. Deve-se mencionar também que as imagens e patologias dos ovários estão além dos objetivos do exame ultrassonográfico pélvico tradicional, e se houver preocupação com patologia ovariana, um exame formal e abrangente de ultrassonografia deve ser obtido pelo ultrassonografista.

A ultrassonografia do quadrante superior direito, buscando líquido no recesso hepatorrenal, é uma imagem adicional que pode ser obtida na paciente com teste de gestação positivo e hipotensão. Tradicionalmente,

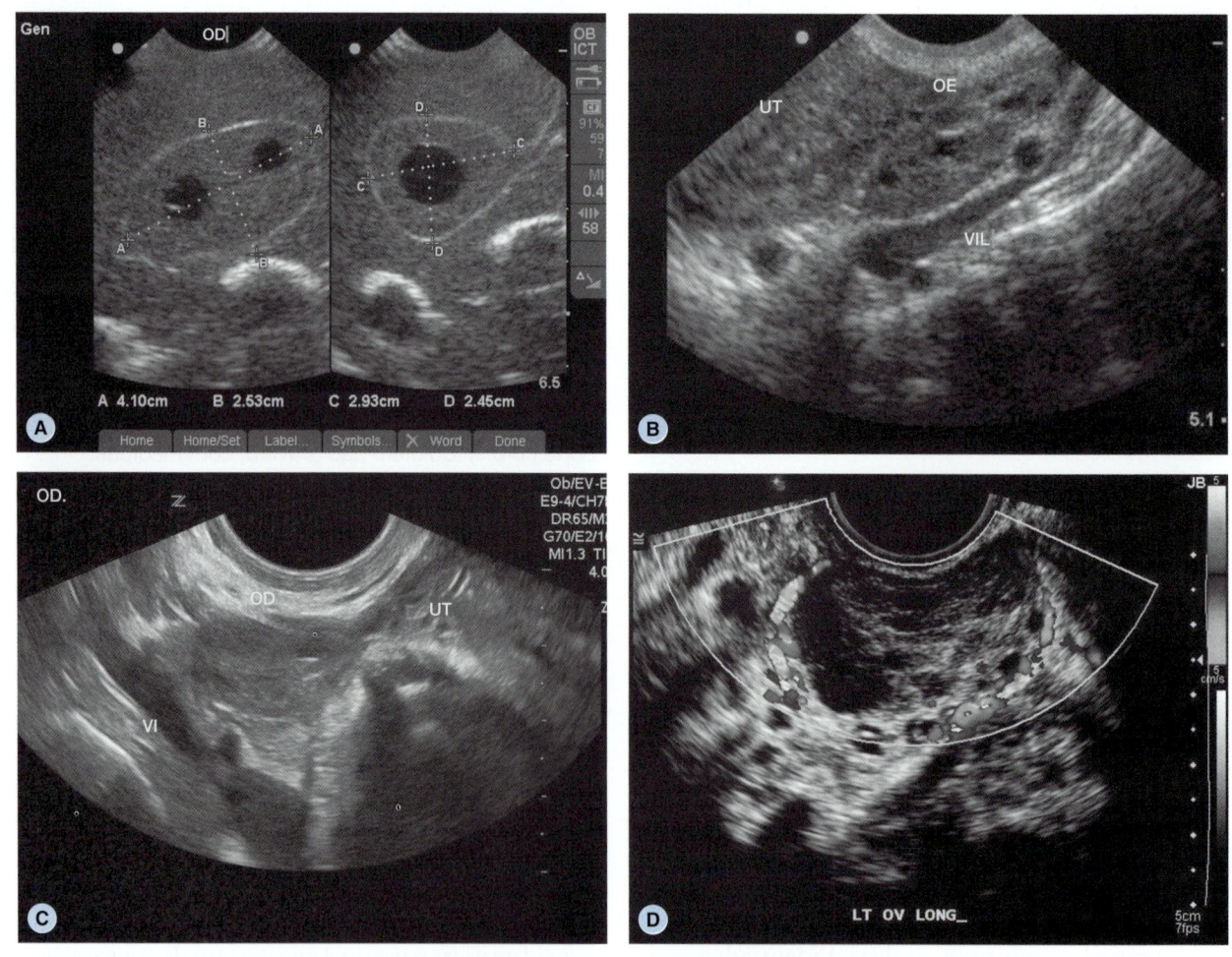

Figura 11.8 (**A**) Imagem obtida do *Blue Phantom Normal IUP Endovaginal Simulator* no primeiro trimestre. (**B**) Ovário esquerdo (OE) com vaso ilíaco lateral (VIL) (*receding edge*) e útero medial a ele (*leading edge*). (**C**) Ovário direito (OD) com vaso ilíaco lateral (*leading edge*) e útero medial a ele (*receding edge*). (**D**) O fluxo colorido do ovário clareia a vascularização na periferia do ovário, o que muitas vezes é referido como "anel de fogo". Os matizes observados são indicativos da direção do fluxo da vascularização em relação à sonda (ver encarte colorido), o que pode ser lembrado pelo mnemônico BART (*blue away*, azul, em sentido contrário ao transdutor; *red toward*, vermelho, no sentido do transdutor.)

se houver presença de líquido nessa região na paciente grávida instável, deve-se suspeitar de gestação ectópica rota, o que deve incitar a intervenção cirúrgica precoce.

ANATOMIA NORMAL

Útero sagital

As Figuras 11.3A e 11.6A demonstram o corte sagital da bexiga, cérvice e útero nas incidências transabdominal e transvaginal. Observe a bexiga, a estrutura anecoica no campo próximo "apontando" para a cérvice. Posterior à cérvice, encontra-se a escavação retouterina posterior, porção mais dependente da pelve e região onde o líquido livre na pelve acumula primeiro (Fig. 11.6B). A partir da visualização da bexiga e da cérvice, o operador oscila e desliza a sonda para identificar o fundo do útero, ao mesmo tempo em que mantém a faixa hiperecoica endometrial no eixo longitudinal para observar inteiramente a escavação retouterina posterior. O operador mede o útero no plano sagital do fundo ao colo e pela porção mais larga do fundo.

Útero coronal

O operador faz a rotação de 90° da sonda para obter a imagem coronal do útero e fazer as medidas na margem mais larga (Fig. 11.7B).

Anexos

Em seguida, o operador examina os anexos seguindo o corno do útero lateralmente e encontrando os vasos ilíacos. O útero e os vasos ilíacos constituem as bordas medial e lateral dos ovários, respectivamente. O exame a partir do músculo levantador do ânus até a bexiga marca a área onde a maioria dos ovários é encontrada. A Figura 11.8A é um exemplo de imagem tela dupla do ovário do *phantom* pélvico com as medidas acompanhantes. As Figuras 11.8B e C demonstram a anatomia do ovário em relação ao útero e aos vasos ilíacos. O *Dop-pler* de fluxo colorido pode ser usado para determinar se o padrão do fluxo é consistente com o tecido ovariano (Fig. 11.8D [ver também encarte colorido]).

PATOLOGIA COMUM

Nesta seção, discute-se alguns dos processos fisiológicos e patológicos comuns que se pode encontrar na ultrassonografia pélvica.

Gestação intrauterina

Primeiro, discute-se a gestação intrauterina (GIU) normal. Uma GIU deve ser visível quando o nível quantitativo da subunidade β da gonadotrofina coriônica humana (β-HCG) encontra-se entre 1.000 e 2.000 mUI/mL, o que ocorre em aproximadamente cinco semanas de gestação. A Tabela 11.1 descreve a correlação entre as imagens da ultrassonografia, idade gestacional e nível de β-HCG.

A GIU pode ser observada pela abordagem transvaginal quando o nível de β-HCG encontra-se entre 1.000 e 2.000 mUI/mL e pela transabdominal quando encontra-se igual ou acima de 6.500 mUI/mL. O nível de β-HCG deve dobrar a cada 48 horas nas primeiras oito semanas. Depois disso, sua elevação torna-se imprevisível conforme começa a estabilizar. O sinal da decídua dupla pode ser observado no início da gestação, o qual é demonstrado pela camada interna e externa da reação decidual ao redor do saco gestacional (Figs. 11.9 e 11.10A e B). A camada mais externa é conhecida como *decídua vera*; a mais interna, ao longo do saco gestacional, é a *decídua capsular*. A região onde as duas convergem é denominada de decídua basal, a qual constitui o local da futura formação da placenta.

O sinal da decídua dupla é normalmente indicativo de GIU. Entretanto, está presente apenas em cerca de 50% de todas as GIUs e, por isso, não é 100% acurado.[3] Caso apenas o saco gestacional seja visualizado, o sinal não é diagnóstico de GIU e o abortamento ou a gestação ectópica precisam continuar no diagnóstico diferencial.

TABELA 11.1	A correlação entre imagens ultrassonográficas, idade gestacional e nível de β-HCG	
Idade gestacional (semanas)	β-HCG (mUI/mL)	Achados da ultrassonografia transvaginal
4-5	1.000-2.000	Saco intradecidual/saco gestacional (Fig. 11.9)
5-6	> 2.000	Saco gestacional e saco vitelino (Fig. 11.10A e B)
6	10.000-20.000	Polo fetal com saco vitelino ± TCF (Figs. 11.11 e 11.12A e B)
6-7	> 20.000	TCF (90-110 bpm), o feto começa a desenvolver anatomia reconhecível

β-HCG, unidade β da gonadotrofina coriônica humana; TCF, tons cardíacos fetais; bpm, batimentos por minuto.

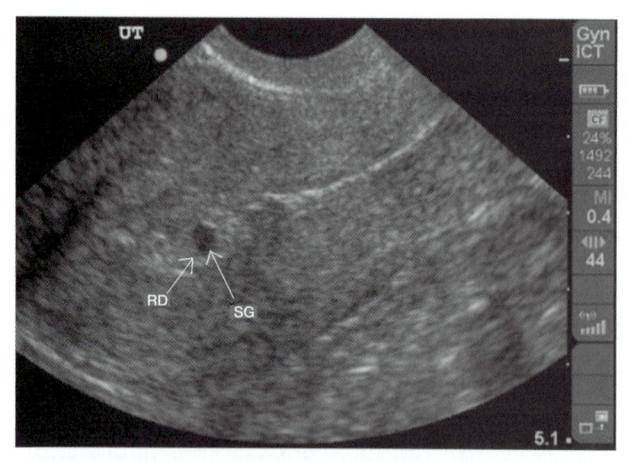

Figura 11.9 Observe o saco gestacional (SG) anecoico e regular e o anel hipoecoico ao redor do saco gestacional, a reação decidual (RD).

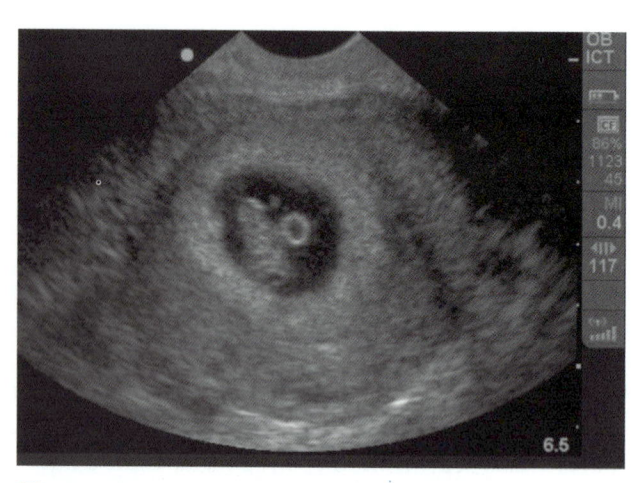

Figura 11.11 Polo fetal com saco vitelino.

As Figuras 11.11 e 11.12A e B revelam a presença de polo fetal, o qual deve estar presente quando o saco gestacional medir por volta de 16 mm (seis semanas de gestação).[3] Uma vez visualizado o polo fetal, é importante realizar uma varredura e capturá-lo em vídeo para garantir que o saco gestacional esteja completamente circundado por tecido uterino. O operador deve focalizar para obter detalhes mais claros e fazer as medidas do saco gestacional e do comprimento craniocaudal (Fig. 11.12B). A medida do saco gestacional (parede interna para parede interna) e do comprimento craniocaudal são as estimativas comuns da idade fetal no primeiro trimestre. Por volta de seis semanas de gestação, a atividade cardíaca fetal deve ser detectada. Quando estiver presente, o modo M deve ser usado para documentar a frequência cardíaca fetal pela colocação do seu traçado sobre a área da atividade cardíaca e a identificação da forma da onda do modo M do coração em batimento (Fig. 11.13). Uma vez que o *Doppler* de onda pulsada concentra-se no feixe de ultrassom e pode criar mais energia (e possíveis bioefeitos) na amostra, esse modo não deve ser usado para medir a frequência cardíaca no primeiro trimestre. Mais tarde, no 1º trimestre, tanto o âmnio quanto o córion podem ser visualizados (Fig. 11.14).

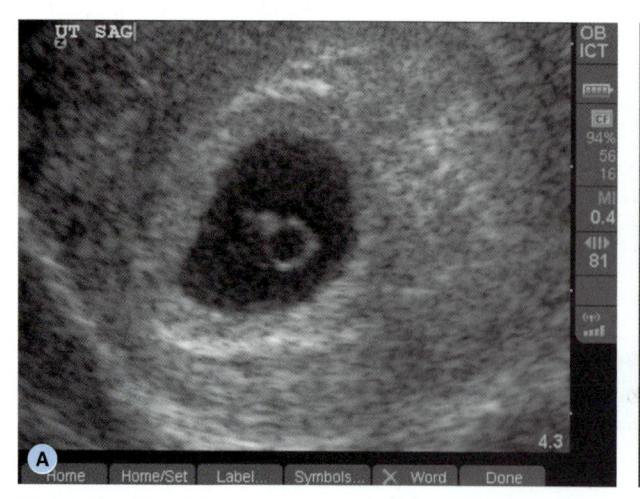

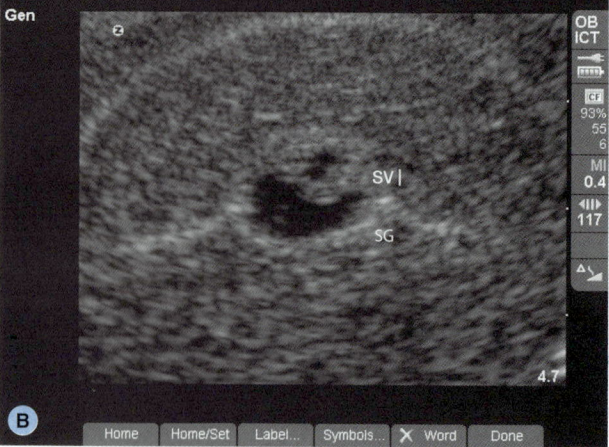

Figura 11.10 (**A**) Imagem aproximada do saco vitelino, saco gestacional e sinal da decídua. (**B**) Corte coronal do útero gestante. O sinal do duplo anel é demonstrado, o qual consiste em um pequeno anel interno, o saco vitelino (SV), e um anel externo maior, o saco gestacional (SG). Quando observado, é preciso fazer a varredura pelo útero e salvar um vídeo para assegurar que todo o saco gestacional está circundado pelo miométrio. Deve-se medir também o saco gestacional.

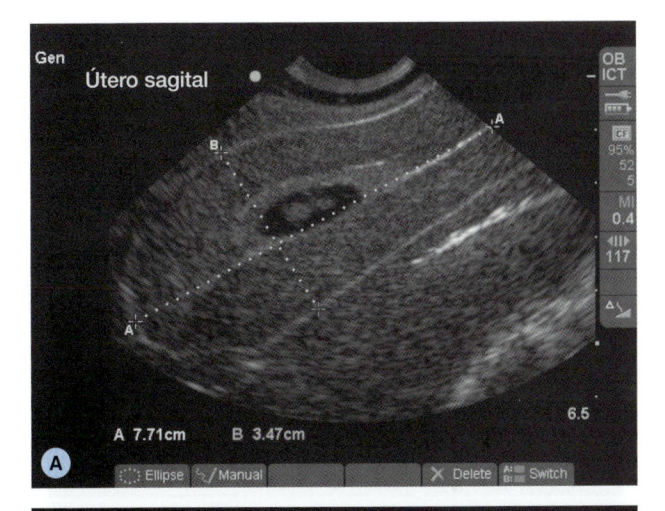

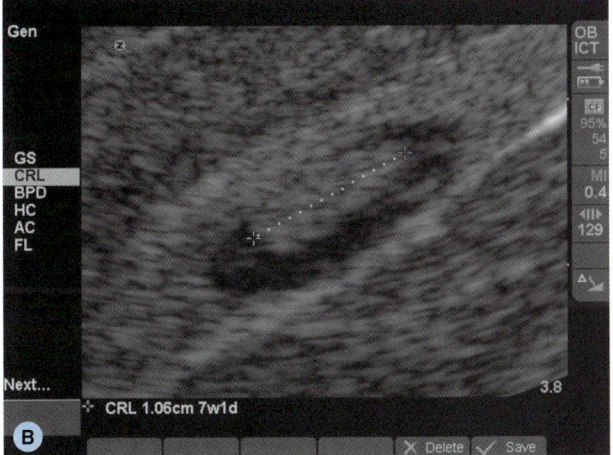

Figura 11.12 (**A**) Imagem do *Blue Phantom Normal IUP Endovaginal Simulator* no primeiro trimestre. (**B**) Imagem aproximada do comprimento craniocaudal medido.

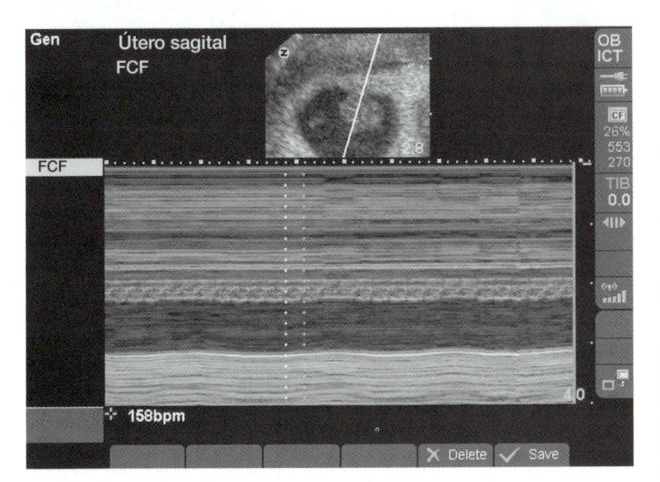

Figura 11.13 Imagem aproximada do feto com a frequência cardíaca fetal (FCF) medida pela colocação do modo M no *flicker* do batimento cardíaco. Os ciclos são adquiridos de um pico a outro e a máquina da ultrassonografia calcula a FCF.

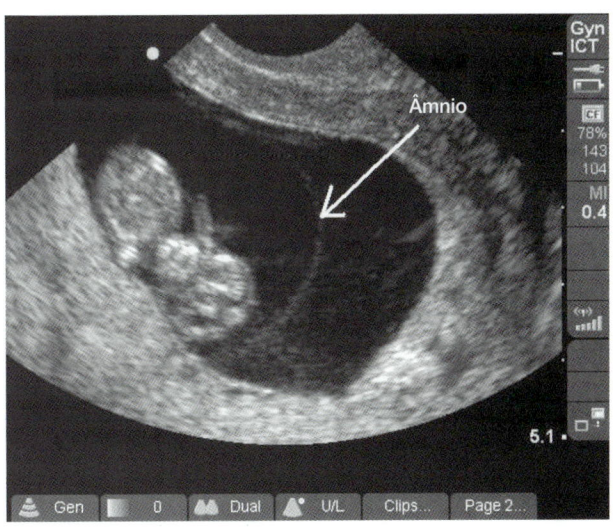

Figura 11.14 Gestação intrauterina com âmnio e córion visíveis.

Gestações múltiplas

Outra variação da GIU normal é a gestação de múltiplos (Fig. 11.15). Quando encontrada, o operador deve identificar e marcar cada feto ou saco gestacional, fazer medidas da idade gestacional estimada e documentar os tons cardíacos de cada feto.

Gestação ectópica

A gestação extrauterina é ectópica e pode ser encontrada nas trombas uterinas, no corno, no ovário ou no abdome. A gestação ectópica é uma das patologias em que a ultrassonografia pélvica pode ser útil no diagnóstico. A incidência mais importante é a sagital do útero, que pode se revelar vazio, sem sinais de saco gestacional ou

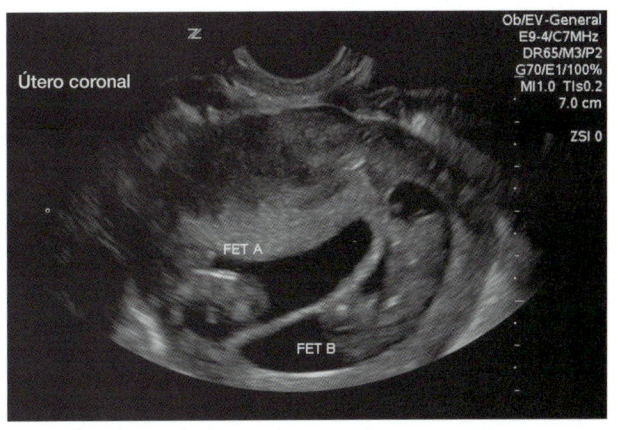

Figura 11.15 Gêmeos dicoriônicos – dois sacos coriônicos (gestacionais) separados. FET, feto.

com gestação intrauterina. O exame pélvico das estruturas relevantes pode avaliar de maneira sistemática as principais áreas de implante da gestação ectópica e, possivelmente, identificar a gestação ectópica com embrião vivo. A ultrassonografia transvaginal consegue detectar a atividade cardíaca extrauterina em 15 a 20% dos casos de gestação ectópica.[4,5] Em muitos casos, sinais secundários são identificados, inclusive pseudossaco gestacional, saco gestacional incompleto rodeado de miométrio, espessamento de endométrio e líquido livre na pelve.

A presença de anel tubário, um saco gestacional em estrutura anexial ou outro local extrauterino, é indicativo de gestação ectópica. A Figura 11.16A mostra o anel tubário. Deve-se suspeitar de gestações ectópicas nas pacientes com teste positivo de gestação, queixas pélvicas e gestação intrauterina não documentada. O achado de útero vazio (Fig. 11.16B) ou espessamento da banda endometrial (Fig. 11.16C) no contexto de teste de gestação positivo deve elevar a suspeita de gestação ectópica. As pacientes com dor abdominal intensa ou hipotensão não explicada devem ser avaliadas rapidamente para determinar se a intervenção cirúrgica é justificada. Sinais peritoneais no exame físico, instabilidade hemodinâmica ou presença de líquido livre no abdome são frequentemente usados para determinar as pacientes que precisam de intervenção cirúrgica urgente. As pacientes com maior risco de gestação ectópica são as que possuem dispositivo intrauterino, história de ligadura tubária ou doença inflamatória pélvica e aquelas em tratamento de fertilidade, nas quais as múltiplas gestações implantadas podem dar origem a gestações heterotópicas, um subgrupo perigoso das gestações ectópicas em que pode haver GIU e gestação ectópica. As pacientes com nível de β-HCG superior a 2.000 mUI/mL e sem GIU confirmada pela ultrassonografia transvaginal e aquelas em risco de gestação heterotópica devem ser examinadas mais a fundo quanto à gestação ectópica.

Abortos

O abortamento é outro diagnóstico facilitado pela ultrassonografia pélvica. Em qualquer mulher com teste de gestação positivo e sangramento vaginal, o aborto deve constar na lista do diagnóstico diferencial. Alguns achados ultrassonográficos de morte embrionária são melhor definidos nos exames transvaginais de alta resolução. A ultrassonografia transabdominal é menos confiável no início da gestação, mas deve sempre ser realizada primeiro, já que muitas vezes as mulheres não têm certeza da data da última menstruação. Um dos primeiros indicadores ultrassonográficos de gestação normal é a presença do saco gestacional sem saco viteli-

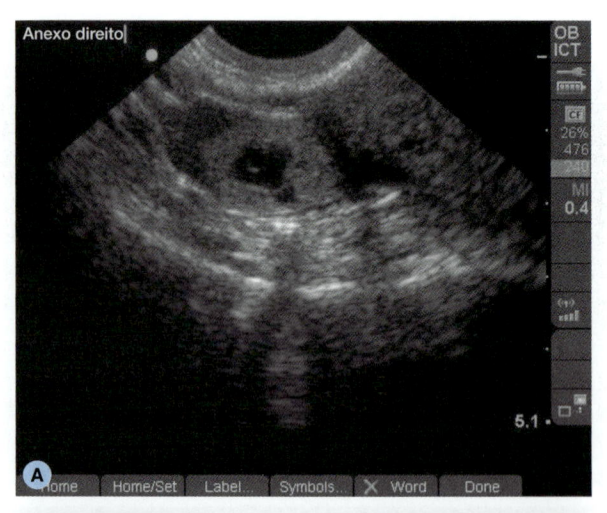

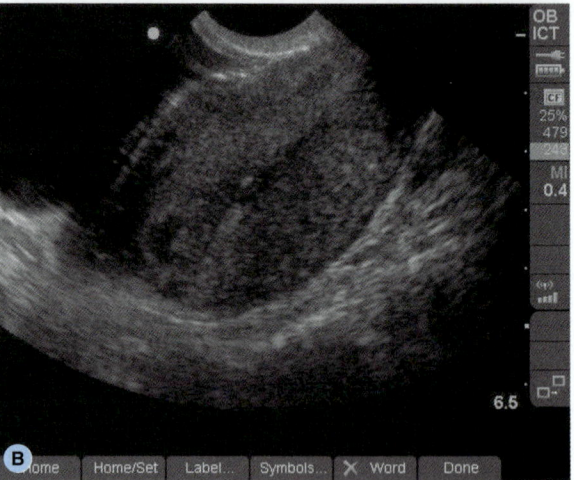

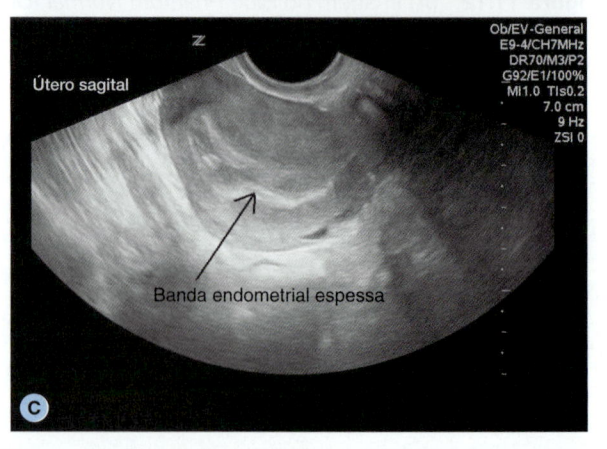

Figura 11.16 (**A**) Anel tubário, saco gestacional e saco vitelino no anexo direito. (**B**) Útero vazio em paciente com teste de gestação positivo, dor abdominal e nível de unidade β da gonadotrofina coriônica humana superior a 2.000 mUI/mL. A imagem A é da mesma paciente, a qual revela gestação tubária. (**C**) Banda endometrial espessa. Esta paciente apresentou-se com dor abdominal e teste de gestação positivo e foi submetida à ultrassonografia transvaginal. Na laparotomia exploratória, constatou-se gestação ectópica.

no. Pode-se tratar de uma gestação muito no início, de saco pseudogestacional, ou de aborto, por isso é preciso ter cuidado com a maneira pela qual isso será exposto à paciente. O sinal exato mais precoce de gestação é o saco vitelino. O primeiro sinal de aborto não é definido com tanta clareza. O saco gestacional assimétrico é um sinal ultrassonográfico de morte (Fig. 11.17). Muitas vezes, representa aborto incompleto no contexto das queixas pélvicas. A distinção entre saco gestacional precoce e aborto assimétrico incompleto depende do usuário, portanto, aderir a uma boa técnica pode ajudar a ilustrar as características de distinção. A data da gestação é calculada por meio das medidas do saco gestacional e da margem interna para margem interna, nos três planos ou em um só, dependendo do *software* ou do fabricante. Em geral, o comprimento craniocaudal (CCC) está a 90° do saco vitelino visualizado.

Quando o nível quantitativo do β-HCG ou o último período menstrual sugere idade gestacional estimada de mais de seis semanas ou, ainda, se o CCC for maior que 5 mm e nenhuma atividade cardíaca puder ser observada durante a ultrassonografia, sobretudo quando já tiver sido previamente detectada, isso, muitas vezes, indica morte embrionária (Fig. 11.18).[5-7] Se houver morte embrionária, é possível visualizá-la em diversos estágios. Um aborto inevitável pode ser visto conforme o útero está expelindo o conteúdo da cavidade (Fig. 11.19) e o óstio está aberto. Se o aborto for completo, o útero deve estar vazio, com apenas pequenas quantidades de sangue presente. O sangue pode aparecer hiperecoico com coágulos ou, até mesmo, heterogêneo, ainda que em geral é anecoico, quando fresco.

Chama-se de gestação anembrionária ou, historicamente, "ovo seco" quando o tamanho do saco gestacional é grande e não há evidências de polo fetal ou saco vitelino. Essa condição ocorre quando a gestação não progride, ainda que o trofoblasto progrida. Deve ser suspeitada quando o diâmetro médio do saco gestacional (DMG) é maior que 13 mm e não há saco vitelino, ou quando o DMG é maior que 18 mm e não há polo fetal. Em geral, com 15 mm de DMG deve-se visualizar saco vitelino, polo fetal com 20 mm de DMG e frequência cardíaca fetal com 25 mm de DMG. A Figura 11.20 mostra uma gestação anembrionária.

Cistos ovarianos

Os cistos no ovário podem ser classificados como fisiológicos (em geral menores e mais simples) ou patológicos (normalmente maiores e mais complexos). Os cistos ovarianos são um tipo importante de patologia pélvica. A Figura 11.21 revela um cisto de corpo lúteo e a Figura 11.22 um cisto ovariano hemorrágico. Há ecos internos sutis dentro do cisto hemorrágico, os quais não são observados no cisto de corpo lúteo normal.

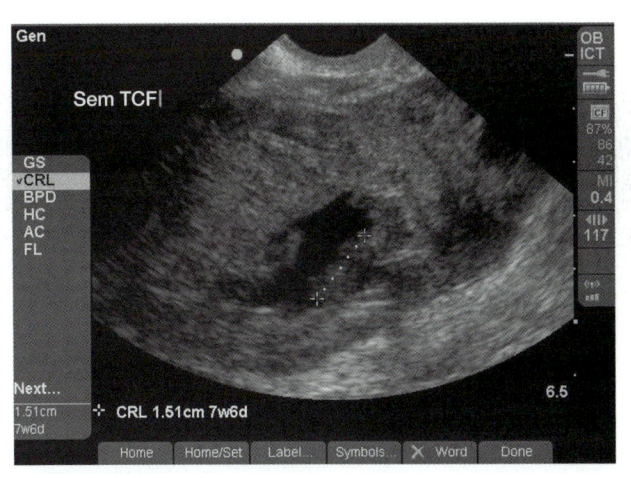

Figura 11.18 Comprimento craniocaudal superior a 5 mm sem tons cardíacos fetais. TCF, tom cardíaco fetal.

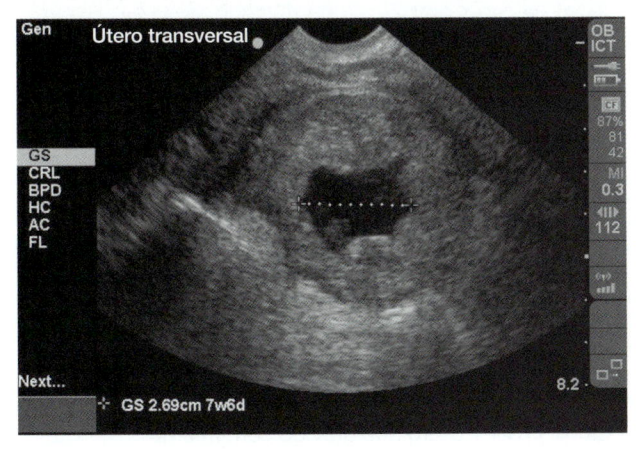

Figura 11.17 Saco gestacional assimétrico.

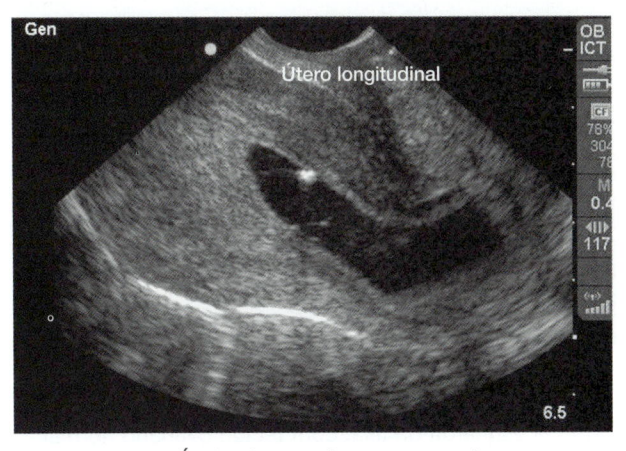

Figura 11.19 Óstio aberto, abortamento ativo.

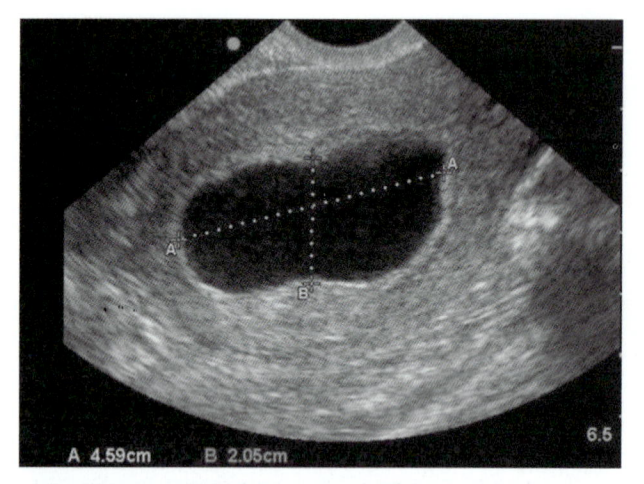

Figura 11.20 Gestação anembrionária. O saco gestacional mediu mais de 25 mm sem a presença de saco vitelino.

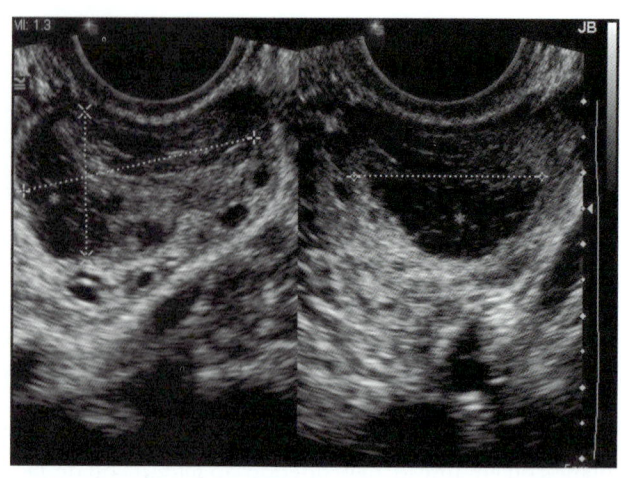

Figura 11.22 Cisto ovariano hemorrágico.

Miomas (leiomiomas)

Os miomas ou leiomiomas são tumores não malignos dentro da parede uterina, podendo ser visualizados no útero grávido e não grávido (Figs. 11.23 e 11.24).

Hemorragia subcoriônica

A hemorragia subcoriônica é uma das anormalidades mais comuns encontradas na gestação. É causada pela separação do córion do endométrio e subsequente sangramento (Fig. 11.25). Pacientes com hemorragia subcoriônica podem manifestar sangramento vaginal, porém, muitas vezes, são assintomáticas.

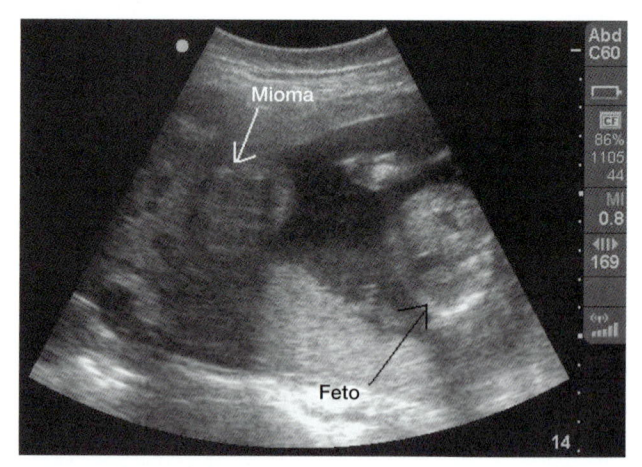

Figura 11.23 Útero grávido com mioma.

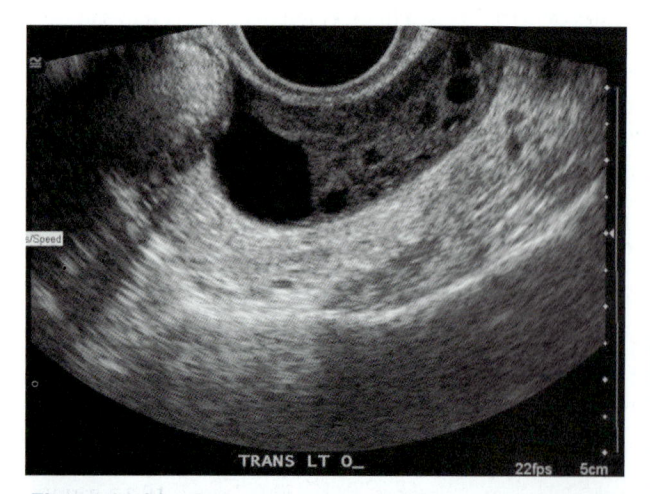

Figura 11.21 Cisto de corpo lúteo. Observe a estrutura negra bem circunscrita e anecoica em sentido do *leading edge*, à esquerda da tela, com tecido ovariano normal à sua direita.

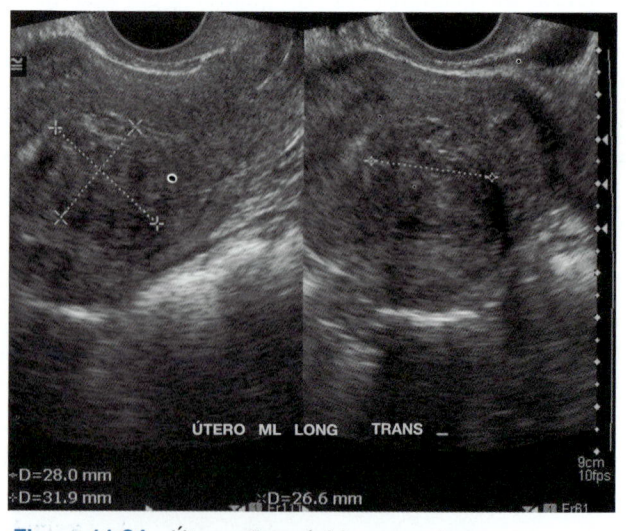

Figura 11.24 Útero não grávido com mioma.

Doença trofoblástica gestacional

Uma das patologias menos comuns, porém mais interessantes, que se pode encontrar é a gestação molar. Se a mola é parcial ou completa, depende da aneuploidia cromossômica. A aparência de uma gestação molar dentro do útero é descrita como um cacho de uvas (Fig. 11.26).

Perfuração uterina

Outro achado pouco comum, porém importante, que se pode identificar é a perfuração uterina, especialmente na paciente com dor abdominal, com ou sem hipotensão, após procedimento invasivo como dilatação e curetagem. A Figura 11.27 demonstra uma paciente que sofreu aborto, submetida à dilatação e curetagem e que teve perfuração, com líquido livre visualizado perto do fundo do útero.

Figura 11.26 Gestação molar.

Torção de ovário

Os ovários apresentam um pedículo vascular que transporta as artérias e as veias ovarianas e residem no ligamento largo e mesovário. Mulheres de todas as idades são suscetíveis à torção desse pedículo quando o ovário roda em decorrência de uma massa, edema vascular ou frouxidão do ligamento de suporte, criando uma apresentação clínica heterogênea.

A ultrassonografia pélvica deve ser usada imediatamente na suspeita de torção. As pacientes que manifestam dor repentina e intensa, além de sintomas ipsilaterais, devem ser consideradas de alto risco. Entretanto, já foram descritas múltiplas apresentações. O diagnóstico

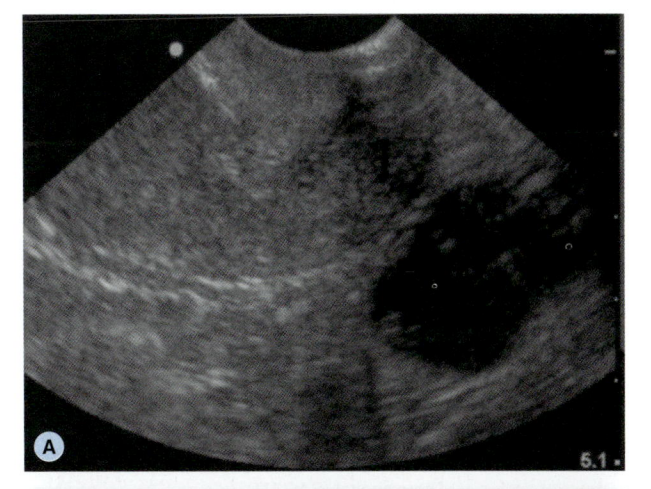

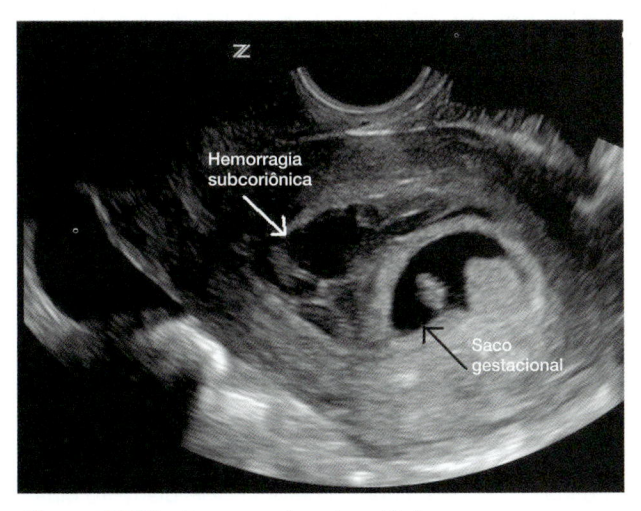

Figura 11.25 Hemorragia subcoriônica.

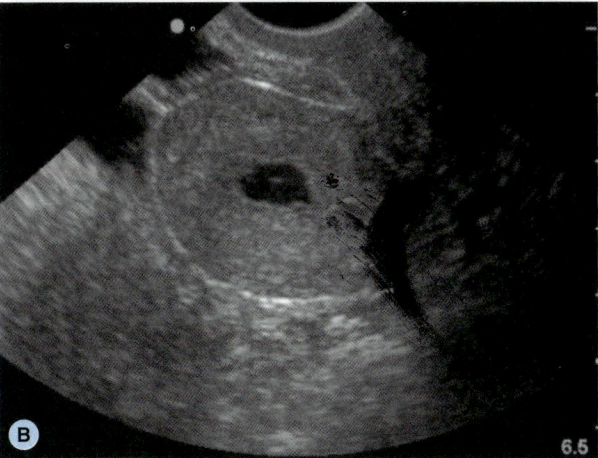

Figura 11.27 (**A**) Perfuração uterina. (**B**) Sangramento intracavitário.

definitivo depende do exame *Doppler* do ovário e da rede vascular. O *Doppler* colorido é capaz de detectar a presença e a direção do fluxo sanguíneo, o qual pode ser lembrado pelo mnemônico BART (*blue away,* azul, em sentido contrário ao transdutor; *red toward,* vermelho, no sentido do transdutor). O *Doppler* espectral pode ser usado para colocar um *gate* em linha com o vaso para medir o fluxo de sangue. Essas formas de onda espectral podem demonstrar padrões espectrais de fluxo diastólico e sistólico de baixa e alta resistência. A forma da onda trifásica clássica é ilustrativa de vaso altamente resistente. As características normais do *Doppler* do ovário são anel de fogo no *Doppler* colorido e artéria de alta resistência no *Doppler* espectral.

Se o operador está fazendo um exame e identifica um ovário com mais de 5 cm em qualquer plano, a suspeita de torção deve ser mais alta e o exame abrangente deve ser considerado.[8] De modo contrário, as pacientes com ovários menores que 5 cm são menos propensas à torção. A torção ovariana vai além do escopo da ultrassonografia transvaginal focada e requer exame abrangente com fluxo *Doppler* e *Doppler* de onda pulsada dos vasos circunjacentes para confirmar o diagnóstico.

PROTOCOLOS E PRÁTICAS MELHORES

Agora que foi revisado como obter as imagens da ultrassonografia pélvica e o que se pode encontrar, o próximo passo é saber como aplicar esse conhecimento e coletar as imagens-padrão de múltiplos operadores. Existem alguns componentes comuns da ultrassonografia pélvica que incluem planos específicos e a demonstração tecidual em dois planos ortogonais. A coleção de varreduras em vídeo permite ao profissional que interpretará a imagem uma avaliação mais completa da anatomia do paciente. Varreduras por ultrassonografia são movimentos pequenos e mais finos que permitem que o feixe de som se movimente ligeiramente pelo pequeno saco gestacional ou pelo tórax fetal em busca da frequência cardíaca do feto. As imagens necessárias que devem ser salvas variam de acordo com as especialidades e os pacientes. O número mínimo de exames de um protocolo deve ter a imagem longa e curta da estrutura, varreduras em vídeo e medidas das estruturas relevantes. Dessa maneira, obtém-se as imagens do mesmo alvo em vários planos e sua identificação na representação em foto e vídeo.

Para o exame pélvico, as imagens do útero no eixo longitudinal (sagital) e transverso (coronal) constituem o ponto de partida. A partir daí, as imagens dos anexos bilaterais e da escavação retouterina para verificar a presença de líquido livre são necessárias para uma avaliação mínima. Imagens com *zoom*, medidas, marcações e outras anotações importantes ajudam a formar um contexto melhor em qualquer protocolo designado para facilitar a tomada de decisão. A ultrassonografia pélvica apresenta uma ampla gama de aplicabilidade, dependendo das regulamentações institucionais, credenciamento e nível de conforto do usuário. A abordagem organizada para obter essas imagens e interpretá-las é fundamental para o sucesso da ultrassonografia pélvica. A Figura 11.28 descreve os componentes essenciais do exame de ultrassonografia pélvica, e a Figura 11.29 ilus-

---

Lista das imagens da ultrassonografia pélvica
- Cérvice e escavação retouterina posterior
- Útero sagital (SAG UT)
- Útero coronal (COR UT)
- Polo fetal ou saco gestacional (SG)
- TCF _____
- CCC, SG, DBP (medida para IGE) _____
- Anexo direito/ovário direito _____ x _____ x _____ (OV ou AD) ou salvar um vídeo da varredura
- Anexo esquerdo/ovário esquerdo _____ x _____ x _____ (OE ou AE) ou salvar um vídeo da varredura

Varreduras/Vídeos
- Varrer da cérvice ao fundo no plano sagital, mantendo da banda endometrial centralizada
- Varredura pelo útero

- Varredura por ultrassonografia pelo saco gestacional

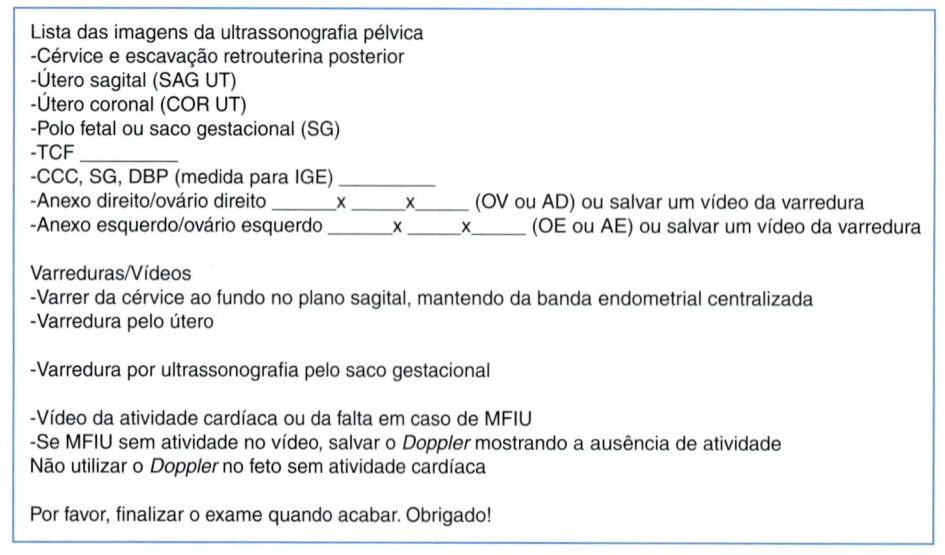

- Vídeo da atividade cardíaca ou da falta em caso de MFIU
- Se MFIU sem atividade no vídeo, salvar o *Doppler* mostrando a ausência de atividade
- Não utilizar o *Doppler* no feto sem atividade cardíaca

Por favor, finalizar o exame quando acabar. Obrigado!

Figura 11.28 Protocolo simples das imagens que devem ser obtidas na ultrassonografia pélvica. DBP, diâmetro biparietal; CCC comprimento craniocaudal; IGE, idade gestacional estimada; TCF, tons cardíaco fetais; MFIU, morte fetal intrauterina.

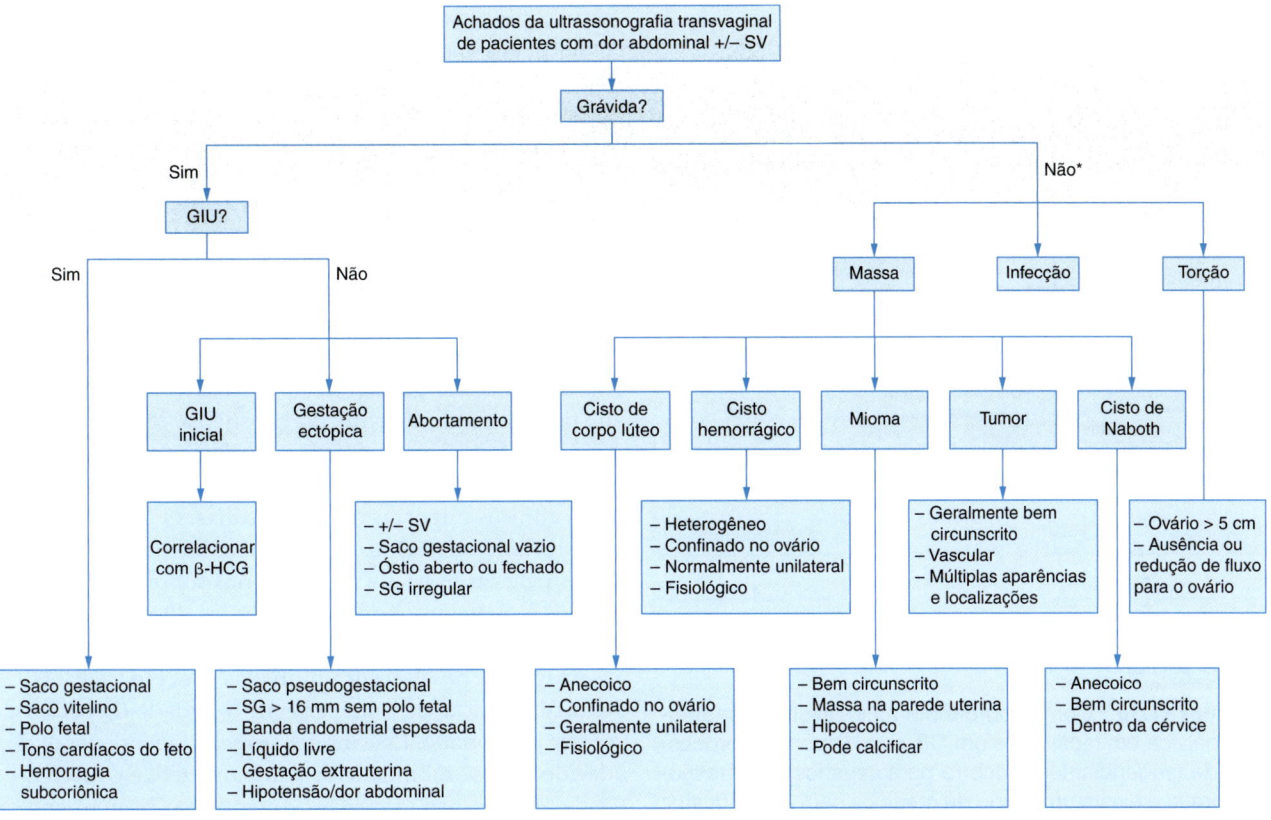

```
                    Achados da ultrassonografia transvaginal
                    de pacientes com dor abdominal +/– SV
                                    │
                                Grávida?
                    ┌───────────────┴───────────────┐
                   Sim                             Não*
                    │                ┌──────────────┼──────────────┐
                  GIU?             Massa         Infecção        Torção
         ┌──────────┼──────────┐
        Sim        Não
                    │
         ┌──────────┼──────────┐       ┌──────────┬──────────┐       ┌──────────┬──────────┐
       GIU      Gestação   Abortamento  Cisto de   Cisto       Mioma    Tumor    Cisto de
      inicial   ectópica               corpo lúteo hemorrágico                    Naboth
```

GIU inicial	Gestação ectópica	Abortamento	Cisto de corpo lúteo	Cisto hemorrágico	Mioma	Tumor	Cisto de Naboth
Correlacionar com β-HCG	– +/– SV – Saco gestacional vazio – Óstio aberto ou fechado – SG irregular		– Heterogêneo – Confinado no ovário – Normalmente unilateral – Fisiológico		– Geralmente bem circunscrito – Vascular – Múltiplas aparências e localizações		– Ovário > 5 cm – Ausência ou redução de fluxo para o ovário
– Saco gestacional – Saco vitelino – Polo fetal – Tons cardíacos do feto – Hemorragia subcoriônica	– Saco pseudogestacional – SG > 16 mm sem polo fetal – Banda endometrial espessada – Líquido livre – Gestação extrauterina – Hipotensão/dor abdominal		– Anecoico – Confinado no ovário – Geralmente unilateral – Fisiológico		– Bem circunscrito – Massa na parede uterina – Hipoecoico – Pode calcificar		– Anecoico – Bem circunscrito – Dentro da cérvice

*Deve obter exame abrangente

Figura 11.29 Abordagem algorítmica para interpretação das imagens que serão obtidas. β-HCG, unidade β da gonadotrofina coriônica humana; SG, saco gestacional; GIU, gestação intrauterina; SV, sangramento vaginal.

tra um algoritmo que pode ser usado na tomada de decisão clínica. Se o exame transabdominal for claramente positivo para gestação, não há justificativa para o exame transvaginal. O contexto clínico determinará o uso da ultrassonografia transvaginal, bem como da ultrassonografia transabdominal; a ultrassonografia transvaginal é realizada com mais frequência na gestação no primeiro trimestre devido à resolução mais alta oferecida.

TERMINOLOGIA COMUM E ABREVIAÇÕES

- **SAG UT (útero sagital)**: esse corte é demarcado pela banda endometrial que aparece hiperecoica e pode ser estendido pela manipulação da sonda e alinhamento do eixo longitudinal do útero.

- **COR UT (útero coronal)**: obtido a 90° a partir do corte sagital do útero, e a banda endometrial novamente marca o centro do útero. Nessa projeção, a área hiperecoica é circundada pelo miométrio e aparece traçada no centro da cérvice em direção ao fundo.

- **Anexos**: vasos ilíacos laterais, tecido ovariano e metade lateral do útero compõem as estruturas pélvicas anexiais.

- **Escavação retrouterina**: o espaço pélvico potencial muitas vezes encontra-se cheio de líquido, que pode ser descrito em quantidade fisiológica, pequena, média ou grande.

- **QSD (quadrante superior direito): corte hepatorrenal**: nos casos graves de hipotensão, essa incidência ultrassonográfica pode rapidamente demonstrar grandes quantidades de líquido intraperitoneal, o que pode representar uma gestação ectópica rota.

Uma vez obtidas essas imagens, é preciso utilizar as informações na tomada da decisão clínica. Em algumas instituições acadêmicas, há disponibilidade de consultoria pélvica fornecida por obstetras e ginecologistas. Em outros centros, pode não haver essa cobertura e o

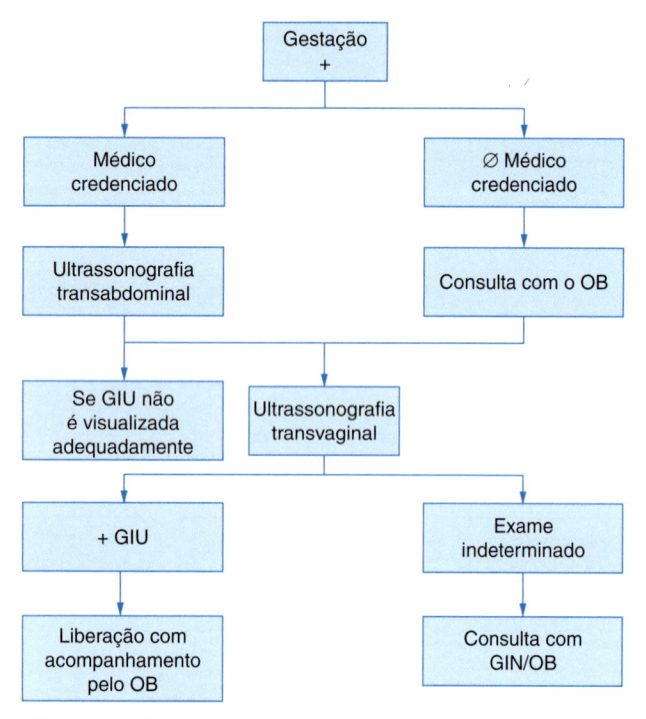

Figura 11.30 Como abordar por meio da ultrassonografia pélvica em local onde um OB está disponível, processo de credenciamento ocorre para usuários da ultrassonografia e existe um grupo de médicos com níveis mistos de habilidades ultrassonográficas. A Tabela 11.2 descreve as imagens a serem obtidas e como proceder a partir do último nível do algoritmo com essas imagens. GIN, ginecologista; GIU, gestação intrauterina; OB, obstetra.

médico primário deve decidir entre a intervenção cirúrgica e a não cirúrgica. A prática médica deve acatar as diretrizes nacionais das práticas da ultrassonografia e as práticas locais ao fornecer esse cuidado. A Figura 11.30 descreve uma abordagem da ultrassonografia pélvica em um local em que há disponibilidade de cuidado obstétrico, processo de credenciamento de ultrassonografia em ordem e médicos com vários níveis de habilidades. A Tabela 11.2 descreve as imagens a serem obtidas e como proceder a partir do último nível do algoritmo com essas imagens.

VIABILIDADE

A ultrassonografia pélvica realizada por médicos emergencistas pode reduzir a realização de exames adicionais e o desperdício de tempo.[9,10] O modelo do serviço ambulatorial e emergencial tem por objetivo mais exames no ponto de atendimento, diagnósticos e terapia à beira do leito. A realização do exame pélvico incrementado pela ultrassonografia pode fornecer ao médico informações clínicas importantes e oportunas. O desempenho do profissional nesse exame pode ser facilitado por técnicas pélvicas básicas e introdutórias sobre como obter vídeos e imagens de relevância clínica. Dessa maneira, mesmo que o profissional não seja capaz de interpretar as imagens, é possível encaminhá-las para especialistas e ter a informação de volta para que o cuidado do paciente seja apropriado. Esse modelo é tecnicamente possível devido à disponibilidade de equipamentos e conectividade. Entretanto, o credenciamento e o treinamento padronizado constituem duas limitações a esse modelo.

CÓDIGO E REEMBOLSO

A imagem diagnóstica é vista como a porção superfaturada da saúde, sendo a ressonância magnética e a tomografia computadorizada os exames mais caros usados frequentemente. A ultrassonografia não possui custo tão elevado, contudo tem uma relação única nos componentes reembolsados de um estudo diagnóstico, a remuneração técnica e profissional. Os ope-

TABELA 11.2 Tomada de decisão clínica na ultrassonografia pélvica

Acompanhamento ambulatorial com OB	Exame abrangente no DE	Consulta com OB no DE
GIU + TCF	β-HCG quantitativo + com USTV inconsistente	Saco gestacional/saco pseudogestacional irregular
GIU IGE consistente com β-HCG	Possível torção	Possível abortamento
Segundo trimestre de gestação com TCF	Possível gestação ectópica	Possível hemorragia subcoriônica
Massa ovariana		
Sangramento vaginal + com GIU		

β-HCG, unidade β da gonadotrofina coriônica humana; DE, departamento de emergência; IGE, idade gestacional estimada; TCF, tons cardíacos fetais; GIU, gestação intrauterina; OB, obstetra; USTV, ultrassonografia transvaginal.

radores tradicionais utilizam a ultrassonografia para adquirir as imagens e, assim, englobam a taxa técnica. Em geral, as imagens são lidas pelo médico e um relato é gerado para constituir o componente profissional. Esse processo constitui o pilar para aqueles que realizam exames abrangentes. A ultrassonografia focada é diferente do exame abrangente, já que se relaciona com a queixa direta, é feita pelo médico que trata e é interpretada em tempo real para responder a questão em foco.

O exame de ultrassonografia focada é o ponto crucial deste capítulo. O exame focado é realizado com consentimento para responder a uma questão específica em simples termos, com sim ou não. O médico adquire e interpreta as imagens ao mesmo tempo. O exame focado envolve o paciente com queixa passível de investigação pela ultrassonografia com objetivo de disponibilizar elementos que ajudem a tomada de decisão clínica. Os exames focados são realizados à beira do leito, e para a ultrassonografia pélvica engloba a abordagem transabdominal e a transvaginal. Em contraponto, cita-se o exame abrangente que é realizado pelo ultrassonografista e interpretado pelo radiologista. A realização de qualquer procedimento de imagem médica consiste em componentes técnicos e profissionais. O componente técnico da ultrassonografia envolve a aquisição da imagem; o componente profissional envolve a interpretação do exame por alguém treinado em ultrassonografia. Treinamento, certificação, credenciamento e prerrogativas não estão conectados de maneira uniforme com a cobrança e a coleta das vantagens desse procedimento. O American College of Emergency Physicians compôs um documento descrevendo códigos, reembolsos e escopos da prática para médicos emergencistas e o uso da ultrassonografia. O código da ecografia transvaginal descreve um procedimento completo, o qual inclui o exame de todas as seguintes estruturas: útero, endométrio, anexos e ovários. Se a ultrassonografia transvaginal for realizada da maneira discutida anteriormente, mais focada, o código precisa de um codificador, indicando que o exame foi limitado.[11] Para cobrar pela ultrassonografia pélvica, é preciso um meio para salvar as imagens em cópia rígida ou carregá-las no registro médico eletrônico. Além disso, deve haver documentação na tabela apontando as indicações do exame, aquisição técnica das imagens, achados e impressões.

FUTURO

Atualmente, uma vez que a ultrassonografia pélvica é prontamente disponível, a questão passa a ser como integrá-la à prática. Assim como com a maioria dos aspectos da ultrassonografia, o futuro da ultrassonografia pélvica e de sua aplicabilidade pelos médicos gerais é promissor. O conceito da consulta virtual é uma aplicação em potencial. Hoje, o PACS (*picture archiving computer system*) com conectividade segura entre grupos de médicos é possível. Nesse sistema, as imagens e os vídeos carregados na rede podem ser visualizados por qualquer um que tenha acesso. Desse modo, as imagens obtidas onde o paciente está são transmitidas aos profissionais capazes de interpretá-las, o que permite conhecimento profissional assíncrono para o paciente. Na maioria das vezes, essas relações ainda não foram compreendidas por completo, uma vez que o PACS não está universalmente disponível ou acessível aos médicos da atenção primária. Todavia, os desafios técnicos foram superados; hoje em dia, os protocolos administrativos sobre como manejar esses pacientes entre as diferentes especialidades precisam ser desenvolvidos no local. É viável que o médico emergencista ou geral que adquira habilidades na ultrassonografia se torne o ultrassonografista do médico especialista obstetra/ginecologista. Dependendo das credenciais e prerrogativas do operador, casos óbvios podem ser tratados sem consulta, enquanto os achados mais complicados podem ser encaminhados aos especialistas. Nesse modelo, é possível obter imagens no ponto de interesse e se houver uma questão sobre a imagem e/ou disposição, um telefonema pode ser feito ao ginecologista/obstetra, o qual, remotamente, pode observar as imagens e ajudar no desenvolvimento do plano para a paciente. Ainda existem limitações a esse conceito, como documentação adequada, geração de relato, responsabilidade legal, mas, com as tecnologias em crescente expansão, é possível vislumbrar no horizonte o conceito de consulta virtual. Sem dúvida, os avanços na tecnologia e resolução ultrassonográfica tornaram a ultrassonografia portátil uma realidade clínica. De fato, a educação dos operadores tem sido ultrapassada por essa tecnologia em crescente evolução. O futuro deve concentrar-se no treinamento desses indivíduos que tratam de pacientes grávidas. O exame ultrassonográfico da pelve é um método consistente de exame das estruturas pélvicas, fornecendo ao médico as relações anatômicas e patológicas que podem contribuir para a tomada da decisão clínica. A aquisição e a interpretação da imagem médica e o desenvolvimento das relações interdisciplinares pode ajudar a fornecer esse serviço ao paciente. O futuro sempre apresenta um componente desconhecido, mas de acordo com as possibilidades, a ultrassonografia pélvica continua sendo um adjunto valioso na avaliação e no manejo de pacientes com sintomas pélvicos.

Referências

1. Donald I. Use of ultrasonics in the diagnosis of abdominal swelling. *Br Med J.* 1963;2:1154-1155.
2. Canadian Health and Food Branch. Risk of serious infection from ultrasound and medical gels. Available at: http://www.csdms.com/docs/ultrasoundgel_e.pdf. Accessed September 30, 2009.
3. Ma OJ, Mateer JR, Blaivas M. *Emergency Ultrasound.* 2nd ed. New York, NY: McGraw-Hill; 2008.
4. Parvey HR, Dubinsky TJ, Johnston DA, Maklad NF. The chorionic rim and low impedance intrauterine flow in the diagnosis of early intrauterine pregnancy: evaluation of efficacy. *Am J Roentgenol.* 1996;167:1479-1485.
5. Brown DL, Doubilet PM. Transvaginal sonography for diagnosing ectopic pregnancy: positivity criteria and performance characteristics. *J Ultrasound Med.*1994;13(4):259-266.
6. Nyberg DA, Laing FC, Filly RA. Threatened abortion: sonographic distinction of normal and abnormal gestational sacs. *Radiology.* 1986;158:397-400.
7. Wilcox AJ. Incidence of early loss of pregnancy. *N Engl J Med.* 1998;319(4):189-194.
8. Houry D, Abbott JD. Ovarian torsion: a fifteen-year review. *Ann Emerg Med.* 2001;38:156-159.
9. Shea D, Aghababian R. The efficacy of abdominal and pelvic ultrasound in the emergency department. *Ann Emerg Med.* 1984;13(5):311-316.
10. Shih C. Effect of emergency physician-performed pelvic sonography on length of stay in the emergency department. *Ann Emerg Med.* 1997;29(3): 348-352.
11. Resnick J, Hoffenberg S, Tayal V, Dickman E. Ultrasound Coding and Reimbursement Document 2009. Available at: http://www.acep.org/WorkArea/ DownloadAsset.aspx?id=33280 Accessed on February 28, 2010.
12. Cosby KS, Kendal JL. *Practical Guide to Emergency Ultrasound.* Philadelphia: Lippincott Williams & Wilkins; 2006.
13. Rumack CM, Wilson SR, Charboneau JW, Johnson JM. *Diagnostic Ultrasound.* Vol. 2, 3rd ed. St. Louis, MO: Elsevier Mosby; 2005.
14. Gilbert SG. *Pictoral Human Embryology.* Seattle, WA: University of Washington Press; 1989.
15. Levitov A, Mayo PH, Slonim AD. *Critical Care Ultrasonography.* New York, NY: McGraw-Hill; 2009.
16. American College of Obstetrics and Gynecology Statistics and Educational Pamphlets. Available at: www.acog.org. Accessed September 15, 2009.

CAPÍTULO 12

Ultrassonografia na gestação para o não obstetra

Patrice M. Weiss, MD, FACOG; Amanda B. Murchison, MD, FACOG; Ross Hanchett, MD; e Eduardo Lara-Torre, MD, FACOG

INTRODUÇÃO

A imagem da ultrassonografia tem causado grandes impactos sobre a prática dos obstetras, sendo uma ferramenta poderosa na avaliação da gestação[1]. Em 2002, cerca de 67% de todas as mulheres grávidas fizeram exame de ultrassonografia durante a gestação, tornando a ultrassonografia um procedimento muito comum. Atualmente, a ultrassonografia é recomendada pelo American College of Obstetricians and Gynecologists e pelo American Institute of Ultrasound in Medicine quando existe indicação médica, e não para uso casual na gestação (p. ex., álbuns de fotografia e recordação).[2] As indicações para o uso da ultrassonografia na gestação encontram-se resumidas na Tabela 12.1. Neste capítulo, será abordado o uso da ultrassonografia por não obstetras e não radiologistas no tratamento de pacientes grávidas no cenário grave.

SEGURANÇA

De modo geral, a ultrassonografia é considerada uma modalidade de imagem segura na gestação; no entanto, os efeitos térmicos da ultrassonografia podem causar certa preocupação. As ondas sonoras de alta frequência usadas na ultrassonografia diagnóstica elevam as temperaturas teciduais em cerca de 1°C.[3] Esses efeitos térmicos oferecem grande potencial para lesão. O que tranquiliza é saber que nenhum prejuízo ao tecido fetal foi confirmado ao longo dos mais de 30 anos de uso da ultrassonografia. Todavia, é importante aderir às seguintes diretrizes:[4]

- Os exames de ultrassonografia devem ser feitos apenas quando clinicamente indicados.[4]
- O processo de avaliação deve ser realizado com a menor potência e duração possíveis.[4]
- A ultrassonografia com *Doppler* deve ser limitada em pacientes febris devido aos potenciais riscos de elevar ainda mais a temperatura do tecido fetal.[3]
- Agentes de contraste devem ser evitados durante a gestação, a não ser que os riscos justifiquem os benefícios.
- A ultrassonografia é uma ferramenta diagnóstica útil, contudo, não deve ser empregada para entretenimento ou uso não médico.
- A ultrassonografia tridimensional (3D) proporciona inúmeros detalhes, porém fornece vantagens limitadas em relação à ultrassonografia tradicional.

EQUIPAMENTO DE ULTRASSONOGRAFIA PARA GESTAÇÃO

As sondas de ultrassonografia curvilínea e vaginal são as mais utilizadas na avaliação básica da gestação. Em geral, as frequências de 2 a 10 MHz são empregadas para obter imagem da gestação e da pelve humana.[4,5] Os transdutores setoriais ou curvilíneos usados no exame abdominal apresentam frequências de 3 a 5 MHz. No início da gestação, os transdutores cavitários de 7 a 10 MHz são usados. As ondas de ultrassom de frequência mais alta fornecem imagens mais detalhadas, porém mínima penetração tecidual. É importante considerar essa limitação ao escolher a abordagem da imagem.[5]

TÉCNICA DE IMAGEM

A paciente deve ser posicionada em decúbito dorsal ou em posição semissentada. O abdome deve ser exposto passando pela sínfise púbica até o processo xifoide. Para exames transvaginais, a paciente é posta em posição de litotomia. O gel de ultrassonografia é necessário como agente de acoplação entre o transdutor e a paciente, o qual é aplicado na pele em caso de exame transabdominal ou diretamente na sonda protegida na abordagem transvaginal. O gel também é um lubrificante efetivo durante o processo de varredura, o que aumenta o conforto da paciente.[5]

TABELA 12.1 Indicações da ultrassonografia na gestação
• Identificação da localização da gestação (p. ex., intrauterina ou extrauterina)
• Confirmação da viabilidade fetal (atividade cardíaca do feto ou morte fetal)
• Determinação da idade gestacional e estimativa da data do parto
• Verificação da localização da placenta (anterior, posterior, fúndica, prévia parcial ou completa)
• Avaliação da apresentação fetal
• Realização do perfil biofísico e avaliação do bem-estar fetal
• Acompanhamento do crescimento fetal
• Avaliação do sangramento vaginal
• Avaliação do índice de líquido amniótico

Fonte: Cunningham FG, NF, Leveno KJ, Gilstrap LC III, Hauth JC, Wenstrom KD. Ultrasound and Doppler. Em: Cunningham FG, Hauth JC, Wenstrom KD, et al. eds. Williams Obstetrics. 22nd ed. New York, NY: McGraw-Hill; 2011:1111-1139.

A sonda de ultrassonografia curvilínea transabdominal é sustentada pela mão direita, com a marca ou sulco orientado para a direita da paciente, a fim de obter a imagem transversa. Com essa orientação, a direita da paciente será demonstrada no lado esquerdo da tela da ultrassonografia. Pode-se rodar a sonda para qualquer direção para visualizar completamente a estrutura anatômica de interesse. Em caso de ultrassonografia transvaginal, a sonda é introduzida na vagina pelo ultrassonografista ou pela própria paciente. Em muitos casos, é mais confortável para a paciente inserir a sonda. A sonda transvaginal também possui uma marca que indica o ângulo de propagação da onda sonora, que, em geral, está orientada na posição de 12 horas, resultando em demonstração da pelve anterior à esquerda da imagem ultrassonográfica.[5]

Na maioria das vezes, o exame é iniciado pela abordagem transabdominal. Se o feto não for identificado ou a gestação suspeita estiver no início do primeiro trimestre, a abordagem transvaginal pode ser indicada. O exame transabdominal é feito por meio do deslizamento da sonda pelo abdome nos planos horizontal e sagital. É melhor identificar a posição do bebê (cefálica, pélvica, transversa direita ou esquerda) no início do procedimento, já que isso influencia os movimentos do transdutor. Também é importante confirmar a atividade cardíaca precoce no processo do exame. As imagens são obtidas pela identificação da estrutura anatômica, pausa e armazenando da imagem no formato digital ou em cópia rígida. As diferenças na qualidade da imagem dependem da sonda e do *software* da máquina, podendo ser observadas claramente entre a ultrassonografia bidimensional (2D) e a 3D (Figs. 12.1 e 12.2). Os dispositivos mais modernos de ultrassonografia são equipados com a função de gravação automática que armazena os últimos segundos das imagens, permitindo que o técnico volte para capturar a melhor imagem.[5]

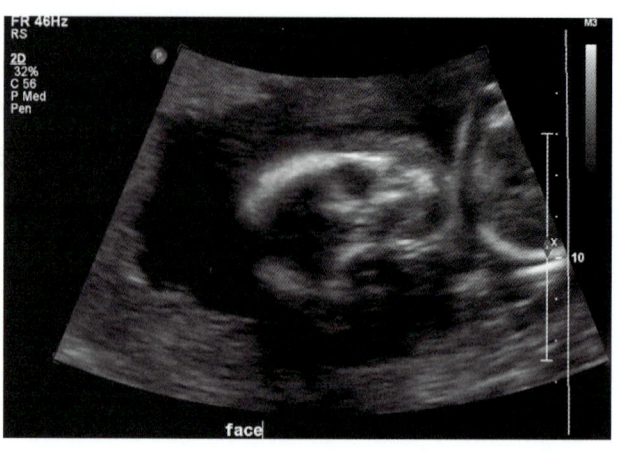

Figura 12.1 Ossos da face na ultrassonografia bidimensional.

ULTRASSONOGRAFIA NO PRIMEIRO TRIMESTRE

A ultrassonografia pode ser uma ferramenta extremamente útil na avaliação do sangramento no primeiro trimestre, determinando a presença de gestação intrauterina, descartando a possibilidade de gestação ectópica e estabelecendo a viabilidade fetal pela documentação da atividade cardíaca. Em geral, a atividade cardíaca é vi-

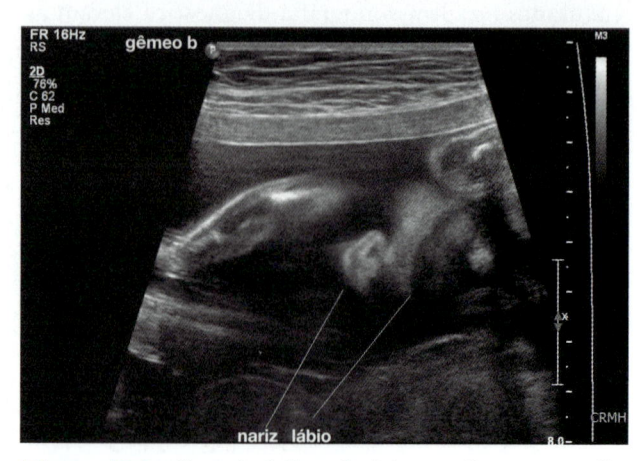

Figura 12.2 Características faciais na ultrassonografia tridimensional.

sível na ultrassonografia transvaginal por volta da sexta semana e meia de gestação. Quando as pacientes grávidas são examinadas no consultório, deve-se calcular a idade gestacional pela data da última menstruação. Se a gestação tiver menos de 12 semanas, detectar a frequência cardíaca do feto pelo *Doppler* portátil pode ser difícil. Nesse caso, o uso da ultrassonografia transvaginal pode ajudar na confirmação da viabilidade e a determinar as datas nas pacientes que não se lembram do dia da última menstruação.

A ultrassonografia à beira do leito, em caso de sangramento no primeiro trimestre, pode reduzir a morbidade e a mortalidade pelo diagnóstico de gestação ectópica antes da ruptura. A melhor maneira de descartar a gestação ectópica é determinar a presença da gestação intrauterina (GIU) pela ultrassonografia. Embora a GIU não descarte a possibilidade de gestação ectópica, a incidência de gestação heterotópica é rara, com incidência aproximada de uma a cada 5.000 gestações. Entretanto, os médicos precisam reconhecer que, nas gestações promovidas por assistência reprodutiva, a incidência de gestação heterotópica pode ser alta, de 1%. Portanto, a história obstétrica detalhada é essencial, além da ultrassonografia.

Quando a ultrassonografia à beira do leito é usada, é fundamental entender a zona discriminatória do nível sérico da subunidade β da gonadotrofina coriônica humana (β-HCG). Com o nível de β-HCG superior a 1.500 mUI/mL, a GIU deve ser visualizada na ultrassonografia transvaginal. O nível de β-HCG entre 1.000 e 1.500 mUI/mL correlaciona-se com gestação de 4 a 5 semanas, aproximadamente. A demonstração clara do saco vitelino dentro da cavidade uterina ajuda os médicos a avaliar o sangramento no primeiro trimestre e, o mais importante, ajuda a evitar que uma gestação ectópica passe despercebida, a qual, se não diagnosticada, pode resultar em emergência potencialmente fatal (Fig. 12.3).[2]

Também é possível, embora muito menos comum, que a gestação ectópica possa ser identificada na ultrassonografia transvaginal. No entanto, apenas cerca de 20% das gestações ectópicas são diagnosticadas de maneira definitiva pela ultrassonografia. Com mais frequência, suspeita-se do diagnóstico de gestação ectópica quando há ausência de GIU na ultrassonografia transvaginal com nível de β-HCG superior a 1.500 mUI/mL. As imagens da ultrassonografia sugestivas de gestação ectópica incluem massa anexial ou líquido ecogênico presente na escavação retrouterina. Esses achados, combinados ao útero vazio e ao nível de β-HCG acima de 1.500 mUI/mL, são fortes indícios de gestação ectópica. Nos casos em que não há massa anexial, líquido na escavação retrouterina ou GIU visualizada, os achados da ultrassonografia são classificados como indeterminados. Essas pacientes requerem monitoramento minucioso e acompanhamento de níveis seriais de β-HCG, exame e avaliação clínica.[2]

Quando a GIU e a atividade cardíaca fetal são identificadas e o sangramento no primeiro trimestre é mínimo, a paciente pode ser tranquilizada. Em casos de ultrassonografia indeterminada ou gestação ectópica, o obstetra deve ser consultado para que a paciente possa ser acompanhada e tratada de maneira contínua. Todas as mulheres grávidas devem ser testadas quanto à presença ou ausência de antígeno D nos eritrócitos. Se o Rh da paciente for desconhecido ao se apresentar com sangramento no início da gestação, justifica-se a tipagem sanguínea para analisar o Rh. Pacientes com Rh negativo e rastreamento de anticorpo negativo que manifestam sangramento na gestação devem receber imunoglobulina Rh_o (D) para evitar a sensibilização do Rh nas gestações subsequentes.[4]

Quando a avaliação ultrassonográfica é realizada precocemente na gestação ou uma avaliação do sangramento vaginal é feita, a constatação de GIU inviável pode ser encontrada. Sem o uso da ultrassonografia, esse diagnóstico é difícil ou impossível logo na apresentação. É possível obter informações adicionais pela ultrassonografia no primeiro trimestre, inclusive avaliação do número de fetos para descartar a gestação múltipla. A avaliação ultrassonográfica também pode diagnosticar a presença de mola hidatidiforme completa. Essas pacientes, muitas vezes, apresentam-se com sangramento no primeiro trimestre, tamanho de útero maior que a idade gestacional suspeita e hiperêmese. O nível de β-HCG é maior que 100.000 mUI/mL. A ultrassonografia não demonstra feto nem polo fetal no útero. Em vez disso, o útero está cheio de tecido placentário cístico, com a aparência clássica de "tempestade de neve". Pacientes com gestação molar parcial também manifestam, muitas ve-

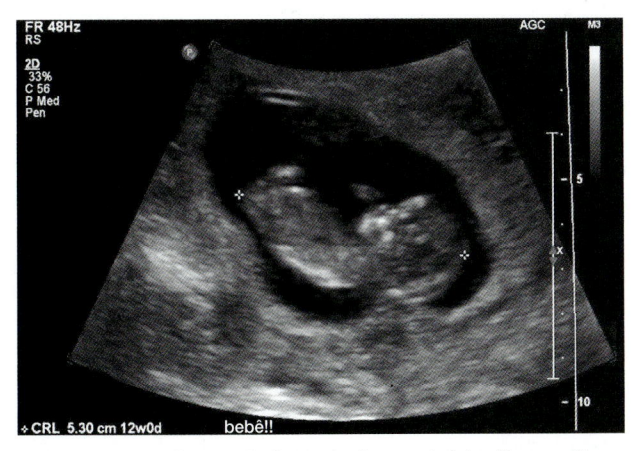

Figura 12.3 Gestação intrauterina no início diagnosticada pela ultrassonografia.

zes, sangramento vaginal. Mais uma vez, o nível elevado de β-HCG e a aparência ultrassonográfica anormal sugerem gestação molar. Gestações molares parciais demonstram polo fetal associado, mas, em geral, são gestações inviáveis, sem atividade cardíaca. Nos dois casos, após o achado de nível elevado de β-HCG e os achados ultrassonográficos não reveladores de GIU viável, a consulta com o obstetra é fundamental.[7]

Além do importante uso da ultrassonografia no primeiro trimestre, sobretudo na avaliação de sangramento, a ultrassonografia tem outras utilidades ao longo de todos os trimestres.

Embora o método mais acurado de avaliação da idade gestacional seja a medida do primeiro trimestre, as pacientes apresentam-se para o cuidado pré-natal ou para as necessidades emergenciais não somente no primeiro trimestre e, de fato, podem não saber o quão avançada se encontra a gestação ou não serem capazes de relatar a data do último período menstrual. Portanto, a idade gestacional é desconhecida. A ultrassonografia consegue calcular a idade gestacional, além do primeiro trimestre, por meio de medidas como o diâmetro biparietal (DBP), a circunferência abdominal e o comprimento do fêmur.[6]

O DBP é mais preciso entre a 12ª e a 28ª semana de gestação e é medido melhor no nível do tálamo, a partir da borda externa do crânio proximal até a borda interna do crânio distal. A circunferência da cabeça é calculada no mesmo nível. O comprimento do fêmur, originalmente usado para diagnosticar nanismo, pode ser calculado a partir da 10ª semana. As medidas são obtidas da origem do fêmur até a extremidade distal da diáfise, porém excluem a cabeça femoral e a epífise distal.[8] A circunferência abdominal é muito sensível às variações de crescimento fetal e é usada em conjunto com outros parâmetros biométricos na determinação do peso estimado do feto e diagnóstico de restrição do crescimento intrauterino e macrossomia fetal. As medidas são obtidas no nível da junção na veia umbilical, seio portal e estômago fetal, quando visível.[6,8]

Outros fatores que devem ser avaliados durante a ultrassonografia obstétrica incluem viabilidade fetal em todas as idades gestacionais, número fetal (Fig. 12.4), estruturas anexas e localização e aparência da placenta. O volume do líquido amniótico e o bem-estar fetal são avaliados pelo perfil biofísico (PBF).

Em alguns cenários, a identificação da parte do corpo que se apresenta na vagina durante o processo de parto é difícil devido à composição corporal da paciente ou do estágio avançado do parto. O uso da ultrassonografia na determinação da parte apresentada, como o vértice ou a pelve, faz diferença no manejo da paciente, já que atualmente a maioria dos médicos opta pela cesariana nos casos de apresentação pélvica para minimizar o trauma durante o parto.

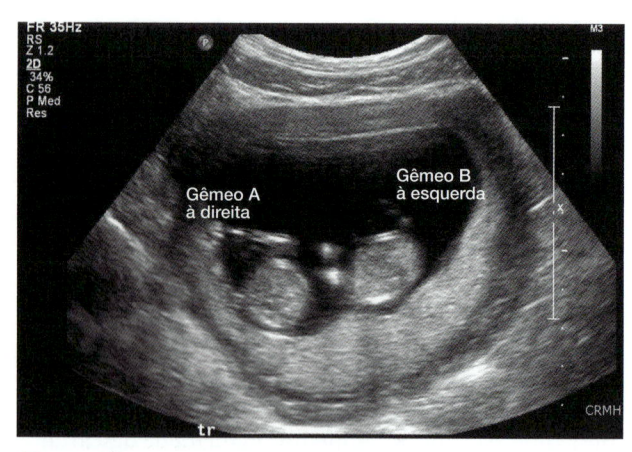

Figura 12.4 Gestação de gêmeos.

PERFIL BIOFÍSICO

O PBF é uma ferramenta de vigilância fetal anteparto designada a avaliar a integridade do sistema nervoso fetal com o objetivo de identificar o feto comprometido. O PBF foi originalmente descrito por Manning e colaboradores e utiliza cinco parâmetros:[9,10] (1) teste do não estresse (cardiotocografia [clínico]); (2) movimento fetal; (3) tônus do feto; (4) respiração fetal; e (5) medida do líquido amniótico (Tab. 12.2; Fig. 12.5 [ver também encarte colorido]). O teste de não estresse envolve monitoramento da frequência cardíaca fetal por um período de 20 a 40 minutos. Durante o exame, a frequência cardíaca do feto com idade gestacional acima de 32 semanas precisa aumentar em 15 batimentos por minuto em relação ao basal e durar 15 segundos para ser chamado de aceleração. Duas acelerações são necessárias dentro de um ciclo de 20 minutos para qualificar o teste reativo (Fig. 12.6). A ultrassonografia é realizada para procurar os quatro parâmetros remanescentes. Dois pontos são dados para cada parâmetro encontrado e nenhum ponto é computado quando os critérios para cada parâmetro não são observados. O estudo é interrompido quando os quatro parâmetros são observados ou 30 minutos se passam. A pontuação entre 8 e 10 é considerada normal, com baixo risco de asfixia fetal crônica. O escore de seis é considerado equivocado e requer repetição do exame em 4 a 6 horas, se a idade gestacional for menor que 36 semanas. Para gestações de 36 semanas ou mais, em geral, o parto é indicado. Pontuações de zero ou quatro são consideradas anormais e levantam a suspeita de asfixia crônica. O tratamento dessas pacientes depende da idade

TABELA 12.2 Parâmetros do perfil biofísico

Parâmetro	Normal = 2 pontos	Fisiopatologia
Teste do não estresse	Reativo.	Feto não acidótico, com sistema nervoso autônomo intacto, deve ter aumento da frequência cardíaca associado ao movimento.
Movimento fetal	Três ou mais movimentos de corpo/membro fetal.	O movimento é comandado por uma via neurológica complexa.
Tônus fetal	Um ou mais movimentos de extensão ativa com retorno para a flexão ou tronco/membro fetal, ou abertura e fechamento da mão.	Este é o último parâmetro a ser perdido com a piora da asfixia.
Movimento respiratório fetal	Movimento para baixo do diafragma e movimento para dentro do tórax por pelo menos 30 segundos contínuos.	Quando presente, o movimento reflete um sistema neurológico intacto. É observado com mais frequência no sono REM fetal e durante a hiperglicemia materna. O tabagismo materno e o uso de narcóticos são associados à diminuição do movimento respiratório fetal.
Volume de líquido amniótico	Pelo menos um bolsão vertical de líquido amniótico medindo 2 cm.	O líquido amniótico é, na maioria das vezes, composto de urina fetal, e o baixo nível de líquido sugere hipóxia crônica.

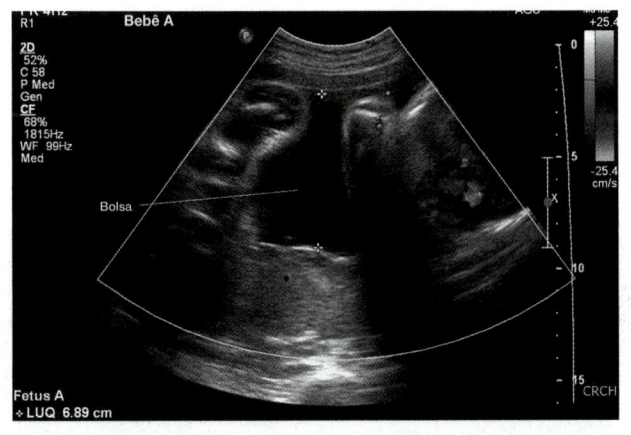

Figura 12.5 Medida da bolsa amniótica. (Ver encarte colorido.)

gestacional. No entanto, no feto que pontua quatro ou menos deve ser feito o parto, independentemente da idade gestacional.[11]

Uma revisão sistemática de Cochrane, em 2007, forneceu evidências insuficientes de experimentos randomizados para respaldar o uso do PBF como teste de bem-estar fetal.[12] Entretanto, a vigilância fetal anteparto, como o PBF, é frequentemente usado para monitorar gestações de alto risco.

AVALIAÇÃO DA PLACENTA

A avaliação da placenta é uma parte importante de toda ultrassonografia realizada ao longo do segundo e terceiro trimestres. A localização da placenta deve ser docu-

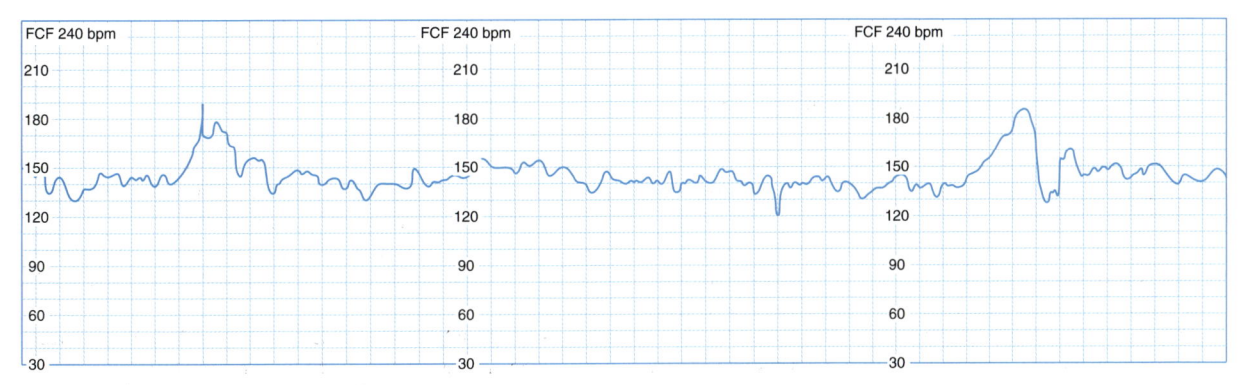

Figura 12.6 Traçado do monitoramento fetal com duas acelerações. FCF, frequência cardíaca fetal.

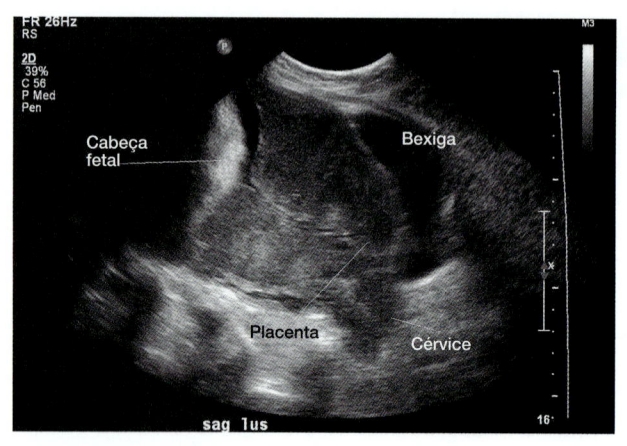

Figura 12.7 Placenta prévia.

TABELA 12.3	Anormalidades da implantação da placenta
Anormalidade	**Descrição**
Placentação	Profundidade da invasão uterina.
Placenta acreta	Invade o endométrio e faz contato com o miométrio.
Placenta increta	Invade o miométrio.
Placenta percreta	Invade todo o miométrio e a serosa uterina e pode penetrar em outros órgãos como a bexiga.

mentada como anterior, posterior, fúndica, de inserção baixa ou prévia (Fig. 12.7). A placenta de inserção baixa não cobre a abertura da cérvice (orifício interno do colo do útero), mas está fechada. Geralmente, o parto vaginal pode ocorrer se a margem da placenta é maior ou igual a 3 cm do orifício interno. A placenta prévia é definida como implantação da placenta sobre o orifício interno. No segundo trimestre, a placenta prévia pode ser vista em até 15% das pacientes. Entretanto, secundária ao desenvolvimento do segmento uterino inferior no terceiro trimestre, apenas um a cada 200 nascidos vivos é complicado pela placenta prévia.

A placenta normal descola com facilidade do endométrio após o parto. Se a placenta estiver implantada de maneira inadequada (Tab. 12.3), pode causar hemorragia pós-parto potencialmente fatal. Os fatores de risco de placentação anormal antes da cesariana ou outra cirurgia uterina incluem dilatação, curetagem, idade materna superior a 35 anos e várias gestações anteriores.

A ultrassonografia pode ser usada para diagnosticar anormalidades de implantação da placenta. Achados como perda da borda hipoecoica normal do tecido miometrial abaixo da superfície da placenta ou presença de ecotextura placentária além da serosa uterina são sugestivos dessas anormalidades. Se houver suspeita de uma dessas anormalidades placentárias, a ressonância magnética pode ser usada para diferenciar melhor os planos da placenta. O médico deve realizar o exame completo da paciente; entretanto, naquelas que manifestam sangramento vaginal sem explicação no segundo ou terceiro trimestres, a ultrassonografia deve ser empregada como extensão do exame para avaliar a placentação no lugar do exame digital, se as condições da paciente permitirem. O uso da ultrassonografia à beira do leito no tratamento do sangramento vaginal ativo nos estágios finais da gestação é recomendado, devendo ser estimulado.

AGRADECIMENTOS

Os autores gostariam de agradecer ao Dr. Thomas Stoecker pela contribuição com as imagens de ultrassonografia, bem como a Lisa Smith pelo trabalho e assistência infindável na elaboração deste capítulo.

Referências

1. Routine prenatal ultrasonography as a screening tool. Available at: http://utdol.com/online/content/topic.do?topicKey=antenatl/18078&selectedTitle=1~150&source=search_result. Accessed August 2009.
2. Jang T, Chen J. Bedside ultrasonography first-trimester pregnancy. Available at: http://medscape.com. Accessed September 2009.
3. Physics and safety of diagnostic ultrasound in obstetrics and gynecology. Available at: http://utdol.com/online/content/topic.do?topicKey=antenatl/15779&selectedTitle=1~150&source=search_result. Accessed.
4. Cunningham FG, Gant NF, Leveno KJ, Gilstrap LC III, Hauth JC, Wenstrom KD. Ultrasound and Doppler. In: Cunningham FG, Hauth JC, Wenstrom KD, et al. eds. *Williams Obstetrics*. 22nd ed. New York, NY: McGraw-Hill; 2001:1111-1139.
5. Ultrasound examination in obstetrics and gynecology. Available at: http://utdol.com/online/content/topic.do?topicKey=obstetri/4473&selectedTitle=1~150&source=search_result. Accessed September 2009.
6. American College of Obstetricians and Gynecologists. ACOG practice bulletin no. 56. *Obstet Gynecol*. 2004;104: 869-883.
7. Schorge JO, Goldstein DP, Bernstein MR, Berkowitz RS. What is new in the management of gestational trophoblastic disease. In: Ransom SB, Dombrowski MP, Evans

MI, Ginsburg KA, eds. *Contemporary Therapy in Obstetrics and Gynecology*. Philadelphia, PA: WB Saunders Company; 2002:477-480.
8. Jeanty P. Fetal biometry. In: Fleisher AC, Romero R, Manning FA, Jeanty P, James EA Jr, eds. *The Principles and Practice of Ultrasonography in Obstetrics and Gynecology*. East Norwalk, CT: Appleton; 1991:101-103.
9. Manning F, Platt L, Sipos L. Antepartum fetal evaluation: development of a fetal biophysical profile. *Am J Obstet Gynecol*. 1980;136:787-795.
10. Manning FA, Harman CR, Morrison I, et al. Fetal assessment based on fetal biophysical profile scoring. *Am J Obstet Gynecol*. 1990;162:703-709.
11. Druzin ML, Gabbe SG, Reed KL. Antepartum fetal evaluation. In: Gabbe SG, Niebyl JR, Simpson JL, eds. *Obstetrics: Normal and Problem Pregnancies*. 4th ed. Philadelphia, PA: Churchill Livingstone; 2002:313-349.
12. Lalor J, Fawole B, Alfirevic D, Devane D. Biophysical profile for fetal assessment in high risk pregnancy Cochrane Database Systematic Review 2008, Issue 1. CD000038.

CAPÍTULO 13

Ultrassonografia geniturinária e renal

Yefim R. Sheynkin, MD, FACS

INTRODUÇÃO

A ultrassonografia urológica é um exame detalhado dos órgãos geniturinários, realizado por um radiologista ou técnico em radiologia. Avanços recentes na tecnologia tornaram a ultrassonografia um equipamento facilmente disponível para as práticas da medicina interna. O desenvolvimento de aparelhos de ultrassonografia versáteis e portáteis aumentou de maneira significativa sua utilidade e acurácia clínica. Muitos médicos sem treinamento radiológico formal adquiriram habilidade suficiente para realizar exames focados e limitados. Ao mesmo tempo em que a ultrassonografia portátil ou fixa ao consultório não é a ferramenta preferível para um exame abrangente, é uma modalidade poderosa e barata, além de, sobretudo, ser bem adequada para a avaliação rápida e eficiente. A ultrassonografia tornou-se uma ferramenta valiosa para suplementar as informações obtidas pela coleta rotineira da história e dos exames físicos e laboratoriais.

O fácil acesso aos principais órgãos do sistema urinário possibilita que a ultrassonografia seja realizada com frequência. A ultrassonografia geniturinária apresenta múltiplas aplicações, as quais incluem a avaliação inicial de pacientes com dor no flanco, hematúria, infecção complicada do trato urinário, diminuição ou ausência de débito urinário, síndrome do trato urinário inferior, urolitíase, aumento do volume escrotal com ou sem dor e, ainda, monitoração de patologia conhecida. Além disso, muitas anormalidades podem ser encontradas de maneira incidental durante o exame ultrassonográfico, as quais, apesar de não causarem impacto sobre as decisões imediatas acerca do tratamento, os médicos devem ser capazes de reconhecer e fornecer o cuidado adequado, quando necessário. Muitas doenças geniturinárias requerem intervenção urológica, e o estudo ultrassonográfico é capaz de fornecer ao internista o diagnóstico e a orientação para a rápida tomada de decisão necessária para o tratamento.

Por fim, uma parte da avaliação ultrassonográfica geniturinária depende de treinamento e experiência do médico na realização do exame. O comparecimento a cursos ampla e frequentemente oferecidos em ultrassonografia aumenta de forma significativa as habilidades diagnósticas e ajuda a evitar erros comuns.

TERMINOLOGIA DA ULTRASSONOGRAFIA

As imagens ultrassonográficas são geradas por ondas sonoras, que são enviadas por um transdutor para o interior do corpo humano, e refletidas de volta pelos diferentes tecidos (efeito de eco). Ecogenicidade é a habilidade de criar um eco (i.e., retornar um sinal nos exames de ultrassonografia). O conhecimento da terminologia sonográfica é essencial para a avaliação diagnóstica dos diversos órgãos.

- **Hiperecoico**: brilhante e branco (mais ecos que o tecido circunjacente).
- **Hipoecoico**: escuro (menos ecos que o tecido circundante).
- **Isoecoico**: mesma ecogenicidade do que a da referência (p. ex., fígado e órgãos pareados como os testículos).
- **Anecoico**: preto (ausência de eco).
- **Homogêneo**: ecogenicidade uniforme (escuro ou brilhante).
- **Heterogêneo**: ecogenicidade mista (escuro e brilhante).
- **Sombreamento acústico**: presença de uma faixa escura uniforme por trás de um objeto (p. ex., cálculo renal).

ANATOMIA ULTRASSONOGRÁFICA DO TRATO URINÁRIO

O rim adulto normal é uma estrutura em forma de feijão, circundada por uma cápsula ecogênica lisa bem definida, representando a fáscia renal e a gordura perinéfrica. Os rins apresentam borda lateral convexa e borda medial côncava, chamada de hilo. O polo inferior está localizado mais lateral e anteriormente que o polo superior. O rim adulto normal mede, pela ultrassonografia, 9 a 12 cm de comprimento e cerca de 4 ou 5 cm de largura.

O parênquima renal circunda o seio renal gorduroso hiperecoico localizado centralmente, o qual contém a pelve renal, os cálices renais, os ramos principais da artéria e da veia renal e os vasos linfáticos. O parênquima corresponde à área entre o seio renal e a superfície externa do rim e apresenta dois componentes principais: o córtex, mais ecogênico e localizado na periferia, e a medula, hipoecoica, situada no centro e contendo as pirâmides renais. O parênquima renal normal apresenta 1 a 1,8 cm de espessura. A distinção visível entre o córtex e a medula é sinal de rim normal, o que é facilmente reconhecida em crianças e pacientes jovens, porém nem sempre detectável em idosos.

A homogeneidade parenquimatosa é determinada em comparação à do fígado e baço adjacente. Em geral, o córtex renal é hipoecoico ou isoecoico em relação ao fígado (rim direito) e hipoecoico comparado ao baço (rim esquerdo).

O sistema coletor de um rim não costuma ser visível na ultrassonografia, uma vez que os cálices e a pelve se encontram colapsados no seio renal.

Os ureteres normais medem cerca de 8 mm de largura e são difíceis de avaliar pela ultrassonografia. Entretanto, é possível observar a extremidade distal ou proximal de um ureter bastante dilatado (hidroureter).

A forma e a aparência da bexiga normal dependem do grau de distensão. Quando vazia, a bexiga estende-se por trás da sínfise púbica. Na incidência transabdominal longitudinal, a bexiga cheia revela-se anecoica, em forma de lágrima e com parede distinta, ao passo que no corte transversal mostra-se retangular. A espessura da parede vesical varia de acordo com o grau de enchimento da bexiga. Quando levemente distendida ou vazia, a parede da bexiga é espessa e irregular. Com a distensão total, a parede vesical normal é fina e lisa, não excedendo 4 ou 5 mm de espessura. A imagem da próstata pode ocorrer por meio da bexiga distendida no exame transverso da bexiga, através do direcionamento mais caudal em sentido da sínfise púbica do transdutor. No entanto, a abordagem transretal possibilita exame ultrassonográfico mais detalhado.

ULTRASSONOGRAFIA COM *DOPPLER* COLORIDO

A ultrassonografia com *Doppler* colorido (UDC) é uma técnica de imagem que revela imagens coloridas do fluxo sanguíneo, em relação às imagens no modo M, em tempo real. A cor vermelha representa o sangue que flui no sentido do transdutor e a cor azul o sangue que corre em sentido oposto ao transdutor. O fluxo colorido e o estudo de *Doppler* espectral são capazes de fornecer uma avaliação indireta e não invasiva do fluxo sanguíneo renal e testicular, além da permeabilidade dos ureteres.

Ultrassonografia renal com *Doppler* colorido

O traçado do *Doppler* colorido reflete baixa resistência vascular e apresenta a aparência de "rampa de esqui". Dos muitos índices diferentes introduzidos para quantificar o fluxo sanguíneo, o parâmetro usado com mais frequência é o índice de resistividade (IR), a razão entre a velocidade diastólica final e as velocidades sistólicas de pico. O IR é um parâmetro fisiológico que expressa o grau de resistência vascular renal. O fluxo sanguíneo renal normal apresenta baixa resistência com fluxo mantido ao longo da diástole. Os valores normais do IR são de 0,58 ± 0,10. Valores superiores a 0,70 são considerados anormais e podem decorrer de permeabilidade arterial menor, embora a grande importância clínica seja observada com valores acima de 0,80. Não raro, os sinais do *Doppler* são obtidos da artéria renal ou das artérias interlobares/arqueadas na junção corticomedular e na fronteira entre pirâmides medulares. O teste é realizado de maneira rotineira na avaliação de rim transplantado.

O IR é proposto para o diagnóstico diferencial entre hidronefrose obstrutiva e não obstrutiva ou no diagnóstico de obstrução aguda quando ainda não há dilatação. É possível que um pequeno número de pacientes com falência renal obstrutiva não revele hidronefrose devido à desidratação ou à descompressão causada pela ruptura do fórnice do cálice. Pressão intrarrenal alta e mudança da hemodinâmica renal, frente à liberação de substâncias vasoativas e vasoconstrição secundária à obstrução, promovem aumento da resistência arterial intrarrenal medido por IR mais alto. Enquanto a acurácia diagnóstica do IR ainda é controversa em razão da ampla variedade de resultados, o IR normal pode ainda ser útil na argumentação contra a presença de obstrução.

Ultrassonografia do escroto com *Doppler* colorido

O UDC escrotal é atualmente realizado em todos os exames do escroto adulto. O UDC testicular é a técnica mais útil e rápida para avaliação do fluxo sanguíneo testicular e para diferenciação entre torção testicular e epididimorquite. Na torção, o fluxo sanguíneo está ausente ou bastante reduzido no testículo afetado em comparação ao testículo normal contralateral. Na epididimite/epididimorquite, em geral, o UDC demonstra aumento do fluxo sanguíneo no epidídimo ou no testículo.

Ultrassonografia com *Doppler* colorido da bexiga

Na maioria das vezes, a ultrassonografia com *Doppler* de fluxo colorido é realizada na avaliação da permeabilidade ureteral. Os fenômenos de jato devem ser observados na bexiga quando o bolo de urina do ureter é impulsionado na cavidade vesical devido à peristalse periódica (1 a 12 jatos por minuto). Os jatos ureterais normalmente são identificados durante o exame transverso da bexiga como uma cor projetando-se no lúmen da bexiga da borda posterior lateral e cursando superior e medialmente.

ULTRASSONOGRAFIA RENAL
Técnica de imagem

O exame ultrassonográfico dos rins oferece uma avaliação rápida da localização, do tamanho, da forma e da ecogenicidade do órgão (Fig. 13.1 [ver também encarte colorido]). De acordo com as diretrizes práticas do American Institute of Ultrasound in Medicine (AIUM), o exame dos rins deve incluir os cortes longitudinais e transversos dos polos superiores, das porções médias e dos pólos inferiores, além da análise do córtex e da pelve renal. Quando possível, a ecogenicidade renal pode ser comparada à ecogenicidade do fígado ou do baço adjacente. Os rins e as regiões perirrenais devem ser avaliadas quanto à presença de anormalidades.

Com frequência, o transdutor de arranjo linear setorial ou curvo (3 a 5 MHz) é usado, enquanto as sondas de frequência mais alta (5 a 7 MHz), com resolução espacial maior, podem ser necessárias para avaliar crianças, pacientes magros e rins transplantados. A imagem do trato urinário precisa sempre incluir a avaliação dos dois rins e da bexiga.

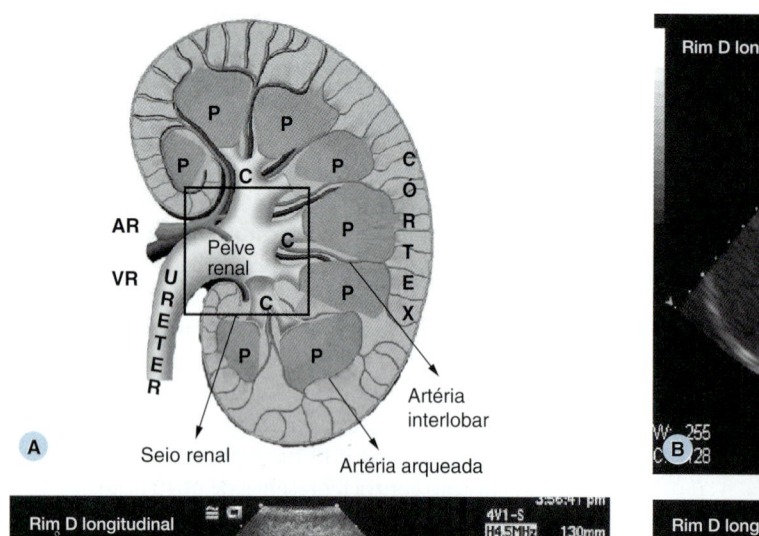

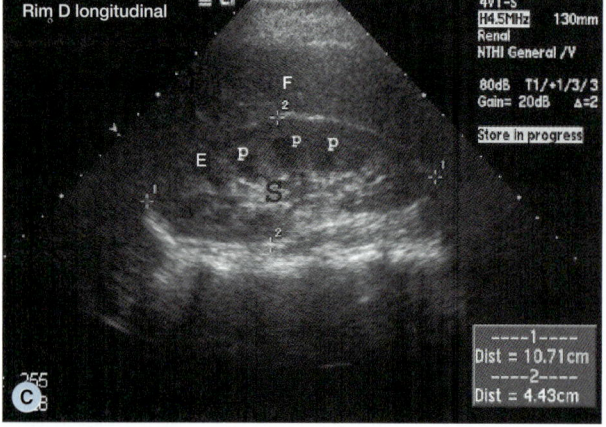

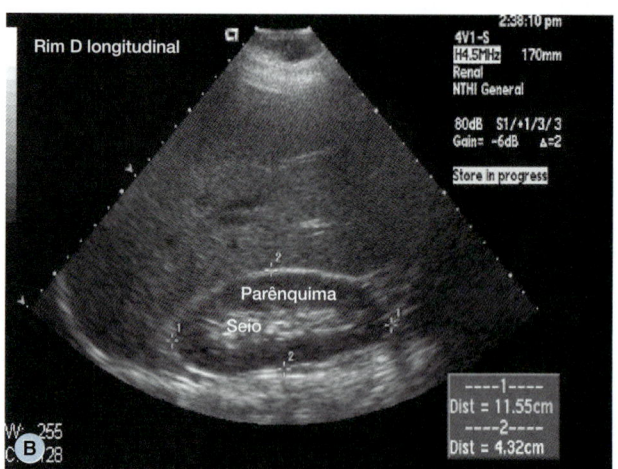

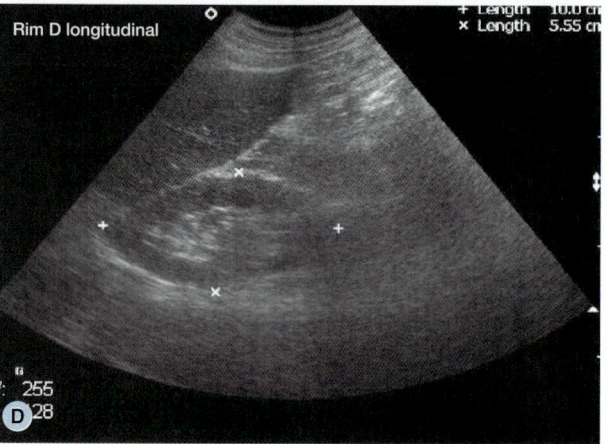

Figura 13.1 (**A**) Anatomia renal normal. C, cálice; P, pirâmide; AR, artéria renal principal; VR, veia renal principal. (**B**) Rim normal. A incidência longitudinal do rim demonstra parênquima periférico hipoecoico e universalmente espesso e um seio renal hiperecoico central. Observe a fáscia renal branca ecogênica. O parênquima é menos ecogênico que o fígado (F). (**C**) A ecogenicidade cortical (E) é igual à do fígado (F). Várias pirâmides renais ligeiramente hipoecoicas são observadas. (**D**) Ultrassonografia portátil do rim direito normal. Observe a aparência com menos contraste, porém o contorno renal, o parênquima e o seio renal são claramente identificados. (Ver encarte colorido.)

O rim direito é melhor examinado em decúbito dorsal ou lateral esquerdo por meio do fígado, que serve de janela acústica. A sonda deve ser colocada ao longo da margem subcostal lateral direita na linha axilar anterior, varrendo pelo fígado até localizar o rim direito. Após a visualização de todo o rim, o corte longitudinal ideal é obtido com o ajuste lento da posição da sonda para cima e para baixo ou para os lados. O rim costuma ser medido no eixo mais longitudinal (extensão e largura), uma vez que o diâmetro longitudinal apresenta menos variações inter e intraobservador. Se necessário, o plano transverso pode ser obtido com a rotação de 90° do transdutor e avaliação das porções superior, média e inferior do rim de forma separada.

Em geral, o rim esquerdo é menos visível devido à localização mais superior, a falta de janela acústica gerada pelo fígado e a presença de gases intestinais e gástricos sobrejacentes. Se possível, o posicionamento do paciente em decúbito lateral direito com a sonda colocada na linha axilar posterior ou no ângulo costovertebral esquerdo pode melhorar a visualização. Se gás intestinal obscurecer o rim (especialmente o esquerdo) e refletir as ondas sonoras, o transdutor pode ser posicionado na linha axilar posterior ou média.

Achados comuns da ultrassonografia renal

As indicações clínicas usuais para o emprego da ultrassonografia renal incluem dor no flanco, hematúria, insuficiência renal, sintomas miccionais obstrutivos persistentes e infecção contínua no trato urinário/urosepse. A ultrassonografia renal fornece um diagnóstico acurado, porém não definitivo, de muitas doenças urológicas (p. ex., massa benigna *versus* maligna, causa de uropatia obstrutiva, cálculo ureteral, etc.). Embora modalidades diagnósticas adicionais sejam necessárias para estabelecer a abordagem diagnóstica adequada, a avaliação ultrassonográfica rápida e simples coloca o paciente em direção ao tratamento especializado oportuno.

Uropatia obstrutiva (Hidronefrose)

A uropatia obstrutiva continua sendo o achado mais importante que requer tratamento urgente, uma vez que, na maioria dos casos, é reversível. Em geral, a ultrassonografia consegue diagnosticar rápida e simplesmente a obstrução com sensibilidade em torno de 95%. A dilatação do sistema coletor renal (hidronefrose) é o aspecto mais importante da ultrassonografia da uropatia obstrutiva. A dilatação do cálice e da pelve renal é caracterizada pelo apagamento da gordura do seio renal por uma estrutura ramificada anecoica que permite a transmissão do som. A hidronefrose é caracterizada como leve, moderada ou grave. O grau do dano renal pode ser quantificado com base na redução da espessura do parênquima. A hidronefrose leve (grau I) refere-se à dilatação mínima do sistema coletor, conhecido como ectasia. A hidronefrose moderada (grau II) revela arredondamento dos cálices com obliteração das papilas. O adelgaçamento cortical é mínimo na hidronefrose moderada. A hidronefrose grave (grau III) faz referência à grande dilatação da pelve renal e dos cálices associados ao adelgaçamento cortical (Fig. 13.2A-D, G). A análise dos jatos ureterais pelo UDC pode ajudar a diagnosticar a obstrução da uretra. A ausência de jatos ureterais não corresponde ao grau de hidronefrose, mas é bastante importante na indicação de obstrução.

Pionefrose

É preciso suspeitar de pionefrose em pacientes com hidronefrose, infecção do trato urinário e achados ultrassonográficos de ecos de baixo nível com formação de camada ocasional na posição dependente do sistema coletor dilatado. Representa pus no sistema coletor infectado e obstruído e requer tratamento cirúrgico imediato para drenagem renal (Fig. 13.2F).

O American College of Radiology Appropriateness Criteria sugere a ultrassonografia como uma técnica de imagem primária na insuficiência renal aguda, que rapidamente fornece informações úteis acerca do rim, independentemente da função renal. Cerca de 5% dos pacientes com insuficiência renal aguda sofrem de uropatia obstrutiva (hidronefrose). A insuficiência renal aguda pós-renal pode ser corrigida com eficiência se for rapidamente diagnosticada. É mais comum em pacientes com certos fatores predisponentes, como urolitíase, câncer retroperitoneal e rins solitários. Nos pacientes sem risco de obstrução urinária, apenas 1% apresentará hidronefrose detectada pela ultrassonografia. Todavia, saber que a obstrução não está presente é tão importante quanto identificá-la e tratá-la.

Insuficiência renal crônica

A insuficiência renal crônica pode ser associada a rins contraídos e pequenos (5 a 8 cm de comprimento), com aumento da ecogenicidade. Os ecos do seio renal ainda são visíveis. O parênquima pode mostrar evidências de perdas focais (Fig. 13.3A).

Nefrolitíase

A nefrolitíase é um dos problemas renais mais comuns. Os cálculos renais são focos arqueados ou lineares, intensamente hiperecoicos, com sombreamento acústico posterior (Fig. 13.3B). Podem apresentar diferentes tamanhos e localidades dentro do rim. A ultrassonografia consegue detectar com relativa certeza cálculos maio-

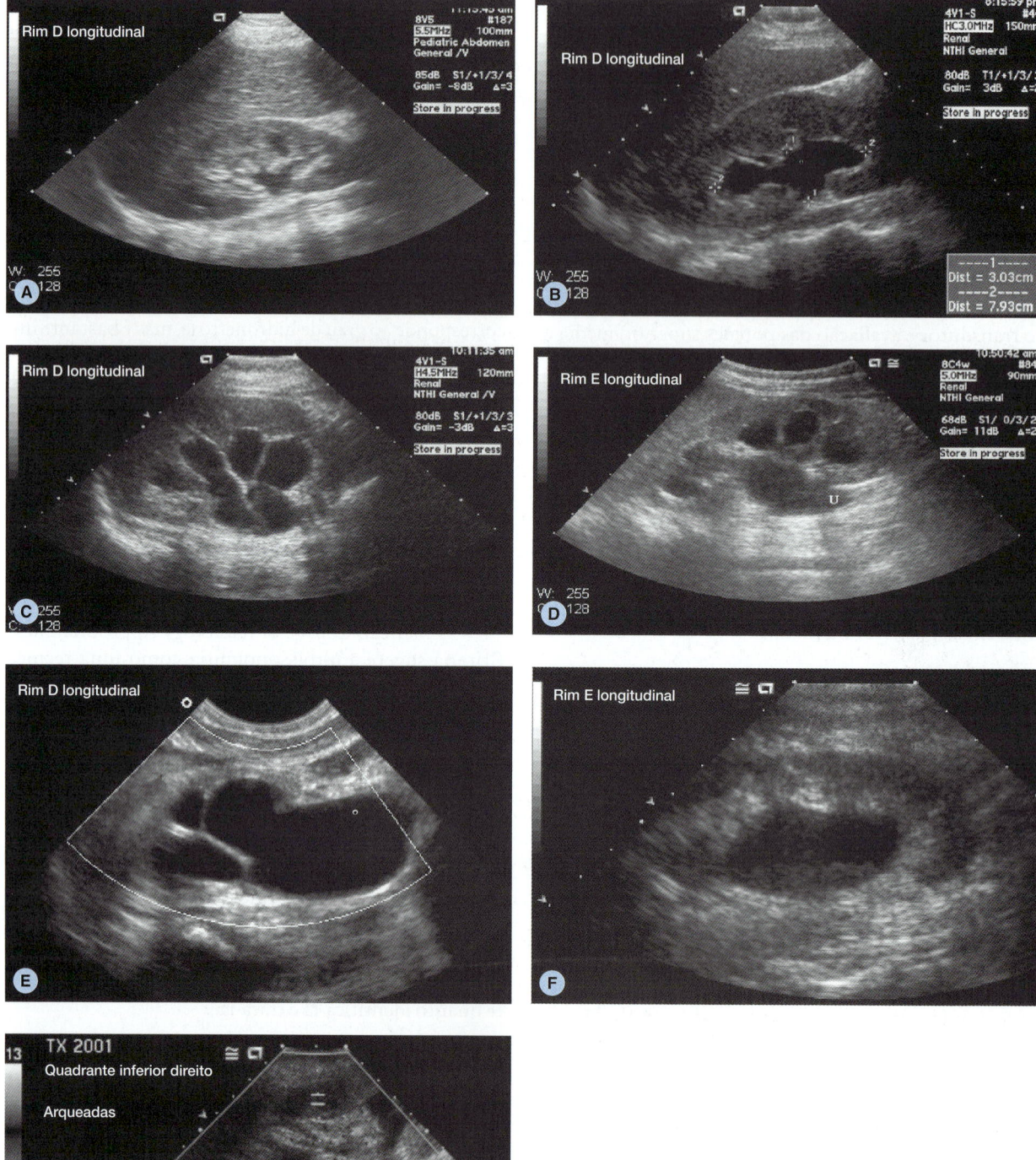

Figura 13.2 (**A**) Hidronefrose leve com ligeira ampliação do sistema coletor renal. (**B**) Hidronefrose moderada. (**C**) Hidronefrose moderada sem perda da espessura do parênquima renal. (**D**) Hidronefrose e hidroureter proximal (U). (**E**) Hidronefrose grave com adelgaçamento do parênquima renal. (**F**) Pionefrose. Hidronefrose moderada a grave com *debris* finos no sistema coletor renal. (**G**) O estudo com *Doppler* colorido revela elevação do índice de resistividade das artérias arqueadas na hidronefrose.

Figura 13.3 (**A**) Insuficiência renal crônica. Rim direito pequeno e contraído. A ecogenicidade do parênquima é igual àquela do fígado e um pouco menor que a do seio renal. (**B**) Múltiplos cálculos renais. Rim não obstruído contendo calcificações hiperecoicas (branco) com sombreamento acústico posterior. (**C**) Os cistos renais podem ser solitários ou múltiplos. As bordas são bem definidas. Nenhum eco interno é observado. (**D**) Rins policísticos geralmente são bilaterais. O parênquima renal normal do rim aumentado é substituído por múltiplos cistos de diferentes tamanhos. (**E**) Dois cistos peripélvicos não se comunicam com o sistema coletor renal (ultrassonografia portátil). (**F**) Grandes massas renais sólidas (M) distorcendo o sistema coletor renal (C). (**G**) Hematoma perirrenal no paciente com laceração renal esquerda. H, hematoma; R, rim; B, baço.

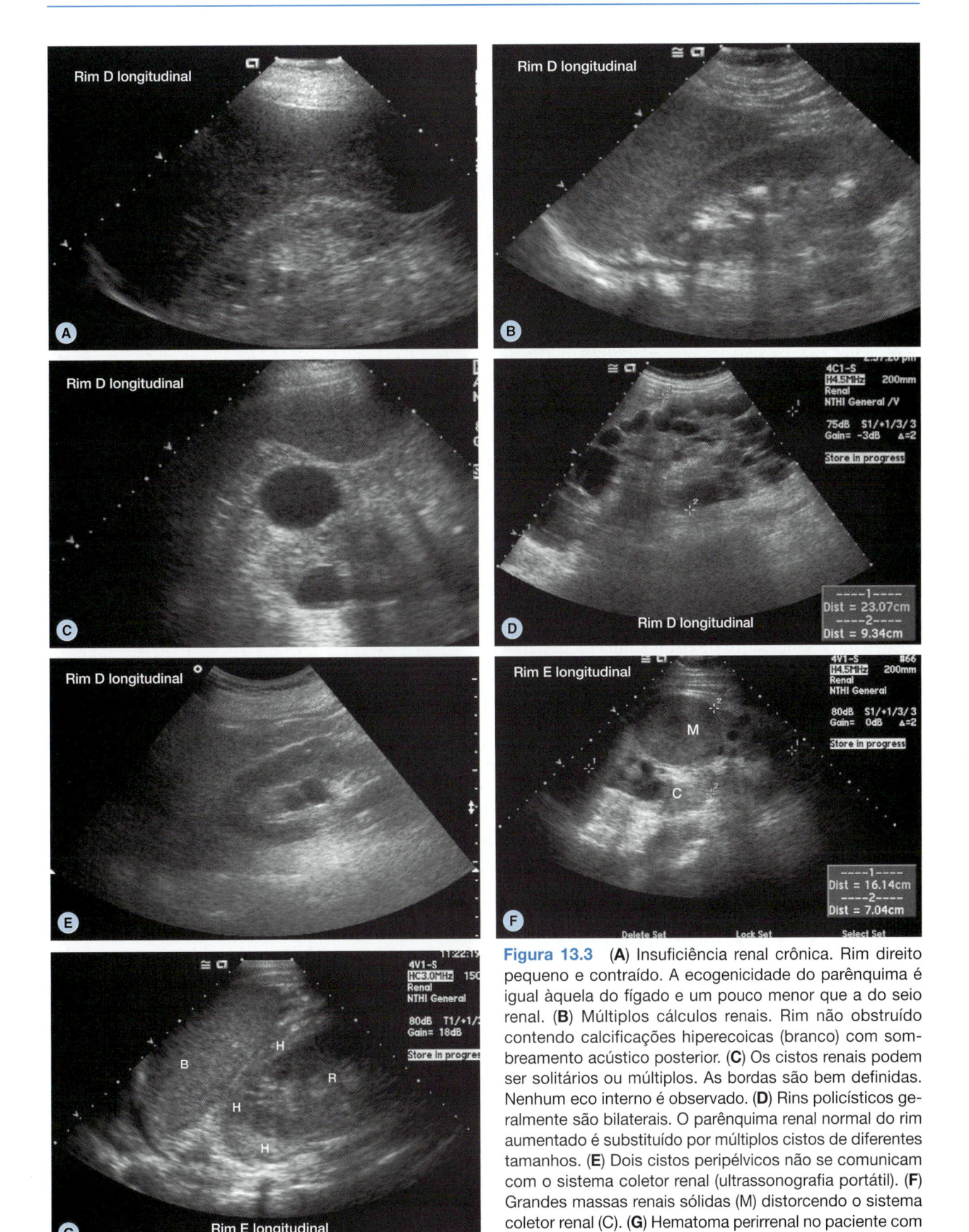

res ou iguais a 5 mm. Os cálculos menores podem não exibir sombreamento acústico, tornando o diagnóstico definitivo mais difícil. Às vezes, é possível visualizar os cálculos obstrutores em pacientes com hidronefrose e ureter proximal ou distal dilatado. Os cálculos renais não obstrutores não requerem tratamento urgente.

Cistos renais

Cistos renais são as massas renais mais constantemente encontradas. As características ultrassonográficas do cisto simples incluem aparência esférica, lúmen anecoico sem ecos internos, parede posterior bem definida, clara demarcação da parede, espessura da parede não mensurável e realce acústico posterior ao cisto. Cistos solitários ou múltiplos podem estar em qualquer local no rim. O cisto de seio renal é chamado de peripélvico e é responsável por 6% dos cistos renais. O cisto peripélvico não se comunica com a pelve renal nem com os cálices. Ao contrário da aparência de couve-flor da pelve dilatada, o cisto peripélvico é mais redondo e com boa transmissão do som (Fig. 13.3C-E). Por meio da ultrassonografia, o diagnóstico diferencial entre hidronefrose e cisto peripélvico pode ser difícil, sobretudo se os cistos forem bilaterais. Os cistos complexos não atendem aos critérios ultrassonográficos dos cistos simples, pois podem ser septados e multiloculares. Enquanto o diagnóstico ultrassonográfico de cistos simples é bastante preciso, os cistos complexos requerem estudos de imagem adicionais (como tomografia computadorizada [TC] ou ressonância magnética [RM]) para descartar a possibilidade de malignidade.

Massas renais sólidas

As massas renais sólidas são lesões heterogêneas, isoecoicas ou hipoecoicas, de dimensões variáveis, adjacentes ao parênquima renal normal (Fig. 13.3F). A ultrassonografia é usada principalmente para diferenciar uma massa sólida de um cisto simples. Todas as massas renais sólidas em adultos devem ser consideradas malignas até que se prove o contrário. Mais avaliações por meio de TC são necessárias para obter o diagnóstico apropriado.

Abscessos intraparenquimatosos renais

Os abscessos intraparenquimatosos renais mostram-se como massas complexas e hipoecoicas com paredes espessas e irregulares e nível líquido com *debris* ocasionais. Um abscesso periférico resulta em coleção heterogênea de líquido de forma crescente ao redor do rim, o que pode deformar o córtex renal. Ao mesmo tempo em que exames adicionais (TC) podem ser necessários para diferenciar abscesso de câncer renal, a ultrassonografia pode ser uma ferramenta valiosa na monitoração do abscesso diagnosticado durante o tratamento médico.

Atualmente, a ultrassonografia não é sustentada como modalidade de imagem de primeira linha no trauma renal, já que sua sensibilidade no diagnóstico e classificação da lesão renal continua baixa. A ultrassonografia não é capaz de fornecer a diferenciação essencial entre sangue, urina extravasada e outros líquidos livres. No entanto, é uma ferramenta muito útil para o monitoramento à beira do leito da resolução ou expansão de hematoma, já que o manejo atual, até mesmo de lesões renais isoladas graves, é, na maioria das vezes, conservador (Fig. 13.3G).

ULTRASSONOGRAFIA DA BEXIGA

A ultrassonografia da bexiga normalmente é realizada junto com a ultrassonografia renal, já que as anormalidades vesicais podem produzir alterações no trato urinário superior (como retenção urinária pode causar hidronefrose). Com frequência, a ultrassonografia limitada da bexiga é usada para avaliar o volume urinário após a micção em pacientes com síndromes do trato urinário inferior.

De acordo com as diretrizes do AIUM, as imagens transversais e longitudinais da bexiga devem ser obtidas e as anormalidades de luz ou de parede devem ser observadas. O volume de urina residual pós-micção pode ser quantificado.

Técnica de imagem

A bexiga pode ser examinada apenas quando está distendida. A bexiga adulta média aguenta, confortavelmente, 500 mL. Em geral, a avaliação por ultrassonografia é realizada pela abordagem transabdominal, com o paciente em decúbito dorsal. Uma sonda é posicionada 1 cm acima da sínfise e angulada lateral, inferior e superiormente. Na maioria das vezes, o exame transverso é obtido primeiro. A bexiga normal localiza-se na linha média e aparece simétrica e lisa, sem irregularidades na superfície interna. No exame longitudinal, a bexiga está orientada em direção do umbigo e vai diminuindo gradativamente no sentido anterior. Os exames transversos e longitudinais fornecem um número bastante preciso do volume da bexiga, por meio da medida das dimensões horizontal e vertical na imagem transversa e da dimensão longitudinal máxima na imagem longitudinal, usando a fórmula 0,52 × comprimento × largura × altura (esse cálculo é realizado automaticamente pela maioria das máquinas de ultrassonografia atuais). O cálculo ultrassonográfico do volume residual pós-miccional de urina permite o diagnóstico imediato de retenção urinária ou esvaziamento incompleto da bexiga em pacientes com diminuição ou ausência de débito urinário, sem a necessidade do cateterismo ureteral (Fig. 13.4A-D [ver também encarte colorido]).

Achados comuns na ultrassonografia da bexiga

Cálculos vesicais

Os cálculos vesicais aparecem hiperecoicos com sombreamento acústico posterior. Eles se movimentam com as alterações de posição do paciente (Fig. 13.5F).

Carcinoma superficial de células transicionais

O carcinoma superficial de células transicionais aparece como uma projeção hiperecoica polipoide da parede da bexiga. Embora pequenas lesões possam não ser bem visualizadas, todos os tumores maiores que 10 mm são detectados. A aparência ultrassonográfica não é específica e a cistoscopia e a biópsia subsequentes são necessárias para a obter o diagnóstico (Fig. 13.5G).

Coágulos sanguíneos

Os coágulos sanguíneos podem ser visualizados em pacientes com hematúria profusa, como massas móveis de ecogenicidade aumentada (Fig. 13.5C).

Divertículo

O divertículo se apresenta na ultrassonografia como uma massa sonolucente adjacente à bexiga. Um divertículo vesical grande nem sempre esvazia e pode ser visível nos exames pós-miccionais (Fig. 13.5E).

Deslocamento ou obstrução das sondas de Foley

Uma sonda de Foley deslocada ou obstruída é causa comum de "anúria" nos pacientes críticos. A ultrassonografia da bexiga consegue facilmente visualizar a bexiga distendida e localizar o balão da sonda de Foley dentro ou fora da bexiga cheia (Figs. 13.4G e 12.5A, B).

Aumento da próstata

O aumento da próstata pode ser observado como uma protrusão de massa polipoide ou arredondada no fundo da bexiga (Fig. 13.5D).

Obstrução da uretra

A detecção pela ultrassonografia com *Doppler* colorido de jatos ureterais reflete o fluxo de urina do orifício da uretra e a ausência de jatos sugere obstrução uretral (Fig. 13.4E, F).

ULTRASSONOGRAFIA DO ESCROTO

Anatomia

O escroto é dividido por um septo na linha média em dois compartimentos, cada um contendo um testículo e estruturas associadas. O testículo ovoide adulto normal tem cerca de 3 a 5 cm de comprimento, 2 a 4 cm de largura e 2 a 3 cm de dimensão anteroposterior. Na ultrassonografia, apresenta uma superfície lisa e ecogenicidade homogênea. É circundado por uma cápsula fibrosa, a túnica albugínea, a qual aparece como uma camada fina, circunferente e mais hiperecoica. O mediastino do testículo corresponde a uma saída e a uma entrada para ductos e vasos testiculares e revela-se como uma linha ecogênica brilhante, linear na imagem longitudinal do testículo.

O epidídimo apresenta cerca de 6 a 7 cm de comprimento e é composto por cabeça, corpo e cauda. A cabeça mais facilmente visível do epidídimo na ultrassonografia é uma cobertura nodular de 10 a 12 mm sobre o polo superior do testículo, com ecotextura relativamente mais grossa. O corpo estreito normal do epidídimo é isoecoico ou um pouco mais ecogênico que o testículo, repousando ao longo do seu aspecto posterior.

Técnica de imagem

De acordo com as diretrizes práticas do AIUM, as imagens longitudinais e transversais de cada testículo, inclusive das porções superior, média e inferior, devem ser obtidas. O tamanho e a ecogenicidade de cada testículo e epidídimo devem ser comparados ao lado oposto sempre que possível. A imagem de uma anormalidade palpável precisa ser obtida diretamente. A ultrassonografia *Doppler* deve ser considerada em todos os exames do escroto adulto.

O exame é realizado em lugar com temperatura amena, e com o paciente em decúbito dorsal com as pernas posicionadas juntas para fornecer o apoio necessário para o escroto. O pênis é posicionado sobre a região suprapúbica e coberto por toalha. O exame ideal é feito com o transdutor de arranjo linear de alta frequência (7,5 a 15 MHz).

O exame longitudinal disponibiliza as informações iniciais sobre os testículos e as estruturas paratesticulares, além das medidas do eixo longitudinal e do tamanho anteroposterior do testículo. A orientação da imagem testicular deve ser com o polo superior para a esquerda e o polo inferior para a direita da tela. Se todo

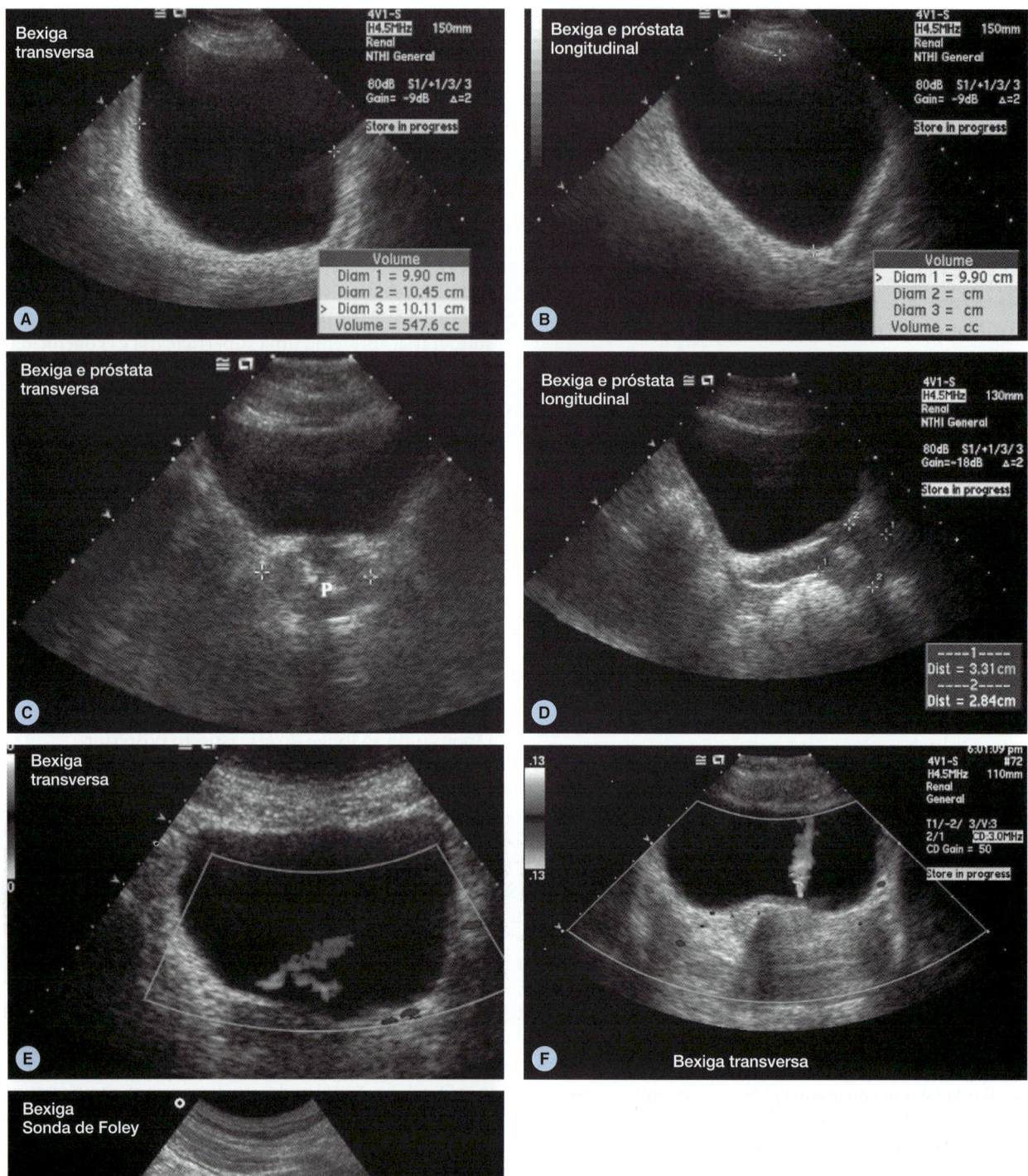

Figura 13.4 (**A**) Ultrassonografia transabdominal (exame transverso) da bexiga normal distendida. (**B**) Exame longitudinal. (**C**) Exame transverso da bexiga e medidas da próstata. (**D**) Exame longitudinal da bexiga e medidas da próstata (P). (**E**) A ultrassonografia com *Doppler* colorido da bexiga urinária revela cruzamento de jatos ureterais bilaterais (ver encarte colorido). (**F**) Perda do jato ureteral direito no paciente com hidronefrose obstrutiva direita. (**G**) Sonda de Foley (F) na bexiga colapsada (ultrassonografia portátil).

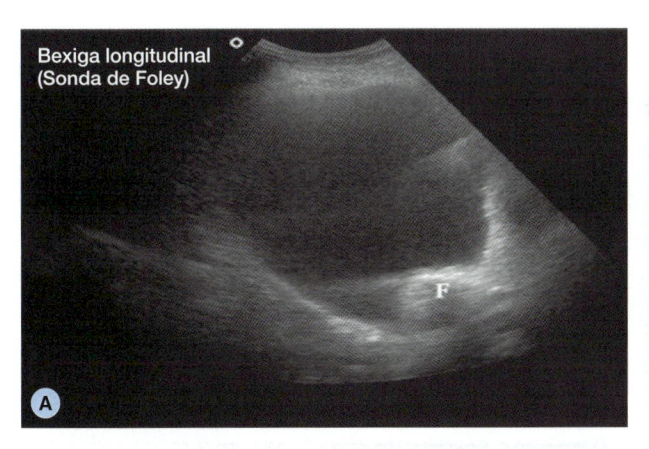

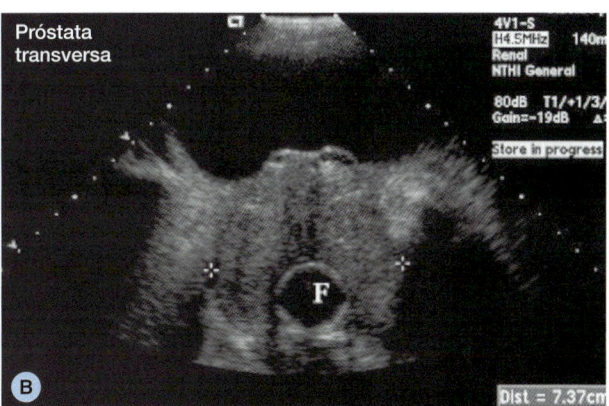

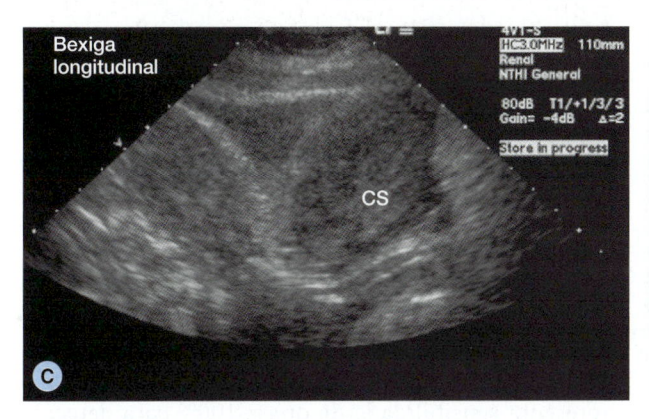

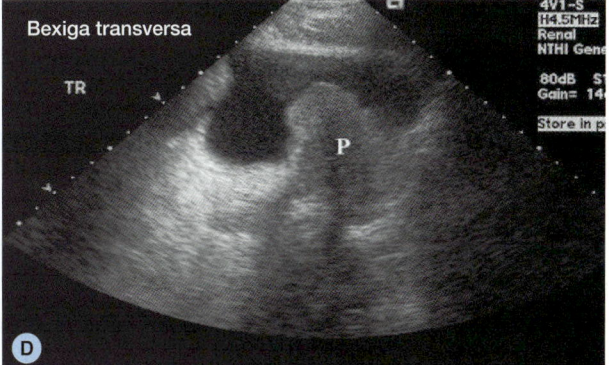

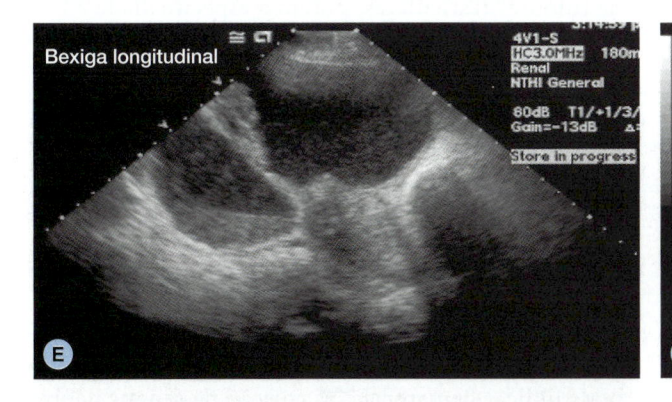

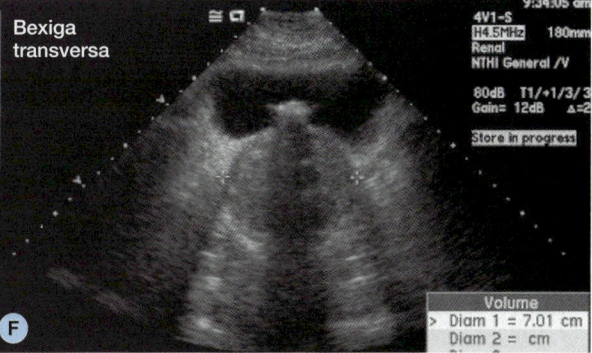

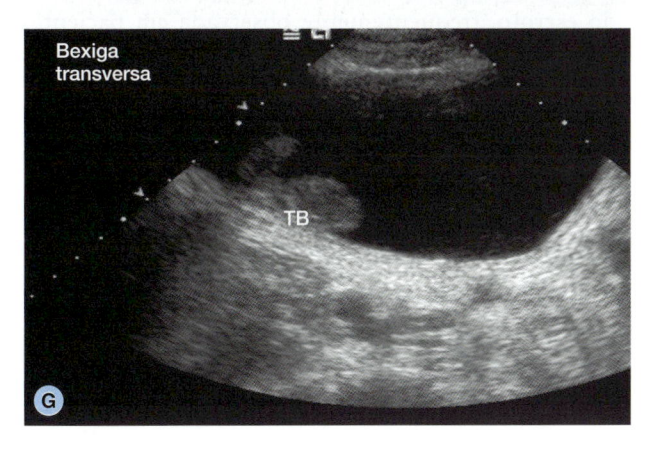

Figura 13.5 (**A**) Ultrassonografia portátil. Bexiga distendida com Sonda de Foley (F) obstruído. (**B**) Sonda de Foley deslocado (F) na uretra prostática abaixo da bexiga. (**C**) Um grande coágulo sanguíneo (CS) no paciente com hematúria profusa pode simular tumor vesical. (**D**) Próstata (P) grosseiramente aumentada se projetando no lúmen da bexiga. (**E**) Divertículo grande da bexiga. (**F**) Cálculo vesical. (**G**) Tumor na bexiga (TB).

o testículo não puder ser visualizado, devido ao tamanho pequeno do transdutor, as porções superiores e inferiores do testículo devem ser examinadas separadamente. O exame transverso é feito por meio da rotação de 90° do transdutor, de forma que a largura do testículo possa ser medida (Fig. 13.6 [ver também encarte colorido]).

As imagens-alvo, inclusive da área em questão, devem ser adquiridas nos pacientes encaminhados em razão de lesões palpáveis do escroto, posicionando a sonda diretamente na lesão palpada.

Achados comuns da ultrassonografia

As indicações frequentes para o uso da ultrassonografia do escroto são dor na região, anormalidades escrotais palpáveis (massas, aumentos e assimetrias), acompanhamento de pacientes com malignidades testiculares prévias ou anormalidades no escroto encontradas de maneira incidental que não requerem tratamento imediato e dor aguda no escroto com aumento do volume escrotal.

Epididimite

A epididimite é a causa mais comum de edema doloroso no escroto em homens com mais de 18 anos de idade. Ainda que o envolvimento da epididimite seja difuso, o envolvimento focal limitado pode afetar até um terço dos pacientes. Os achados da ultrassonografia incluem aumento hipoecoico, principalmente da cabeça do epidídimo (CE), e hidrocele reativa. O testículo é acometido de maneira difusa pela disseminação direta da infecção em 20 a 40% dos pacientes. A orquite revela-se como um testículo heterogêneo aumentado e com áreas hipoecoicas. Em geral, o UDC mostra fluxo sanguíneo aumentado de maneira assimétrica no epidídimo ou testículo comparado ao contralateral normal. Uma vez que tumores testiculares podem estar mascarados como orquite, recomenda-se a realização da ultrassonografia de acompanhamento após o tratamento (Fig. 13.7C e D [ver também encarte colorido]).

Torção do testículo

A torção testicular constitui a rotação do testículo em torno do eixo longitudinal do cordão espermático, com interrupção do fluxo sanguíneo para o testículo. Trata-se de uma emergência urológica, já que a taxa de salvamento do testículo depende do tempo e varia de 80 a 100%, quando a cirurgia é realizada em 5 a 6 horas após a manifestação da dor; e apenas 20% após 12 horas. É mais comum em adolescentes, contudo também pode acometer adultos jovens. O exame físico e a imediata avaliação ultrassonográfica reduzem de maneira significativa o tempo antes da intervenção cirúrgica necessária.

O testículo cresce e se torna heterogêneo nas primeiras 6 horas, e depois mais heterogêneo ainda. Enquanto esses achados ultrassonográficos não são específicos, o UDC constitui um meio de diferenciar a torção das outras causas de dor escrotal aguda. Fluxo sanguíneo unilateralmente ausente ou bastante diminuído é o sinal mais preciso de torção, com sensibilidade de 80 a 98% e especificidade de 97 a 100% (Fig. 13.7A e B [ver também encarte colorido]). No entanto, se os resultados do UDC são equivocados, a correlação clínica é extremamente importante para o diagnóstico e o tratamento a tempo da torção testicular.

Tumores testiculares

A manifestação clínica dos tumores testiculares costuma ser o aumento indolor dos testículos. Os tipos de tumor mais comuns são os seminomas e os tumores de células germinativas não seminomatosos (TCGNs). Os seminomas geralmente se apresentam como massas hipoecoicas homogêneas, enquanto os TCGNSs são heterogêneos, irregulares e com componentes císticos e sólidos (Fig. 13.7E-G [ver também encarte colorido]). No entanto, essas características ultrassonográficas não são específicas e não conseguem diferenciar sempre o tumor maligno de certas condições benignas (como hematoma, infarto ou inflamação). A ultrassonografia apresenta sensibilidade de quase 100% para detecção de tumores testiculares, porém a especificidade é baixa (44,4%) e, portanto, todas as massas testiculares são malignas até que se prove o contrário. A correlação clínica e o alto índice de suspeita de possível malignidade testicular são necessários para o diagnóstico correto e pronto tratamento.

Hidrocele

A hidrocele é uma coleção anormal de líquido dentro do escroto e causa comum de crescimento escrotal. Revela-se como regiões anecoicas ao redor dos testículos. A presença de ecos internos dentro da hidrocele pode indicar hematocele ou coleção de sangue dentro do escroto, frequentemente observada em pacientes com trauma escrotal. A hidrocele septada e a hidrocele com *debris* podem sugerir infecção (Fig. 13.8A [ver também encarte colorido]).

Microlitíase testicular

A microlitíase testicular (MT) bilateral ou unilateral é um achado incidental incomum. Os micrólitos são pequenas partículas calcificadas de 1 a 2 mm. Histologicamente, eles constituem depósitos de cálcio laminados nos túbulos seminíferos. O quadro ultrassonográfico clássico de MT é um padrão salpicado difuso, com inúmeros pequenos focos ecogênicos brilhantes sem som-

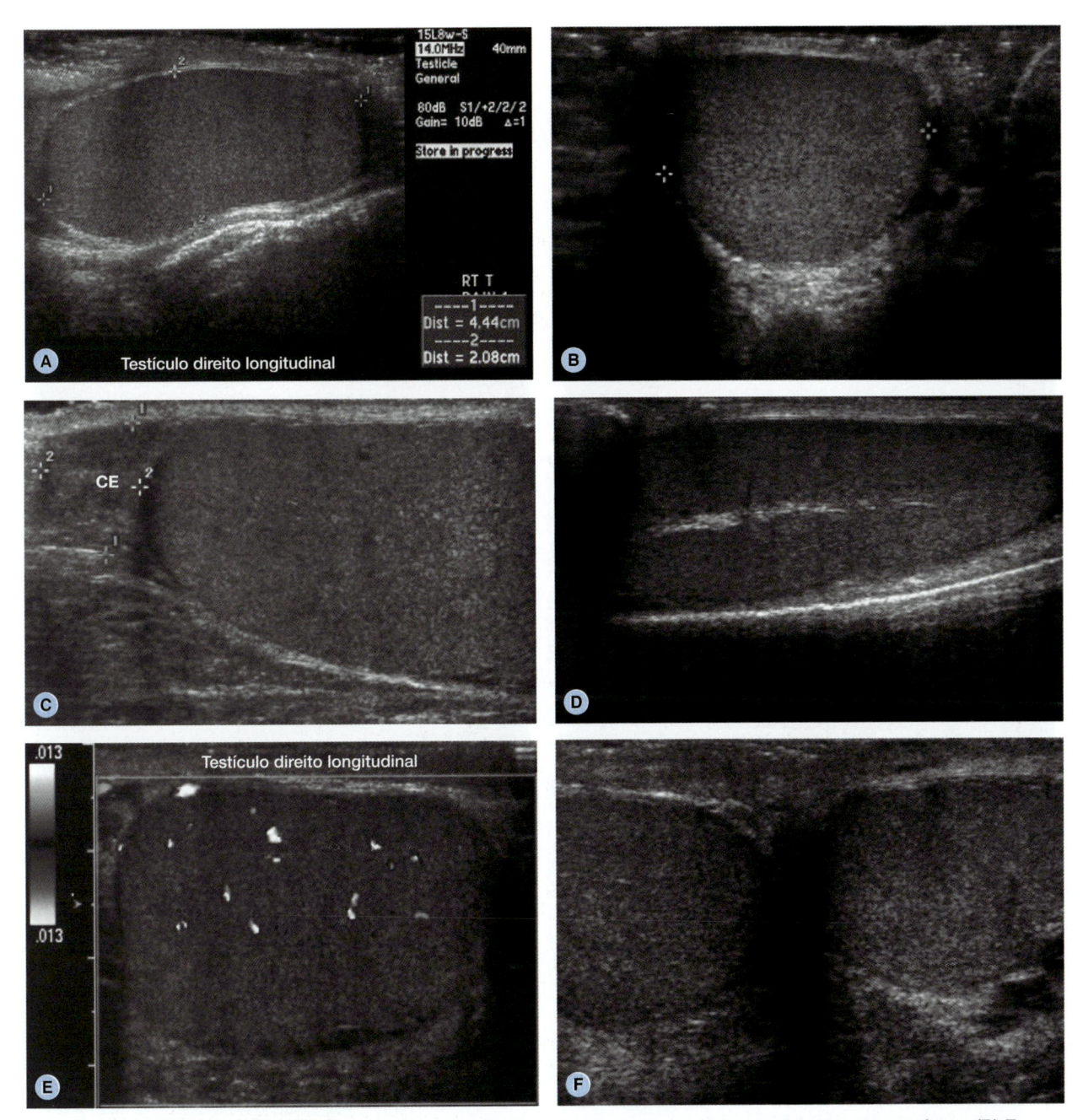

Figura 13.6 (**A**) Imagem longitudinal da ultrassonografia do testículo normal com parênquima homogêneo. (**B**) Exame transverso do testículo normal. (**C**) Cabeça do epidídimo (CE) próxima ao polo superior do testículo. Comparado ao testículo normal, o epidídimo é, em geral, isoecoico ou um pouco mais ecogênico, com uma aparência mais grosseira. (**D**) O exame longitudinal do testículo demonstra mediastino do testículo como uma faixa ecogênica linear. (**E**) Fluxo sanguíneo normal pelo testículo (azul, fluxo em sentido oposto ao transdutor; vermelho, fluxo no sentido do transdutor [ver encarte colorido]). (**F**) Exame transverso do escroto para comparar a ecogenicidade de ambos os testículos.

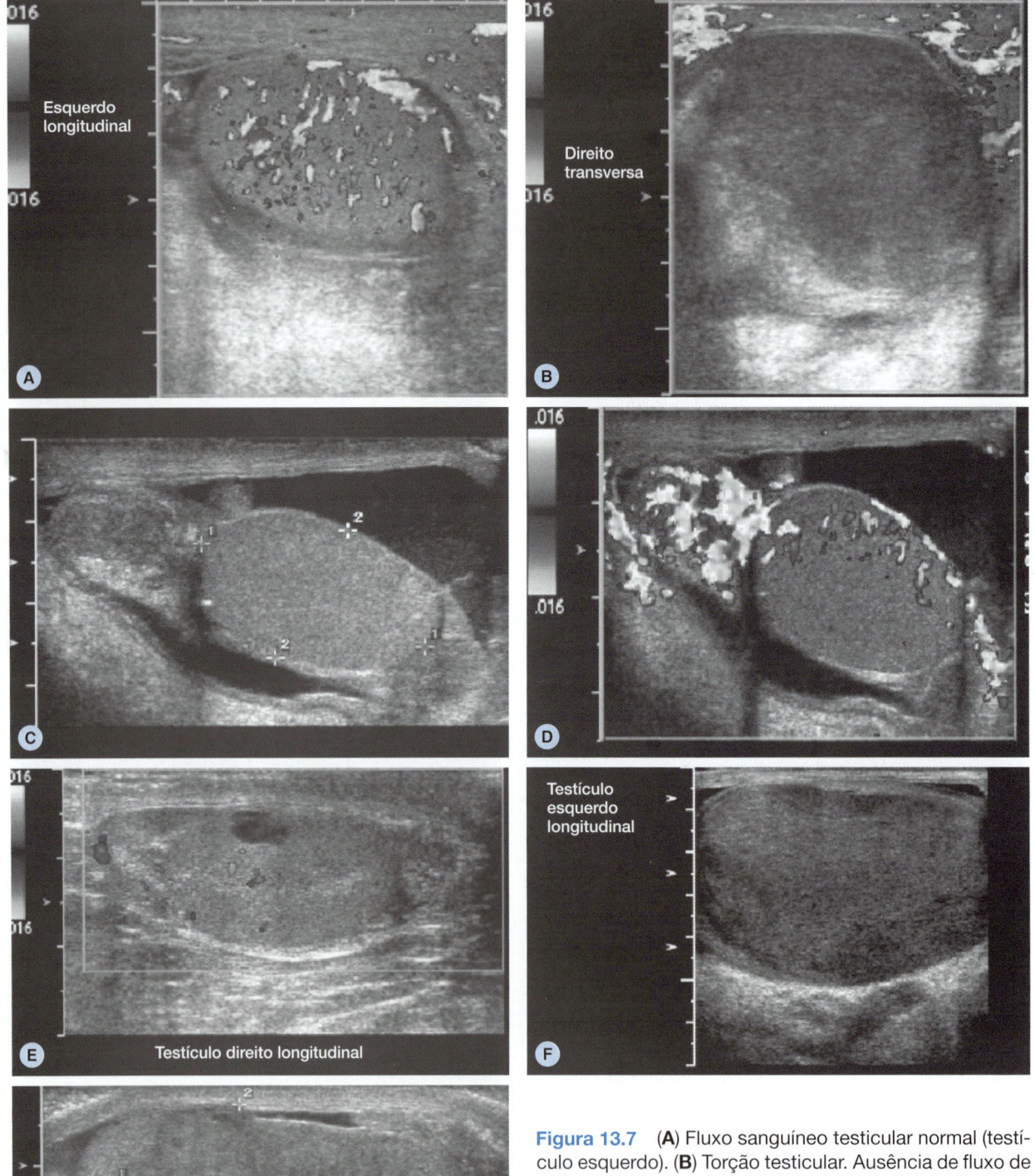

Figura 13.7 (**A**) Fluxo sanguíneo testicular normal (testículo esquerdo). (**B**) Torção testicular. Ausência de fluxo de sangue para o testículo direito, aumentado e hipoecoico. (**C**) Epididimite aguda. Cabeça do epidídimo aumentada heterogênea. (**D**) Epididimite aguda. A ultrassonografia com *Doppler* colorido revela aumento acentuado da vascularidade do epidídimo (ver encarte colorido). (**E**) Massa testicular maligna parcialmente cística e ligeiramente hiperecoica. (**F**) Massa testicular maligna mal circunscrita, grande e heterogênea com calcificações. (**G**) Massa testicular maligna grande substituindo todo o parênquima testicular.

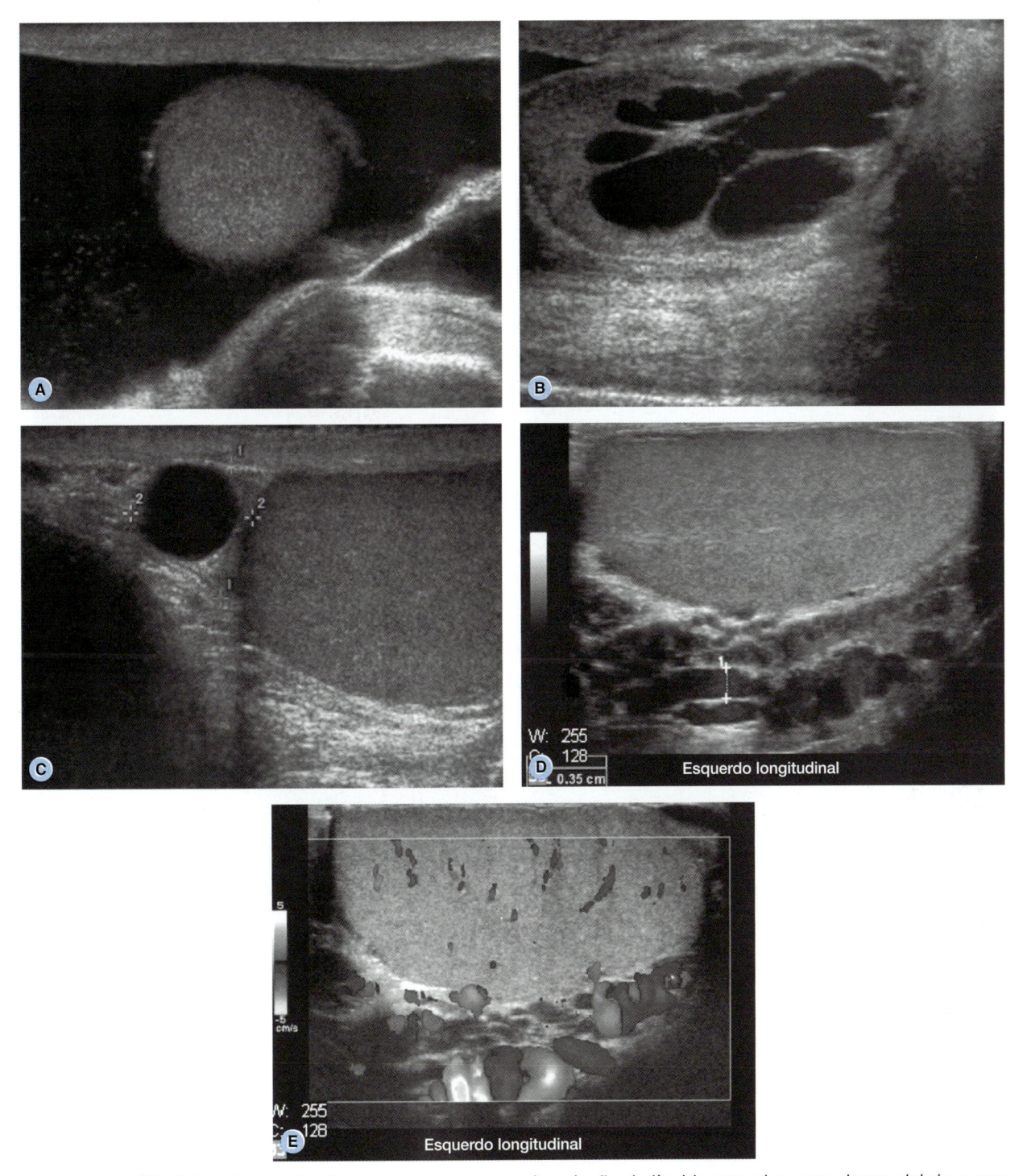

Figura 13.8 (**A**) Hidrocele grande. O exame transverso revela coleção de líquido anecoico com alguns *debris* e sem septações. (**B**) Cistos intratesticulares grandes, benignos e anecoicos. (**C**) Grande cisto anecoico na cabeça do epidídimo. (**D**) Varicocele. O exame longitudinal revela veias hipoecoicas tortuosas e dilatadas. (**E**) A ultrassonografia com *Doppler* colorido juntamente com a manobra de Valsalva revela fluxo sanguíneo na varicocele com veias ingurgitadas (ver encarte colorido).

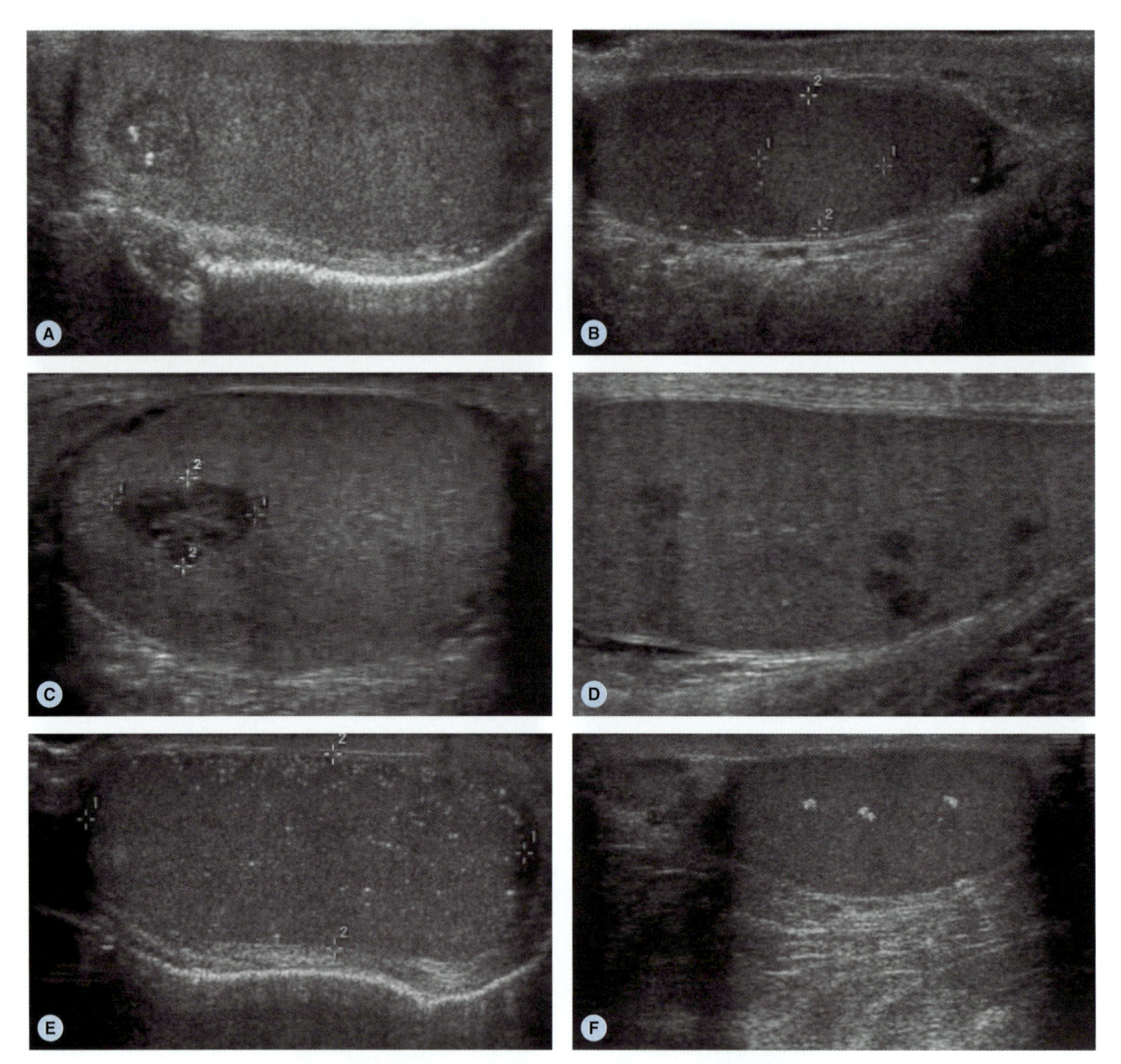

Figura 13.9 (A-D) Tumores intratesticulares não palpáveis. (E) Microlitíase testicular clássica. Vários pequenos focos puntiformes, hiperecoicos e sem sombreamento espalhados pelo testículo. (F) Microlitíase testicular limitada com calcificações ligeiramente grandes.

breamento. A MT limitada é determinada como menos de cinco microcalcificações por imagem ultrassonográfica do testículo (Fig. 13.9E, F). Uma grande variação é observada na prevalência relatada de microlitíase testicular, de 0,68 a 18,1%. A possível associação de MT com o futuro desenvolvimento de tumores do testículo continua controversa. Alguns autores recomendam ultrassonografias de acompanhamento regulares, de 6 a 12 meses, sobretudo nos pacientes com história de testículo não descido, infertilidade e tumor testicular contralateral.

Massas intratesticulares

As massas intratesticulares não palpáveis costumam ser encontradas de maneira incidental. Na maioria das vezes, são benignas. Apenas 22% das massas testiculares não palpáveis revelaram-se malignas em um determinado estudo. Entretanto, o risco de malignidade é mais alto em pacientes com história de criptorquidia, infertilidade e câncer do testículo contralateral. Achados ultrassonográficos não são específicos e não conseguem diferenciar os tumores malignos dos benignos. As recomendações do tratamento incluem uma ampla variedade de abordagens, inclusive orquiectomia radical, excisão do tumor com congelação e acompanhamento intercalado de massas transoperatórias menores que 1 cm (Fig. 13.9A-D).

Cistos intratesticulares

Os cistos intratesticulares ocorrem em até 4% dos pacientes. Os cistos benignos geralmente são únicos e uniloculares e localizados próximos à margem dos testículos (Fig. 13.8B).

Massas extratesticulares

As massas escrotais extratesticulares mais comuns são os cistos de epidídimo e varicocele. Os cistos de epidídimo aparecem como lesões anecoicas e circunscritas sem ecos internos. Com frequência, localizam-se na cabeça do epidídimo, mas também podem ser encontrados na cauda ou no corpo do epidídimo. Muitas vezes, a espermatocele é maior, pode ser multiloculada e contém espermatozoides, enquanto os cistos de epidídimo contêm líquido claro. A diferenciação entre eles não é necessária, uma vez que ambas não requerem tratamento (Fig. 13.8C).

Varicocele

A varicocele é a dilatação do plexo pampiniforme, mais comumente observada no lado esquerdo. As varicoceles foram encontradas em até 13% dos homens assintomáticos saudáveis e em até 40% dos homens inférteis. Varicoceles grandes (grau III) são palpáveis e visíveis pela pele escrotal. Pela ultrassonografia, a varicocele aparece como uma estrutura serpentinosa, anecoica e tubular, com diâmetros superiores a 2 mm. A avaliação na posição ereta ou com manobra de Valsalva é muitas vezes solicitada para observar a distensão adicional das veias. O UDC confirma o fluxo de sangue venoso dentro das veias tortuosas (Fig. 13.8D e E [ver também encarte colorido]). A varicocele grande ou isolada à direita pode ocorrer depois da obstrução da veia espermática por massa retroperitoneal (p. ex., câncer renal) ou rim hidronefrótico, o que requer mais avaliações por TC ou ultrassonografia renal.

DOCUMENTAÇÃO

A documentação detalhada é uma parte necessária do exame de ultrassonografia. É preciso colocar na tabela a interpretação do teste e das imagens apropriadas, identificadas, de maneira adequada, com o nome do paciente e da instituição onde foi realizado e com a data e a lateralidade (lado direito ou esquerdo) do exame de ultrassonografia.

Leituras sugeridas

Gorman B, Carroll B. The scrotum. In: Rumack CM, Wilson SR, Charboneau JW, eds. *Diagnostic Ultrasound*. St. Louis, MO: Elsevier Mosby; 2005:849-883.

Hofer M. *Ultrasound Teaching Manual*. 2nd ed. Suttgart- New York: Thieme; 2005.

Lin EP, Bhatt S, Dogra VS, Rubens DI. Sonography of urolithiasis and hydronephrosis. *Ultrasound Clin*. 2007;2:1.

McAchran SE, Hartke DM, Nakamoto DA, Resnick MI. Ultrasound of the urinary bladder. *Ultrasound Clin*. 2007;2(1):17-26.

Noble VE, Brown DFM. Renal ultrasound. *Emerg Med Clin N Am*. 2004;22:641-659.

Ragheb D, Higgins J. Ultrasonography of the scrotum. Technique, anatomy, and pathologic entities. *J Ultrasound Med*. 2002;21:171-185.

Stengel J, Remer E. Sonography of the scrotum: case-based review. *AJR Am J Roentgenol*. 2008;190:S35-S41.

Thurston W, Wilson SR. The urinary tract. In: Rumack CM, Wilson SR, Charboneau JW, eds. *Diagnostic Ultrasound*. St. Louis, MO: Elsevier Mosby; 2005:321-417.

SEÇÃO V

O uso da ultrassonografia na avaliação dos membros e do sistema musculoesquelético

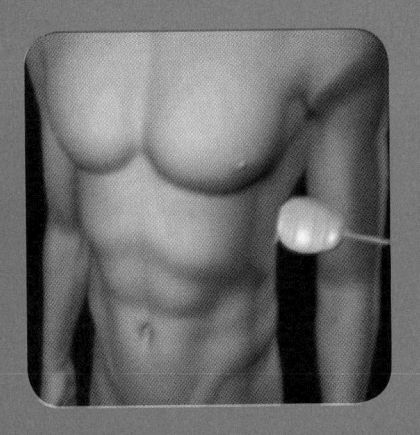

CAPÍTULO 14

Avaliação ultrassonográfica do sistema musculoesquelético

Apostolos P. Dallas, MD, FACP

INTRODUÇÃO

O advento dos dispositivos de ultrassonografia à beira do leito revolucionou a imagem das estruturas musculoesqueléticas. No passado, raios X, tomografia computadorizada (TC) e ressonância magnética (RM) representavam o pilar da imagem musculoesquelética; cada modalidade com suas limitações. Os raios X não conseguem obter boas imagens dos tecidos moles. As imagens da TC e RM fornecem mais informações, porém têm maior custo. Além disso, os três oferecem apenas imagens estáticas. Ao longo dos últimos anos, houve um aumento na quantidade de publicações que descrevem a utilidade da ultrassonografia nos distúrbios musculoesqueléticos. Protocolos e técnicas de imagem recentemente desenvolvidos aumentaram a acurácia diagnóstica e possibilitaram aos médicos tomar melhores decisões sobre o tratamento do paciente. Enquanto grande parte da ultrassonografia musculoesquelética (USME) era realizada por técnicos e ultrassonografistas, há pouco tempo a utilização dessa modalidade por clínicos tem crescido muito. Ortopedistas, médicos do esporte, emergencistas, reumatologistas, fisiatras, especialistas em manejo da dor e alguns internistas reconhecem o aumento da aplicabilidade do uso da ultrassonografia em suas práticas. Assim, estudantes de medicina, independentemente da escolha da especialidade, seriam beneficiados pelo aprendizado da ultrassonografia musculoesquelética. Da mesma forma, médicos de atenção primária, muitas vezes os primeiros a receberem as queixas musculoesqueléticas dos pacientes, podem beneficiar seus pacientes ao adquirirem o conhecimento e as habilidades da ultrassonografia musculoesquelética.

Este capítulo se concentrará nos achados-chave normais da USME. Considera-se a ultrassonografia à beira do leito como uma ferramenta pela qual o clínico pode incrementar suas habilidades diagnósticas. Essa abordagem permite que médicos e estudantes de medicina, com alguma prática, desenvolvam algumas habilidades úteis para aplicarem nessa área.

Diversas razões tornam a ultrassonografia útil na avaliação do paciente com problemas musculoesqueléticos. A ultrassonografia pode ser usada de maneira dinâmica. Por exemplo, é possível obter a imagem de um estalo, rangido ou dor com certo movimento do ombro ao solicitar que o paciente repita o movimento. A imagem de muitas patologias não pode ser adquirida pela TC ou RM devido à natureza estática desses exames. Em contraste, a imagem da ultrassonografia no local exato da dor consegue, em grande parte, diagnosticar a patologia. A ultrassonografia não usa radiação ionizante, a qual pode ser prejudicial ao longo do tempo. Artefatos de metal ao redor das articulações não afetam a imagem ultrassonográfica, como acontece na TC, e as limitações da RM diante de metais e marca-passos são bem conhecidas. Determinados achados da ultrassonografia competem com a RM a uma fração do custo e superam os achados do raio X: a erosão de articulações pequenas na artrite reumatoide é um exemplo. A ultrassonografia é capaz de diferenciar massas sólidas e cheias de líquido, e a orientação ultrassonográfica para aspiração e injeções articulares torna essas intervenções cada vez mais acuradas e bem-sucedidas, ao mesmo tempo em que minimiza o potencial trauma aos nervos e aos vasos vizinhos. A imagem com campo de visão estendido permite que algumas estruturas – tendões mais longos, por exemplo – sejam totalmente visualizadas.

Enquanto a qualidade da imagem da USME depende do operador, é possível aprender as técnicas com relativa rapidez. Hoje em dia, apenas algumas faculdades de medicina fornecem cursos de ultrassonografia no currículo, porém um modesto investimento em tempo e esforço pode produzir efeitos significativos sobre as habilidades dos estudantes. Para o médico atuante, cursos de especialização da educação médica estão cada vez mais disponíveis. Grande parte das preocupações dos estudantes refere-se à obtenção da imagem, à identificação das estruturas normais conforme aparecem na ultrassonografia e à interpretação da patologia.

A obtenção da imagem requer uma máquina de ultrassonografia à beira do leito satisfatória. Existem sistemas de ultrassonografia muito bons e, muitas vezes, a escolha é feita para o usuário pelo departamento de compra do hospital. Os equipamentos menores e portáteis permitem o fácil transporte da sala de exame até o leito hospitalar. A portabilidade de diferentes modelos precisa ser considerada em relação ao preço e a qualidade de imagem. Uma forma rápida de avaliar a qualidade é testar a imagem da ultrassonografia no próprio punho do usuário, buscando estruturas detalhadas, como o nervo mediano. Quanto à sonda, a escolha foi simplificada. O transdutor de arranjo linear de banda larga, de 5 a 12 MHz, é suficiente para a maioria das aplicações musculoesqueléticas, embora o exame de estruturas superficiais, como as articulações interfalangeanas distais, possa requerer transdutores de superfícies menores (taco de *hockey*) e frequências mais altas, de até 15 MHz. A obtenção da imagem de estruturas mais profundas, como as articulações do quadril e da coluna, pode requerer sondas de 3 a 5 MHz com arranjos curvos. Cada transdutor apresenta uma marca, sulco ou ponto de referência em uma extremidade, os quais são importantes para a orientação da imagem no monitor.

As imagens devem ser obtidas em duas incidências, longitudinal e transversa. Isso permite a referência cruzada, em especial no que concerne à patologia. Algumas estruturas podem parecer patológicas, aumentadas ou danificadas em uma das incidências, porém normais em outra. Apenas um ponto de vista não possibilita o diagnóstico conclusivo. Nas incidências de eixo longitudinal, o lado esquerdo da imagem é cefálico, contanto que a marca do transdutor também esteja apontando em sentido cefálico. Nas incidências de eixo transverso, o lado esquerdo da imagem refere-se ao lado direito do paciente, desde que o sulco no transdutor esteja voltado para a direita do paciente. Para testar a orientação, o aprendiz pode usar o seu próprio dedo no lado direito da sonda e observar as sombras acústicas no lado esquerdo da imagem.

As aparências normais nas imagens devem ser comparadas ao conhecimento do usuário em relação à anatomia normal. As estruturas ósseas são bons pontos de partida e, para cada imagem articular, o aprendiz deve lembrar-se dos pontos-chave de referência, como o coracoide e o úmero nas incidências anteriores do ombro. As estruturas são referidas como hiperecoicas, hipoecoicas e anecoicas (ver Cap. 3, Fig. 3.2), que são graduações da escala de cinza da ultrassonografia. Os ossos são hiperecoicos, fáceis de serem reconhecidos pelos iniciantes e acompanhados por sombras acústicas abaixo deles. A cartilagem é anecoica, em caso de cartilagem hialina, formando uma pequena margem na superfície óssea hiperecoica abaixo dela, ou ligeiramente hiperecoica, no caso de menisco ou fibrocartilagem. A sinóvia é um tecido isoecogênico dentro da articulação e, em geral, pode ser destacada pelo líquido sinovial anecoico. Em grande parte das vezes, o líquido é anecoico, mas pode conter *debris*, patologicamente, o que pode adicionar mais cinza à imagem. A gordura subcutânea é isoecogênica, ao passo que a gordura peribursa é mais espessa e mais ecogênica. O músculo pode ter sinais de eco variáveis devido aos diferentes padrões musculares (unipenado, bipenado) e à fáscia. Os tendões apresentam um fino padrão fibrilar. A mudança de orientação da sonda causa profundas mudanças na ecogenicidade dos tendões (Fig. 14.1). Essa propriedade, chamada de anisotropia, é demonstrada pela ultrassonografia quando o ângulo do transdutor não é perpendicular ao tendão ou à outra estrutura, cuja imagem está sendo obtida. A anisotropia pode ser usada para ajudar a diferenciar os tendões das outras estruturas por meio de manobras do transdutor com oscilação de um lado a outro (varredura). Os ligamentos são ligeiramente menos ecoicos que os tendões e apresentam brilho inconsistente devido às camadas fibrilares em direções variadas. Os nervos tendem a ser ovais e mais grosseiros e dão uma aparência de noite estrelada (no corte do eixo transverso), com pequenas alterações na direção da sonda. As bursas são anecoicas e podem ser comprimidas pela pressão na sonda.

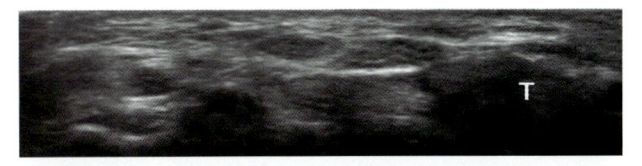

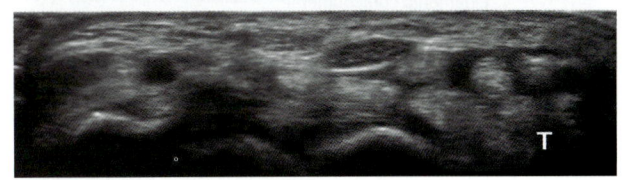

Figura 14.1 Anisotropia. O movimento de oscilação da sonda torna os tendões hiper e hipoecoicos. T, tendões flexores no punho.

OMBRO

A anatomia do ombro, amplamente abordada em outros textos, pode ser revisada com rapidez (Fig. 14.2). Lembre-se das associações do úmero com o tendão do bíceps, com os músculos e tendões do manguito rotador e com os músculos subescapular, supraespinhoso, infraespinhoso, redondo menor e deltoide. Reveja a anatomia da glenoide com o lábio anterior e posterior, a articulação acromioclavicular e os ligamentos-chave associados, inclusive o acromioclavicular, com seus efeitos sobre o manguito rotador. Revise, também, a localização da bursa subacromial-subdeltóidea.

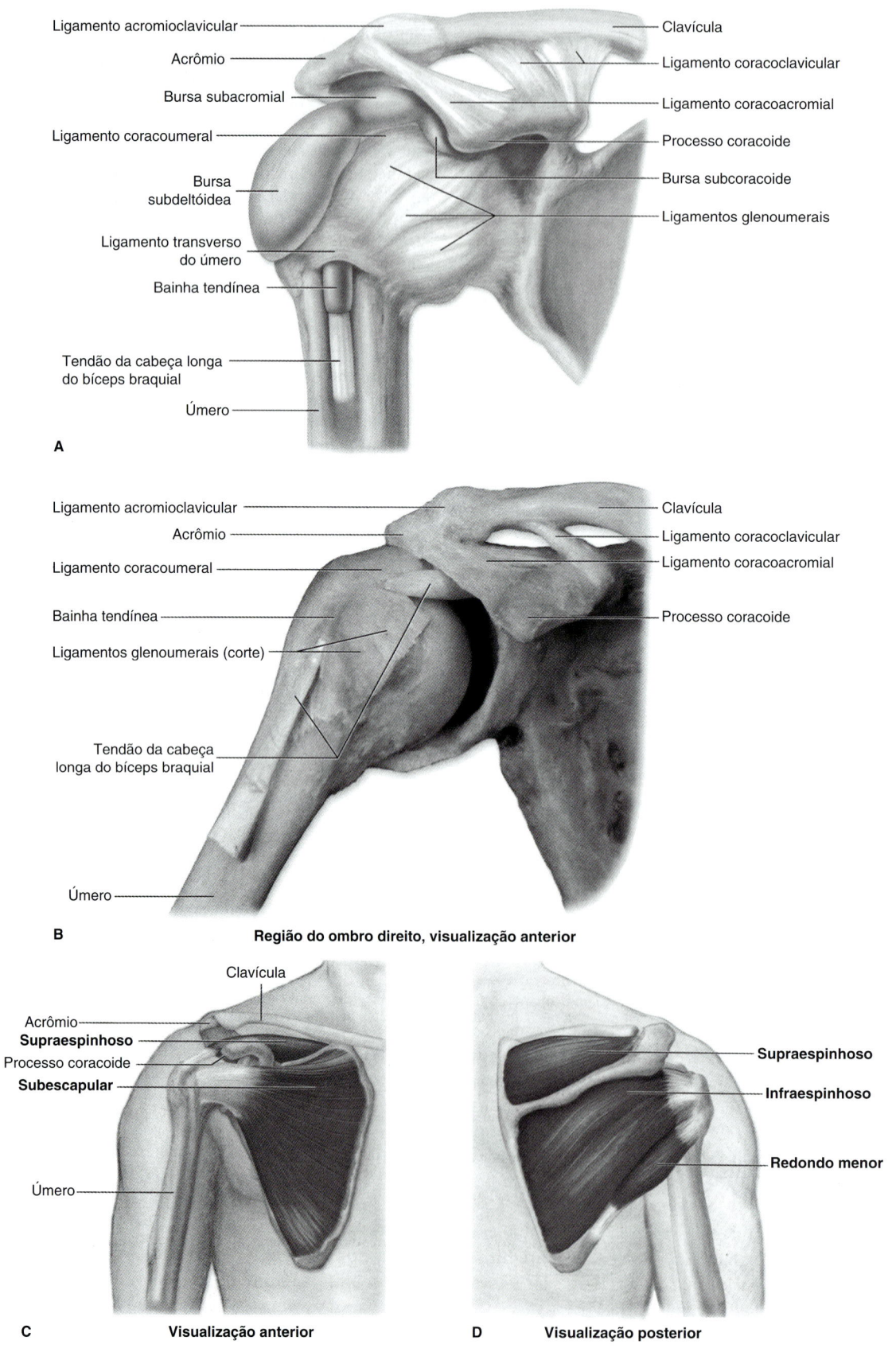

Figura 14.2 Anatomia do ombro.

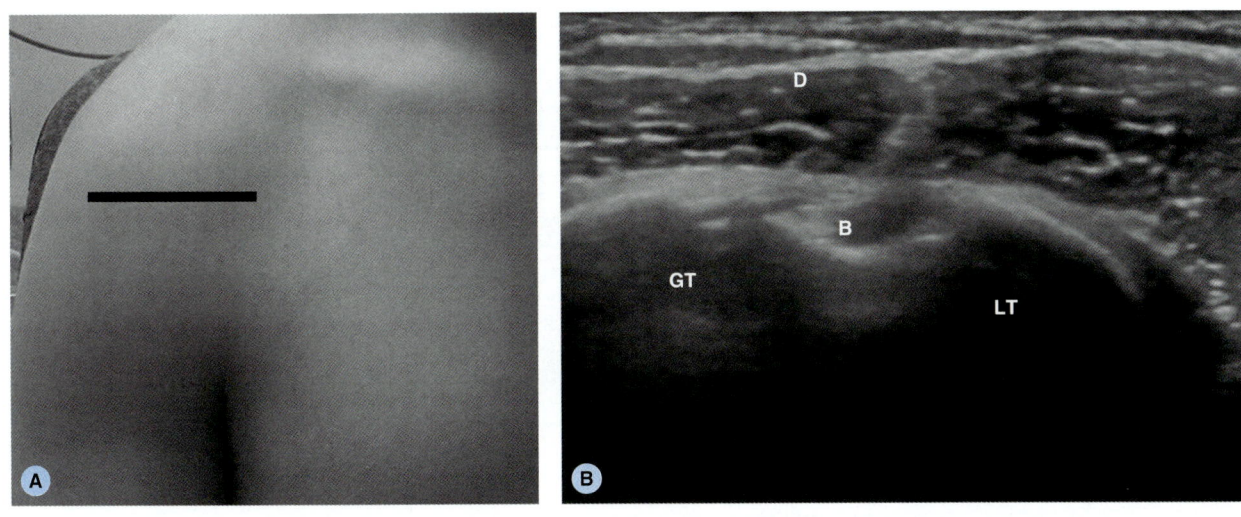

Figura 14.3 **(A)** Disposição transversa da sonda e **(B)** visualização. B, tendão do bíceps; D, músculo deltoide; GT, tuberosidade maior; LT, tuberosidade menor.

As incidências usuais do ombro começam com a transversa do tendão do bíceps (Fig. 14.3). O paciente fica sentado, perpendicular ao médico, e com o monitor ao lado do paciente ou à esquerda do médico ao examinar o ombro direito do paciente. Alguns profissionais preferem examinar por trás. Das duas formas, o conforto do paciente, o acesso do profissional ao paciente, a aquisição das incidências ultrassonográficas e a visualização do monitor devem ser determinantes no posicionamento do paciente e do médico. Também deve ser considerado se o médico é canhoto ou destro.

O paciente repousa o dorso da mão na coxa. A sonda é disposta anterolateral e transversalmente no ombro, com a marca da sonda apontando para a direita do paciente. Essa incidência possibilita ao médico visualizar o tendão bicipital no sulco do bíceps, a tuberosidade menor medial à inserção do subescapular e a tuberosidade maior lateral à inserção do supraespinhoso. Observe a anisotropia com os movimentos do transdutor. O ligamento umeral transverso mantém o tendão do bíceps no lugar. O tendão é oval intra-articularmente, porém mais redondo conforme cursa em sentido à junção miotendínea. O tendão normal do bíceps apresenta 3 a 7 mm de diâmetro transverso.

O corte longitudinal do tendão do bíceps pode ser obtido por meio da rotação de 90° da sonda no mesmo local (Fig. 14.4). Agora, é possível visualizar o tendão bicipital longitudinalmente. Em seguida, o transdutor é movimentado em sentido distal, acompanhando o tendão bicipital, conforme aborda o músculo bíceps. O diâmetro sagital do bíceps apresenta 1 a 4 mm.

A incidência transversa anterior é obtida pela disposição anterior da sonda no ombro, medial ao corte obtido há pouco pela incidência do tendão bicipital, com o braço do paciente em rotação externa (Fig. 14.5). Essa abordagem permite que o tendão do subescapular seja totalmente visualizado. O médico busca áreas hipoecoicas que possam representar dano, devendo ter cuidado com algumas aparências hipoecoicas na junção miotendínea. O músculo subescapular é um músculo multipenado e mostra-se descontinuado quando examinado no corte transversal.

A incidência longitudinal anterior requer, mais uma vez, a rotação de 90° da sonda no mesmo local. Com isso, observa-se o tendão do subescapular como uma estrutura em forma de bico sobre a tuberosidade menor do úmero. Com a movimentação medial do transdutor, é possível visualizar o coracoide, e, com a rotação interna e externa do braço, pode-se ver o impacto subcoracoide do tendão subescapular. Além disso, é possível visualizar a bursa subcoracoide.

A disposição mais lateral da sonda com o paciente na posição de Crass (máxima rotação interna, cotovelo flexionado e mão tocando na escápula oposta) permite a visualização do tendão do supraespinhoso, o tendão de mais provável envolvimento na patologia do manguito rotador. Com a sonda mantida transversalmente, o tendão encontra-se cobrindo o úmero, com a bursa subdeltóidea transparente acima e a cartilagem transparente abaixo dela. Superficialmente, nessa incidência, encontra-se o músculo deltoide.

A incidência lateral longitudinal é obtida rodando novamente o transdutor em 90° (Fig. 14.6). Mais uma vez, é observada uma estrutura em forma de bico de frente para o sentido oposto do tendão subescapular. O bico está fixado à tuberosidade maior. Cerca de 90% das patologias do manguito rotador ocorrem na área 1

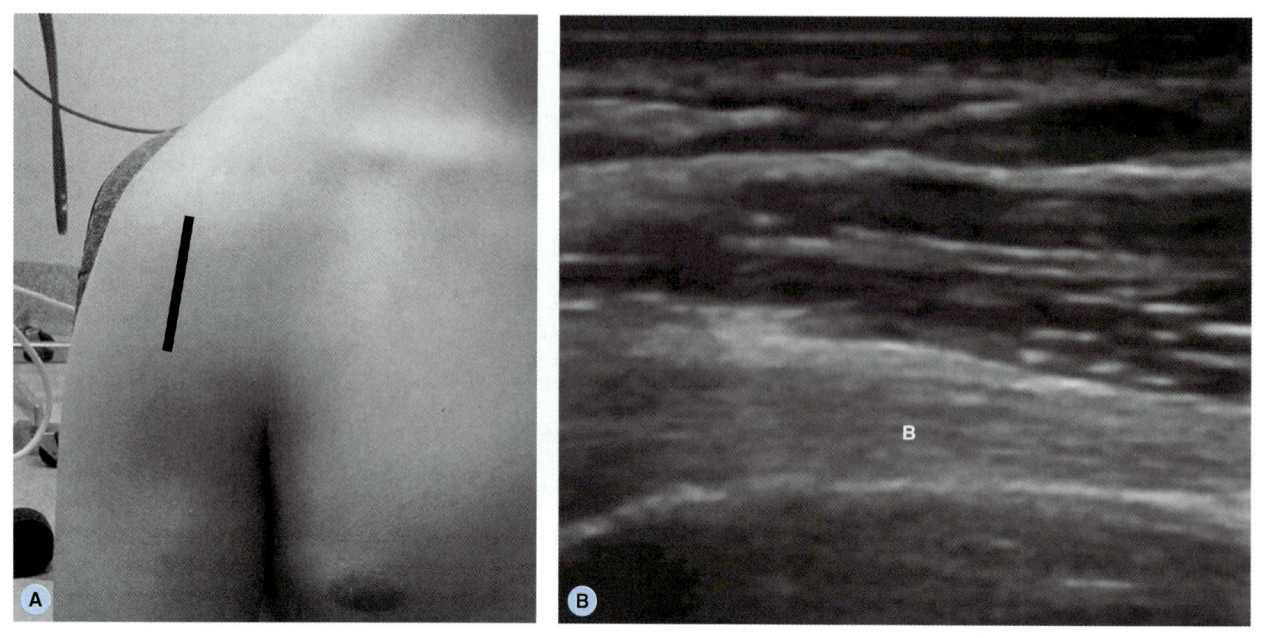

Figura 14.4 (A) Disposição longitudinal da sonda e (B) visualização. B, tendão do bíceps.

cm proximal a essa inserção. Observe o acrômio. A solicitação ao paciente para "beijar" o próprio cotovelo (rotação interna, flexão do cotovelo e abdução no ombro) obriga o tendão do supraespinhoso a mover-se debaixo do ligamento acromioclavicular. Qualquer edema do músculo representa impacto.

A visualização posterior oblíqua pode ser obtida com a sonda orientada transversalmente e o braço do paciente cruzando o tórax e repousando no ombro oposto (Fig. 14.7). Essa incidência permite visualizar o tendão do infraespinhoso e sua ampla inserção. O redondo menor apresenta um tendão menor, mas, muitas vezes, é difícil diferenciar os dois. Poucas patologias associam-se ao redondo menor. Pela movimentação mais caudal do transdutor, é possível visualizar o lábio posterior como uma estrutura profunda, hiperecoica e triangular (Fig. 14.8). A incidência longitudinal mais uma vez é conseguida pela rotação de 90° da sonda. As rotações interna e externa podem permitir visualizar a cabeça do úmero.

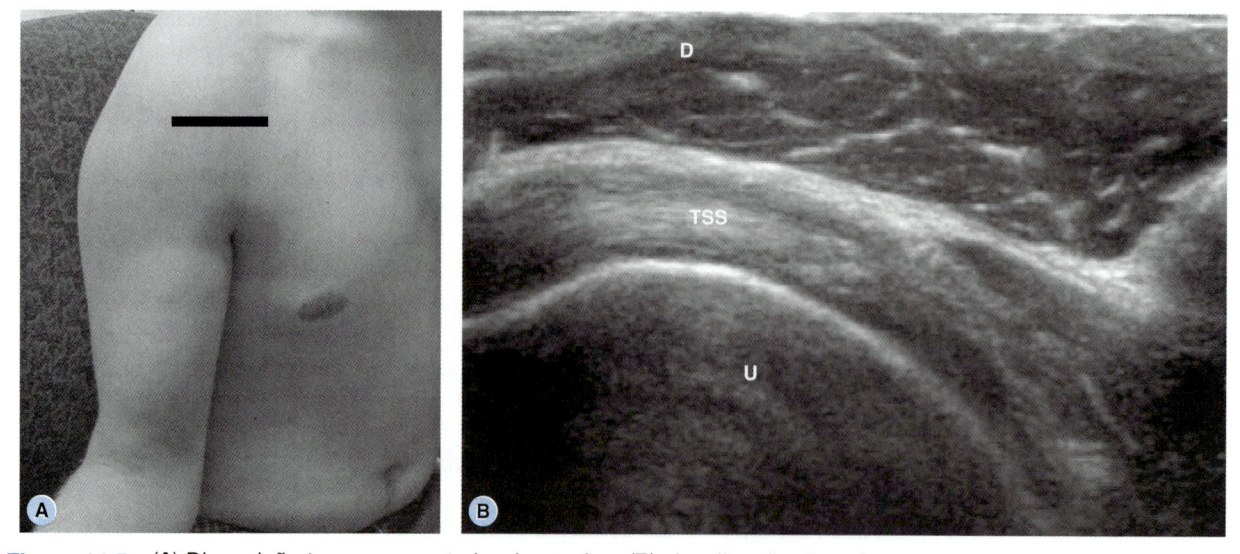

Figura 14.5 (A) Disposição transversa anterior da sonda e (B) visualização. D, músculo deltoide; U, úmero; TSS, tendão do subescapular.

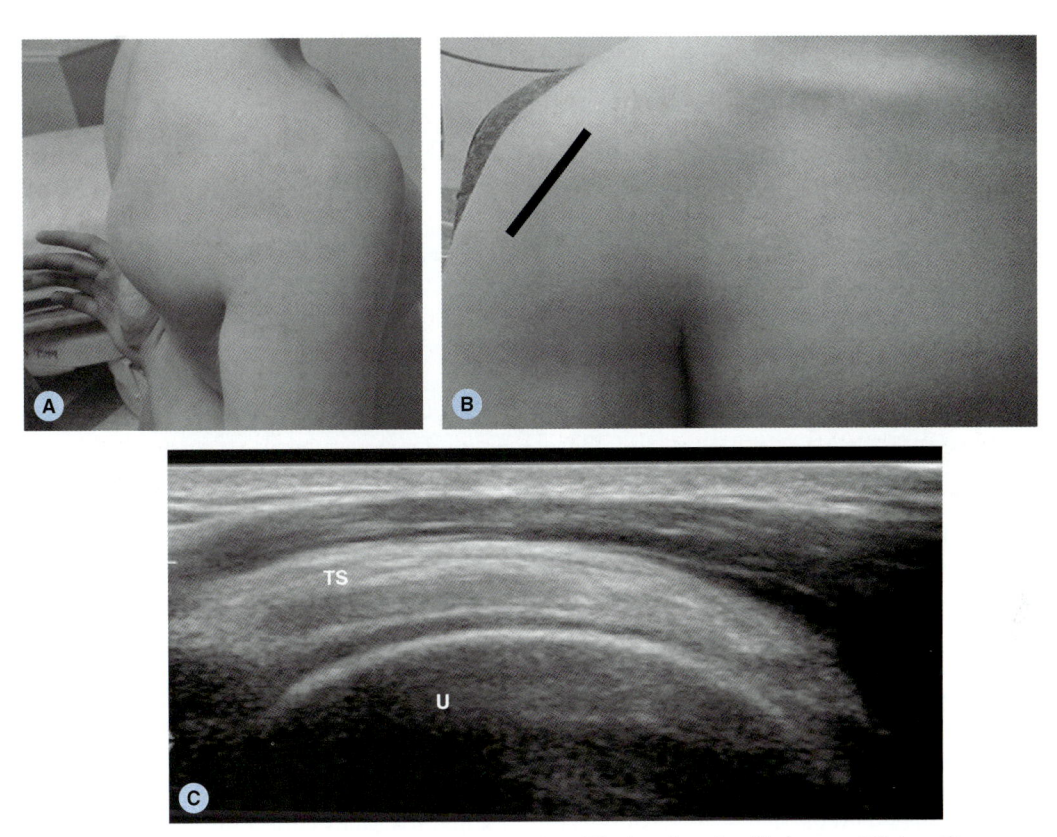

Figura 14.6 (**A**) Lateral do paciente, (**B**) disposição da sonda e (**C**) visualização. U, úmero, TS, tendão supraespinhoso.

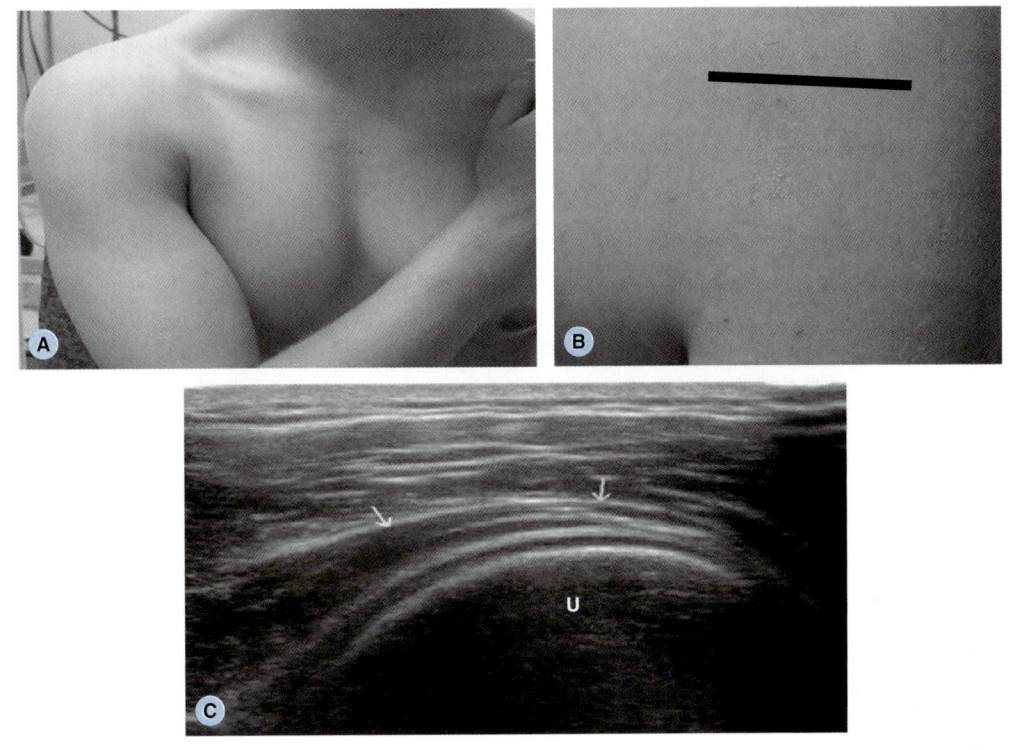

Figura 14.7 (**A**) Região posterior do paciente, (**B**) disposição da sonda e (**C**) visualização. As setas indicam o tendão do infraespinhoso. U, úmero.

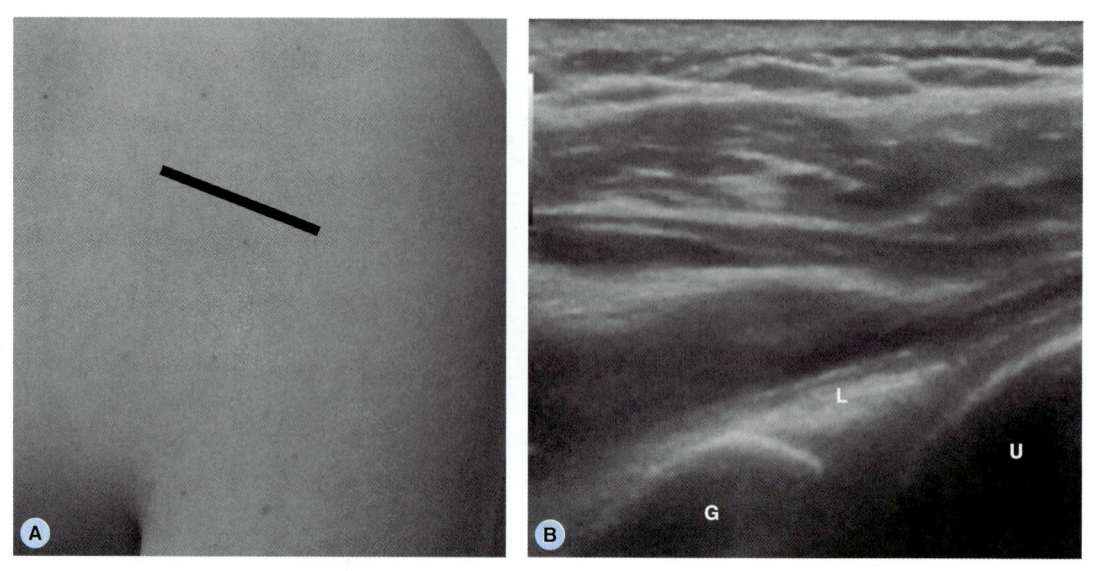

Figura 14.8 (A) Disposição da sonda na parte posterior do ombro e (B) visualização. G, glenoide; U, úmero; L, lábio.

A visualização da articulação acromioclavicular é obtida com o braço do paciente estendido lateralmente, com a sonda posicionada acima da articulação, em posição paralela à clavícula (Fig. 14.9). O espaço articular é observado. A medida da articulação acromioclavicular permite o diagnóstico de separação do ombro. Essa articulação pode estar envolvida em toda patologia que afeta outras articulações sinoviais. A presença de líquido nessa articulação fornece o chamado sinal de Geyser.

COTOVELO

A articulação do cotovelo (Fig. 14.10) é do tipo gínglimo, composta pela articulação umeroulnar, da tróclea umeral com a incisura troclear da ulna, pela articulação umerorradial, entre o capítulo do úmero e a cabeça do rádio, e pela articulação radioulnar proximal. Lembre-se do olécrano na fossa do olécrano umeral. Os principais ligamentos incluem os ligamentos colaterais radial e ulnar, os quais conectam o úmero ao rádio e à ulna, respectivamente. Os tendões encontrados são do bíceps, tríceps e o flexor e extensor comum. Os referenciais-chave incluem os epicôndilos lateral e medial. Nervos importantes que podem ser visualizados no cotovelo são o mediano, o radial e o ulnar. As artérias braquial e ulnar são referenciais, já que sua proximidade e propriedades ultrassonográficas ajudam a localizar os nervos mediano e ulnar.

As incidências usuais do cotovelo incluem a anterior, medial, lateral e posterior. A visualização transversa anterior é obtida com o cotovelo do paciente estendido,

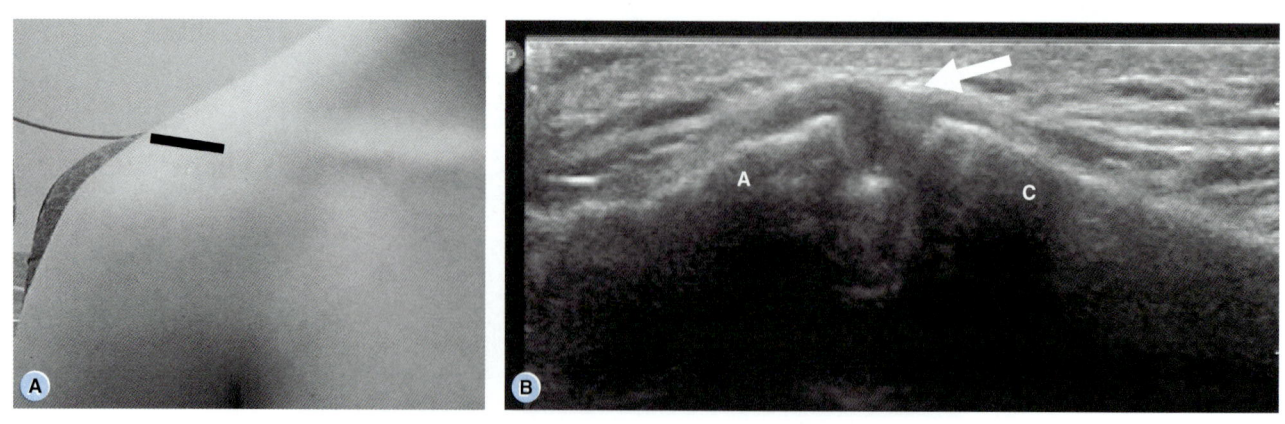

Figura 14.9 (A) Disposição da sonda na articulação acromioclavicular e (B) visualização. A seta indica a cápsula articular. A, acrômio; C, clavícula.

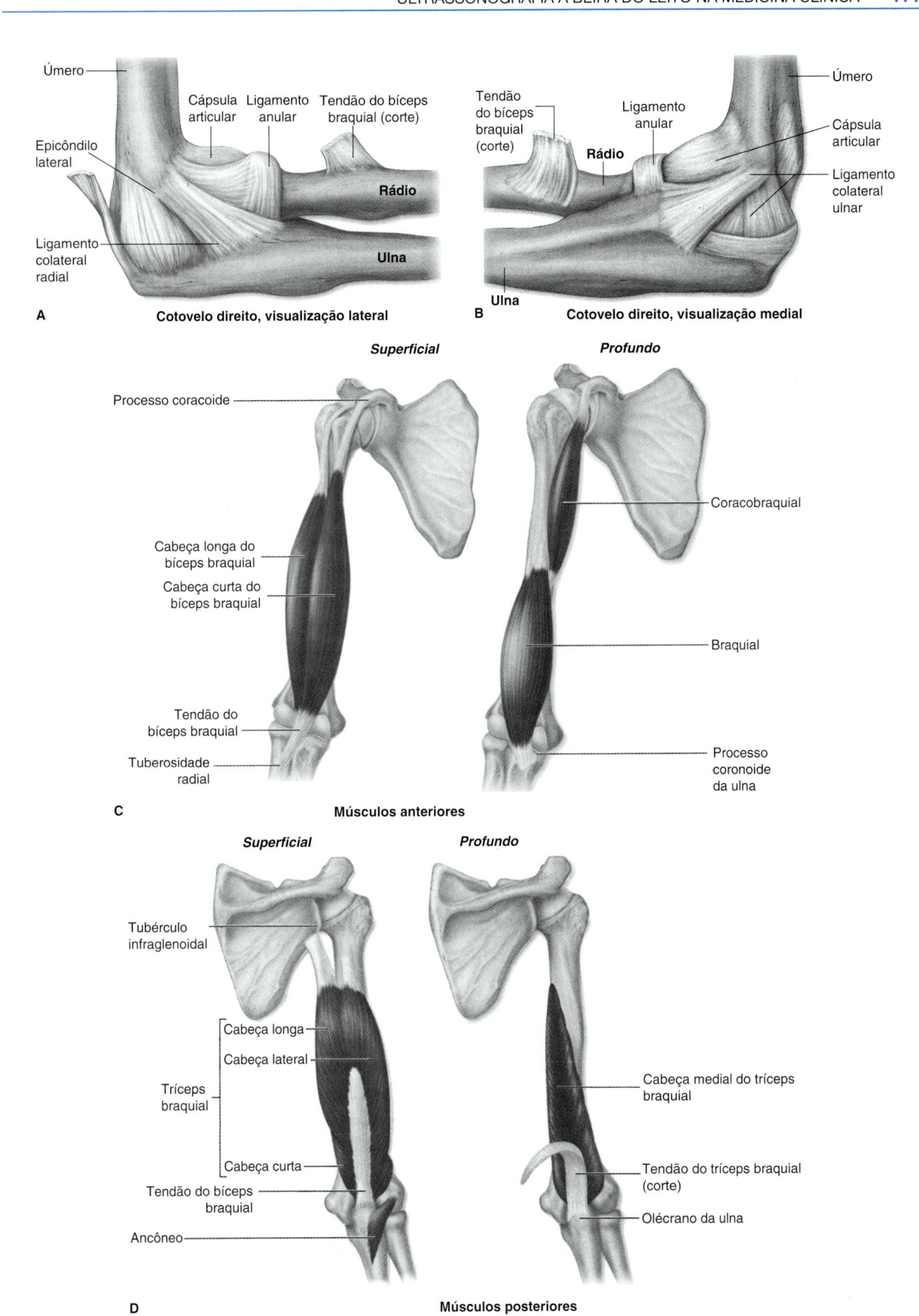

Figura 14.10 Anatomia do cotovelo.

repousando sobre uma mesa ou sobre a coxa apoiada por uma toalha. Lembre-se que a marca na sonda está voltada para a direita do paciente. O lado esquerdo da imagem será a lateral. Pela varredura do espaço articular, é possível visualizar o úmero distal com a cartilagem hipoecoica. No exame medial (Fig. 14.11), observa-se a artéria braquial pulsátil, não compressiva. Medialmente à artéria braquial, encontra-se o nervo mediano com aparência oval, de noite estrelada. Mais lateral em orientação longitudinal, o tendão do bíceps e do braquial podem ser visualizados e o tendão do bíceps pode ser percorrido em sentido distal até sua inserção na tuberosidade radial, algumas vezes melhor observado na visualização posterior.

A visualização longitudinal anterior é obtida pela rotação de 90° da sonda e movimentação medial e lateral para visualizar os dois espaços articulares principais. As estruturas mediais, tróclea do úmero e coronoide da ulna, são visualizadas. Observe o braquial e o pronador redondo sobrejacente. Lateralmente, a cabeça do rádio e o capítulo do úmero podem ser vistos (Fig. 14.12). Mais uma vez, veja a cartilagem hialina hipoecoica e o músculo braquiorradial sobrejacente.

Para a visualização longitudinal medial (Fig. 14.13), em primeiro lugar é preciso encontrar o epicôndilo medial pela palpação. O braço está estendido. O tendão flexor comum é observado superficial ao ligamento colateral ulnar e fixa-se ao epicôndilo medial. As lesões nessa área são, muitas vezes, diagnosticadas em jogadores de golfe e de esportes que envolvem arremessos. Procure calcificações, rupturas e irregularidades. Os referenciais ósseos incluem a tróclea do úmero e a incisura troclear da ulna.

A incidência longitudinal lateral é melhor obtida com os braços do paciente em posição de oração (Fig. 14.14). Encontre o epicôndilo lateral. A sonda é posicionada superior ao capítulo. O tendão extensor comum se insere no epicôndilo lateral. O ligamento colateral radial pode ser visualizado nessa área. As estruturas desse local são muitas vezes lesionadas com os movimentos

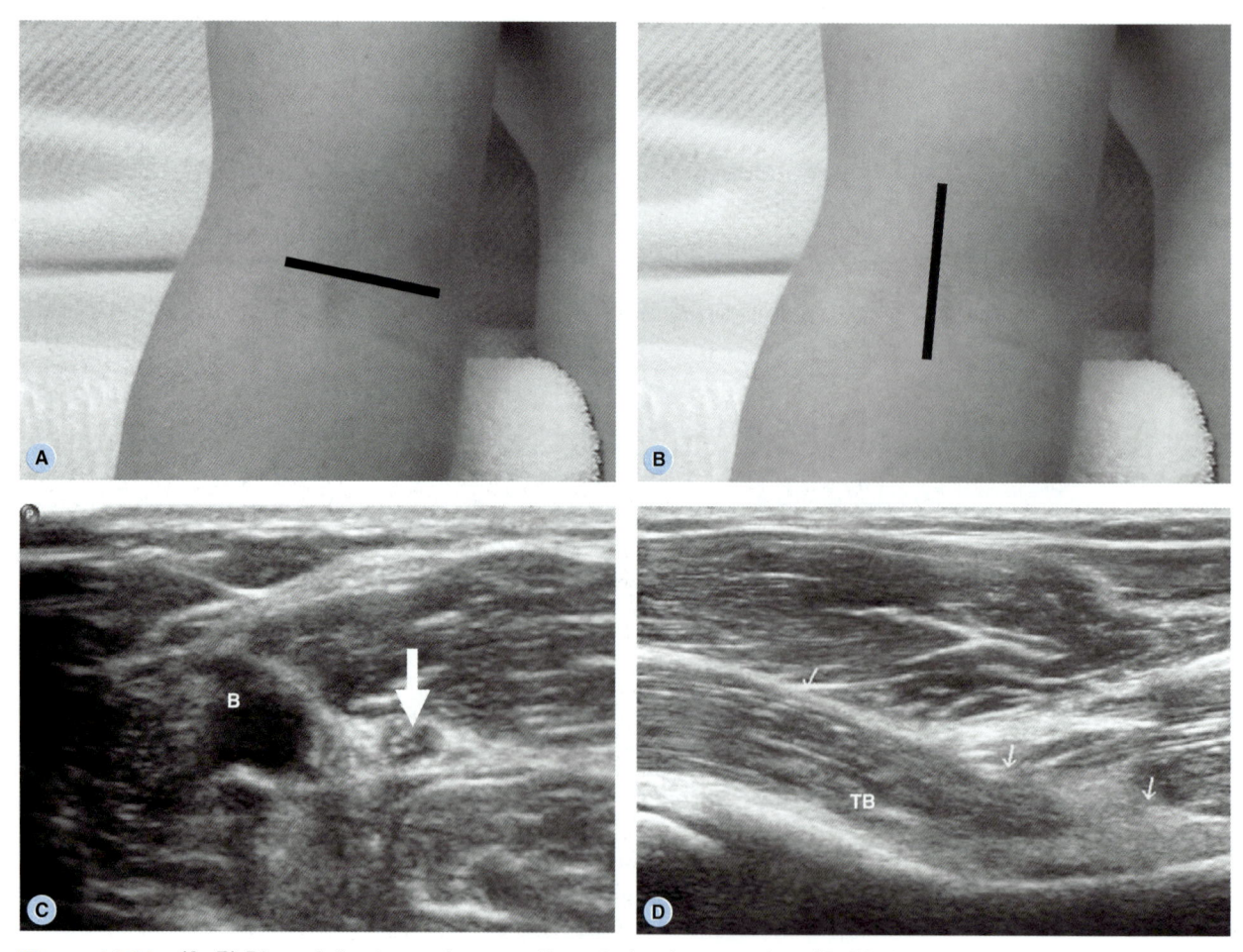

Figura 14.11 (**A**, **B**) Disposição da sonda na região anterior do cotovelo e (**C**, **D**) visualizações. As setas indicam o nervo mediano. B, artéria braquial; TB, tendão do bíceps.

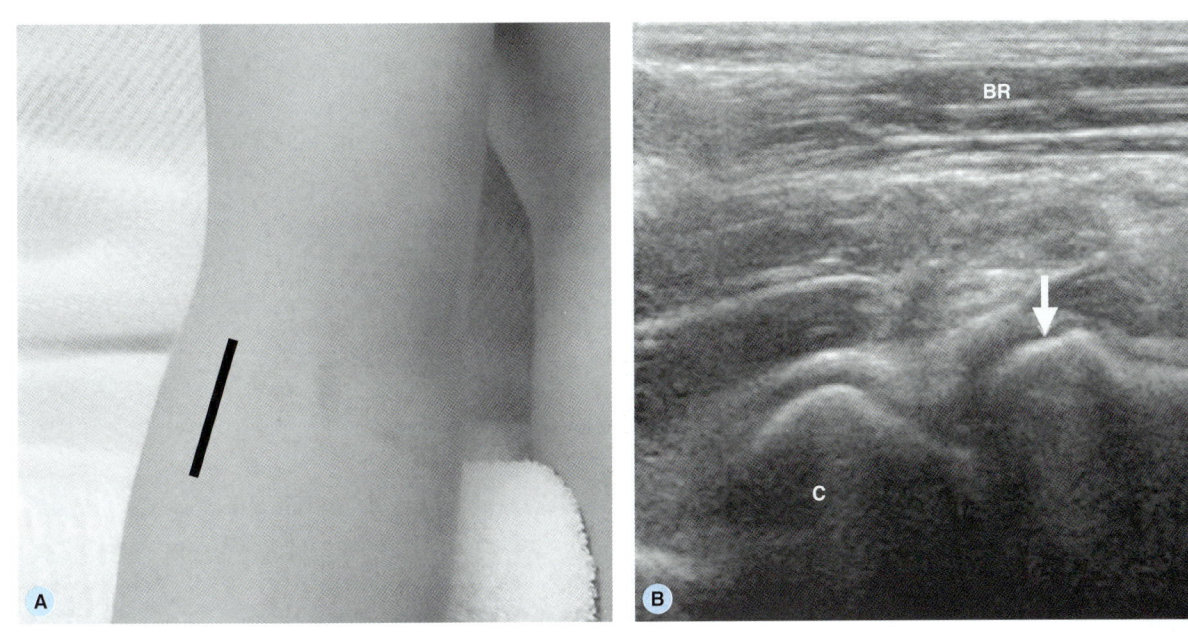

Figura 14.12 (A) Disposição da sonda na região anterior do cotovelo e (B) visualização. A seta indica a cabeça do rádio. BR, músculo braquiorradial; C, capítulo.

de preensão, como no tênis (cotovelo do tenista). Com a pronação e a supinação solicitadas ao paciente, é possível observar o movimento do rádio contra o capítulo do úmero.

A visualização posterior do cotovelo é obtida solicitando ao paciente para repousar a mão no quadril ou permanecer em posição de caranguejo (Fig. 14.15). Longitudinalmente, o nervo troclear pode ser visualizado proximalmente e o olécrano distalmente. Em sentido mais distal, encontra-se a bursa do olécrano. A pressão da sonda deve ser aplicada com suavidade para evitar a compressão da bursa. Em seguida, pode-se observar o tendão do tríceps. A visualização transversa posterior deve ser obtida para visualizar o tendão do tríceps e os músculos também.

A visualização longitudinal medial posterior, com o paciente na mesma posição, permite visualizar o nervo ulnar próximo ao epicôndilo medial no túnel ulnar (Fig. 14.16). A flexão e extensão do cotovelo podem causar subluxação do nervo ulnar, enquanto o esmagamento nervoso também pode ser visualizado.

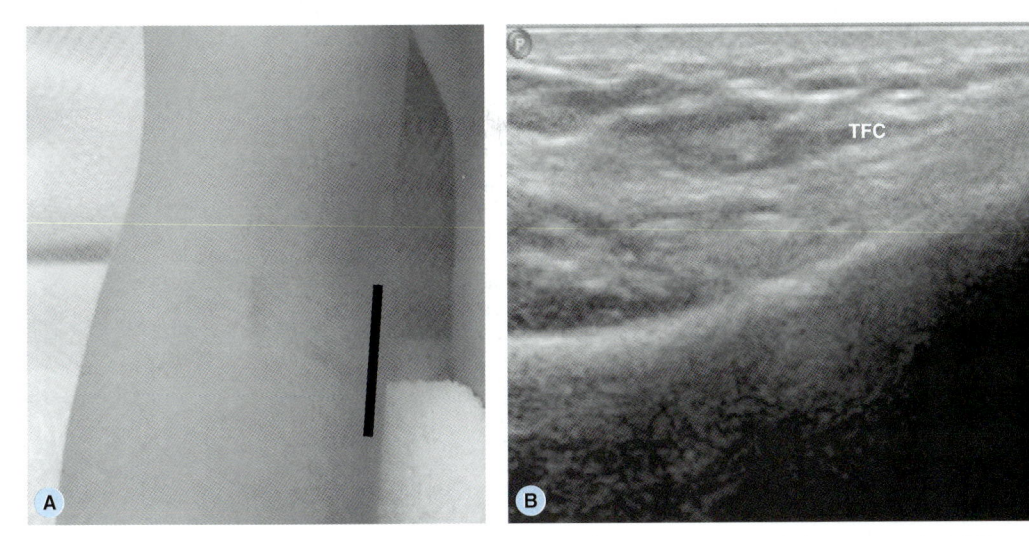

Figura 14.13 (A) Disposição da sonda na região medial do cotovelo e (B) visualização. TFC, tendão flexor comum; EM, epicôndilo medial.

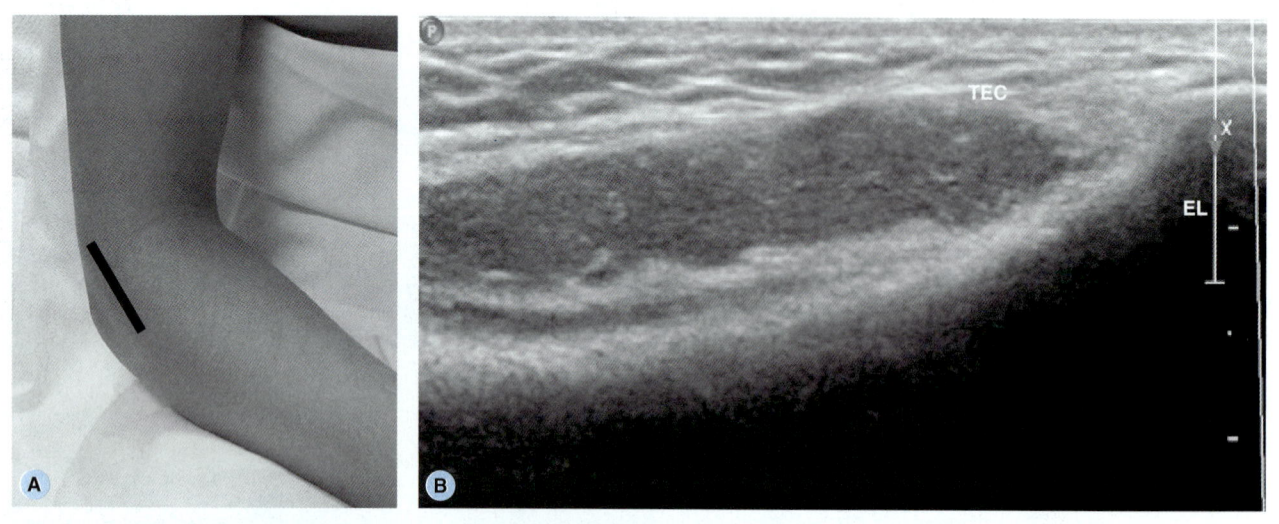

Figura 14.14 (**A**) Disposição da sonda longitudinal lateral e (**B**) visualização. (TEC), tendão extensor comum; (EL), epicôndilo lateral.

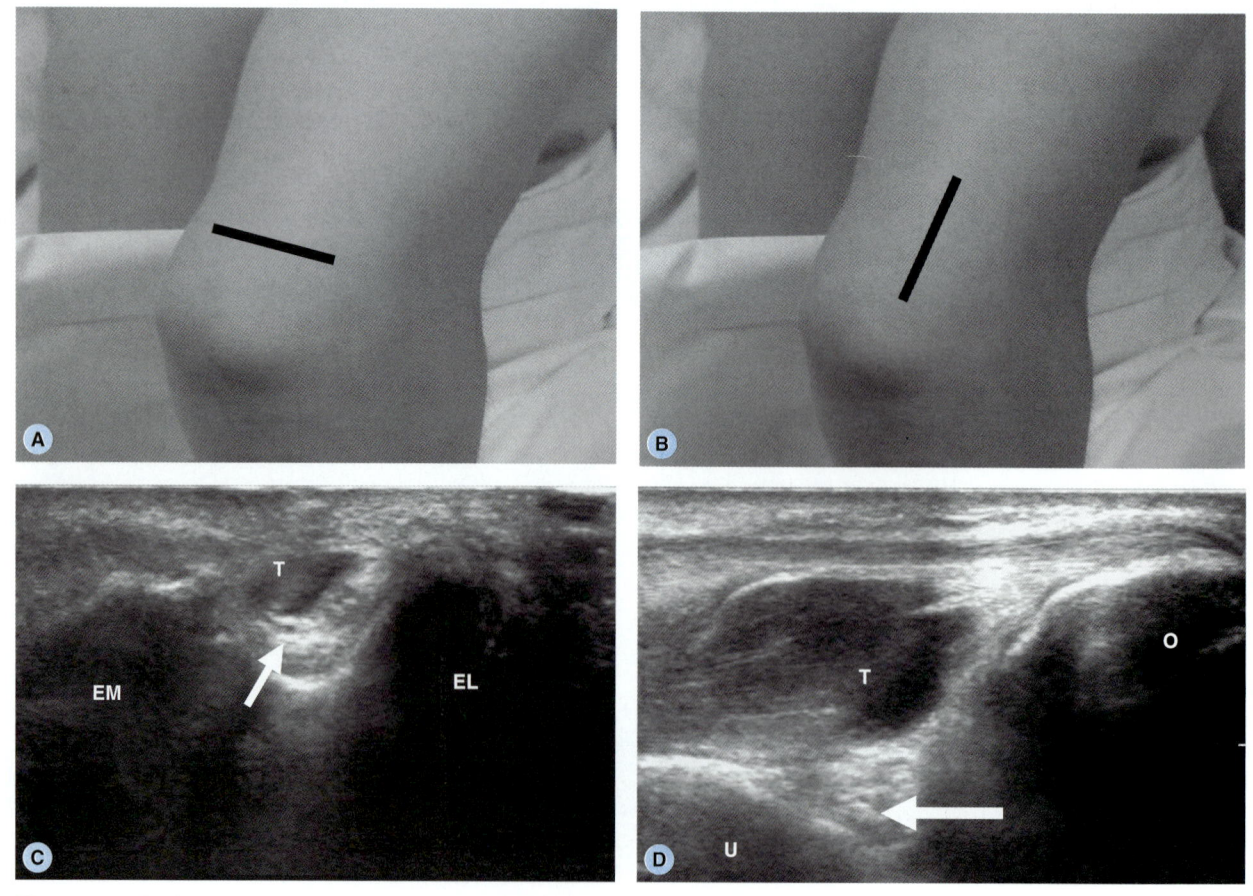

Figura 14.15 (**A, B**) Disposição da sonda na região posterior do cotovelo e (**C, D**) visão. A seta indica um coxim gorduroso. U, úmero; EL, epicôndilo lateral; EM, epicôndilo medial; O, olécrano; T, tendão do tríceps.

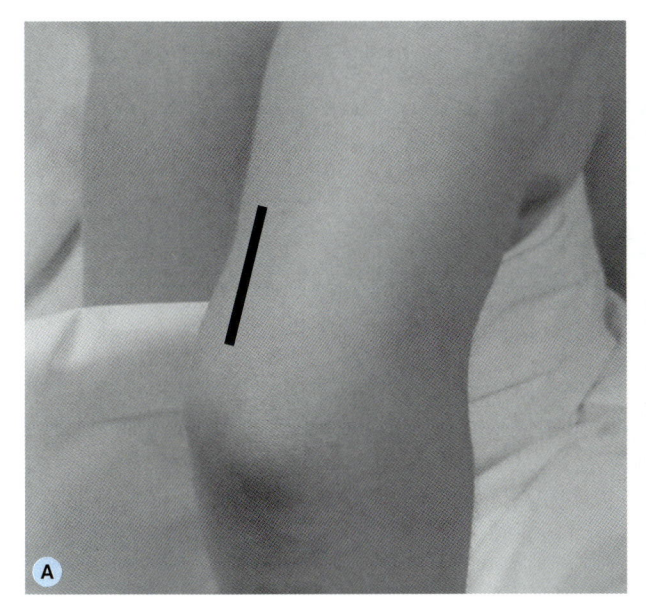

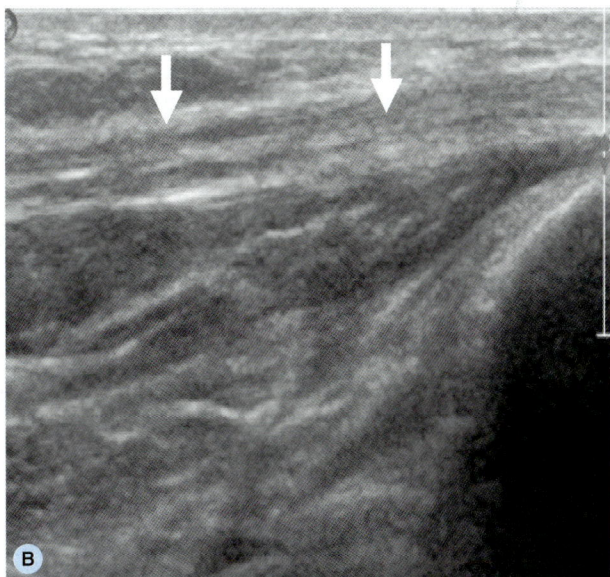

Figura 14.16 (**A**) Disposição da sonda longitudinal medial e (**B**) visualização. As setas indicam o nervo ulnar.

PUNHO E MÃO

O exame ultrassonográfico do punho e da mão requer a revisão breve dos referenciais-chave (Fig. 14.17). As superfícies ósseas incluem o rádio e a ulna, sendo o tubérculo dorsal do rádio na superfície dorsal radial um importante ponto de partida. Os ossos do carpo proximais, escafoide, semilunar, piramidal e pisiforme, e a fileira distal, trapézio, trapezoide, capitato e hamato, formam as duas fileiras de ossos do carpo (ver Fig. 14.17A). Lembre-se que, na anatomia superficial, a prega proximal transversa no punho é o local da articulação do punho, enquanto a prega distal repousa sobre o retináculo flexor proximal. Os músculos-chave consistem em extensores, inclusive o radial e o ulnar, bem como em flexores dos dedos e dos abdutores do polegar nos seis compartimentos dorsais. Reveja a tabaqueira anatômica com sua base composta de estiloide radial e escafoide, sua borda lateral formada pelo extensor longo do polegar e da borda medial formada pelo extensor curto do polegar e abdutor longo do polegar. Não se esqueça que o canal de Guyon abriga a artéria e o nervo ulnar. A fibrocartilagem triangular está localizada na interseção entre ulna, piramidal, rádio e semilunar. No aspecto palmar, o nervo mediano e radial e a artéria ulnar representam importantes estruturas. Lembre-se das articulações metacarpofalangeanas com as estruturas anelares (polias) e os ligamentos colaterais ulnar e radial das várias articulações, além das articulações interfalangeanas proximais e distais.

As estruturas menores e superficiais do punho e da mão são melhor visualizadas por meio da sonda de arranjo linear de alta frequência, de 9 a 15 MHz. Se disponível, um pequeno transdutor em forma de taco de *hockey* pode ser usado. A mão do paciente deve repousar de maneira confortável em posição neutra. Os movimentos dinâmicos englobam flexão, extensão, movimento radial e ulnar e, talvez, estresse dinâmico das articulações para revelar frouxidão.

A visualização transversa palmar permite visualizar o nervo mediano (Fig. 14.18). A estrutura em noite estrelada, quando envolvida na síndrome do túnel do carpo, será maior proximalmente (superior a 10 mm^2) e achatada no local da compressão. O nervo mediano é superficial aos tendões flexores e permanece relativamente estacionário nas imagens, enquanto os tendões se movimentam quando o paciente flexiona os dedos. Em sentido mais medial, o pisiforme pode ser identificado com o nervo e a artéria ulnar no canal de Guyon. As artérias são estruturas pulsáteis, vistas melhor em tempo real. As estruturas visualizadas na visualização transversa devem também ser observadas na visualização longitudinal.

A visualização do punho dorsal deve utilizar o tubérculo dorsal do rádio como principal ponto de referência (Fig. 14.19). Os seis compartimentos, de radial para ulnar, incluem: compartimento 1 (extensor curto do polegar e o abdutor longo, os quais estão inflamados na tenossinovite de De Quervain); compartimento 2, no lado radial do tubérculo dorsal do rádio (extensor radial longo e curto do carpo); compartimento 3, no lado ulnar do tubérculo dorsal do rádio (extensor longo do polegar); compartimento 4 (extensor do dedo mínimo e indicador); compartimento 5 (extensor do dedo míni-

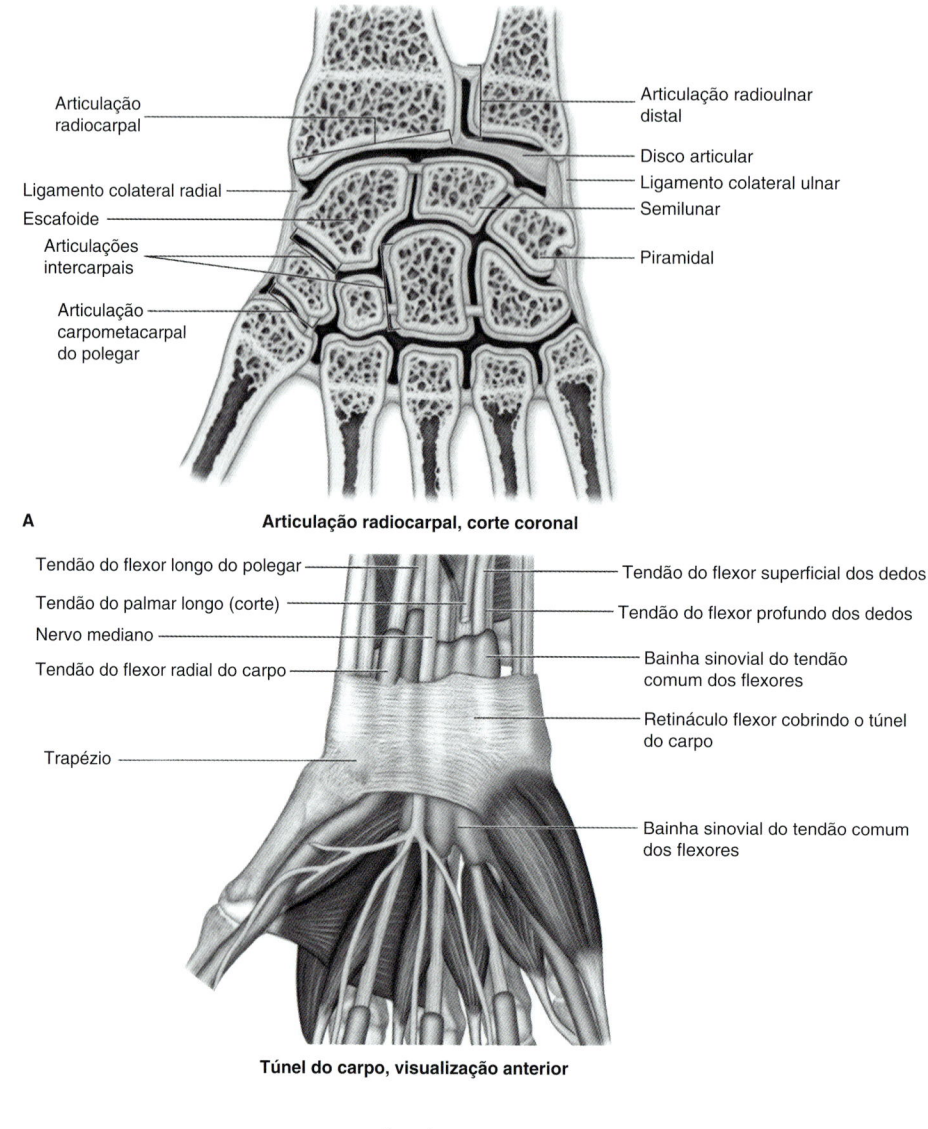

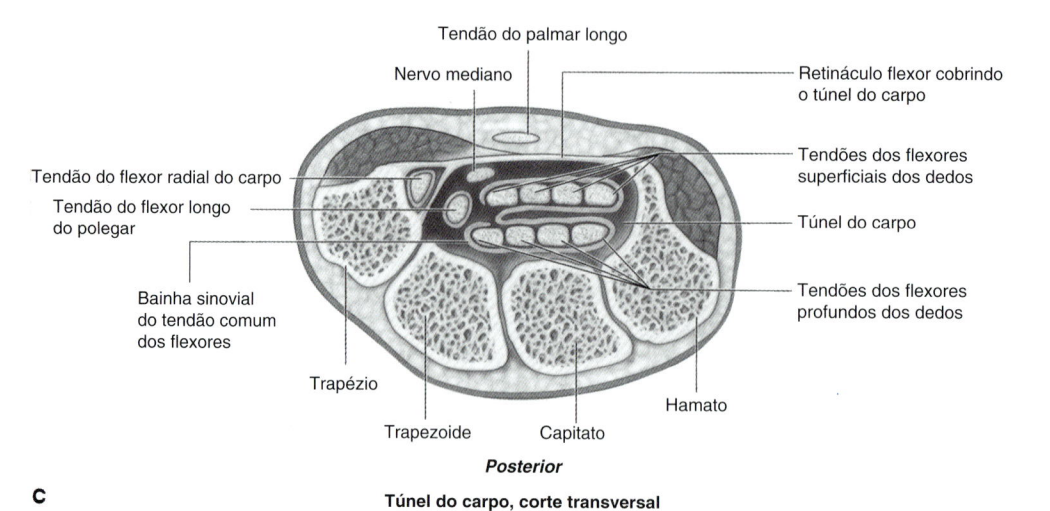

Figura 14.17 Anatomia do punho e da mão.

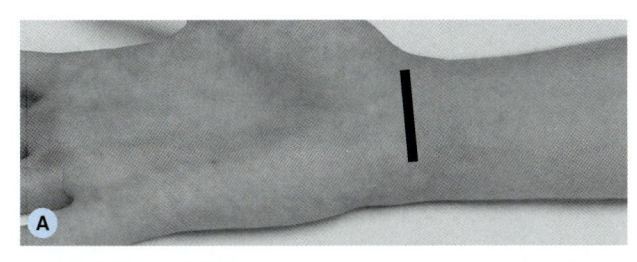

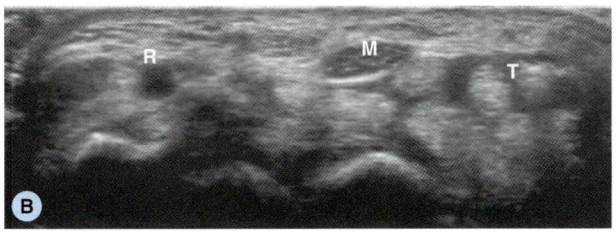

Figura 14.18 (**A**) Disposição da sonda palmar transversa e (**B**) visualização do punho. M, nervo mediano; R, artéria radial; T, tendões flexores.

mo); e compartimento 6 (extensor ulnar do carpo) no sulco ulnar.

Os dedos podem ser visualizados nas vistas longitudinais para avaliar as articulações, em geral a partir da superfície dorsal, buscando erosões e espessamento sinovial (Fig. 14.20). A imagem do polegar também pode ser obtida na superfície ulnar, já que o ligamento colateral ulnar é danificado no polegar do esquiador e caçador. As vistas transversas das articulações metacarpofalangeanas (MCF) e interfalangeanas proximais (IFP) e distais (IFD) identificam a parte anular da bainha fibrosa dos dedos da mão, os tendões flexores e as estruturas ósseas também.

QUADRIL

A revisão da anatomia do quadril começa com os referenciais superficiais (Fig. 14.21). O ligamento inguinal se alonga entre a crista ilíaca anterossuperior e o tubérculo púbico, ambos protuberâncias ósseas. A artéria femoral também pode ser percebida na porção média do ligamento inguinal. O nervo femoral repousa lateral à artéria e à veia femoral, medialmente no triângulo femoral. A articulação do quadril é composta pela cabeça do fêmur no acetábulo. Os elementos-chave do fêmur incluem a cabeça, o colo, o trocanter maior e menor e a linha intertrocantérica. Os músculos principais são o sartório e o quadríceps, anteriormente; iliopsoas, grácil, pectíneo e os adutores, medialmente; glúteos, obturadores, piriformes, gêmeos, tensor da fáscia lata e trato iliotibial, lateralmente; músculos do jarrete, bíceps femoral, semimembranoso e semitendinoso, posteriormente. A cápsula da articulação do quadril se estende do acetábulo até a linha intertrocantérica. Três ligamentos, o iliofemoral, isquiofemoral e pubofemoral compõem a cápsula. As localizações do ligamento redondo e do transverso do acetábulo devem ser revistas. A porção anterossuperior do lábio do acetábulo é a única parte do lábio que pode ser visualizada pela ultrassonografia.

É importante não esquecer as bursas trocantérica, isquiática, intermuscular do glúteo e do iliopsoas. O nervo ciático repousa na incisura isquiática maior, imediatamente lateral à tuberosidade isquiática.

Uma vez que o quadril é uma estrutura mais profunda, a visualização adequada pode requerer o transdutor com frequência mais baixa, em geral entre 5 e 9 MHz. O paciente maior pode ser examinado melhor pela sonda curva, com frequências ainda mais baixas, entre 2 e 5 MHz. A profundidade do exame deve ser de cerca de 9 a 10 cm.

A primeira incidência é a imagem longitudinal anterior, obtida pela colocação da perna do paciente em posição neutra, com a sonda paralela ao colo femoral, ligeiramente oblíqua, de frente para a intersecção do nervo femoral e do ligamento inguinal (Fig. 14.22). Observe o acetábulo, o ligamento iliofemoral hiperecoico envolvendo a cabeça do fêmur e o colo femoral. O músculo iliopsoas é superficial a essas estruturas. A bursa se estende sobre a cápsula, profunda à camada muscular. O lábio superior anterior também pode ser

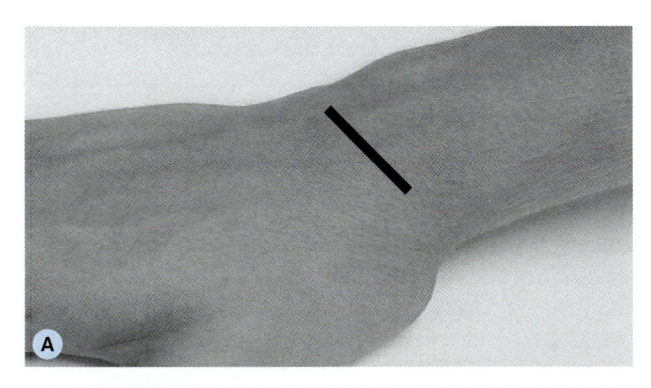

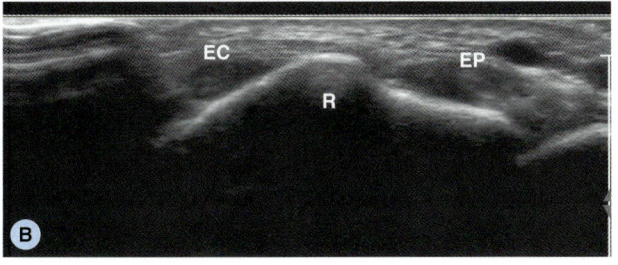

Figura 14.19 (**A**) Disposição da sonda dorsal transversa e (**B**) visualização. EC, tendão do extensor radial curto do carpo; EP, tendão do extensor longo do polegar; R, tubérculo dorsal do rádio.

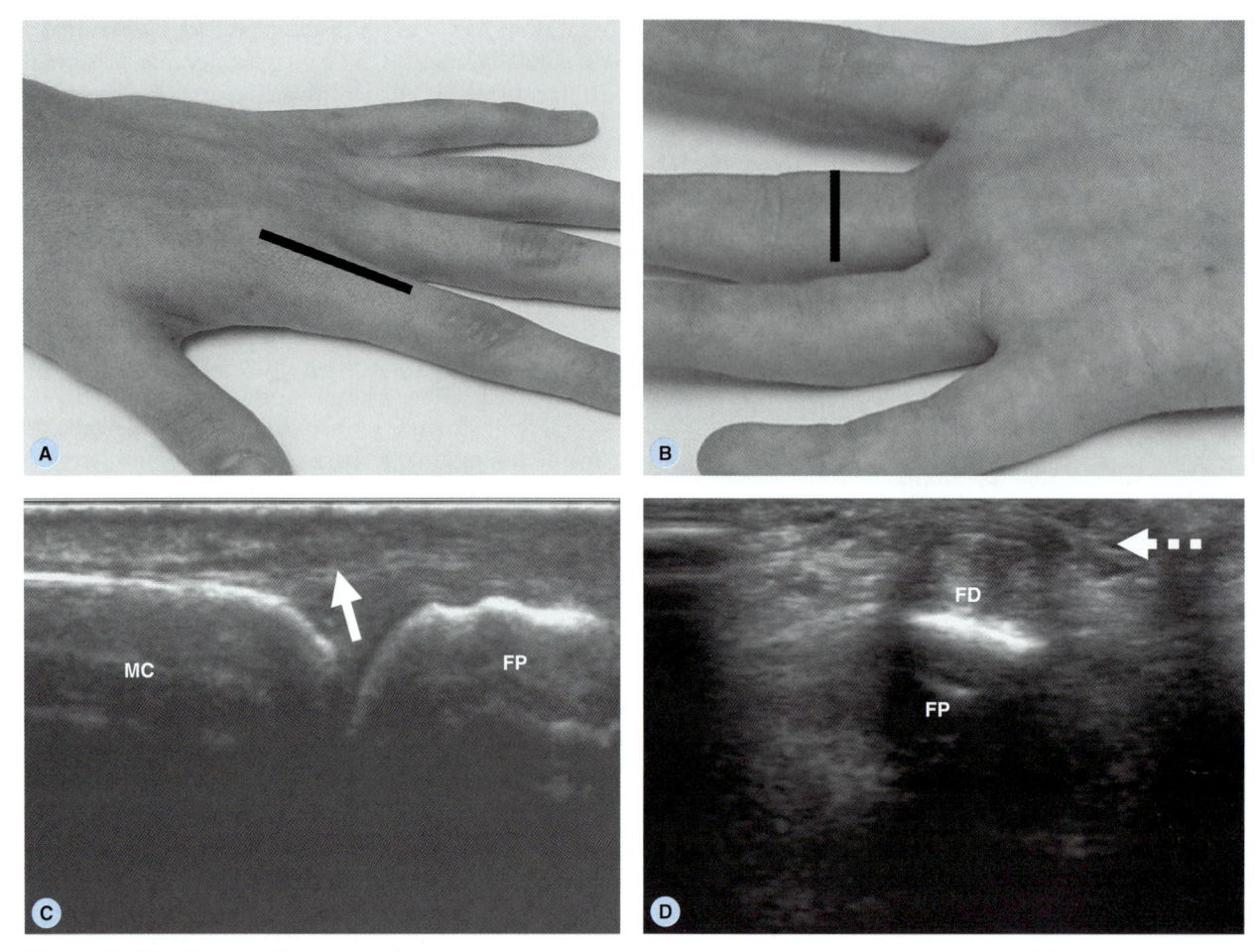

Figura 14.20 **(C)** Visualização do eixo longitudinal da articulação metacarpofalangeana dorsal e **(D)** visualização volar transversa. Os painéis **A** e **B** demonstram a disposição apropriada da sonda. Os painéis **C** e **D** ilustram as respectivas visualizações. A seta aponta para o tendão do extensor dos dedos e a seta pontilhada indica a parte anular da bainha fibrosa dos dedos. FD, tendão do flexor dos dedos; MC, metacarpal; FP, falange proximal.

visualizado. A maioria das rupturas sintomáticas ocorre nessa região.

Com a movimentação lateral da sonda sobre o trocanter maior, é possível visualizar o trocanter maior, a bursa trocantérica e os dois glúteos que se inserem aqui, o mínimo mais proximal e profundo e o médio mais distal e superficial na imagem (Fig. 14.23). Com a sonda na imagem transversa, é possível observar o trato iliotibial como uma estrutura hiperecoica acima do glúteo mínimo e glúteo médio.

JOELHO

Os referenciais anatômicos na ultrassonografia do joelho incluem as estruturas ósseas, o fêmur e seus côndilos lateral e medial, a tíbia, a fíbula e a patela (Fig. 14.24). Os referenciais-chave a serem identificados são a cabeça da fíbula posterolateralmente, onde o bíceps femoral e o ligamento colateral lateral se inserem; o tubérculo de Gerdy da tíbia mais medialmente, onde o trato iliotibial se insere; e a inserção do tendão patelar na tuberosidade tibial. Os ligamentos-chave no joelho incluem o colateral medial composto por três camadas, a mais interna fixando-se no menisco medial e a primeira a se romper com a lesão, ligamento colateral lateral, e os ligamentos cruzados anterior e posterior. Os músculos incluem o quadríceps, que se insere na porção superior da patela, o sartório, grácil e semitendinoso, que se insere na tíbia na pata de ganso, o adutor magno, que se insere no tubérculo adutor do côndilo medial do fêmur, e o tendão poplíteo no sulco do côndilo lateral. Na região posterior, os músculos gastrocnêmio medial e lateral repousam nos dois lados da artéria poplítea e o semimembranoso e semitendinoso cursam medialmente ao gastrocnêmio medial. O músculo sóleo estende-se profundo aos gastrocnêmios. As estruturas cartilagino-

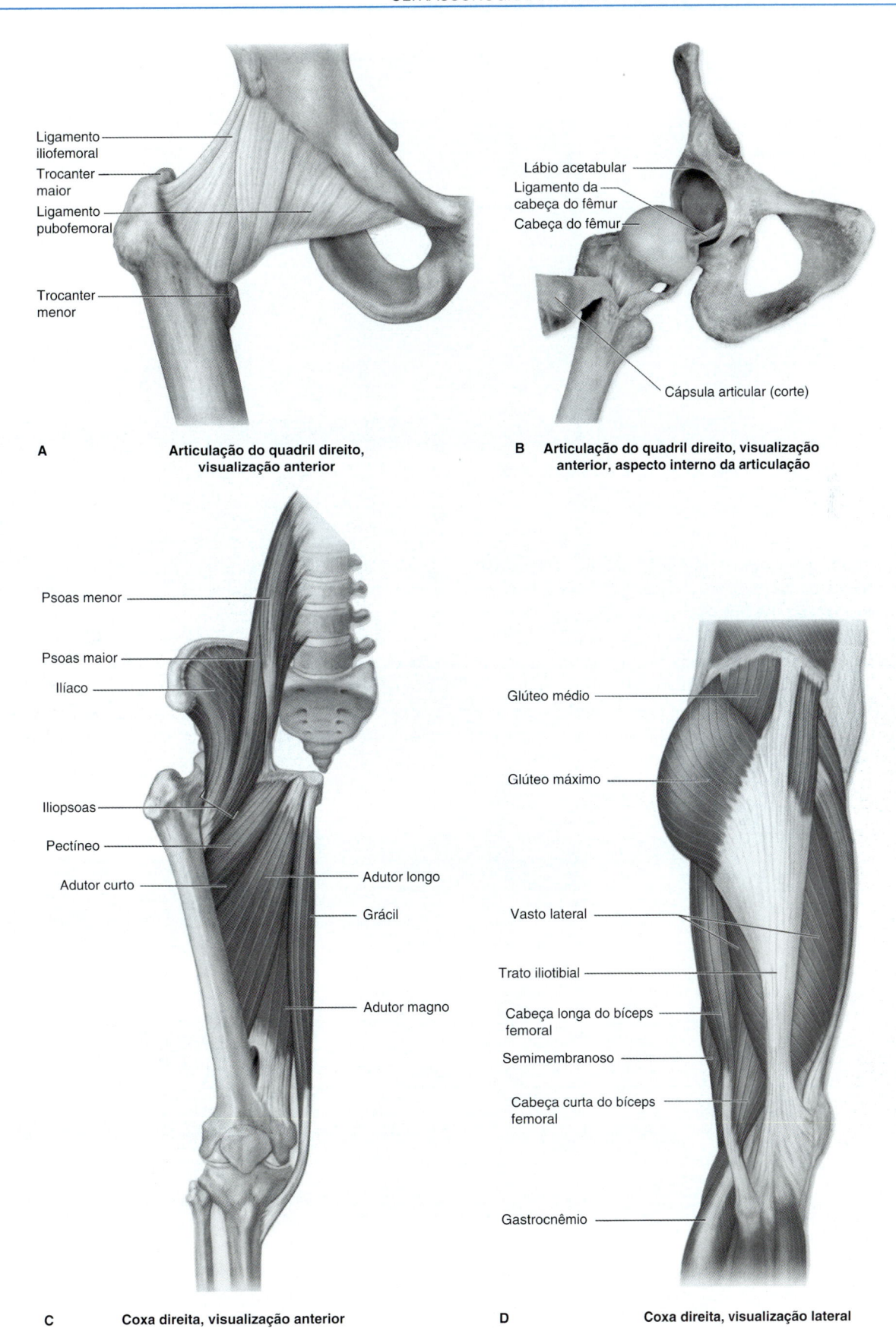

ULTRASSONOGRAFIA À BEIRA DO LEITO NA MEDICINA CLÍNICA   185

A   Articulação do quadril direito, visualização anterior

B   Articulação do quadril direito, visualização anterior, aspecto interno da articulação

C   Coxa direita, visualização anterior

D   Coxa direita, visualização lateral

Figura 14.21   Anatomia do quadril.

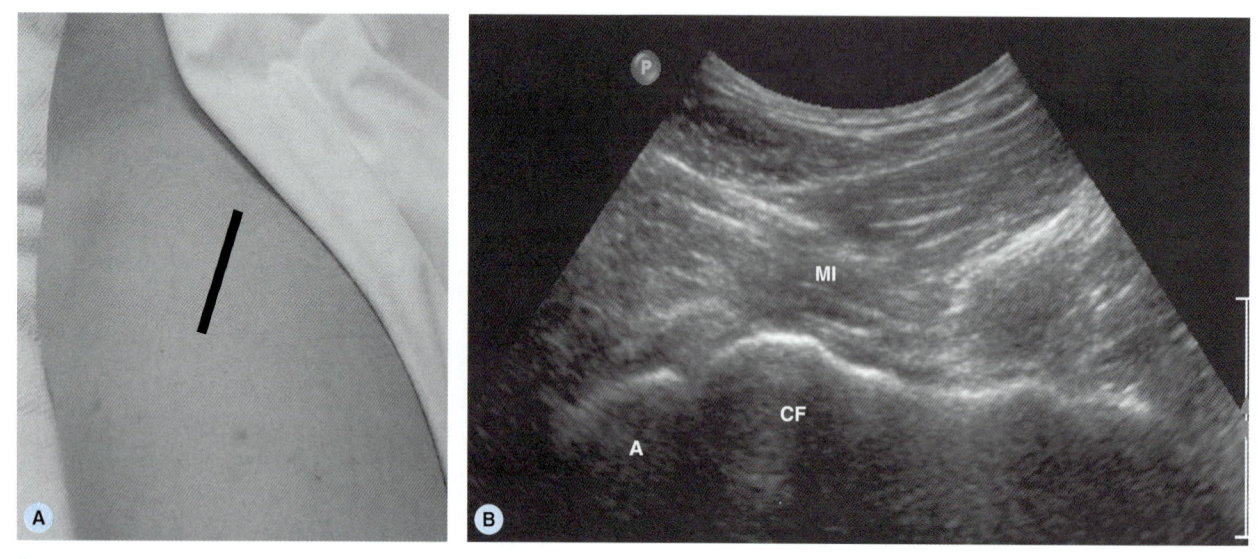

Figura 14.22 (**A**) Disposição anterior da sonda e (**B**) visualização do quadril. A, acetábulo; CF, cabeça femoral; MI, músculo iliopsoas.

sas incluem os meniscos lateral e medial, e fibrocartilagem visualizada medial, lateral e posteriormente na ultrassonografia. As bursas englobam a bursa entre o gastrocnêmio medial e o semimembranoso (cisto de Baker), a infrapatelar profunda e superficial, da pata de ganso, do ligamento colateral medial, a pré-patelar, do gastrocnêmio medial e lateral e aquela entre o ligamento colateral tibial e o semimembranoso. O nervo ciático divide-se em nervo tibial, continuando na fossa poplítea junto à artéria e à veia poplítea, e nervo fibular comum, o qual continua lateralmente pela fíbula com seus ramos, os nervos tibial anterior e fibular superficial.

O compartimento anterior é examinado pela ultrassonografia com o joelho ligeiramente flexionado, com uma toalha enrolada embaixo dele para fornecer apoio. As incidências longitudinais superiores à patela podem ser empregadas para visualizar o tendão do quadríceps e o córtex regular da patela (Fig. 14.25), e

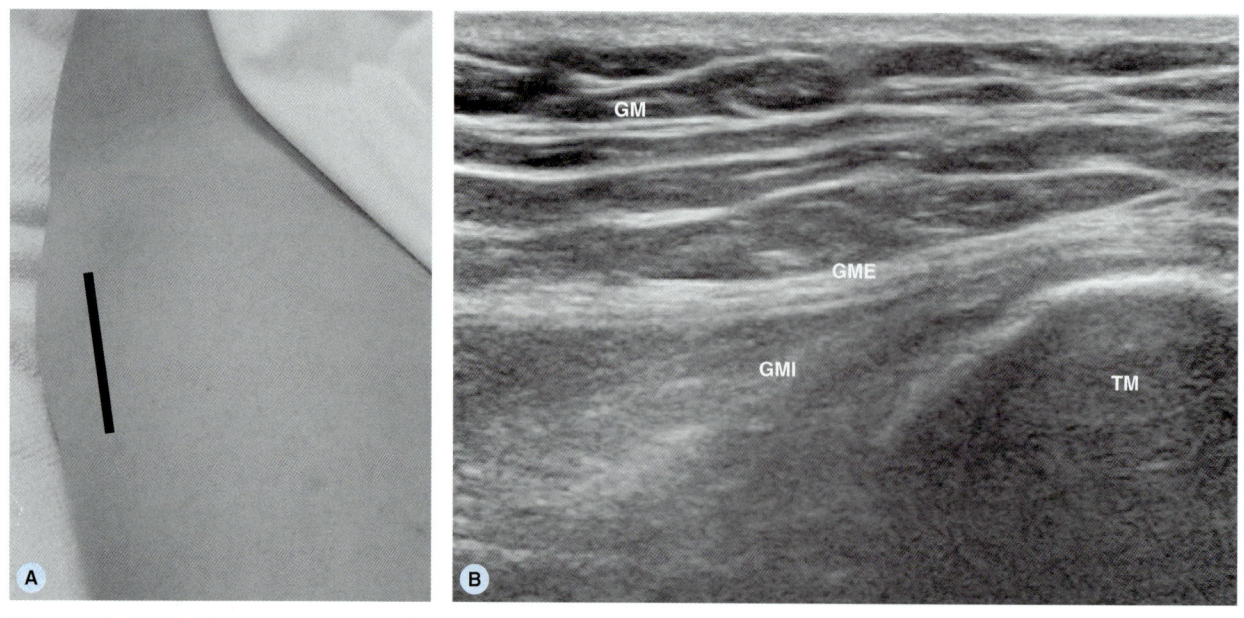

Figura 14.23 (**A**) Disposição da sonda na região lateral do quadril e (**B**) visualização. GM, músculo glúteo máximo; GME, tendão do glúteo médio; GMI, tendão do glúteo mínimo; TM, trocanter maior.

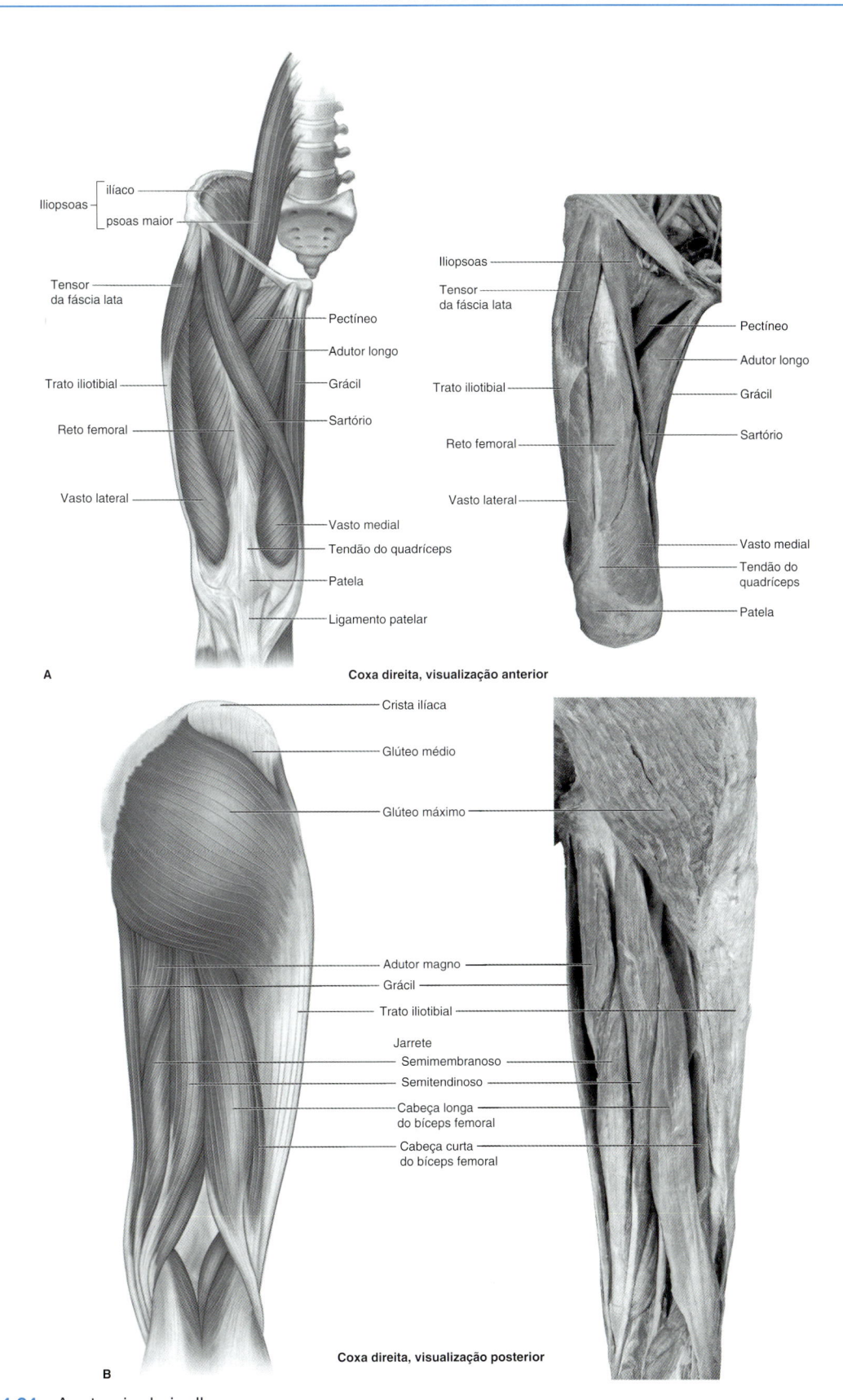

Figura 14.24 Anatomia do joelho.

(*continua*)

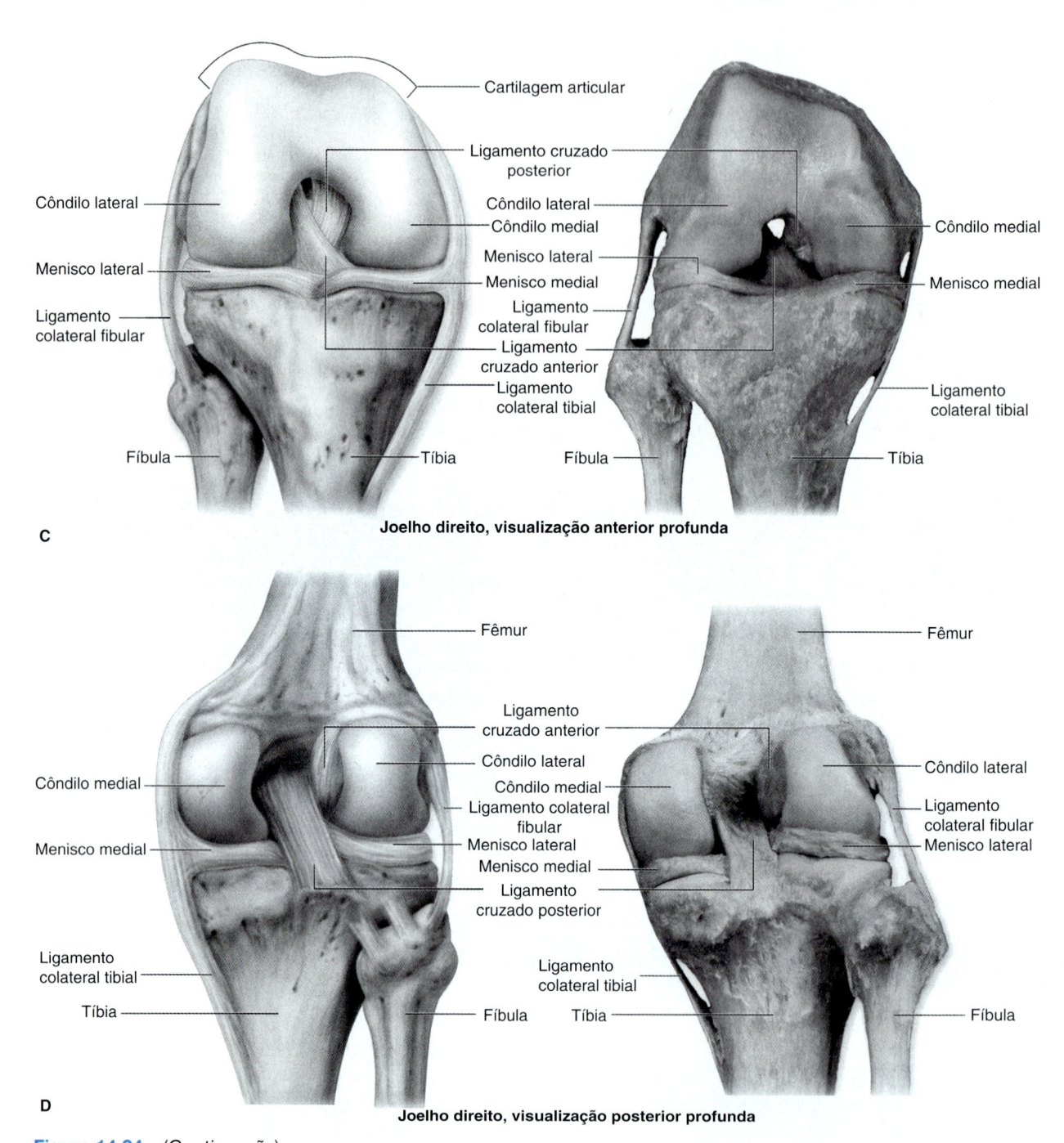

Joelho direito, visualização anterior profunda

Joelho direito, visualização posterior profunda

Figura 14.24 *(Continuação).*

as inferiores à patela para observar o tendão patelar. Lembre-se do coxim adiposo de Hoffa profundo ao tendão patelar. As vistas transversas também devem ser adquiridas, as quais permitem visualizar os retináculos patelares lateral e medial. A colocação transversa suprapatelar da sonda permite visualizar os côndilos femorais e a espessa cartilagem hialina hipoecoica sobrejacente ao fêmur.

No compartimento medial com a sonda disposta sobre a tíbia e o côndilo femoral medial, é possível visualizar o ligamento colateral medial com suas duas camadas mais profundas (ligamento meniscofemoral e meniscotibial), o mais interno fixando-se ao menisco medial, uma fibrocartilagem hiperecoica (Fig. 14.26).

No compartimento lateral, com o transdutor sobre o côndilo lateral, pode-se visualizar o sulco do côndilo

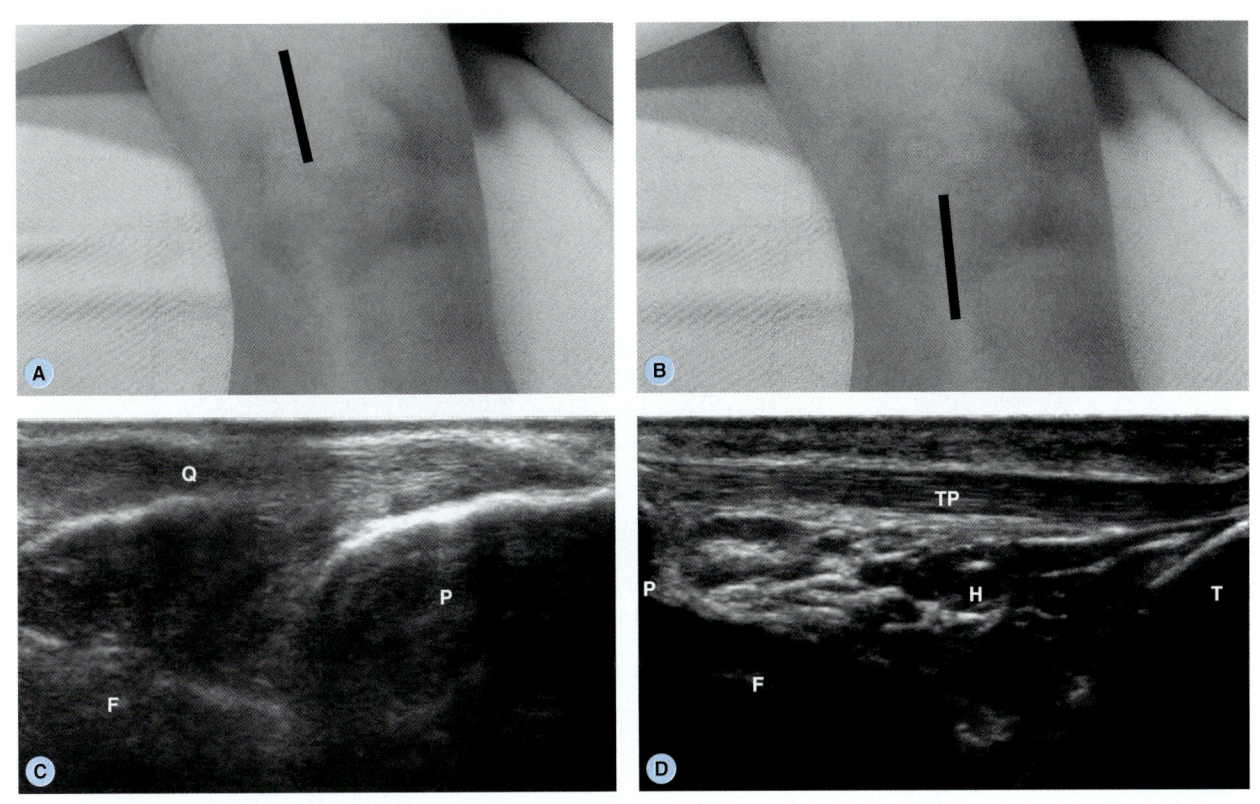

Figura 14.25 (**A, B**) Disposição anterior da sonda e (**C, D**) visualizações do joelho. F, fêmur; H, coxim adiposo de Hoffa; P, patela; TP, tendão patelar; Q, tendão do quadríceps; T, tíbia.

lateral com o tendão poplíteo cursando por ele (sulco poplíteo) (Fig. 14.27). O plano que se estende para o tubérculo de Gerdy a partir dessa área permite visualizar o trato iliotibial.

Pelo sulco poplíteo estende-se o ligamento colateral lateral, o qual se fixa na cabeça fibular. O bíceps femoral também pode ser captado pela rotação da cabeça da fíbula e angulação mais lateral do transdutor. Imediatamente lateral, encontra-se o nervo fibular comum.

Na região posterior do joelho, transversalmente, pode-se visualizar os músculos gastrocnêmio medial e lateral (Fig. 14.28). Acompanhando o gastrocnêmio medial, proximalmente ao espaço entre o côndilo femoral lateral e o medial, é possível observar o tendão do semimembranoso anisotrópico medialmente. O espaço entre essas duas estruturas é o local dos cistos de Baker. Profundamente ao semimembranoso, encontra-se o espaço onde se vê a bursa do semimembranoso, e profunda e medialmente ao gastrocnêmio medial fica o local do tendão do gastrocnêmio, entre os músculos e o côndilo femoral medial. A artéria poplítea pode ser visualizada lateral ao gastrocnêmio medial. As vistas longitudinais lateral e medial permitem a visualização dos cornos posteriores dos meniscos lateral e medial, respectivamente. Por vezes, em sentido lateral, é possível observar um osso sesamoide no tendão do gastrocnêmio lateral (fabela).

TORNOZELO E PÉ

A anatomia do pé e do tornozelo inclui estruturas superficiais palpáveis, o maléolo medial e lateral, o calcâneo e o tendão do calcâneo (Fig. 14.29). O exame completo envolve a revisão das estruturas ósseas: tíbia, fíbula, ossos do tarso, calcâneo e tálus, proximalmente; cuboide, cuneiforme lateral, intermediário e medial, distalmente; além dos metatarsos e das falanges. O navicular repousa medial e separado dos outros ossos do tarso. A articulação do tornozelo, uma sinovial do tipo gínglimo, é formada pela tíbia e cúpula talar. Os tendões são divididos em grupo anterior (medial para lateral: tibial anterior, extensor longo do hálux, extensor longo dos dedos e fibular terceiro), posteromedial (anteromedial para posteromedial: tibial posterior, flexor longo dos dedos, flexor longo do hálux), posterolateral (fibular curto e longo) e posterior (calcâneo e plantar). Na sola do pé, a fáscia plantar é muitas vezes envolvida de maneira patológica no local de sua inserção no calcâneo medialmente. Os ligamentos-chave são aqueles le-

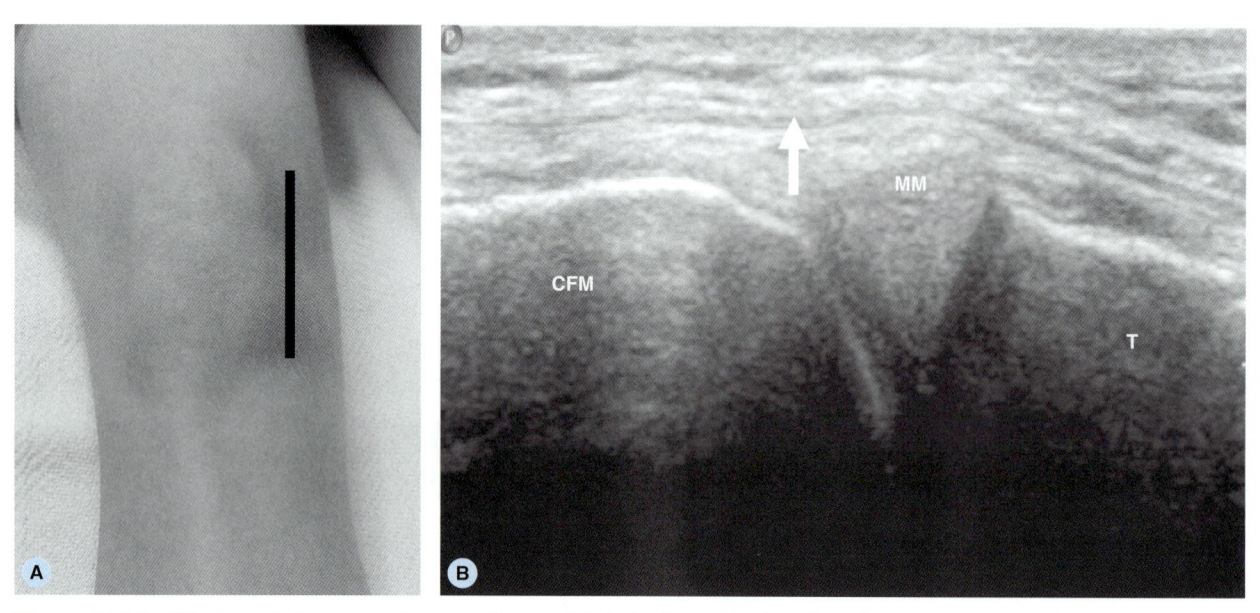

Figura 14.26 (**A**) Disposição da sonda na região medial do joelho e (**B**) visualização. A seta indica o ligamento colateral medial. CFM, côndilo femoral medial; MM, menisco medial; T, tíbia.

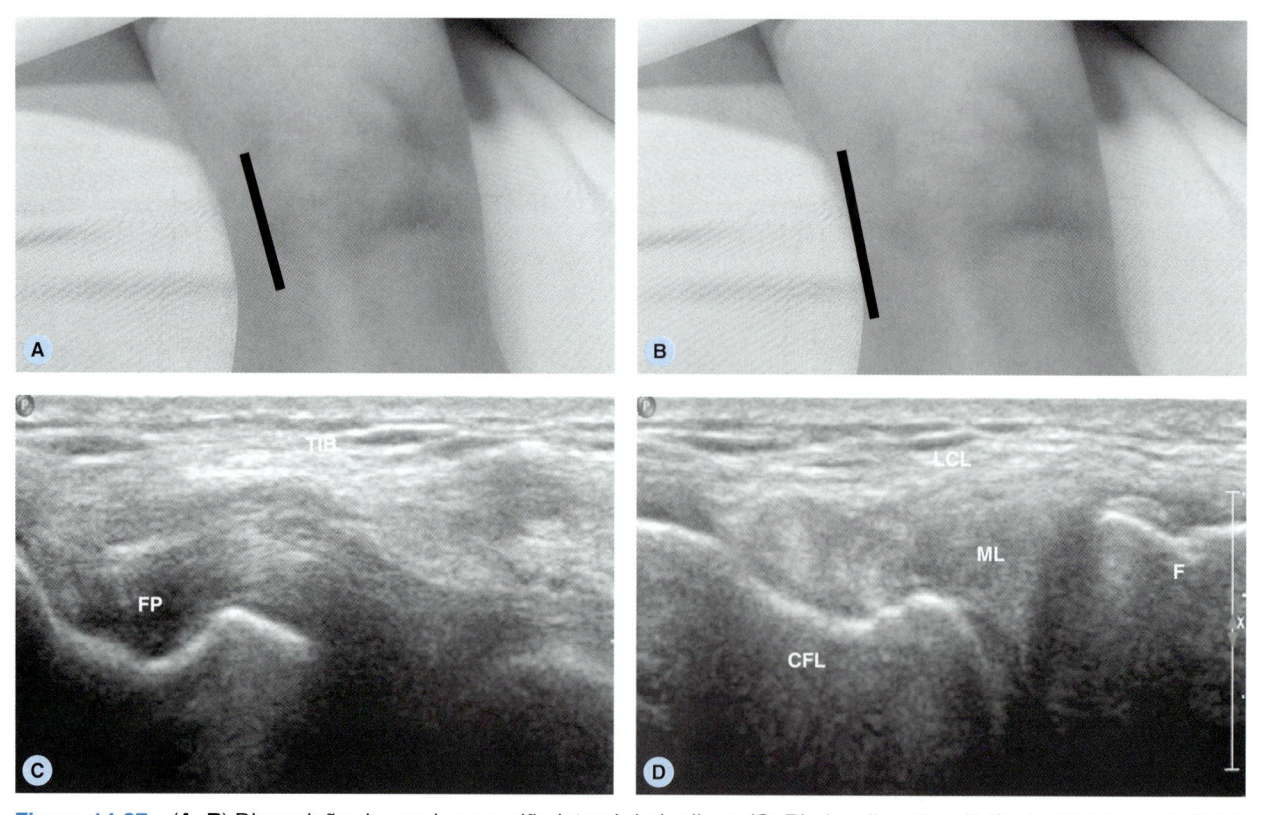

Figura 14.27 (**A, B**) Disposição da sonda na região lateral do joelho e (**C, D**) visualizações. F, fíbula; TIB, trato iliotibial; LCL, ligamento colateral lateral; CFL, côndilo femoral lateral; ML, menisco lateral; FP, fossa poplítea.

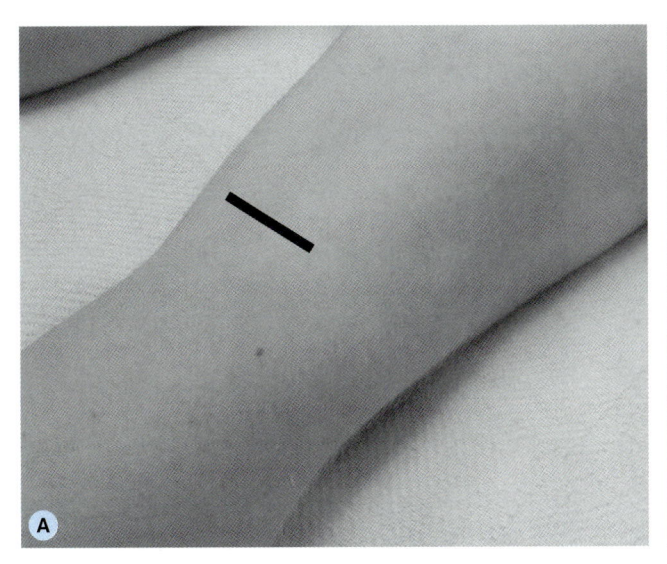

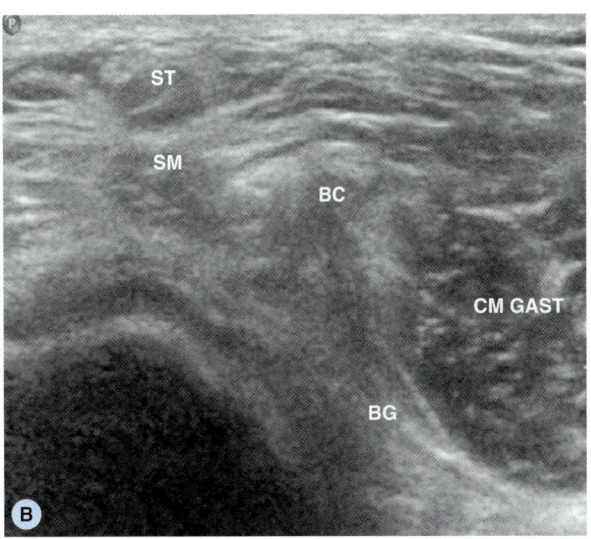

Figura 14.28 (**A**) Disposição da sonda na região posterior do joelho e (**B**) visualização. BC, área potencial do cisto de Baker; BG, área potencial da bursa do gastrocnêmio; CM GAST, cabeça medial do gastrocnêmio; SM, tendão do semimembranoso; ST, tendão do semitendinoso.

sados com frequência, o talofibular anterior, tibiofibular anteroinferior, calcaneofibular e o deltoide medial composto pelo tibiotalar, tibiocalcâneo, tibionavicular e tibiotalar anterior. Os vasos e nervos incluem a artéria e o nervo tibial posterior, o nervo fibular profundo e a artéria tibial anterior (distalmente torna-se a dorsal do pé). As bursas englobam a retrocalcânea e a retroaquiliana posteriormente.

O paciente é posicionado com o joelho flexionado e o pé plano sobre a mesa de exame para obtenção das incidências anteriores, decúbito lateral para as imagens mediais e laterais e decúbito ventral, com o pé sobre a margem da mesa de exame, para obtenção das incidências posteriores.

A visualização transversa do tornozelo anterior permite o exame do tibial anterior, extensor longo do hálux e extensor longo dos dedos, de medial para lateral (Fig. 14.30). Superficial a esses tendões, encontra-se o retináculo extensor superior acima do nível dos maléolos, fixado anteriormente à tíbia e à fíbula. O retináculo extensor inferior é uma estrutura em forma de Y que se origina no calcâneo anterolateral e se divide medialmente para ter-

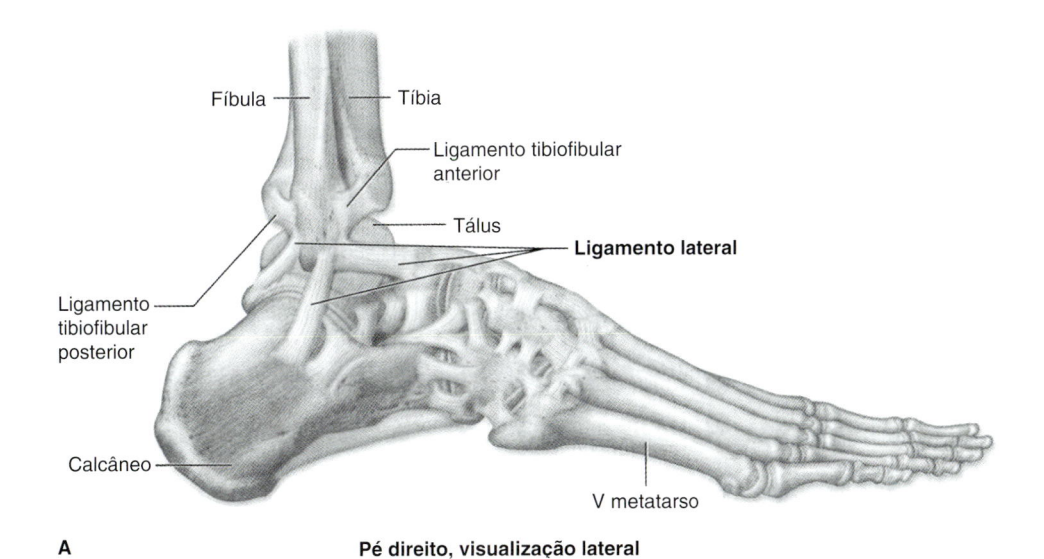

Figura 14.29 Anatomia do tornozelo.

(Continua)

B   Pé direito, visualização medial

C   Perna direita, visualização anterior

D   Perna direita, visualização posterior superficial

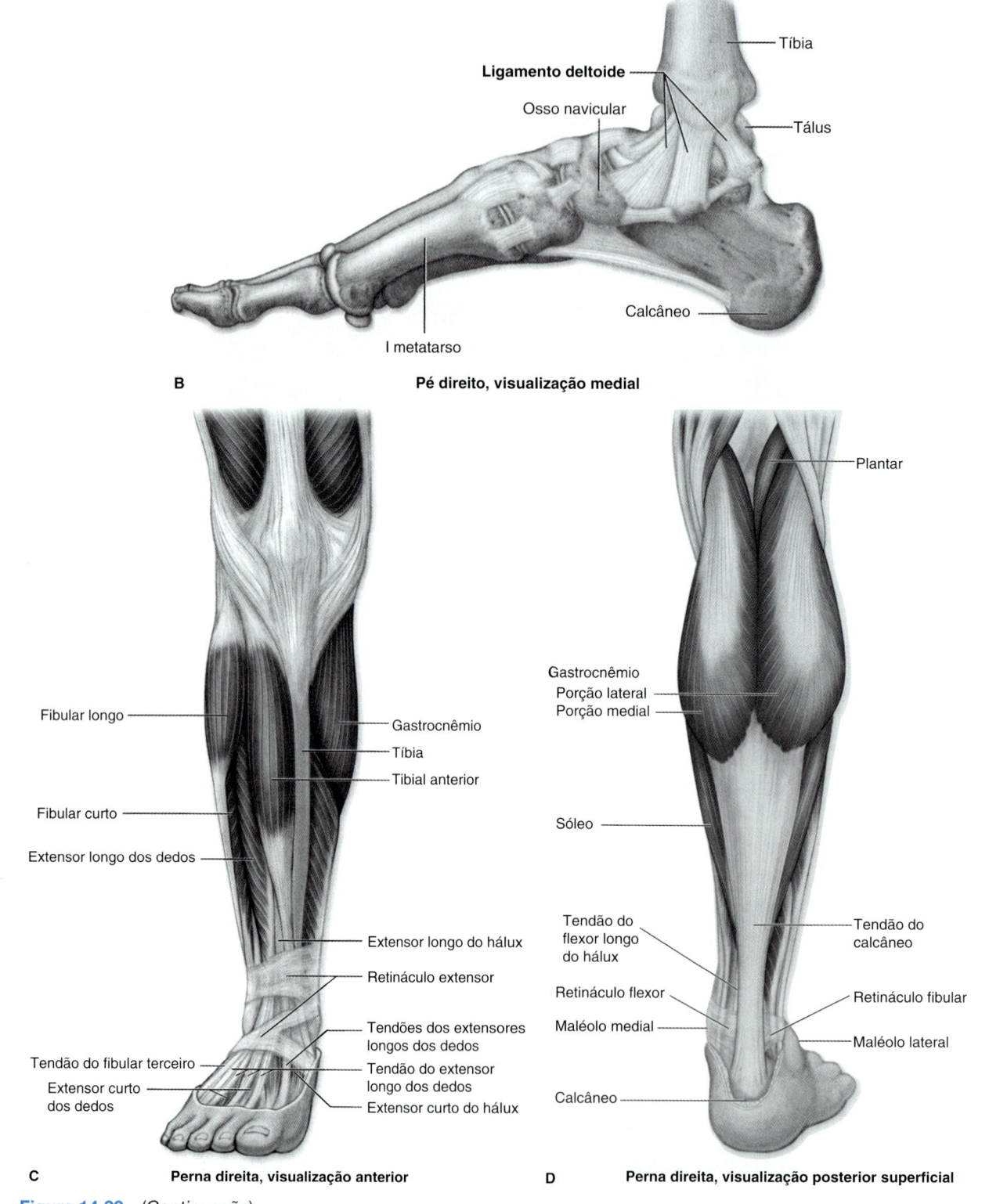

Figura 14.29 (*Continuação*).

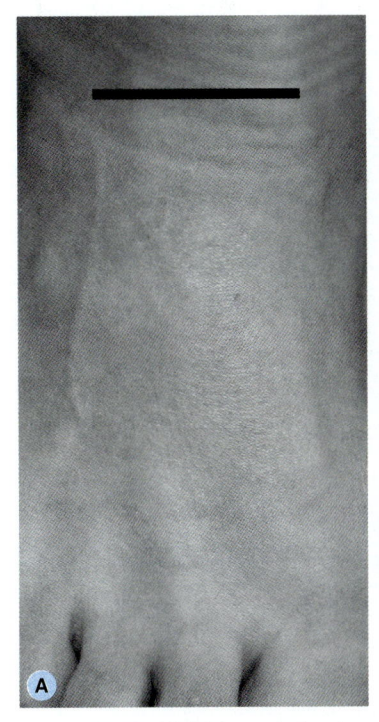

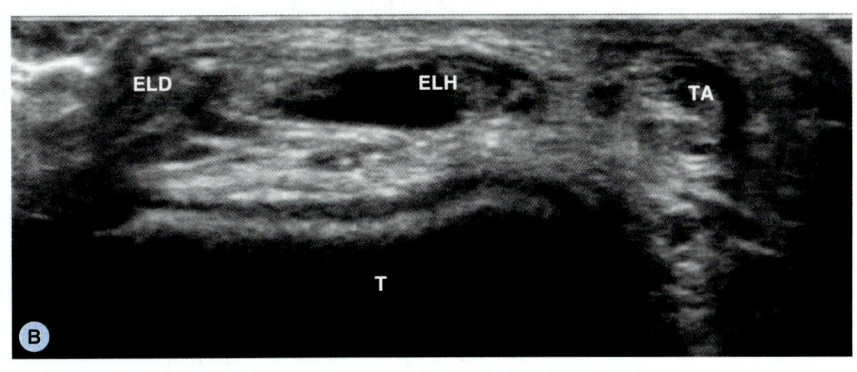

Figura 14.30 (**A**) Disposição da sonda na região anterior do tornozelo e (**B**) visualização. (ELD), tendão do extensor longo dos dedos; ELH, tendão do extensor longo do hálux; T, tíbia; TA, tendão do tibial anterior.

minar no maléolo medial e aponeurose plantar. O médico visualiza a articulação tibiotalar longitudinalmente com as cartilagens hialinas hipoecoicas. É possível observar os tendões de maneira dinâmica com a extensão do primeiro dedo. Em sentido mais proximal, com o posicionamento anterolateral transverso e longitudinal da sonda, pode-se examinar o ligamento tibiofibular anterior, o qual está envolvido nas torções altas do tornozelo.

A visualização posteromedial transversa do tornozelo permite o exame do tibial posterior, flexor longo dos dedos e flexor longo do hálux (Fig. 14.31). O feixe vascular imediatamente superficial e medial ao nervo tibial posterior também pode ser bem visualizado. O mnemônico Tom (tibial posterior), Dick (flexor longo dos dedos) e (artéria tibial posterior com duas veias), Nervous (nervo tibial posterior), e Harry (flexor longo do hálux) serve como auxílio para não esquecer as localizações. Como sempre, os tendões devem ser avaliados no corte longitudinal para verificar a presença de patologia. A extensão e a flexão do grande hálux e dos quatro dedos laterais permitem identificar o movimento do tendão também de maneira dinâmica.

A visualização posterolateral possibilita ao médico examinar os tendões do fibular longo e curto (Fig. 14.32). O maléolo lateral é usado como guia no posicionamento do transdutor. O tubérculo fibular do calcâneo separa esses dois tendões distalmente, com o fibular curto superiormente e o longo inferiormente. O fibular curto se insere na lateral do quinto metatarso, enquanto o fibular longo percorre em direção plantar e se insere no cuneiforme medial e no primeiro metatarso. A aplicação de estresse de eversão pode promover a visualização de rupturas nesses tendões.

A visualização posterior nas incidências longitudinal e transversa possibilita ao médico visualizar o tendão do calcâneo (Fig. 14.33), o qual constitui uma estrutura espessa, em forma de feijão, na visualização transversal. O formato arredondado e aumentado sugere patologia. Nessas vistas, pode-se também ver as potenciais localizações das bursas tendínea calcânea e retroaquiliana. O local comum de ruptura do tendão do calcâneo fica 6 a 7 cm proximal à sua inserção no calcâneo. O tendão do plantar é profundo e medial ao tendão do calcâneo e superficial ao músculo sóleo. O coxim adiposo de Kager é profundo. Ao redor do tendão, encontra-se o paratendão, um aro hipoecoico. O tendão do calcâneo não apresenta bainha sinovial.

A visualização plantar longitudinal permite o exame da fáscia plantar e sua inserção no calcâneo medial (Fig. 14.34). A sonda é posicionada com a extremidade distal voltada para o primeiro dedo. Procure esporões ósseos no calcâneo.

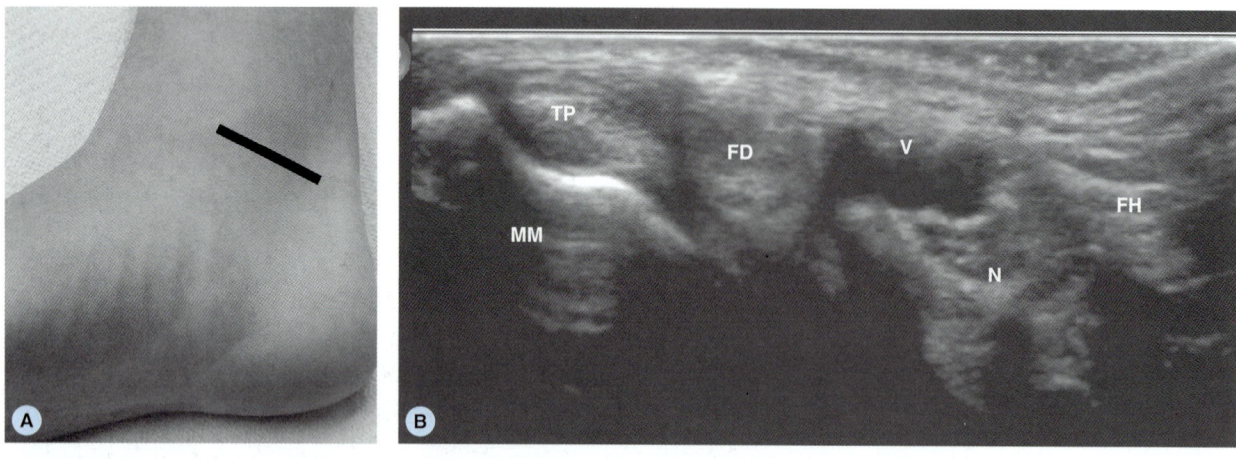

Figura 14.31 (**A**) Disposição posteromedial da sonda e (**B**) visualização. FD, tendão do flexor longo dos dedos; FH, tendão do flexor longo do hálux; MM, maléolo medial; N, nervo tibial posterior; TP, tendão do tibial posterior; V, artéria tibial posterior e veias.

REEMBOLSO

Enquanto o reembolso da USME para a radiologia em geral é bem estabelecido, a cobrança pelo uso clínico da ultrassonografia ainda precisa ser totalmente definida ou realizada. A diferença entre o uso clínico inicial e o diagnóstico da ultrassonografia pode ser correlacionada com o médico de atenção primária que lê um raio X torácico, enquanto o radiologista interpreta o filme. Em geral, o médico dos primeiros cuidados que lê o filme não gera cobrança pela parte técnica (que faz o teste) ou profissional (interpreta o exame), mas, em vez disso, utiliza as informações no exame para orientar o cuidado inicial antes da leitura formal do radiologista. O reembolso da USME requer identificação formal, armazenamento e recuperação de informações. Os planos interpretam o reembolso de forma diferente e os médicos devem verificar com seus planos para garantir a total adesão aos critérios de cobrança. À medida que o uso do dispositivo portátil aumenta, as diretrizes de reembolso devem ser alteradas. Hoje em dia, o uso clínico do estetoscópio, um objeto utilizado para obter e interpretar os achados de ausculta, é cobrado no exame físico. Acredita-se que a ultrassonografia à beira do leito pode eventualmente alcançar o mesmo *status*.

FUTURO

Sem dúvida, a USME encontrará novas aplicações. O aprimoramento da tecnologia tem tornado alguns si-

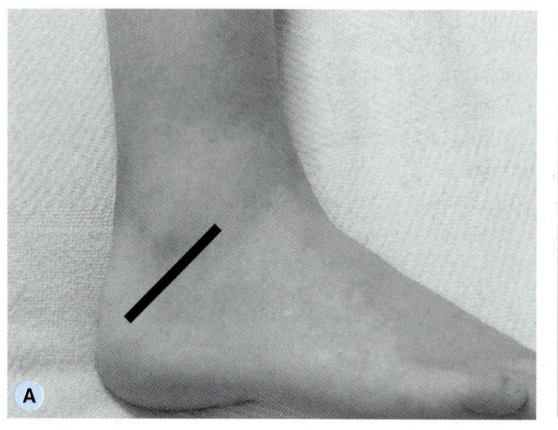

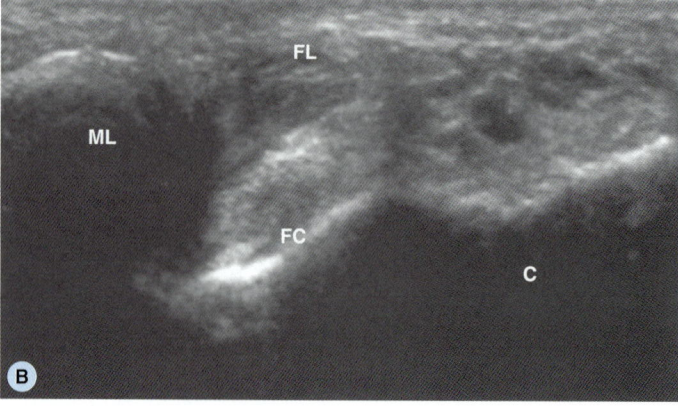

Figura 14.32 (**A**) Disposição da sonda na região lateral do tornozelo e (**B**) visualização. C, calcâneo; ML, maléolo lateral; FC, tendão do fibular curto; FL, tendão do fibular longo.

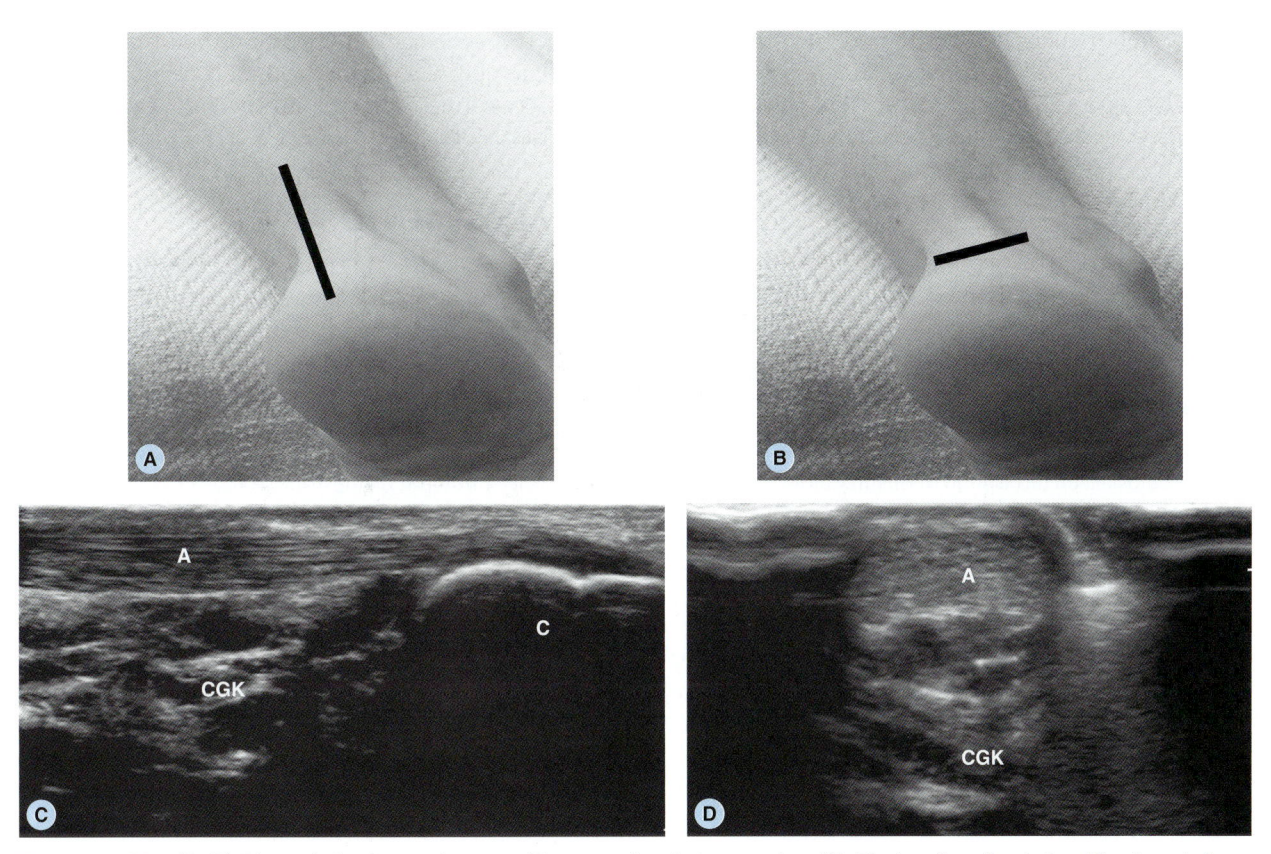

Figura 14.33 (**A**, **B**) Disposição da sonda na região posterior do tornozelo e (**C**, **D**) visualização. A, tendão do calcâneo (observe a anisotropia na inserção do calcâneo); C, calcâneo; CGK, coxim gorduroso de Kager.

nais, como o sinal da interface da cartilagem, menos úteis, enquanto o realce das imagens torna as estruturas menores mais claras. Um campo em crescimento maior é o do uso da USME pediátrica, na imagem espinal, medicina emergencial com lesões musculoesqueléticas agudas e esportes em tempo real. Os reumatologistas se sentem, hoje, mais confortáveis com os dispositivos à beira do leito em seus consultórios, enquanto os médicos da medicina esportiva começaram a incluir esses equipamentos nas salas de treinamento dos EUA, e provavelmente, no futuro, no Brasil também. Mesmo que exista uma resistência às injeções terapêuticas e diag-

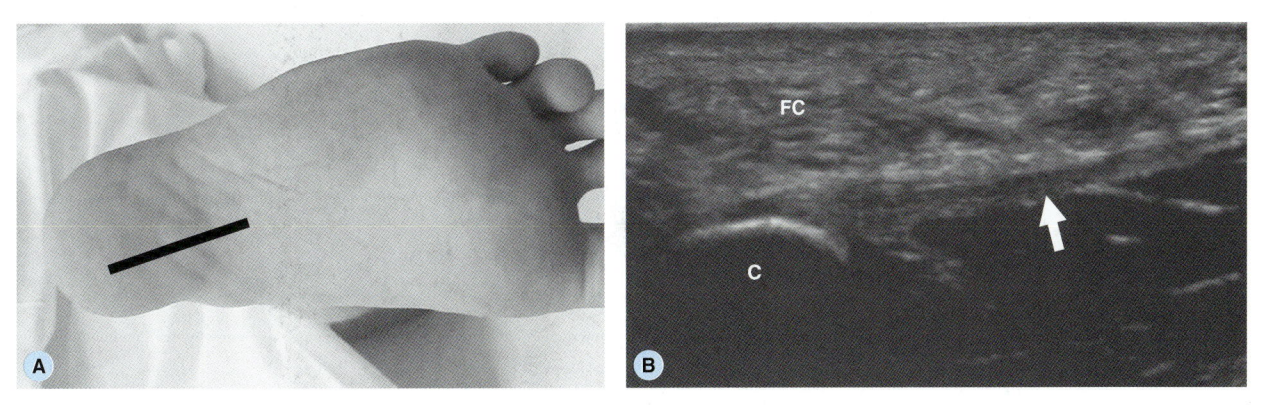

Figura 14.34 (**A**) Disposição da sonda na região plantar e (**B**) visualização. A seta indica a fáscia plantar. C, calcâneo; FC, coxim fibrogorduroso do calcanhar.

nósticas em articulações e tecido mole auxiliadas pela ultrassonografia, novos dados revelam que os médicos são melhor quando utilizam a ultrassonografia. Antes, os médicos questionavam se poderiam inserir melhor os cateteres venosos centrais com o uso da ultrassonografia. Hoje, isso virou uma prática-padrão. Bloqueios nervosos, previamente realizados com base em referenciais anatômicos, hoje são mais bem-sucedidos com a orientação ultrassonográfica. A utilização da USME nas escolas de medicina vai fomentar os questionamentos científicos que, sem dúvida, geram novos caminhos pelos quais a ultrassonografia incrementa as conclusões diagnósticas físicas dos clínicos.

AGRADECIMENTOS

O autor agradece ao Dr. Thomas Stoecker por fornecer muitas das imagens apresentadas neste capítulo.

Leituras sugeridas

Backhaus M, Burmester GR, Gerber T, et al. Guidelines for musculoskeletal ultrasound in rheumatology. *Ann Rheum Dis.* 2001;60:641-649.

Bruyn George AW, Schmidt Wolfang A. *Introductory Guide to Musculoskeletal Ultrasound for the Rheumatologist.* Houten, The Netherlands: Bohn Stafleu Van Loghum; 2006.

Harmon D, Frizell H, Sandhu N, Colreavy F, Griffin M. *Perioperative Diagnostic and Interventional Ultrasound.* Philadelphia, PA: Saunders Elsevier; 2008.

McNally E. *Practical Musculoskeletal Ultrasound.* St. Louis, MO: Elsevier-Churchill Livingstone; 2005.

O'Neil J. *Musculoskeletal Ultrasound Anatomy and Technique.* New York, NY: Springer; 2008.

Schmidt WA, Schmidt J, Schicke B, et al. Standard reference values for musculoskeletal ultrasonography. *Ann Rheum Dis.* 2004;63:988-994.

Van Hosbeeck MT, Introcaso J. *Musculoskeletal Ultrasound.* 2nd ed. St. Louis, MO: Mosby; 2001.

CAPÍTULO 15

Ultrassonografia do sistema vascular

James E. Foster, II, MD, FACS, RPVI

INTRODUÇÃO

A avaliação do sistema vascular periférico é um componente essencial de todo exame físico completo. Felizmente, a anatomia venosa e arterial nos membros é simples, facilitando o exame e a documentação dos sinais e dos pulsos periféricos de insuficiência arterial e de congestão ou insuficiência venosa. O exame de ultrassonografia do sistema arterial e venoso periférico tem sido aprimorado a ponto de a avaliação à beira do leito da morfologia da onda arterial e do fluxo venoso tornar-se parte de todo exame físico inicial, fato útil quando a história clínica obtida do paciente sugere possível componente de comprometimento vascular. Achados anormais orientam exames de ultrassonografia *duplex* mais detalhados, os quais são capazes de quantificar o grau de comprometimento e localizar a área específica da anormalidade. A ultrassonografia *duplex* tornou-se a modalidade de escolha no diagnóstico vascular. Os avanços na tecnologia aumentaram a acurácia diagnóstica, de forma que as decisões sobre o tratamento, anteriormente baseadas em estudos angiográficos, podem, agora, ser tomadas apenas com base em estudos não invasivos.

As Figuras 15.1 (ver também encarte colorido) até a 15.4 (ver também encarte colorido) ilustram a anatomia completa do sistema arteriovenoso, enquanto a Figura 15.5 mostra as principais artérias da cabeça e do pescoço. A Tabela 15.1 identifica a tecnologia apropriada, a posição do paciente e as etapas dos vários estudos vasculares.

EXAME ULTRASSONOGRÁFICO DO SISTEMA VENOSO (VÍDEO 15.1)

Quando uma avaliação ultrassonográfica do sistema venoso é realizada, o posicionamento do paciente, a seleção do transdutor e a técnica são importantes para obter o exame ideal.

O posicionamento do paciente é fundamental para as questões de conforto e acesso direto e completo aos vasos sob avaliação. Todos os pacientes submetidos a exame dos membros superiores e inferiores devem ser posicionados em decúbito dorsal. Para o exame do membro superior, o paciente deve ter o braço ligeiramente abduzido e supinado, enquanto no exame do membro inferior, o paciente deve ser posicionado com o quadril em rotação externa e o joelho em flexão. O transdutor de arranjo linear e alta frequência (7 a 10 MHz) deve ser usado, exceto para visualizar as veias profundas, caso em que o transdutor de arranjo curvo e frequência mais baixa deve ser utilizado.

É muito importante que as técnicas sejam sistematizadas e organizadas. É preciso obter a imagem no plano transverso, com alta resolução e em escala de cinza. Se ecos intraluminais forem identificados, a compressão da veia deve ser evitada, pois isso representa tromboembolismo venoso. Se a veia estiver livre, ela deve ser comprimida para demonstrar a posição parede à parede. Esse processo deve ser repetido em intervalos de 5 cm ao longo da extensão da veia. As relações vasculares em três níveis do membro inferior são resumidas na Figura 15.6 (ver encarte colorido).

Se for identificado material ecogênico intraluminal, o transdutor deve ser rodado em 90° para analisar a extensão do trombo no plano longitudinal. Também é importante avaliar as características do fluxo. O examinador deve reconhecer a veia femoral comum no plano transverso e rodar o transdutor para o plano longitudinal. Deve-se observar o sinal do *Doppler* nas alterações respiratórias de fases (normal). A manobra de Valsalva e outras que promovam intensificação do fluxo também podem ser usadas para alterar as características do fluxo.

Os critérios diagnósticos de identificação da trombose venosa profunda (TVP) podem ser divididos em aspectos relacionados ao vaso e ao fluxo. A principal característica dos vasos é a compressibilidade, ou seja, a capacidade de demonstrar a posição parede à parede quando a pressão adequada é aplicada pelo transdutor de ultrassonografia no plano transverso. A pressão apropriada é determinada pela percepção de leve deformação da artéria adjacente (Figs. 15.7 e 15.8, Vídeo 15.2). A não compressibilidade indica que um trombo intraluminal não está permitindo que as paredes do vaso se aproximem. É importante lembrar que o trombo agudo e imaturo pode não ser ecogênico, uma vez que o coágulo recém-formado apresenta impedância acústica similar a do sangue. O segundo aspecto do vaso faz referência à identificação de material ecogêni-

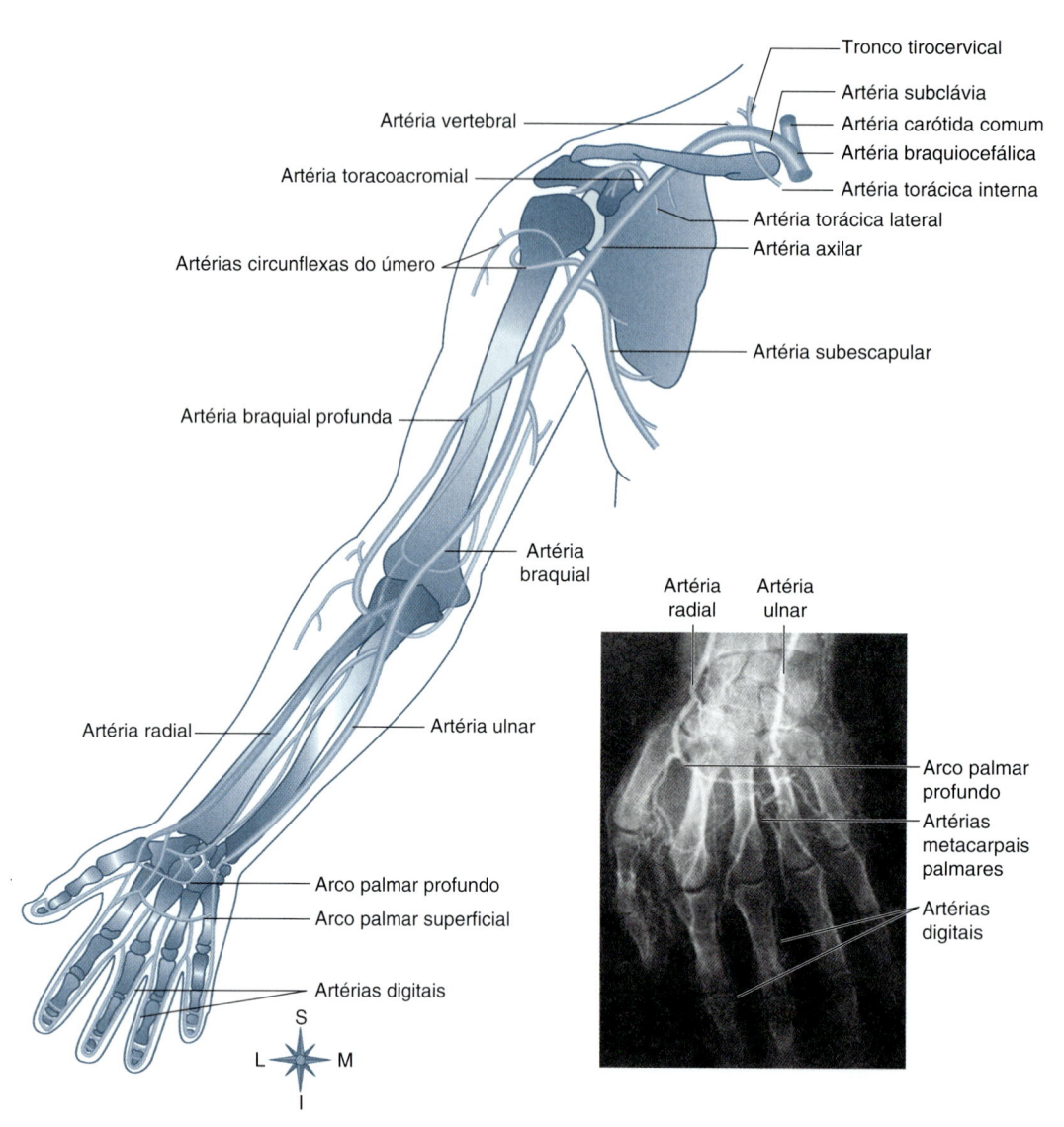

Figura 15.1 Artérias do membro superior. (Ver encarte colorido.) (*De Patton KT, Thibodeau GA, Anatomy and Physiology. 7ʰ ed. St. Louis, MO: Mosby Elsevier; 2010:637.*)

co intraluminal, que, muitas vezes, pode ser observado na avaliação inicial do sistema venoso, devendo alertar o médico sobre a presença de trombo. A presença de material ecogênico intraluminal deve ser confirmada nos dois planos de imagem e, quando o trombo for identificado, a compressão deve ser limitada devido à possibilidade de deslocamento do coágulo. A imagem longitudinal fornece a melhor visão para calcular a extensão ou o comprimento do trombo e se está aderente à parede do vaso ou apresenta ponta flutuante livre (Figs. 15.9 e 15.10, Vídeo 15.3). O terceiro aspecto relativo ao vaso que pode ser útil é a avaliação da função valvar. Ocasionalmente, as valvas venosas são visíveis em situações em que transdutores de alta frequência podem ser usados (pacientes magros, crianças). As valvas normais tendem a abrir e fechar em conjunto com o fluxo venoso. Entretanto, uma vez que as cúspides das valvas constituem, muitas vezes, o local da trombogênese, a cúspide valvar imóvel pode ser uma pista da presença de trombo.

As características do fluxo sanguíneo venoso também são importantes na avaliação da presença de TVP aguda. Os padrões normais do fluxo sanguíneo (Fig. 15.11 [ver também encarte colorido], Vídeo 15.2) revelam um aspecto de fase que varia com a respiração. Na inspiração normal, as pressões intratorácicas diminuem e causam aumento associado no fluxo venoso. De forma similar, a expiração eleva a pressão intratorácica, refletida na redução do fluxo venoso. A manobra de Valsalva aumenta a pressão intratorácica o suficien-

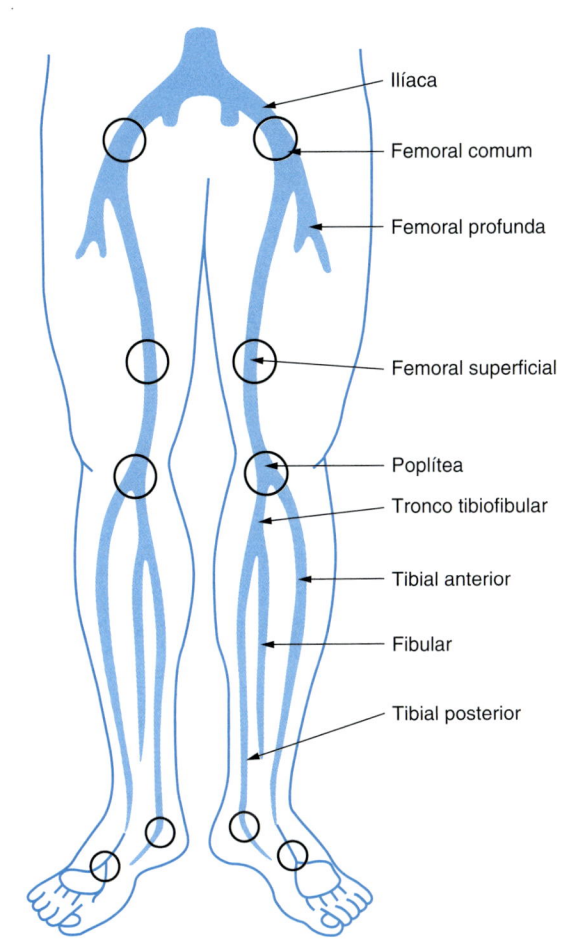

Figura 15.2 Artérias do membro inferior.

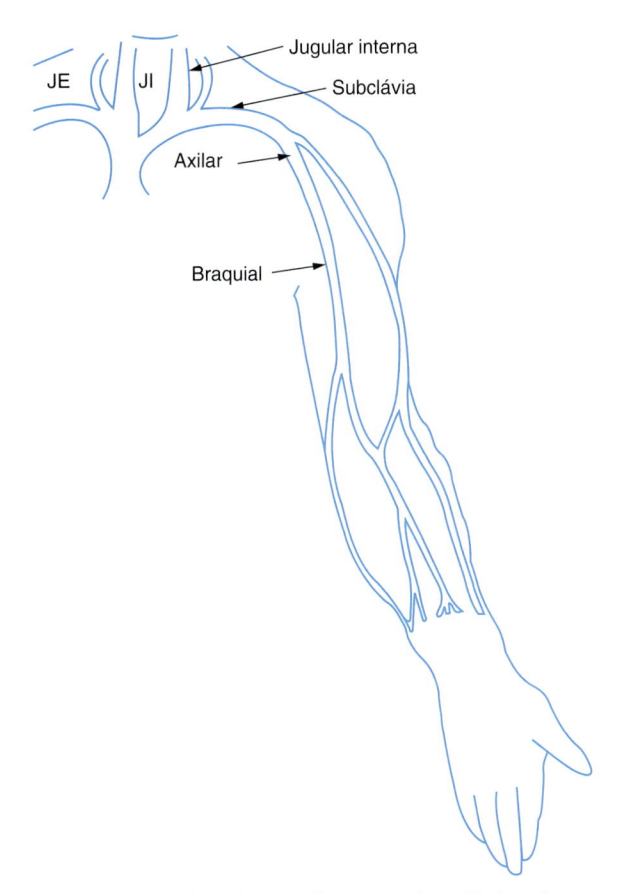

Figura 15.3 Veias do membro superior. JE, jugular externa; JI, jugular interna.

te para interromper completamente o fluxo venoso. O aumento do fluxo venoso é observado quando a manobra de Valsalva é liberada. Essas alterações são identificadas com facilidade pela observação da morfologia da onda *Doppler* ou pela escuta dos padrões de fluxo com a unidade de *Doppler* de onda contínua. Qualquer processo obstrutivo entre a cavidade torácica e o local de insonação das veias do membro inferior pode alterar as alterações de fase normais associadas à respiração. A ausência de alterações de fase com o padrão de fluxo contínuo ou com a perda do aumento com a inspiração profunda sugere obstrução do sistema venoso. Manobras adicionais para acentuar o fluxo incluem compressão dos músculos da panturrilha e da coxa distal para demonstrar o aumento do fluxo no local da insonação. A perda do aumento normal frente às compressões também sugere a presença de obstrução no sistema venoso. A avaliação dos aspectos dos vasos e do fluxo sanguíneo venoso conduz à detecção altamente acurada e confiável de TVP. As características normais do fluxo e do vaso também fornecem um alto valor preditivo negativo de TVP. Não se pode esquecer que a simetria bilateral permite a comparação de ambos os membros inferiores, direito e esquerdo, podendo ser bastante útil na identificação de anormalidades no membro sintomático.

EXAME ULTRASSONOGRÁFICO DAS ARTÉRIAS PERIFÉRICAS

A aplicação mais comum da ultrassonografia na avaliação do sistema arterial é na análise da presença e do grau de doença aterosclerótica periférica. A placa aterosclerótica e a calcificação das paredes arteriais são facilmente demonstradas pela imagem em escala de cinza. A análise da morfologia da onda *Doppler* e da imagem *duplex* oferece informações confiáveis relacionadas às características do fluxo e da estenose arterial. Há três etapas básicas no exame das artérias periféricas: (1) determinar o índice tornozelo-braquial (ITB); (2) avaliar a morfologia das ondas arteriais; e (3) identificar os locais de fluxo turbulento (estenose).

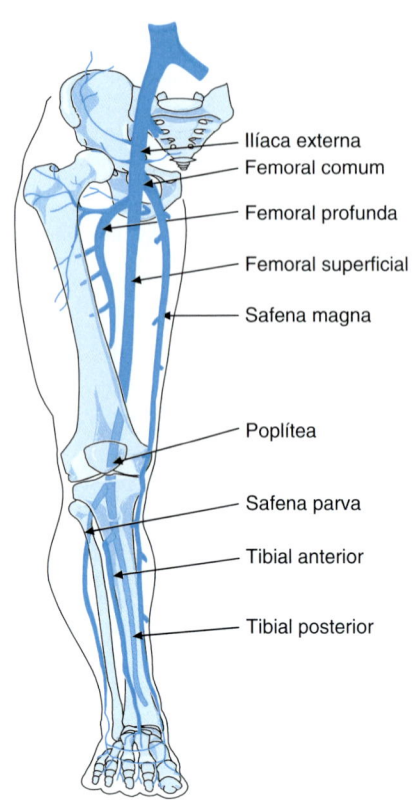

Figura 15.4 Veias do membro inferior. (Ver encarte colorido.)

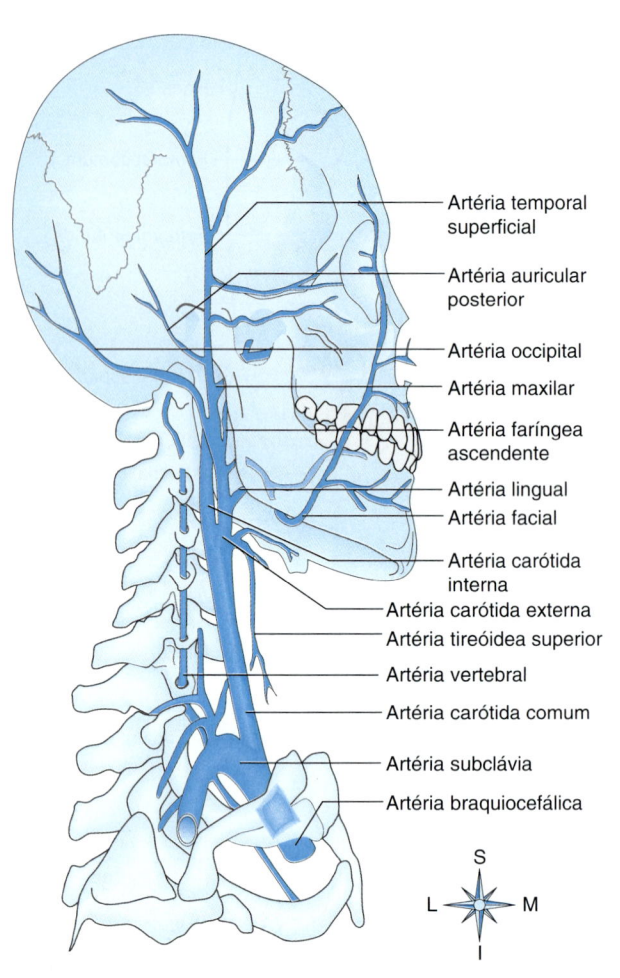

Figura 15.5 Principais artérias da cabeça e do pescoço. (*De Patton KT, Thibodeau GA, Anatomy and Physiology. 7th ed. St. Louis, MO: Mosby Elsevier; 2010:637.*)

Índice tornozelo-braquial

Mais uma vez, o posicionamento do paciente, a seleção do transdutor e da técnica são elementos importantes para obter os resultados ideais. O paciente é posicionado em decúbito dorsal ou sentado. O transdutor de onda contínua ou de onda pulsada de alta frequência deve ser escolhido para este exame. Em primeiro lugar, é preciso aferir as pressões sanguíneas braquiais bilaterais, o que se consegue por meio da colocação do manguito de pressão acima do tornozelo e da identificação do sinal da ultrassonografia a partir da região dorsal do pé. O manguito é inflado até a perda do sinal e, em seguida, é desinflado até o sinal ser escutado novamente; essa pressão é registrada. Esse processo precisa ser repetido na artéria tibial posterior. O ITB consiste na mais alta das duas pressões do tornozelo, dividida pela pressão braquial mais elevada. Todo esse processo precisa ser repetido na extremidade oposta. A Tabela 15.2 fornece a variação dos valores normais e anormais do ITB.

Os exames ultrassonográficos de rastreamento são, na maioria das vezes, direcionados à constatação da presença ou da ausência de fluxo e evidências de lesão arterial como dissecção arterial, pseudoaneurisma e fístula arteriovenosa. O diagnóstico desses problemas é baseado na avaliação precisa das características do fluxo e requer conhecimento básico da anatomia arterial, hemodinâmica e fundamentos da ultrassonografia com *Doppler* pulsado para otimizar os resultados. Uma vez que os exames arteriais à beira do leito podem ser tecnicamente difíceis, a suspeita de anormalidades é confirmada com mais segurança pelo exame ultrassonográfico formal e completo ou pelas modalidades angiográficas. A hemodinâmica arterial periférica normal é caracterizada por um fluxo laminar em um sistema de alta resistência que gera uma forma de onda trifásica característica (Fig. 15.12). O fluxo inicial para frente é originado pela sístole ventricular (fase 1). A segunda fase é um período curto de fluxo invertido que ocorre com o fechamento da valva aórtica. A terceira fase reflete o fluxo para frente, gerado pelo recolhimento elástico das paredes arteriais normais. A forma de onda trifásica normal é facilmen-

TABELA 15.1	Resumo da seleção de transdutores e etapas dos exames			
	Venoso inferior	**Venoso superior**	**Arterial inferior**	**Carótida**
Transdutor	Arranjo linear (7-10 MHz)	Arranjo linear (7-10 MHz)	Arranjo linear (7-10 MHz)	Arranjo linear (7-10 MHz)
Posição do paciente	Decúbito dorsal: membro em rotação externa; joelho flexionado	Decúbito dorsal: cabeça voltada para o lado oposto do membro; queixo para cima	Decúbito dorsal: membro em rotação externa; joelho flexionado	Decúbito dorsal: sem travesseiro; cabeça voltada para o lado oposto da imagem; queixo para cima
Exame	Venoso	Venoso	Arterial	Carótida
1ª etapa	Compressões transversas: VFC, VFS, VP	Compressões transversas: VJI, veia axilar, veia braquial	Escala de cinza de AFC, AFS, AP Eixo longitudinal e transverso	Escala de cinza de ACC e ACI com e sem Doppler colorido Eixo longitudinal e transverso
2ª etapa	Eixo longitudinal colorido e Doppler espectral de VFC, VFS, VP	Eixo longitudinal colorido e Doppler espectral da VJI e veia subclávia	Eixo longitudinal colorido e Doppler espectral de AFC, AFS, AP	Eixo longitudinal e Doppler espectral de ACC e ACI (proximal, média, distal)

ACC, artéria carótida comum; AFC, artéria femoral comum; VFC, veia femoral comum; ACI, artéria carótida interna; VJI, veia jugular interna; AP, artéria poplítea; VP, veia poplítea; AFS, artéria femoral superficial; VFS, veia femoral superficial.

te reconhecida pela análise do *Doppler* espectral ou de fluxo colorido (Fig. 15.13). Além disso, o sinal audível característico é reconhecido com facilidade quando os instrumentos de *Doppler* de onda contínua sem capacidade de imagem são usados.

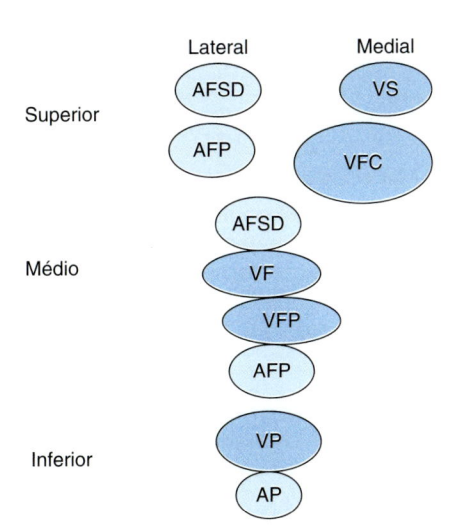

Figura 15.6 Diagrama das relações vasculares em três níveis do membro inferior. (Ver também encarte colorido.) VFC, veia femoral comum; AFP, artéria femoral profunda; VFP, veia femoral profunda; VF, veia femoral; AP, artéria pulmonar; VP, veia pulmonar; AFSD, artéria femoral superficial direita; VS, veia safena.

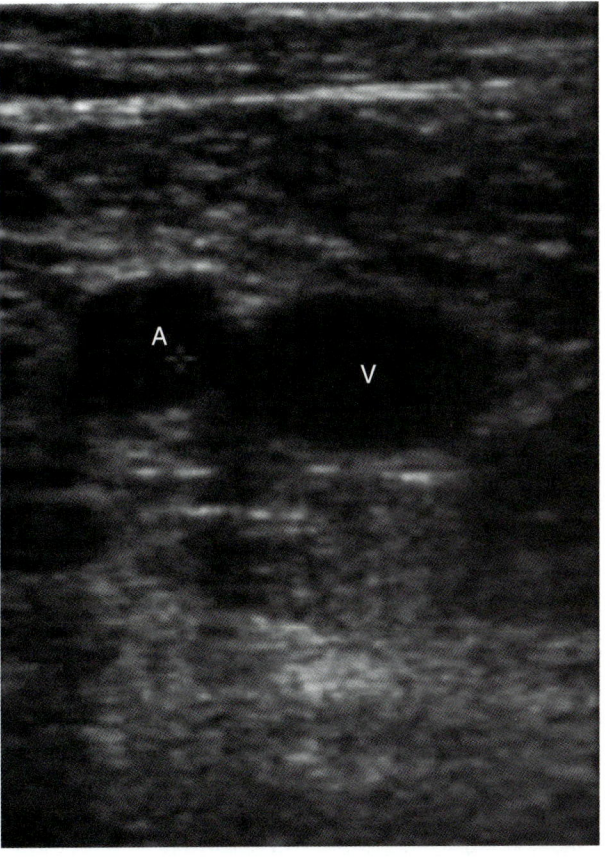

Figura 15.7 Artéria (A) e veia (V) femoral comum direita normal (plano transverso).

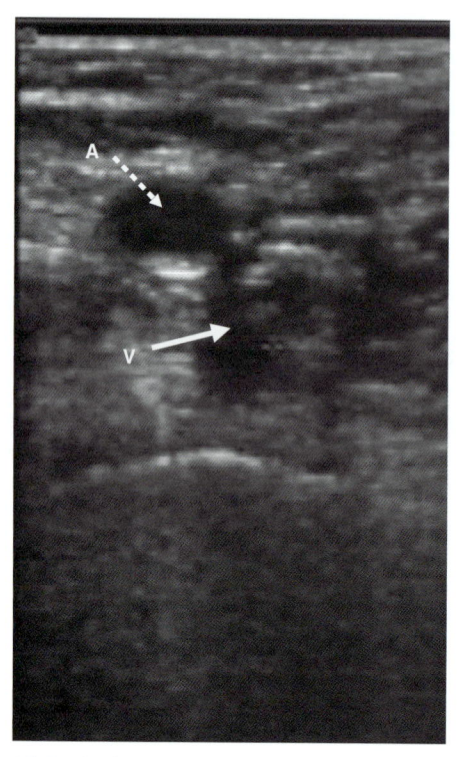

Figura 15.8 Artéria femoral comum direita (A, *seta pontilhada*) com a veia femoral comprimida (V, *seta sólida*).

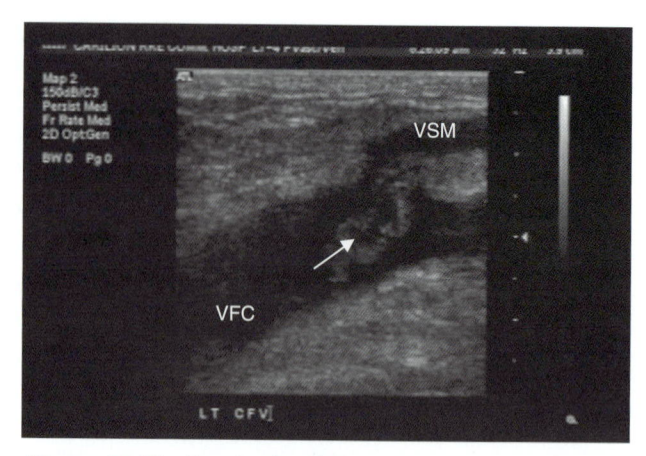

Figura 15.10 Trombo (*seta*) estendendo-se da veia safena magna (VSM) na veia femoral comum (VFC).

Análise da morfologia das ondas arteriais

Mais uma vez, o paciente é posicionado em decúbito dorsal. No exame do membro superior, o braço pode apresentar uma leve abdução e, no do membro inferior,

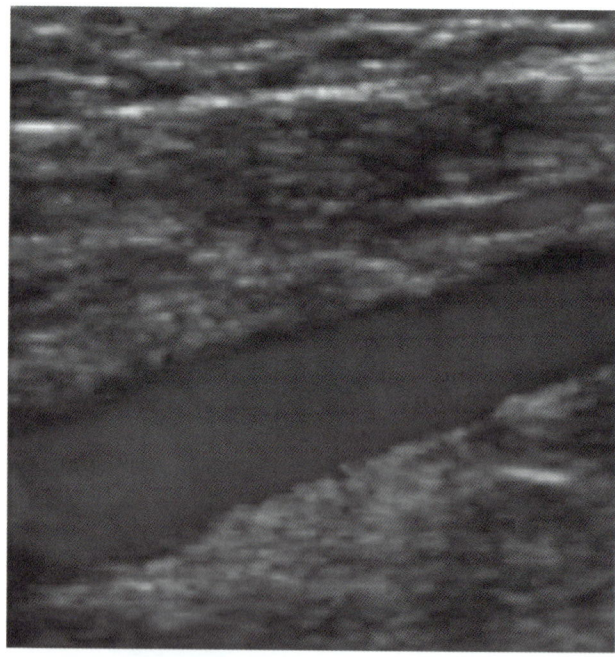

Figura 15.11 Imagem do fluxo colorido normal da veia femoral comum. A imagem da veia femoral comum, quando obtida sem cor, fornece informações limitadas. Quando a cor é adicionada (ver encarte colorido), o fluxo normal é identificado.

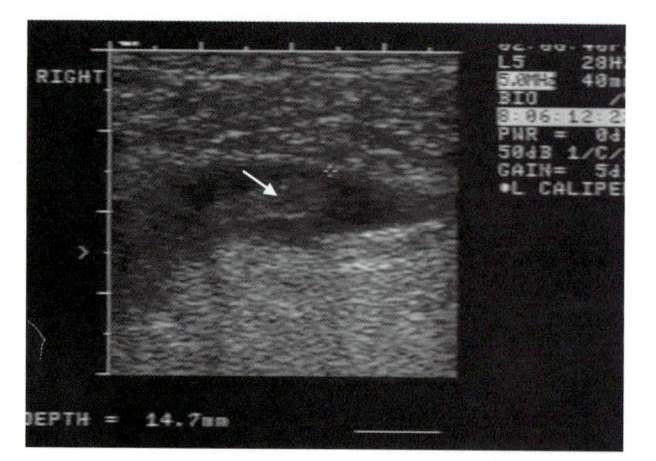

Figura 15.9 Trombo agudo na veia femoral comum (visualização longitudinal, *seta*).

TABELA 15.2 Valores do índice tornozelobraquial e correlação com a doença

Interpretação	Variação
Normal	0,9-1,2
Doença leve	0,7-0,9
Claudicação	< 0,7
Doença grave	< 0,4

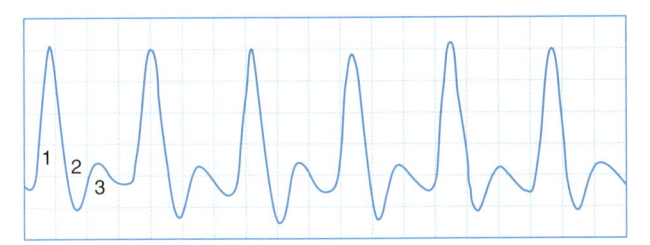

Figura 15.12 Morfologia da onda arterial periférica trifásica normal.

o quadril pode apresentar ligeira rotação externa, com o joelho flexionado. Nesses casos, o transdutor linear de onda contínua, de 3 a 7 MHz, deve ser usado com o modo *Doppler*.

Achados anormais na análise morfológica das ondas e no ITB indicam probabilidade de estenose arterial. O exame *duplex* é capaz de localizar a estenose arterial pelo reconhecimento de áreas de fluxo turbulento (Fig. 15.14 [ver também encarte colorido]). A turbulência corresponde ao ruído audível e é facilmente identificada pela ultrassonografia com *Doppler* ou fluxo colorido. No entanto, esses exames muitas vezes consomem tempo e nem sempre são adequados para as avaliações iniciais ou de rastreamento.

Fluxo turbulento

O fluxo turbulento é associado ao alargamento espectral e gera ruídos audíveis. A manifestação ultrassonográfica da estenose de alto grau é a presença de um artefato *Doppler* conhecido como mosaico de cor, que ocorre quando a velocidade do fluxo excede a habilidade do sinal de *Doppler* pulsado de descrever com precisão sua velocidade. O instrumento *duplex* gera uma falsa imagem, oposta ou mapa colorido do fluxo arterial. Mosaico de cor é benéfico no direcionamento rápido do profissional para o ponto de estenose máxima. Quando o mosaico de cor é identificado, o ultrassonografista deve mudar os ajustes do instrumento para eliminar o artefato. Apenas após os ajustes adequados é possível obter as informações precisas acerca do fluxo. Graus críticos de estenose arterial eventualmente provocam estados de baixo fluxo e oclusão, muitas vezes resultado de trombose. A oclusão arterial é caracterizada pela ausência de sinal de *Doppler* (Fig. 15.15, Vídeo 15.4) ou sinal de fluxo colorido no vaso distal ao ponto de obstrução.

EXAME ULTRASSONOGRÁFICO DA ARTÉRIA CARÓTIDA EXTRACRANIANA

A avaliação da artéria carótida extracraniana ilustrada na Figura 15.5 consiste em quatro passos essenciais.

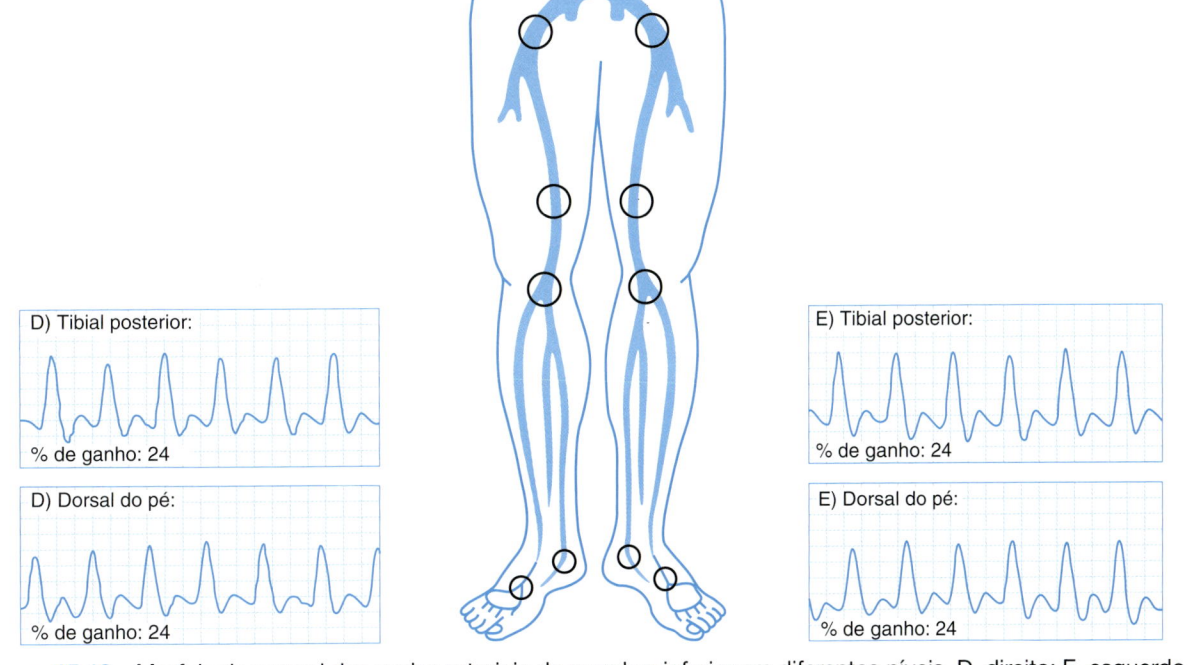

Figura 15.13 Morfologia normal das ondas arteriais do membro inferior em diferentes níveis. D, direito; E, esquerdo.

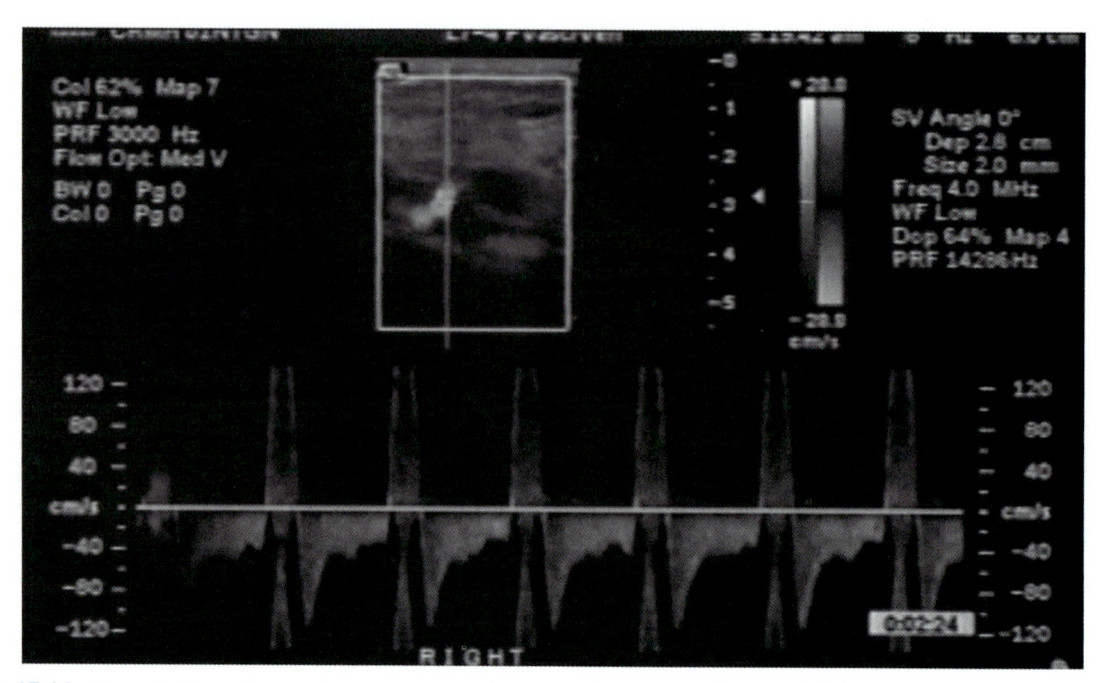

Figura 15.14 Fluxo turbulento mostrando mosaico de cor na imagem de fluxo colorido e a morfologia da onda *Doppler*. (Ver encarte colorido.)

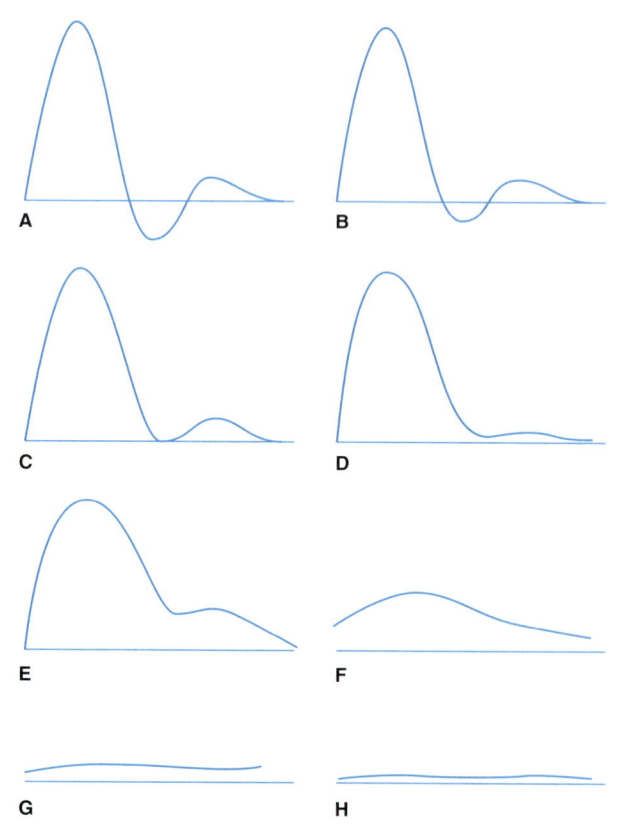

Figura 15.15 Alterações na morfologia das ondas arteriais de normal à oclusão total.

É preciso, primeiramente, reconhecer a bifurcação carotídea; segundo, verificar o grau de calcificação; terceiro, analisar a morfologia das ondas arteriais; e, por fim, identificar fluxo anormal (estenose ou oclusão).

A avaliação de rastreamento das artérias carótidas é direcionada à constatação da presença e do grau da aterosclerose e calcificação arterial, que é possível identificar com facilidade na imagem em escala de cinza por meio do reconhecimento de áreas altamente ecogênicas na parede do vaso associado ao sombreamento acústico. O interesse primário é na artéria carótida interna, já que a doença nesse vaso predispõe o paciente a acidente vascular encefálico (AVE) e isquemia transitória. Não raro, a calcificação aterosclerótica densa pode obscurecer os locais de estenose arterial. A suspeita de estenose surge quando os padrões do fluxo arterial mudam pela área de sombreamento acústico. Velocidades mais altas do pico sistólico ou evidências de alargamento espectral da forma de onda do *Doppler* indicam possível estenose e justificam mais avaliações. Os achados de fluxo turbulento, com frequência, coincidem com ruídos detectados pela ausculta. A morfologia da onda arterial da carótida externa é similar àquela de outras artérias periféricas que suprem os leitos vasculares de alta resistência, enquanto a da carótida interna tem padrão de baixa resistência que mantém o fluxo para frente ao longo do ciclo cardíaco. A amplitude reduzida e a perda de fluxo diastólico indicam oclusão à jusante (intracraniana) da artéria carótida interna e justificam mais investigações para obter confirmação.

Exame *duplex* da carótida

Os exames *duplex* de ultrassonografia são adequados para avaliar a carótida externa. Esse exame requer um sistema de ultrassonografia com imagem em escala de cinza de alta resolução, capacidade de *Doppler* colorido e análise espectral direcional *Doppler* para medidas da velocidade. Um transdutor de arranjo linear de alta frequência (7 a 10 MHz) geralmente é apropriado, porém o uso ocasional de um transdutor de arranjo curvo (3 a 5 MHz) pode ser necessário para a análise dos vasos mais profundos.

Mais uma vez, o paciente é posicionado em decúbito dorsal, com a cabeça ligeiramente elevada sem travesseiro. A cabeça deve estar voltada para o lado oposto do exame e o queixo um pouco para cima. Essa abordagem ajuda a estender o pescoço. A posição da cabeça do paciente deve ser alterada durante o exame para que a melhor imagem seja obtida.

O exame consiste em três estágios: imagem em escala de cinza; imagem de *Doppler* colorido; e análise espectral. A imagem em escala de cinza requer que o operador examine primeiro as artérias carótidas em, pelo menos, duas visões no eixo longitudinal e uma na transversa. Depois disso, é preciso identificar a bifurcação da carótida comum em artérias carótidas interna e externa. Por fim, é preciso documentar a extensão e a gravidade da formação das placas (local, características e redução luminal).

Em seguida, o profissional examina as artérias carótidas no plano transverso com o *Doppler* colorido para demonstrar a obstrução dos vasos e determinar os distúrbios do fluxo causados pela formação das placas ou de outras anormalidades.

O último passo constitui a análise espectral. O profissional precisa obter o espectro da velocidade dos seguintes locais: artéria subclávia (forma de onda de alta resistência); artéria carótida comum proximal e distal; artéria carótida externa proximal (forma de onda de alta resistência); artéria carótida interna proximal (forma de onda de baixa resistência); e artéria vertebral, a qual é encontrada com a rotação do transdutor em sentido lateral e identificação do vaso entre os processos transversos das vértebras cervicais. Na condução desses estudos, todas as leituras de velocidade devem ser feitas no ângulo de 60° ou menos, paralelo à parede do vaso e no centro do vaso onde o fluxo é mais alto. O operador deve obter o espectro da velocidade no nível de toda estenose, bem como imediatamente distal à lesão para avaliar o distúrbio do fluxo. O artefato mosaico de cor pode ser muito útil nesse momento para a identificação de áreas de máxima estenose/velocidade do fluxo.

CODIFICAÇÃO E REEMBOLSO

Assim como todos os exames de ultrassonografia, os estudos vasculares precisam ser adequadamente documentados para respaldar a necessidade médica e justificar o reembolso. O relato por escrito deve incluir a razão pela qual o exame foi realizado, o equipamento usado e os achados relevantes. Em geral, isso inclui imagens gravadas (fotográfica ou eletrônica) que confirmam a documentação escrita. As políticas locais dos pagantes terceiros devem ser revistas para garantir os códigos adequados do diagnóstico.

FUTURO

O trabalho investigativo atual vem sendo realizado com agentes de contraste ultrassonográfico, que consistem em microbolhas estáveis de várias composições. Esses agentes ressonam em frequências diferentes da frequência básica e permitem o processamento de sinal que aumenta de maneira significativa as relações sinal-ruído e fornecem imagens *duplex* de qualidade mais alta. Esses agentes se propõem a ajudar no diagnóstico ultrassonográfico de tumores malignos e doença vascular de vasos pequenos e na avaliação da lesão de órgão sólido. O desenvolvimento de transdutores intravasculares de alta frequência pode possibilitar a avaliação *duplex* de órgãos e tecidos inacessíveis aos exames *duplex* transcutâneos. Combinada à imagem tridimensional fornecida por computador, a imagem da ultrassonografia disponibiliza informações anatômicas detalhadas sem expor os pacientes às complicações da imagem radiológica obtidas com agentes de contraste intravenoso.

A disponibilidade de aparelhos *duplex* portáteis de alta qualidade à beira do leito possibilitou a capacidade de diagnosticar precisamente a TVP aguda dentro das habilidades dos médicos de lidar com os pacientes críticos. A educação e as habilidades necessárias para ficar confortável com as técnicas constituem uma extensão das aptidões do exame físico. É quase axiomático que o indivíduo mais bem capacitado na interpretação dos achados é aquele que tem a responsabilidade diária com o cuidado do paciente e que correlaciona os resultados ao contexto clínico daquele paciente em particular. O conhecimento da anatomia arterial e a compreensão básica da hemodinâmica arterial fornecem ao ultrassonografista à beira do leito uma base sólida para realizar e interpretar o exame arterial *duplex*. Equipamentos atuais de *duplex* portáteis possibilitam a aquisição de informações de alta qualidade e colocam essa modalidade diagnóstica no grupo das habilidades que todo médico deseja adquirir.

CAPÍTULO 16

Ultrassonografia de nervo para controle da dor: anestesia regional

Santhanam Suresh, MD, FAAP

INTRODUÇÃO

A divulgação de literatura na área da anestesia regional, juntamente com os *workshops* sobre orientação ultrassonográfica disponíveis nos principais encontros de anestesia, inclusive da American Society of Regional Anesthesia, da American Society of Anesthesiologists e da Society for Pediatric Anesthesia, tem encorajado mais médicos a utilizar as técnicas de anestesia regional com o auxílio da ultrassonografia. O efeito da melhor visualização anatômica permite aos médicos serem mais rápidos e disponibiliza técnicas regionais precisas com melhor modelagem farmacodinâmica.[1,2] Este capítulo abordará os bloqueios comuns de nervo periférico realizados atualmente com orientação ultrassonográfica e a abordagem baseada em evidências dos bloqueios. O capítulo é dividido em diversos segmentos, os quais incluem bloqueios neuroaxiais centrais (analgesia epidural), bloqueios dos membros superiores e inferiores e alguns bloqueios de tronco, usados com frequência na prática. Imagens são mostradas para facilitar a compreensão das estruturas anatômicas com a orientação ultrassonográfica.

BLOQUEIOS NEUROAXIAIS CENTRAIS

Anatomia e aplicação

O uso da orientação ultrassonográfica foi introduzido na prática anestésica obstétrica como auxiliar para o reconhecimento da distância entre o espaço epidural e a pele.[3] A ultrassonografia permite ao médico visualizar as estruturas antes da punção, evitando a puntura subaracnoide. Todas as imagens podem ser identificadas, inclusive o ligamento amarelo, a dura-máter posterior e o complexo anterior (i.e., a dura-máter anterior e o ligamento longitudinal posterior). O reconhecimento da dura-máter possibilita que os médicos determinem a posição ideal da agulha e o espaço no qual intervir. Mais recentemente, uma técnica que emprega botão de injeção sob pressão foi empregada em bloqueios neuroaxiais sob orientação ultrassonográfica em adultos.[4] Os bloqueios guiados por ultrassonografia são usados em crianças, com auxílio de uma pessoa para segurar a sonda.[5]

Seleção do transdutor de ultrassonografia

A escolha do transdutor depende da profundidade da penetração necessária para obtenção do bloqueio. Em virtude das várias profundidades, sobretudo nos adultos, pode ser prudente utilizar a sonda curvilínea de baixa frequência para localizar o espaço epidural. Em crianças e bebês, no entanto, o transdutor linear de alta frequência pode ser usado com excelente visualização das estruturas. A sonda é disposta paramediana à linha média. Os processos espinhosos são reconhecidos, e entre os dois processos espinhosos, identifica-se o espaço epidural. Todas as estruturas podem ser identificadas com facilidade por meio dessa abordagem (Fig. 16.1A). A visualização axial das estruturas também pode ser usada para reconhecimento das estruturas, o que é especialmente útil no caso de identificação da profundidade do espaço epidural para inserção da agulha (Fig. 16.1B).

Dados baseados em evidências

Um estudo piloto cego prospectivo sobre imagem, realizado com 32 bebês, constatou que o uso do plano longitudinal paramediano e de transdutor linear em taco de *hockey* permitiu a delineação mais bem definida das estruturas neuroaxiais, com a coluna lombar oferecendo uma janela acústica mais superior que a da coluna torácica.[5] A visibilidade foi maior nos neonatos de até 3 meses de idade, com comprometimentos significativos da visibilidade, sobretudo na coluna torácica, e em crianças mais velhas (p. ex., 7 anos de idade). A visualização da dura-máter (a qual é mais prontamente identificável como uma estrutura hiperecoica do que o ligamento amarelo) mostrou relação tanto com a idade como com o peso corporal. Os autores comentaram que além do reconhecimento da dura-máter, a ultrassonografia possibilitou a confirmação do espaço epidérmico por meio da clara visualização das pulsações dos vasos circunjacentes e da cauda equina. Especula-se que a imagem da ultrassonografia poderia ajudar a confirmar a inserção do cateter epidural pela visualização do anestésico local e a identificação direta do cateter den-

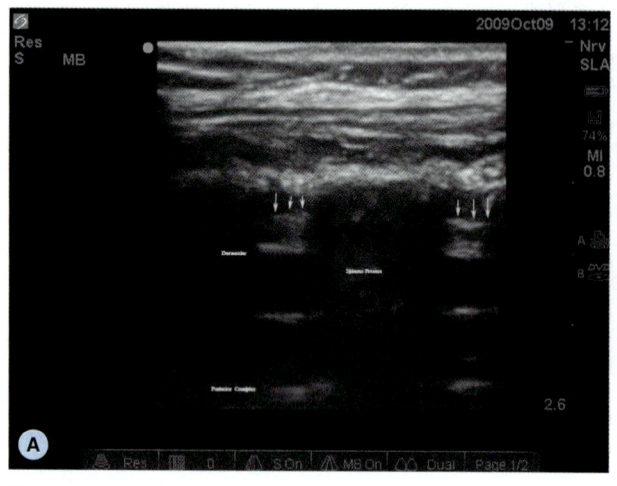

Figura 16.1 Acesso epidural. (**A**) longitudinal; (**B**) axial.

tro do espaço epidural. No entanto, devido às reduções aceleradas da visibilidade em pacientes com mais de 10 a 12 kg, essa técnica pode ser recomendada apenas para bebês pequenos.

A visibilidade relativa da dura-máter e do ligamento amarelo foi confirmada por Kil e colaboradores em um estudo que avaliou a profundidade do espaço epidural conforme medido pela ultrassonografia pré-punção.[6] Esses autores constataram que a dura-máter teve "boa" visibilidade em 170 de 180 bebês e crianças pequenas, enquanto a visualização do ligamento amarelo foi "boa" apenas em 91 dos 180 pacientes. Essa é uma experiência comum que também se encontra em nossa prática.

Codificação e reembolso

Não existem códigos específicos, exceto para um modificador de ultrassonografia, para cobrar pela utilização da orientação ultrassonográfica nesses procedimentos.

Direcionamentos futuros

Com mais treinamento, o bloqueio neuraxial central com orientação ultrassonográfica pode tornar-se uma maneira de determinar a profundidade do espaço epidural antes da puntura. Também pode ser usado em pacientes submetidos à punção lombar para os procedimentos diagnósticos em que a simples inserção da agulha pode ser realizada sem a necessidade de múltiplas punturas.

BLOQUEIOS DE NERVOS PERIFÉRICOS

Os bloqueios usuais de nervos periféricos realizados sob orientação ultrassonográfica serão descritos nesta seção, juntamente com as abordagens frequentes, a solução anestésica local usada e os potenciais benefícios e complicações desses bloqueios (Tab. 16.1). É importante entender o acesso aos nervos periféricos quando se

TABELA 16.1 Tipos de transdutores e bloqueios usados frequentemente com a abordagem em plano	
Tipo de bloqueio	Tipo de transdutor
Interescalênico/plexo braquial	Linear/alta frequência
Supraclavicular/plexo braquial	Linear/alta frequência
Axilar/plexo braquial	Linear/alta frequência
Intercostal	Linear/alta frequência
Plano transverso abdominal	Linear/alta frequência
Nervo ilioinguinal	Linear/alta frequência
Nervo femoral	Linear/alta frequência
Ciático	Linear/alta frequência ou curvilíneo/baixa frequência

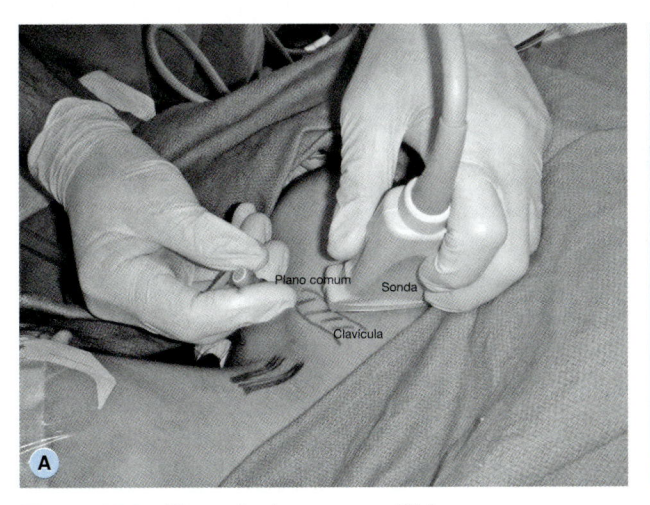

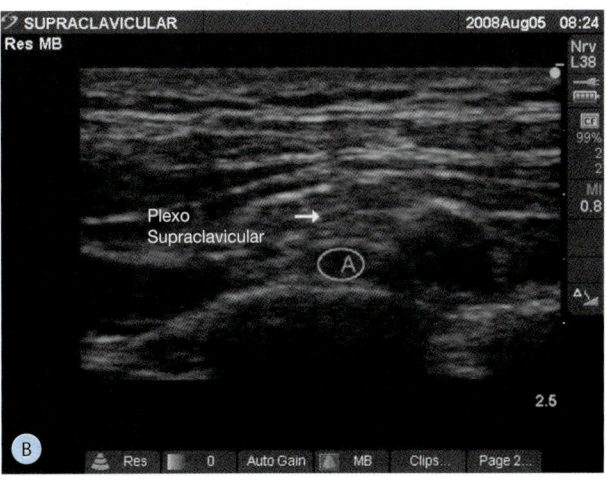

Figura 16.2 Bloqueio do nervo periférico.

utiliza a orientação ultrassonográfica. A abordagem em plano comum, na qual a agulha é inserida ao longo do eixo da sonda, permite visualizar melhor a agulha, enquanto a abordagem fora de plano possibilita o acesso imediato às estruturas, porém com pior visualização da agulha. Na nossa prática, tende-se a utilizar a abordagem em plano com mais frequência para obter a visualização mais definida da agulha (Fig. 16.2A e B).

Bloqueios do plexo braquial

O plexo braquial pode ser acessado em vários níveis, conforme emerge das raízes cervicais. O plexo pode ser bloqueado nas raízes através da via interescalênica, nos troncos e nas divisões pela abordagem supraclavicular, nos cordões pela via infraclavicular e no nível da ramificação pelo acesso axilar. Discute-se, no capítulo, cada uma dessas técnicas, o uso da sonda de ultrassonografia e o valor para os cenários pós-operatórios em particular.

Bloqueios interescalênicos

Anatomia

Os bloqueios interescalênicos guiados por ultrassonografia costumam ser realizados na cirurgia do ombro a fim de fornecer analgesia após grandes procedimentos de reconstrução.[7-9] Com facilidade, a sonda linear de alta frequência é capaz de identificar o sulco interescalênico. As raízes são reconhecidas como estruturas hipoecoicas observadas uma em cima da outra (Fig. 16.3).

Acesso e transdutor de ultrassonografia

O transdutor linear é usado com mais frequência para identificar a natureza superficial das estruturas. Uma vez que a sonda linear é colocada no pescoço sobre a borda posterior do músculo esternocleidomastóideo, em nível de C6 da coluna cervical, as estruturas são visualizadas uma em cima da outra, o que é descrito, algumas vezes, como "aparência de boneco de neve". A abordagem em plano em geral é usada para obtenção do bloqueio desse plexo no nível interescalênico, embora a técnica fora de plano possa ser usada com eficácia.

Solução anestésica local

Soluções de bupivacaína a 0,25% ou ropivacaína a 0,2% podem ser aplicadas para obter o bloqueio do plexo braquial na área interescalênica. Os volumes menores da solução anestésica local podem ser usados para produzir resultados similares com a orientação da ultrassonografia após a visualização da disseminação da solução anestésica local ao redor do plexo. Essa pode ser uma

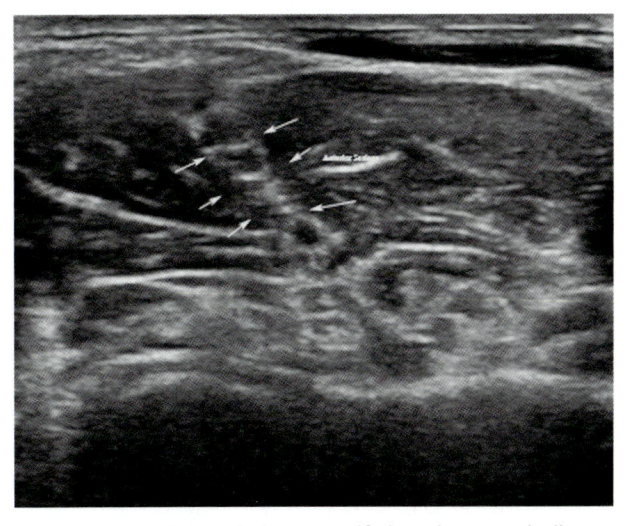

Figura 16.3 Bloqueio interescalênico. As setas indicam as raízes cervicais.

das mais importantes vantagens da orientação ultrassonográfica-farmacodinâmica da solução anestésica local, com redução da dose.

Bloqueios interescalênicos orientados por ultrassonografia baseados em evidências

O bloqueio interescalênico foi um dos primeiros bloqueios realizados sob orientação ultrassonográfica. Vários estudos prospectivos que compararam o uso da orientação ultrassonográfica às técnicas-padrão de estimulação demonstraram a superioridade da ultrassonografia com relação ao estímulo nervoso.[7-10] Além disso, esse é um local de inserção de cateter para manejo da dor pós-operatória.[11]

Bloqueio interescalênico: particularidades
Transdutor de ultrassonografia de alta frequência
Abordagem em plano ou fora de plano
O volume do anestésico local deve circundar o plexo
Volume recomendado: 10 mL
Efeitos adversos: introdução intravascular, paresia diafragmática, potencial para lesão de raiz nervosa

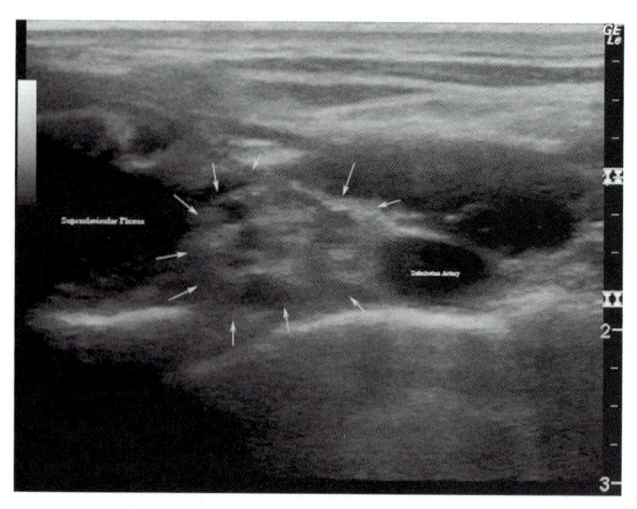

Figura 16.4 Bloqueio supraclavicular.

Bloqueio do plexo braquial supraclavicular

Anatomia

Em geral, o bloqueio supraclavicular é considerado um dos bloqueios mais fáceis quando realizado sob orientação ultrassonográfica. Além disso, é um dos bloqueios nervosos com potencial para dano, se realizado pelos métodos convencionais, devido à proximidade com a pleura e os vasos subclávios. A abordagem supraclavicular do plexo braquial envolve bloqueio das divisões do plexo braquial na medida em que circundam a artéria subclávia. O plexo parece um cacho de uvas circunjacente à artéria subclávia.[9,12] Imediatamente inferior à artéria encontra-se a pleura; por isso, é preciso cautela ao empregar o bloqueio do plexo nesse nível (Fig. 16.4). Esse bloqueio fornece analgesia para o membro superior e alguns dados mostram que também pode ser usado na cirurgia do ombro. Quando realizado, o bloqueio promove o bloqueio motor imediato, o qual, muitas vezes, é chamado de espinha do membro superior.

Resultados baseados em evidências

Em uma auditoria de bloqueios supraclaviculares realizados com orientação ultrassonográfica em um centro terciário, 510 bloqueios supraclaviculares guiados por ultrassonografia foram realizados (50 pacientes internados e 460 ambulatoriais) por 47 operadores diferentes, com graus distintos de treinamento, ao longo de um período de 24 meses. A anestesia cirúrgica bem-sucedida foi obtida após uma tentativa em 94,6% dos pacientes. Cerca de 2,8% requereram bloqueios suplementares e 2,6% receberam a intervenção não planejada de anestesia geral. Mesmo com a localização próxima à pleura, não ocorreram incidentes de pneumotórax.[13] As complicações incluíram paresia hemidiafragmática sintomática (1%), síndrome de Horner (1%), punturas vasculares não intencionais (0,4%) e déficits sensitivos transitórios (0,4%).

Bloqueios supraclaviculares: particularidades
Transdutor de ultrassonografia de alta frequência
Abordagem em plano ou fora do plano
O volume do anestésico local deve circundar o plexo
Volume recomendado: 5 a 10 mL
Efeitos adversos: introdução intravascular, paresia diafragmática, pneumotórax

Bloqueio axilar do plexo braquial

Anatomia

Os ramos terminais do plexo braquial são identificados facilmente na axila pela ultrassonografia. Os nervos mediano, ulnar e radial são observados circunjacentes à artéria axilar na axila, com o nervo musculocutâneo localizado entre o coracobraquial e a cabeça curta do bíceps. Os nervos estão localizados muito superficialmente, podendo ser bloqueados com facilidade por pequenas quantidades de anestésico local (Fig. 16.5).

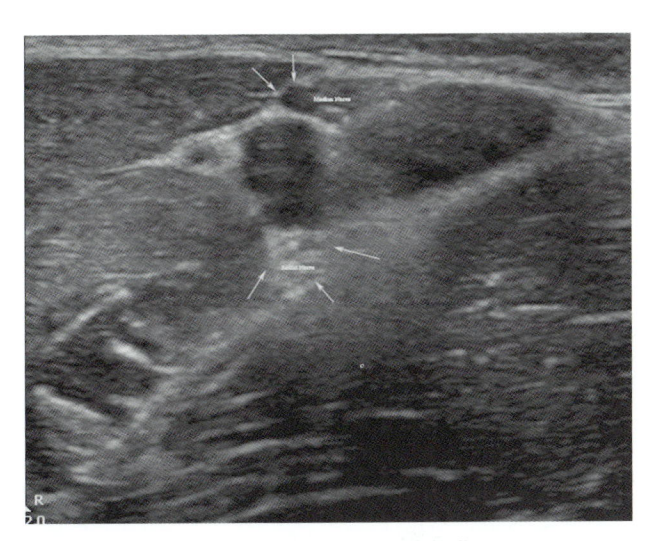

Figura 16.5 Bloqueio axilar. As setas indicam os nervos.

Bloqueio axilar: particularidades
Transdutor de ultrassonografia de alta frequência

Abordagem em plano

O volume do anestésico local deve circundar cada nervo

Volume recomendado: 2 a 5 mL por nervo

Efeitos adversos: introdução intravascular, lesão nervosa

BLOQUEIOS DE TRONCO

Os bloqueios de tronco foram aprimorados de maneira significativa devido ao uso da orientação ultrassonográfica. Inúmeros bloqueios de tronco podem, agora, ser realizados devido à visualização direta da injeção anestésica local. A ultrassonografia permitiu a introdução de técnicas que, caso contrário, não poderiam ser usadas em pacientes sem complicações.

Bloqueios intercostais

Anatomia

Os bloqueios intercostais são realizados para vários procedimentos, inclusive inserção de tubo torácico, toracotomia e outros procedimentos na parede torácica. Os nervos intercostais percorrem um trajeto, juntamente ao feixe neurovascular, em um local entre os músculos intercostal interno e intercostal íntimo (Fig. 16.6), o qual pode ser facilmente identificado pela orientação ultrassonográfica. Também é fácil reconhecer a pleura. A perfuração da pleura é uma complicação temida dos bloqueios nervosos intercostais cegos.[16] Sem dúvida, o

Resultados baseados em evidências

Esse é um dos bloqueios nervosos bastante facilitados pela orientação ultrassonográfica. Embora possa ser realizada por meio de estimulação nervosa e de acordo com os referenciais superficiais, a técnica que utiliza a orientação por ultrassonografia tem maior potencial para o sucesso do bloqueio dos nervos individuais.[14] Em um estudo realizado por Chan e colaboradores, os pacientes submetidos à cirurgia eletiva da mão foram randomicamente selecionados para um entre três grupos. Os bloqueios axilares foram realizados usando três pontos determinantes de resposta motora no grupo com estimulador nervoso (EN), orientação por ultrassonografia e em tempo real no grupo da ultrassonografia (US), e combinação de ultrassonografia e estimulação nervosa no grupo da ultrassonografia com estímulo nervoso. A necessidade de suplementação com anestesia local e geral e eventos adversos pós-bloqueio foram documentados. De todos os pacientes, 188 completaram o estudo. A taxa de sucesso do bloqueio foi mais alta no grupo da ultrassonografia (82,8%) e da ultrassonografia com EN (80,7%) do que no grupo EN (62,9%) ($p = 0,01$ e $0,03$, respectivamente). Uma menor quantidade de pacientes nos grupos US e ultrassonografia com EN precisou de bloqueios nervosos suplementares e/ou anestesia geral. No pós-operatório, hematoma axilar e dor foram relatados com mais frequência no grupo EN. Existem alguns dados que mostram que o volume necessário para produzir o bloqueio com sucesso pode ser menor se for usada orientação ultrassonográfica. O'Donnel e Iohom demonstraram sucesso do bloqueio do plexo axilar com 1 mL de lidocaína a 2% por nervo. Essa modelagem farmacodinâmica não seria possível sem o uso da orientação ultrassonográfica.

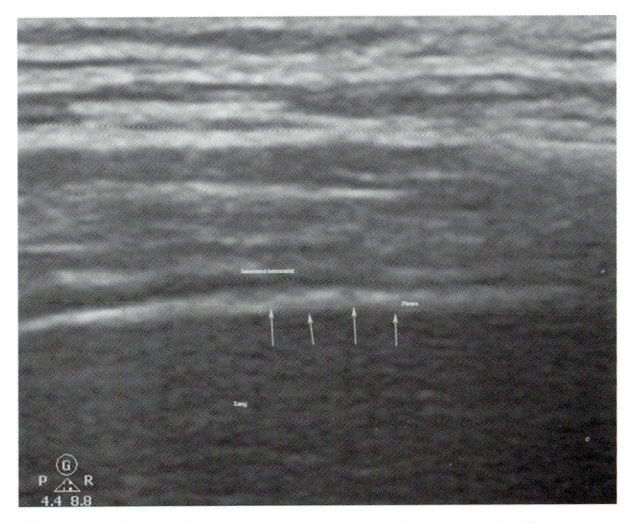

Figura 16.6 Bloqueio intercostal. As setas indicam os nervos.

uso da orientação da ultrassonografia reduziu drasticamente essa incidência. Por meio do transdutor linear, o espaço intercostal é examinado; são identificadas três camadas musculares: intercostais externos, intercostais internos e intercostais íntimos, além da pleura.[17] Com a abordagem em plano, a área do intercostal íntimo é acessada e a solução anestésica local é injetada no espaço. O volume de 2 a 3 mL pode fornecer bloqueio adequado do espaço intercostal.

Resultados baseados em evidências

Trata-se de um bloqueio relativamente novo que utiliza a orientação ultrassonográfica. Na dor clínica, usa-se essa abordagem nos pacientes com dor persistente na parede torácica e com elevada taxa de sucesso com o uso da orientação ultrassonográfica. As principais complicações relacionadas a esse tipo de bloqueio são (1) potencial para pneumotórax e (2) injeção intravascular.

Bloqueio intercostal: particularidades
Transdutor de ultrassonografia de alta frequência
Abordagem em plano
O volume do anestésico local deve se espalhar pelo músculo intercostal íntimo
Volume recomendado: 2 a 5 mL por espaço intercostal
Efeitos adversos: introdução intravascular, pneumotórax

Bloqueio do plano transverso abdominal

Anatomia

As raízes nervosas toracolombares, conforme emergem do aspecto lateral do tronco, passam por um espaço potencial que existe entre o músculo oblíquo interno e o transverso do abdome, suprindo a parede abdominal anterior. Os nervos toracolombares podem ser facilmente bloqueados com a orientação por ultrassonografia. As três camadas musculares da parede abdominal, o oblíquo externo, o oblíquo interno e o transverso do abdome podem ser reconhecidas pelo uso do transdutor linear de alta frequência[10] (Fig. 16.7). Uma vez identificado o plano, são injetados 10 a 20 mL de solução anestésica local, promovendo analgesia para toda a parede abdominal anterior.

Resultados baseados em evidências

Trata-se de um dos bloqueios mais comuns que se tornou muito popular na analgesia pós-operatória e no manejo da dor.[13-20] A eficácia do bloqueio pode ser comparada aos bloqueios neuroaxiais centrais usuais e tem se mostrado bastante efetiva na população cirúrgica. Estudos futuros que busquem dados farmacocinéticos precisam ser realizados para determinar o volume exato e a eficácia desse bloqueio no controle da dor. O bloqueio precisa ser realizado nos dois lados para cobrir completamente a parede anterior do abdome.

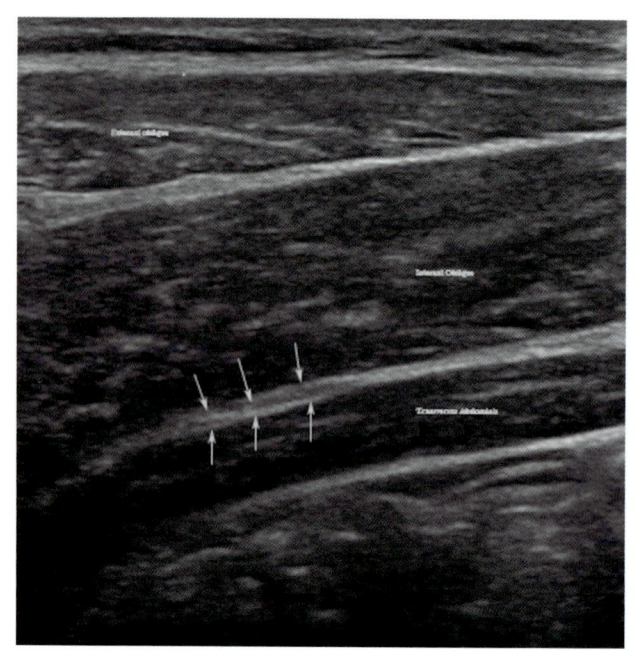

Figura 16.7 Plano transverso abdominal. As setas indicam uma camada muscular.

Bloqueio do plano transverso abdominal: particularidades
Transdutor de ultrassonografia de alta frequência/transdutor curvilíneo para pacientes maiores, com alto índice de massa corporal
Abordagem em plano
O volume do anestésico local deve se espalhar pelo plano entre o oblíquo interno e o transverso do abdome
Volume recomendado: 10 a 20 mL por lado
Efeitos adversos: introdução intravascular

BLOQUEIOS DO MEMBRO INFERIOR

Os bloqueios regionais realizados no membro inferior com frequência incluem o do nervo femoral e o do nervo ciático. Nesta seção, descreve-se os bloqueios do nervo femoral e do nervo ciático realizados na fossa poplítea.

Bloqueio do nervo femoral

Anatomia

Talvez esse seja o bloqueio de nervo periférico mais comum realizado para o manejo da dor após fratura do fêmur ou após uma cirurgia importante do joelho, inclusive de ruptura do ligamento cruzado anterior.[21-23] O nervo femoral está localizado lateral à artéria femoral no triângulo femoral; está envolvido pela fáscia ilíaca e é encontrado sobreposto ao músculo ilíaco. Pode ser facilmente identificado pela palpação da artéria femoral, seguida pela inserção de uma agulha lateral à pulsação. Embora seja eficaz na maioria das vezes, existe a possibilidade de que a agulha seja inserida, mesmo com a ajuda da estimulação nervosa, no músculo ilíaco ou fora do compartimento da fáscia ilíaca. O nervo femoral é observado elíptico e lateral à artéria femoral na orientação ultrassonográfica (Fig. 16.8). Com a abordagem em plano, é possível acessar o nervo femoral com facilidade no triângulo femoral. A dose de 10 a 15 mL de solução de anestésico local é injetada para envolver o nervo femoral.

Resultados baseados em evidências

O nervo femoral tem sido estudado como modelo para o aprimoramento do bloqueio do nervo femoral em relação à neuroestimulação.[22,24] Em uma grande análise retrospectiva de anestesia regional com uso da estimulação nervosa em relação à orientação ultrassonográfica, observou-se que a incidência de complicações importantes, inclusive de convulsões, foi compensada pelo uso da orientação por ultrassonografia, o que respalda sua utilização na aplicação do bloqueio.[25]

Bloqueio do nervo femoral: particularidades
Transdutor de ultrassonografia de alta frequência
Abordagem em plano
Volume da solução do anestésico local: aproximadamente 10 a 15 mL
Neuroestimulação adicional: observar a contração do quadríceps
Efeitos adversos: introdução intravascular, injeção intraneural

Bloqueio do nervo ciático

Anatomia

O nervo ciático emerge pela incisura ciática e continua pela fossa poplítea para suprir motora e sensitivamente o pé, exceto o aspecto medial do pé, que é suprido pelo ramo safeno do nervo femoral. O nervo ciático pode ser facilmente identificado na fossa poplítea entre o tendão do bíceps femoral e o semitendinoso e semimembranoso. O transdutor linear de alta frequência é disposto na parte posterior do joelho, na prega poplítea. A artéria poplítea é reconhecida e, em seguida, a veia poplítea, a qual localiza-se superficial à artéria. O nervo tibial está localizado em cima da veia poplítea como uma estrutura hiperecoica. Quando o transdutor de ultrassonografia é movimentado em sentido lateral, o nervo fibular comum é visualizado. O transdutor é então levemente movimentado em sentido cefálico até as duas estruturas hiperecoicas emergirem em uma grande "estrutura em favo de mel", o nervo ciático antes da sua bifurcação (Fig. 16.9). O volume de anestésico local, de 15 a 20 mL, é inserido ao redor da estrutura, o que promoverá o bloqueio completo do nervo ciático. É preciso ter cuidado ao liberar o paciente, pois o bloqueio motor causa dificuldades de deambulação, que permanecem por até 20 horas em alguns casos.

Resultados baseados em evidências

A visualização do nervo ciático o torna um alvo fácil para o bloqueio nervoso.[22] Há menos complicações da técnica orientada pela ultrassonografia do que com a técnica de neuroestimulação. Estudos futuros precisam ser realizados, particularmente visando aos volumes das soluções anestésicas locais e ao bloqueio seletivo dos nervos. Sem dúvida, o tempo de realização do bloqueio é menor com o uso da orientação por ultrassonografia, aumentando, desse modo, a satisfação do paciente.

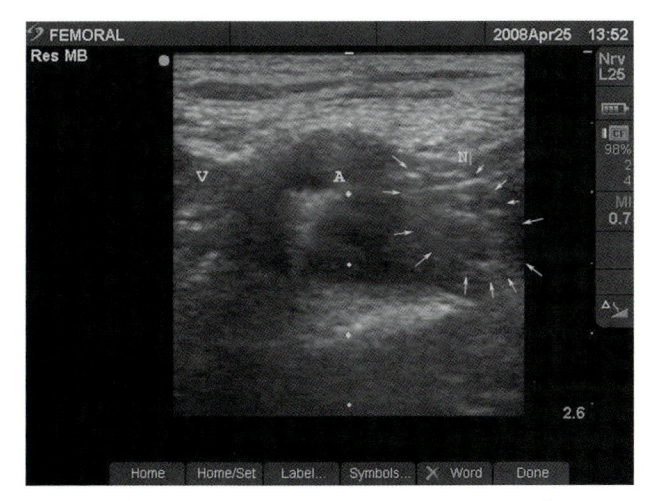

Figura 16.8 Bloqueio de nervo femoral (N), que é indicado pelas setas. A, artéria; V, veia.

> **Bloqueio do nervo ciático: particularidades**
>
> Transdutor de ultrassonografia de alta frequência/transdutor curvilíneo se o paciente for obeso
>
> Abordagem em plano/fora do plano (para cateteres)
>
> Volume da solução anestésica local: aproximadamente 15 a 20 mL
>
> Neuroestimulação adicional: procurar eversão do tornozelo
>
> Efeitos adversos: introdução intravascular, injeção intraneural

CONCLUSÕES

A orientação ultrassonográfica na localização de nervo para manejo da dor tornou-se muito popular na prática anestésica. A introdução da ultrassonografia como técnica de orientação logo no início do treinamento pode permitir ao clínico usá-la como parte de seu diagnóstico regular, muito similar ao estetoscópio, o qual é usado na ausculta dos sons respiratórios e cardíacos. O treinamento futuro deve incluir fáceis módulos educacionais que ajudem os médicos a entrar no mundo complicado da medicina tecnocrática, a qual pode facilmente afastá-los da tecnologia que pode beneficiar muito o cuidado do paciente. Este capítulo pretende ser pioneiro no uso da orientação por ultrassonografia na localização nervosa. Com a continuação das pesquisas nessa área, haverá um dia em que a orientação ultrassonográfica será a única opção para realizar os bloqueios nervosos, assim como acontece hoje com os interruptores, por meio dos quais liga-se e desliga-se a luz, em vez da utilização de luz de velas como antigamente.

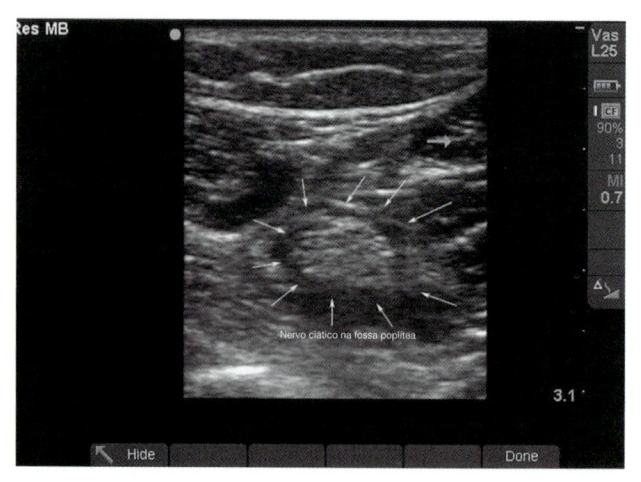

Figura 16.9 Bloqueio da fossa poplítea. As setas indicam o nervo ciático.

Referências

1. Riazi S, Carmichael N, Awad I, Holtby RM, McCartney CJ. Effect of local anaesthetic volume (20 vs 5 ml) on the efficacy and respiratory consequences of ultrasound-guided interscalene brachial plexus block. *Br J Anaesth.* 2008;101:549-556.
2. Willschke H, Bosenberg A, Marhofer P, et al. Ultrasonographic-guided ilioinguinal/iliohypogastric nerve block in pediatric anesthesia: what is the optimal volume? *Anesth Analg.* 2006;102:1680-1684.
3. Borges BC, Wieczoreck P, Balki M, Carvalho JC. Sonoanatomy of the lumbar spine of pregnant women at term. *Reg Anesth Pain Med.* 2009;34:581-585.
4. Karmakar MK, Li X, Ho AM, Kwok WH, Chui PT. Real-time ultrasound-guided paramedian epidural access: evaluation of a novel in-plane technique. *Br J Anaesth.* 2009;102:845-854.
5. Willschke H, Bosenberg A, Marhofer P, et al. Epidural catheter placement in neonates: sonoanatomy and feasibility of ultrasonographic guidance in term and preterm neonates. *Reg Anesth Pain Med.* 2007;32:34-40.
6. Kil HK, Cho JE, Kim WO, Koo BN, Han SW, Kim JY. Prepuncture ultrasound-measured distance: an accurate reflection of epidural depth in infants and small children. *Reg Anesth Pain Med.* 2007;32:102-106.
7. Perlas A, Chan VW, Simons M. Brachial plexus examination and localization using ultrasound and electrical stimulation: a volunteer study. *Anesthesiology.* 2003;99:429-435.
8. Fredrickson MJ, Ball CM, Dalgleish AJ, Stewart AW, Short TG. A prospective randomized comparison of ultrasound and neurostimulation as needle end points for interscalene catheter placement. *Anesth Analg.* 2009;108:1695-1700.
9. Klaastad O, Sauter AR, Dodgson MS. Brachial plexus block with or without ultrasound guidance. *Curr Opin Anaesthesiol.* 2009;22:655-660.
10. Naik VN, Perlas A, Chandra DB, Chung DY, Chan VW. An assessment tool for brachial plexus regional anesthesia performance: establishing construct validity and reliability. *Reg Anesth Pain Med.* 2007;32:41-45.
11. Clendenen SR, Riutort KT, Feinglass NG, Greengrass RA, Brull SJ. Real-time three-dimensional ultrasound for continuous interscalene brachial plexus blockade. *J Anesth.* 2009;23:466-468.
12. Marhofer P, Greher M, Kapral S. Ultrasound guidance in regional anaesthesia. *Br J Anaesth.* 2005;94:7-17.
13. Perlas A, Lobo G, Lo N, Brull R, Chan VW, Karkhanis R. Ultrasound-guided supraclavicular block: outcome

of 510 consecutive cases. *Reg Anesth Pain Med.* 2009;34: 171-176.
14. Chan VW, Perlas A, McCartney CJ, Brull R, Xu D, Abbas S. Ultrasound guidance improves success rate of axillary brachial plexus block. *Can J Anaesth.* 2007;54:176-182.
15. O'Donnell BD, Iohom G. An estimation of the minimum effective anesthetic volume of 2% lidocaine in ultrasound-guided axillary brachial plexus block. *Anesthesiology.* 2009;111:25-29.
16. Moore DC. Intercostal nerve block for postoperative somatic pain following surgery of thorax and upper abdomen. *Br J Anaesth.* 1975;47(suppl):284-286.
17. Tsui B, Dillane D, Pillay J, Walji A. Ultrasound imaging in cadavers: training in imaging for regional blockade at the trunk. *Can J Anaesth.* 2008;55:105-111.
18. Suresh S, Chan VW. Ultrasound guided transversus abdominis plane block in infants, children and adolescents: a simple procedural guidance for their performance. *Paediatr Anaesth.* 2009;19:296-299.
19. Pak T, Mickelson J, Yerkes E, Suresh S. Transverse abdominis plane block: a new approach to the management of secondary hyperalgesia following major abdominal surgery. *Paediatr Anaesth.* 2009;19:54-56.
20. McDonnell JG, O'Donnell B, Curley G, Heffernan A, Power C, Laffey JG. The analgesic efficacy of transversus abdominis plane block after abdominal surgery: a prospective randomized controlled trial. *Anesth Analg.* 2007;104:193-197.
21. Edkin BS, McCarty EC, Spindler KP, Flanagan JF. Analgesia with femoral nerve block for anterior cruciate ligament reconstruction. *Clin Orthop Relat Res.* 1999; 289-295.
22. Oberndorfer U, Marhofer P, Bosenberg A, et al. Ultrasonographic guidance for sciatic and femoral nerve blocks in children. *Br J Anaesth.* 2007;98:797-801.
23. Tobias JD. Continuous femoral nerve block to provide analgesia following femur fracture in a paediatric ICU population. *Anaesth Intensive Care.* 1994;22:616-618.
24. Williams R, Saha B. Best evidence topic report. Ultrasound placement of needle in three-in-one nerve block. *Emerg Med J.* 2006;23:401-403.
25. Orebaugh SL, Williams BA, Vallejo M, Kentor ML. Adverse outcomes associated with stimulator-based peripheral nerve blocks with versus without ultrasound visualization. *Reg Anesth Pain Med.* 2009;34:251-255.

SEÇÃO VI

Uso da ultrassonografia na avaliação de procedimentos clínicos em populações especiais

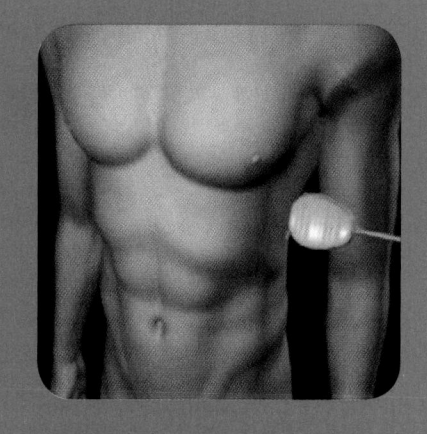

CAPÍTULO 17

Ultrassonografia focada em ressuscitação cardiopulmonar e suporte de vida avançado em cardiologia

Shahana Uddin, MD, MB, BS, FCARCS(I), EDICM; Susanna Price, MB, BS, BSc, MRCP, EDICM, FESC, PhD; Holger Steiger, MD; Gabriele Via, MD; e Raoul Breitkreutz, MD, EDIC

INTRODUÇÃO

Atualmente, a ultrassonografia cardíaca (ecocardiografia) não é obrigatória de acordo com as diretrizes do suporte de vida avançado cardiorrespiratório, tampouco é rotineiramente realizada na avaliação e no diagnóstico de pacientes críticos e naqueles em periparada. No entanto, as evidências que suportam o uso da ecocardiografia nessas situações estão crescendo.[1-4] A imagem da ultrassonografia bidimensional (2D) facilita a exclusão ou a confirmação de diagnósticos potencialmente fatais, como coleções pericárdicas que causam tamponamento, de maneira rápida e não invasiva e possibilita aos usuários mais experientes a avaliação de outros parâmetros hemodinâmicos em tempo real.

PROTOCOLOS RELEVANTES

A ecocardiografia é um exame de ultrassonografia que visualiza as estruturas anatômicas e a função fisiológica do coração e, portanto, requer a compreensão da anatomia e fisiologia cardíaca. A ecocardiografia abrangente fornece informações importantes que variam desde a anatomia estrutural (inclusive doença cardíaca congênita) a detalhes profundos a respeito dos folhetos valvares, funcionamento dos segmentos cardíacos individuais, interações entre as câmaras cardíacas e funcionamento fisiológico do coração. A ecocardiografia pode ser realizada por diversas técnicas. A técnica transtorácica é a usada com mais frequência no cenário da emergência. Não é invasiva e é facilmente conseguida, podendo ser realizada com aparelhos pequenos e portáteis, até mesmo com sondas não cardíacas, se necessário. A ecocardiografia transesofágica não interfere na ressuscitação cardiopulmonar (RCP), porém é invasiva e requer equipamentos especializados e treinamento mais complexo. Se janelas inadequadas forem obtidas pela ecocardiografia transtorácica, pode-se considerar a ecocardiografia transesofágica no paciente entubado. A ultrassonografia intracardíaca é realizada no cateterismo cardíaco, porém isso vai além deste texto. A ecocardiografia epicárdica é realizada durante a cirurgia cardíaca com o tórax aberto.

A ecocardiografia focada faz referência aos exames que seguem um protocolo estruturado para investigar respostas a algumas questões simples. No cenário de perirressuscitação, esse exame é usado para identificar patologia reversível, orientar intervenções terapêuticas e reverter a deterioração do paciente. Na unidade de terapia intensiva, a ecocardiografia focada pode ser usada para analisar a resposta para várias intervenções (como bolo de fluido). Quando comparada a outras formas de monitoramento cardíaco, como o cateterismo da artéria pulmonar, a ecocardiografia tem a vantagem de fornecer diagnósticos e avaliação das variáveis hemodinâmicas. O fato de não ser um exame completo e a necessidade de relação das informações obtidas com o estado clínico atual do paciente (que pode estar em constantes mudanças) são as principais desvantagens da ecocardiografia focada.

FEEL (*focused echocardiographic evaluation in life support*)

Existem inúmeros protocolos em uso e sob avaliação. O mais simples deles é o FEEL (*focused echocardiographic evaluation in life support*), o qual, no Reino Unido, foi aceito como certificação básica em nível de entrada adequada para não especialistas que desejam empregar a ecocardiografia na avaliação do paciente em periparada.[3,5] Internacionalmente, existem outros protocolos que requerem mais treinamento e levam um pouco mais de tempo para serem realizados, tornando-os mais úteis no cenário do cuidado crítico. Dentre eles, encontra-se a ecocardiografia transtorácica FATE (*focused assessment with transthoracic echocardiography*), a ecocardiografia limitada à beira do leito, feita pelo médico intensivista, a ecocardiografia limitada e direcionada a um objetivo específico, a ecocardiografia portátil, orientada para um objetivo em particular, o exame de ultrassonografia cardiovascular limitada e o estudo ultrassonográfico cardíaco focado.[6,7]

A ecocardiografia focada é adequada durante a ressuscitação, quando o paciente sofreu uma parada cardíaca.[3,8] A ecocardiografia pode ajudar a diagnosticar causas potencialmente reversíveis de parada cardíaca ou a identificar a fibrilação ventricular fina invisível do eletrocardiografia de superfície. A medicina baseada em evidências e as diretrizes recentes de especialistas nacionais e internacionais em ressuscitação sugerem que períodos contínuos, sustentados de compressão cardíaca com interrupções menores, podem resultar em aumento de fluxo e em melhores efeitos no paciente. Sendo assim, é importante que o exame ecocardiográfico não interrompa as compressões torácicas e que um protocolo claro, com o treinamento adequado, seja assegurado. A Figura 17.1 mostra o protocolo atual para eco durante a ressuscitação (FEEL).

A adesão estrita às diretrizes da ressuscitação é fundamental. Os vídeos ecocardiográficos armazenados podem ser revistos em tempo real ou mais uma vez durante a RCP. A ênfase do FEEL é na adesão ao suporte de vida avançado (SVA) e, embora alguma ou todas as incidências ecocardiográficas padrão possam ser obtidas e em qualquer ordem (uma a cada interrupção das compressões torácicas para verificação do pulso), frequentemente apenas uma é necessária para fazer um diagnóstico.[3] Dessa maneira, existe um limite rigoroso de 10 segundos para esse exame ecocardiográfico garantir a adesão ao SVA durante a RCP mecânica. Os potenciais achados e as implicações no manejo do paciente são descritos abaixo.

1. O coração parece em fibrilação ventricular fina, apesar da eletrocardiografia sugerir assístole: a desfibrilação deve ser considerada enquanto a RCP continua, de acordo com as diretrizes do SVA.

2. Não há pulso palpável e a eletrocardiografia demonstra ritmo compatível com o débito cardíaco: o diagnóstico é de atividade elétrica sem pulso (AESP). Durante a ecocardiografia, se o coração não está se movimentando, pode-se considerar AESP verdadeira (primária); se o coração estiver em movimento, pode-se considerar AESP falsa (secundária). As diretrizes atuais da ressuscitação requerem investigação e manejo das causas reversíveis ao mesmo tempo em que a RCP é mantida em ambas as situações. Os diagnósticos ecocardiográficos demonstráveis são:

    a. Ventrículo esquerdo vazio (= hipovolemia grave) → fornecer volume (fluidos intravenosos).

    b. Coleção pericárdica (= tamponamento) → considerar pericardiocentese.

    c. Dilatação do coração direito ± coágulo no coração direito (= ? embolismo pulmonar) → considerar trombólise.

    d. Disfunção ventricular esquerda grave (primária ou secundária à parada) → considerar suporte inotrópico/suporte circulatório mecânico/revascularização.

Embora exista entusiasmo pelo uso da ecocardiografia na unidade de terapia intensiva e durante a ressuscitação,[2,4,9] até hoje há poucos dados que respaldam a ecocardiografia focada durante a ressuscitação em termos de efeitos após a parada cardíaca. Até que as evidências sejam disponibilizadas, a ecocardiografia pode ser considerada apenas um adicional às diretrizes atuais e não deve ser usada para cessar os esforços de ressuscitação.

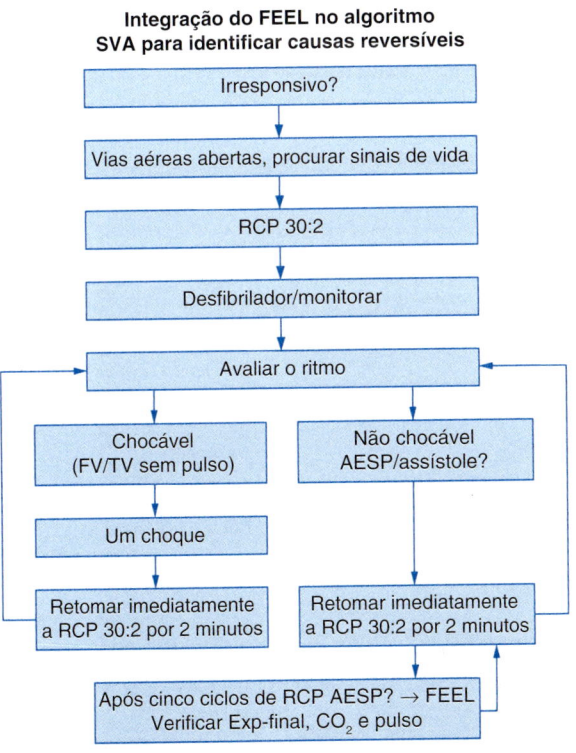

Figura 17.1 Protocolo atual para a ecocardiografia durante a ressuscitação. SVA, suporte de vida avançado; CO_2, dióxido de carbono; RCP, ressuscitação cardiopulmonar; Exp-final, expiratório final; FEEL, *focused echocardiography evaluation in life support*; AESP, atividade elétrica sem pulso; FV, fibrilação ventricular; TV, taquicardia ventricular.

FATE (focused assessment with transthoracic echocardiography)

O FATE foi desenvolvido para que a ecocardiografia pudesse ser usada de maneira análoga ao modo pelo qual o protocolo ultrassonográfico fixo (FAST [*focused assessment with sonography for trauma*]) é usado em trauma. Além dos achados observados em FEEL, o FATE também analisa os espaços pleurais bilateralmente quanto à presença de derrames pleurais, os pulmões quanto ao pneumotórax e a veia cava inferior quanto ao volume e às medidas das dimensões ventriculares esquerdas.[9] O protocolo FATE pode ser aplicado em alguns minutos e consiste das mesmas quatro incidências ecocardiográficas realizadas em sequência, com os seguintes objetivos:

1. Excluir patologia óbvia.
2. Avaliar a espessura da parede e a dimensão da câmara.
3. Analisar a contratilidade ventricular.
4. Visualizar os espaços pleurais bilateralmente.
5. Relacionar os achados ao contexto clínico.

Os componentes do protocolo FATE estão resumidos e disponíveis no cartão de bolso (Fig. 17.2).

ESCOLHA DO TRANSDUTOR E MANIPULAÇÃO

Em geral, o transdutor usado na ecocardiografia transtorácica tem arranjo em fase e frequência entre 2,5 e 3,5 MHz, ainda que na situação de periparada, na qual se espera que apenas a patologia muito grosseira seja identificada, quase nenhum transdutor é suficiente.

O transdutor da ecocardiografia transtorácica apresenta uma marca (ponto, sulco ou luz, dependendo da máquina) que ajuda a orientar a sua posição (esquerda/direita). Na ecocardiografia, ela equivale à direita da tela na visualização das imagens, marcada correspondentemente com a extremidade colorida. Este cenário não é possível quando a sonda não cardíaca é usada, pois a marca ou indicador corresponde à esquerda da tela. Na Figura 17.3A, a marca da sonda é uma luz verde que aponta para o ombro direito do paciente; na Figura 17.3B, a marca (V) é identificada pela seta à direita do *display*. Se o operador não tem certeza da orientação direita/esquerda da sonda, a percussão suave em um dos lados do transdutor causará uma distorção no lado correspondente da imagem na tela.

Antes de começar o exame, o operador precisa se certificar de que a profundidade na máquina está ajustada em 12 a 18 cm. As estruturas a serem avaliadas devem es-

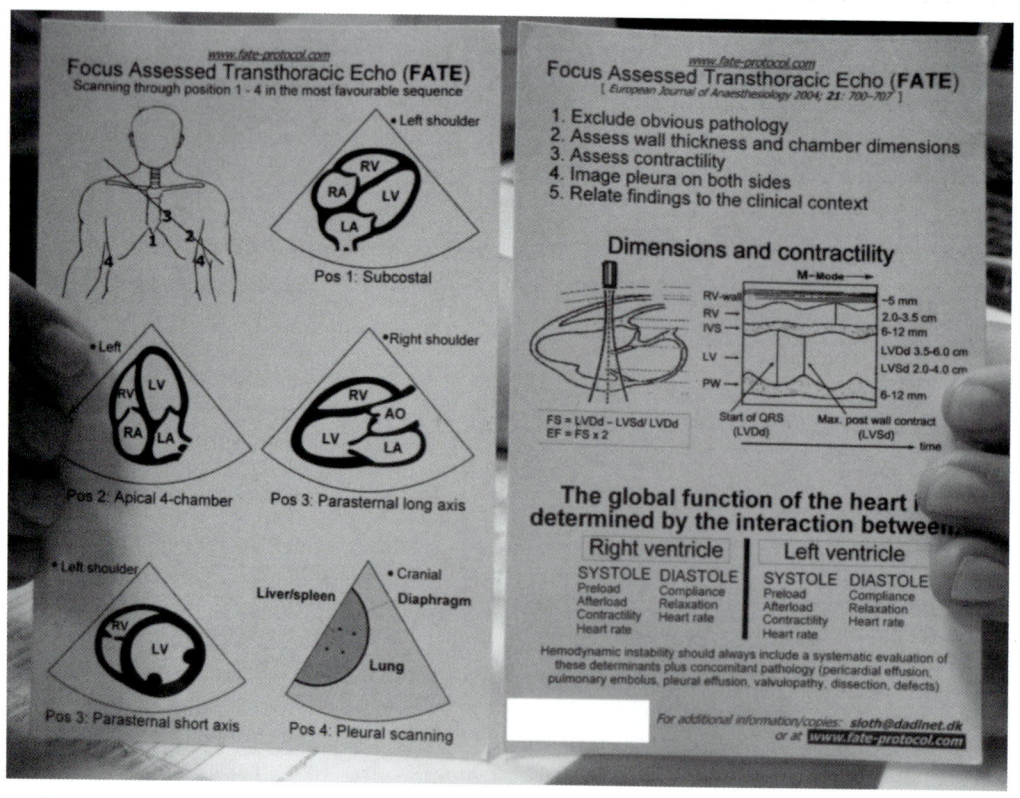

Figura 17.2 Exemplo de cartão de bolso com o protocolo americano FATE (*Focused assessment with transthoracic echocardiography*) também utilizado no Brasil.

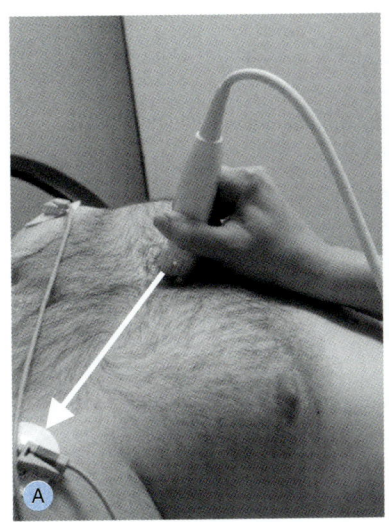

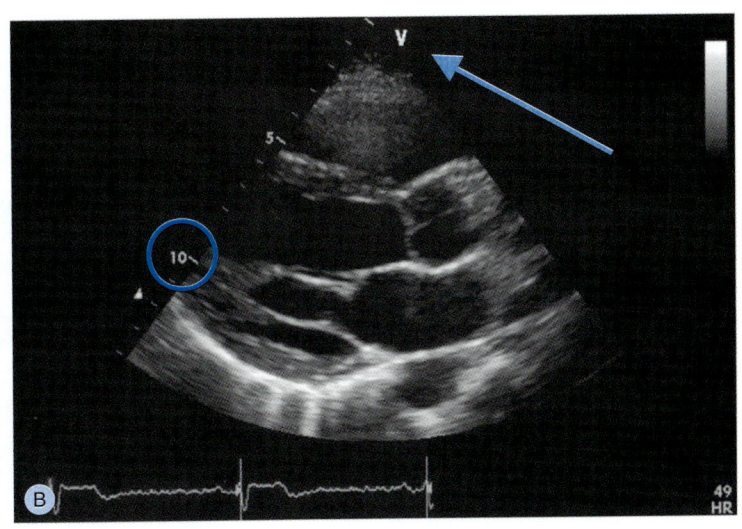

Figura 17.3 **(A)** Disposição do transdutor da ultrassonografia, usando a marca no transdutor (luz verde [seta branca]), a qual está apontando para o ombro direito do paciente. **(B)** A marca V é identificada pela seta azul, à direita do *display*. A área circulada demonstra a profundidade em centímetros, marcada à esquerda do *display*.

tar centralizadas na tela, o que é conseguido pela movimentação do transdutor lateral ou medial ou para cima/para baixo de um espaço intercostal. Para conseguir a visão correta, a sonda pode ser rodada em sentido horário ou anti-horário e inclinada caudal ou cranialmente para otimizar as estruturas visualizadas. Cada uma das vistas-padrão na FEEL é descrita em detalhes, juntamente com a maneira pela qual elas devem ser obtidas.

ANATOMIA ECOCARDIOGRÁFICA

Mesmo na ecocardiografia focada durante a ressuscitação, as variantes anatômicas normais podem ser uma grande fonte de erro na interpretação da imagem. Uma vez que o coração é um órgão tridimensional em constante movimento, a familiaridade com a anatomia cardíaca torna a aquisição da imagem e a visualização da estrutura muito mais simples. Para padronizar os achados do exame, uma nomenclatura internacionalmente acordada é empregada para descrever as incidências necessárias da ecocardiografia.

As incidências são descritas pela combinação de localização no paciente, anatomia obtida e orientação (eixo) pelo coração.

Localização no paciente

a. Paraesternal   Segundo espaço intercostal, margem esternal esquerda
b. Apical   Ápice cardíaco
c. Subcostal   Abaixo do processo xifoide

Descrição da imagem obtida

a. Eixo   Longitudinal ou transverso
b. Câmaras   Visualização de quatro ou cinco câmaras

Paraesternal longitudinal (Figs. 17.4 [ver também encarte colorido] e 17.5)

Localização: Essa incidência é conseguida com o paciente em decúbito lateral esquerdo ou dorsal.

O transdutor é disposto no segundo espaço intercostal esquerdo.

A marca na sonda aponta para o ombro **direito** do paciente.

Dependendo das características do paciente, pode ser válido ir para um espaço intercostal abaixo.

Anatomia: Essa incidência é usada para identificar o ventrículo esquerdo (VE).

O VE é limitado pela valva mitral e a valva aórtica.

O átrio esquerdo (AE) drena para o VE através da valva mitral.

O septo interventricular separa o VE do ventrículo direito (VD).

O VD repousa imediatamente abaixo do esterno, portanto está mais próximo à sonda na parte de cima da imagem.

A valva aórtica conduz à aorta.

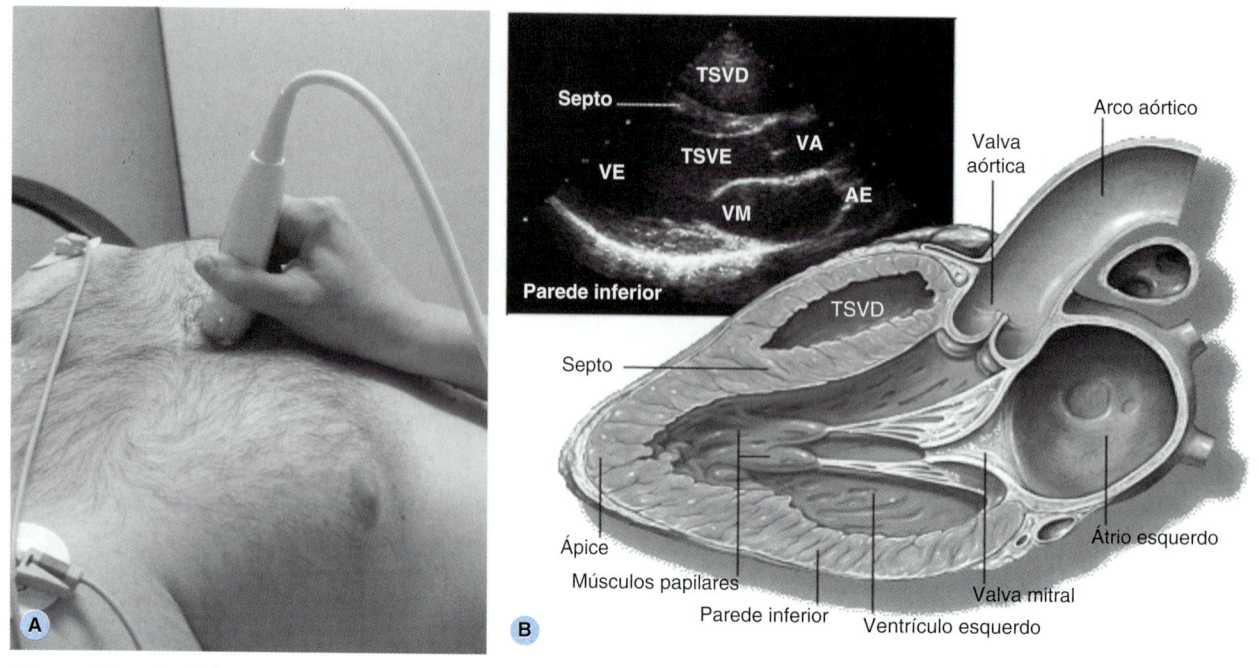

Figura 17.4 Incidência ecocardiográfica paraesternal de longitudinal. VA, valva aórtica; VM, valva mitral; AE, átrio esquerdo; VE, ventrículo esquerdo; TSVE, trato de saída do ventrículo esquerdo; TSVD, trato de saída do ventrículo direito. (*Reproduzida, com permissão, de FEEL-UK.*) (Ver encarte colorido.)

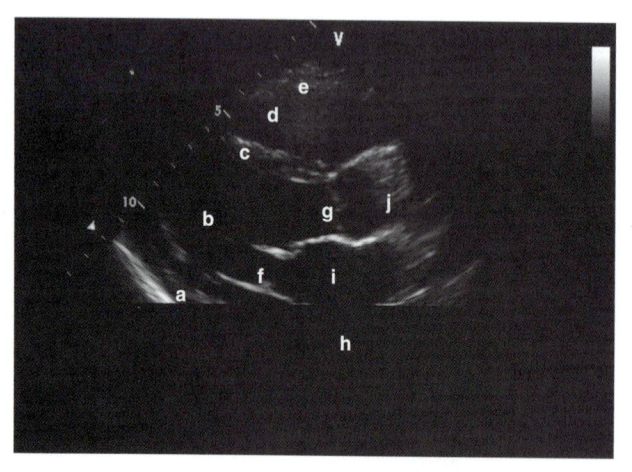

Figura 17.5 Incidência paraesternal longitudinal do coração normal. A imagem setorial da ultrassonografia é representada como invertida, com o transdutor em cima. A marca V, no topo da imagem, confirma que o transdutor se encontra na orientação correta. As estruturas-chave são marcadas: a, parede ventricular esquerda posterior; b, cavidade ventricular esquerda; c, septo interventricular; d, trato de saída do ventrículo direito; e, parede livre do ventrículo direito; f, valva mitral; g, valva aórtica; h, aorta descendente; i, átrio esquerdo; j, aorta ascendente.

Paraesternal transversa (Figs. 17.6 [ver também encarte colorido] e 17.7)

Localização: Essa incidência é conseguida com o paciente em decúbito lateral esquerdo ou dorsal.

O transdutor é disposto no segundo espaço intercostal esquerdo.

A marca no transdutor aponta para o ombro **esquerdo** do paciente.

Da paraesternal longitudinal, o transdutor é rodado 90° graus em sentido horário.

Dependendo das características do paciente, pode ajudar a ida para um espaço intercostal abaixo.

Anatomia: Essa incidência é útil para identificar as paredes do VE e VD.

A angulação do transdutor no tórax demonstra diferentes cortes no eixo transverso pelo VE.

Visão no nível dos músculos papilares.

A inclinação do transdutor coloca a valva mitral no campo de visualização e, mais para cima, a válvula aórtica.

A inclinação do transdutor para baixo examina o ápice.

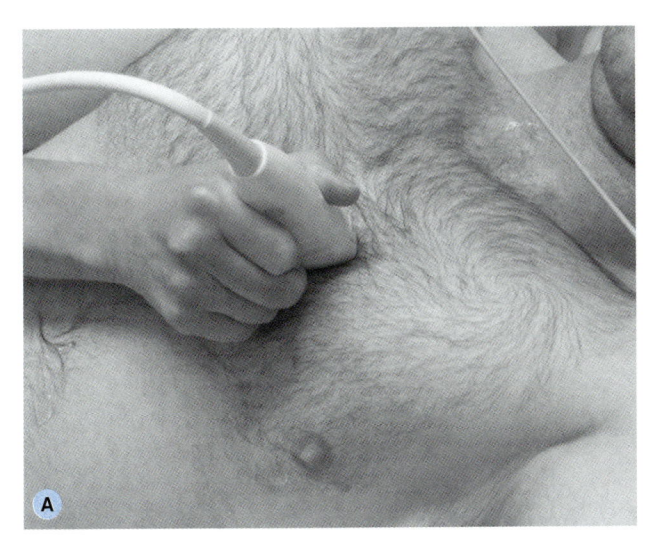

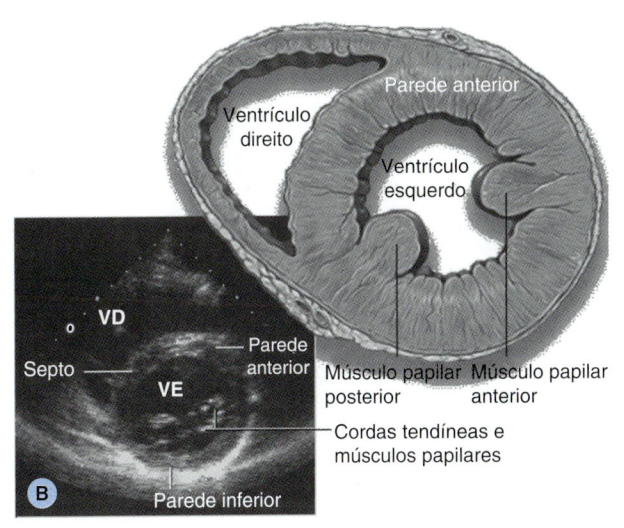

Figura 17.6 Incidência ecocardiográfica paraesternal transversa. (Ver encarte colorido.). VE, ventrículo esquerdo; VD, ventrículo direito. (*Reproduzida, com permissão, de FEEL-UK.*)

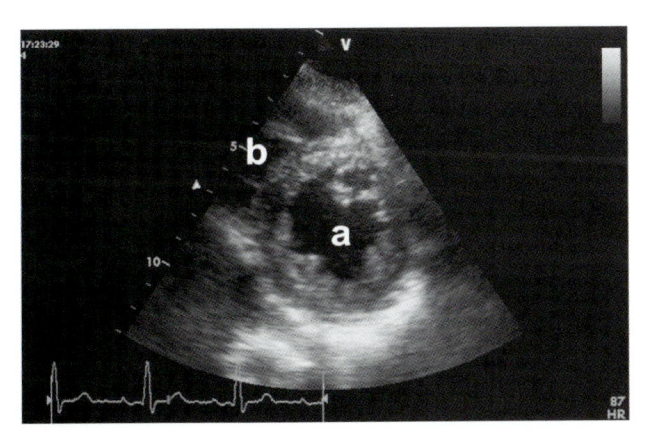

Figura 17.7 Incidência paraesternal transversa do coração normal. As estruturas-chave estão marcadas: a, cavidade ventricular esquerda; b, cavidade ventricular direita. Separando as duas câmaras, encontra-se o septo interventricular.

O VD é uma estrutura de parede fina em comparação ao VE.

O VD tem forma de D e circunda o VE circular e muscularmente espesso.

Essa é a única incidência que fornece indicação dos territórios de todas as artérias coronárias quando se considera isquemia/infarto.

A diferença entre a incidência paraesternal longitudinal e transversa está ilustrada na Figura 17.8. A Figura 17.8A mostra o corte no eixo longitudinal de uma pera e a Figura 17.8B no eixo transverso. As imagens ecocardiográficas correspondentes também são mostradas. As setas apontam para a cavidade do VE nas imagens de eco.

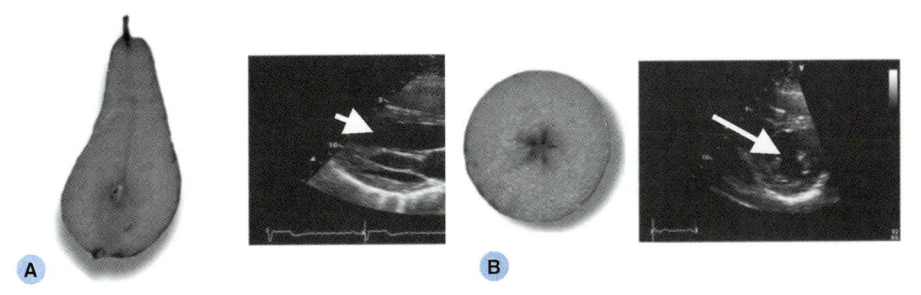

Figura 17.8 Ilustração da diferença entre a visualização paraesternal longitudinal e a transversa. (**A**) Uma pera foi cortada no eixo longitudinal. (**B**) A pera foi cortada no eixo transverso. As imagens ecocardiográficas correspondentes também são mostradas. Setas apontam para a cavidade do ventrículo esquerdo nas imagens. (*Reproduzida, com permissão, de FEEL-UK.*)

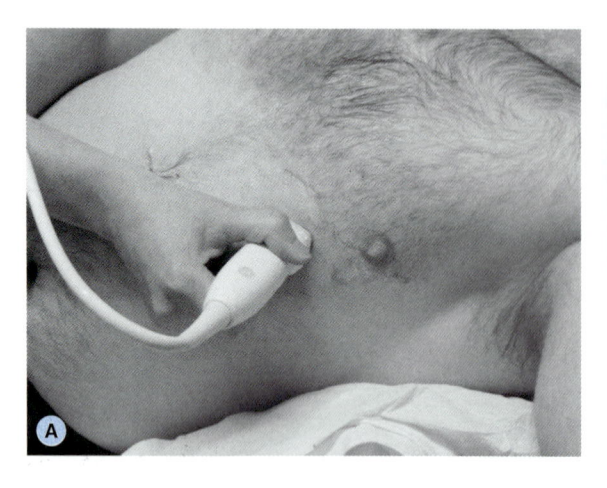

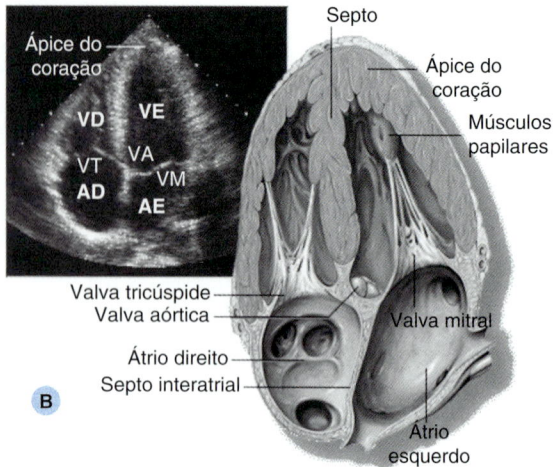

Figura 17.9 Incidência ecocardiográfica de quatro câmaras. (Ver encarte colorido.) VA, valva aórtica; AE, átrio esquerdo; VE, ventrículo esquerdo; VM, valva mitral; AD, átrio direito; VD, ventrículo direito; VT, valva tricúspide. (*Reproduzida, com permissão, de FEEL-UK.*)

Apical de quatro câmaras (Figs. 17.9 [ver também encarte colorido] e 17.10)

Localização: Essa incidência é conseguida com o paciente em decúbito lateral esquerdo ou dorsal.

O transdutor é disposto sobre o ápice cardíaco do paciente (conforme determinado clinicamente).

O marcador do transdutor aponta para o flanco esquerdo do paciente.

Anatomia: Essa incidência é útil para identificar todas as quatro câmaras cardíacas: átrio direito (AD), VD, AE e VE.

També são observadas as valvas mitral e tricúspide e o septo interventricular.

A rotação do transdutor no sentido anti-horário pode abrir a valva aórtica na incidência de cinco câmaras.

O VD é uma estrutura menor e de parede fina em comparação ao VE.

O VD tem forma de D e circunda o VE muscularmente espesso.

Figura 17.10 Incidência apical de quatro câmaras do coração normal. As estruturas-chave foram marcadas: a, cavidade ventricular esquerda; b, valva mitral; c, átrio esquerdo; d, veias pulmonares; e, cavidade ventricular direita; f, valva tricúspide; g, átrio direito; h, septo interventricular; i, ápice; j, parede ventricular esquerda livre; k, parede ventricular direita livre.

Subcostal (Figs. 17.11 [ver também encarte colorido] e 17.12)

Localização: Essa incidência é conseguida com o paciente em decúbito dorsal.

O transdutor é disposto debaixo do processo xifoide, quase plano no abdome do paciente.

A marca no transdutor aponta para o flanco **esquerdo** do paciente.

O transdutor deve ser ligeiramente angulado para apontar para o coração

Anatomia: Essa incidência é útil para identificar todas as quatro câmaras cardíacas: AD, VD, AE, VE.

També são visualizadas as valvas mitral e tricúspide e o septo interventricular.

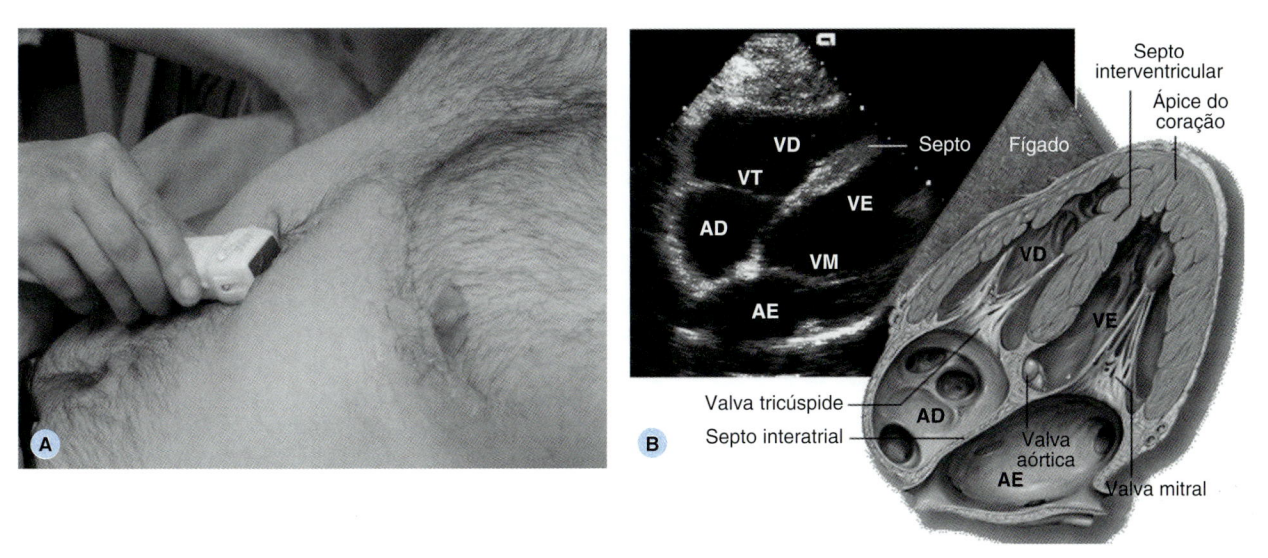

Figura 17.11 Incidência ecocardiográfica subcostal. (Ver encarte colorido.) AE, átrio esquerdo; VE, ventrículo esquerdo; VM, valva mitral; AD, átrio direito; VD, ventrículo direito; VT, valva tricúspide. (*Reproduzida, com permissão, de FEEL-UK.*)

O fígado sobrejacente melhora a janela ecocardiográfica, diferente dos pulmões nas outras incidências.

PATOLOGIA COMUM DURANTE A RESSUSCITAÇÃO: MINIATLAS

Nesta seção, são mostradas inúmeras imagens de condições patológicas com texto adicional para auxiliar no diagnóstico.

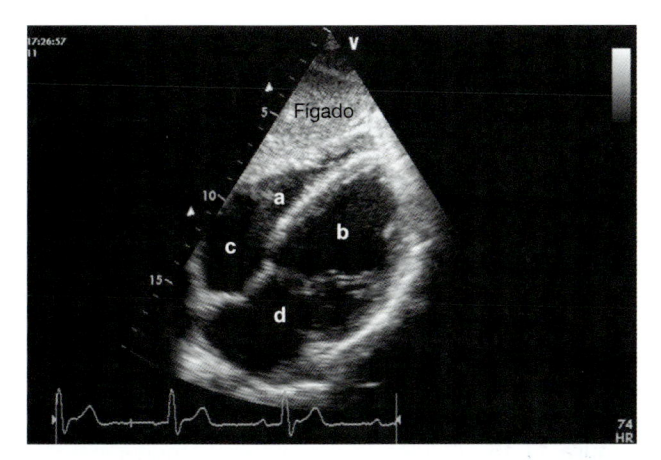

Figura 17.12 Incidência subcostal de quatro câmaras do coração normal. As estruturas-chave foram marcadas: a, ventrículo direito; b, ventrículo esquerdo; c, átrio direito; d, átrio esquerdo.

Atividade elétrica sem pulso/parada cardíaca (Figs. 17.13 e 17.14)

Durante a parada cardíaca, a presença ou ausência de movimento cardíaco coordenado (compatível ao débito cardíaco) pode apenas ser deduzida a partir da palpação do pulso ou pela presença de uma forma de onda de pressão de pulso com o monitoramento da pressão sanguínea arterial invasiva. A ecocardiografia no paciente sem pulso pode, às vezes, demonstrar atividade cardíaca coordenada (Fig. 17.13). Em outros casos, independentemente da atividade elétrica, não há movimento cardíaco detectável (parada cardíaca). Essa diferença pode ser importante, pois quando não há movimento cardíaco, o prognóstico é ruim, mesmo que uma causa potencialmente tratável de parada cardíaca seja identificada. A parada cardíaca pode ser confirmada pela imagem do modo M do coração, conforme mostrado na Figura 17.14.

Hipovolemia

A Figura 17.15 mostra a incidência subcostal das quatro câmaras no paciente séptico com hipovolemia grave, como pode ser observado pelos pequenos ventrículos em colapso.

No cenário crítico, imagens adicionais podem ser obtidas para confirmar o diagnóstico. Com a rotação do transdutor em sentido anti-horário, é possível obter a visão subcostal transversa da veia cava inferior. A medida do diâmetro da veia cava inferior (menor que 1,6 cm) e sua colapsabilidade com a respiração podem ajudar a confirmar a hipovolemia, porém isso não é

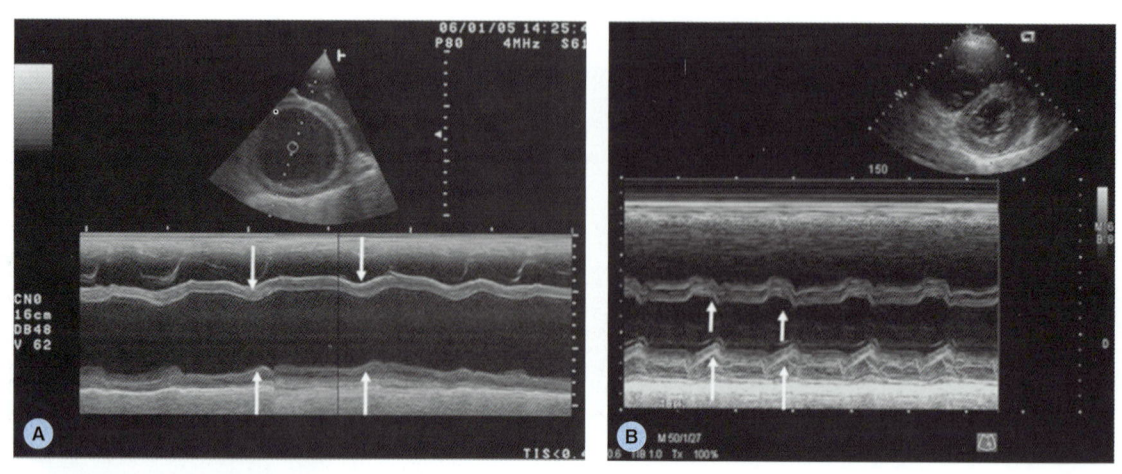

Figura 17.13 (**A**) Modo M do paciente com atividade elétrica sem pulso devido à função ventricular esquerda gravemente diminuída. (**B**) Modo M do paciente com atividade elétrica sem pulso, decorrente de insuficiência ventricular direita e função ventricular esquerda bem preservada.

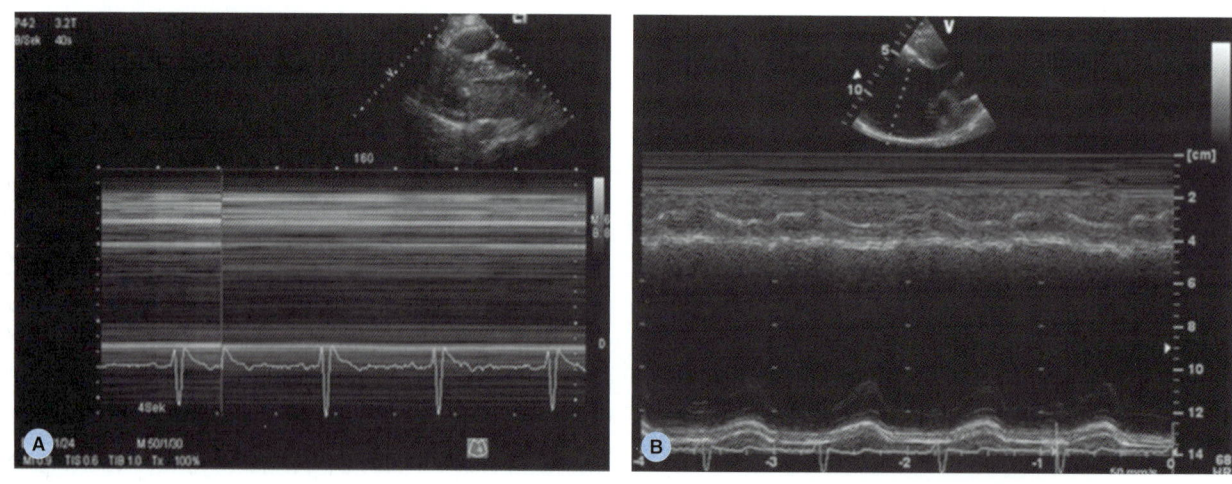

Figura 17.14 Ecocardiografia em modo M demonstrando (**A**) atividade elétrica sem pulso (AESP) primária (ausência de pulso ou movimento visível de parede, ritmo regular) e (**B**) AESP secundária (ausência de pulso, movimento de parede visível, ritmo regular) em uma única imagem.

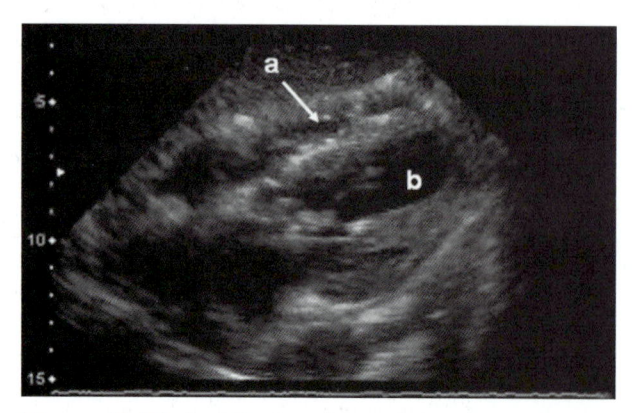

Figura 17.15 Incidência subcostal de quatro câmaras no paciente séptico com hipovolemia grave. Esse achado ecocardiográfico indica cavidade ventricular direita (a, *seta*) e esquerda (b) pouco cheia.

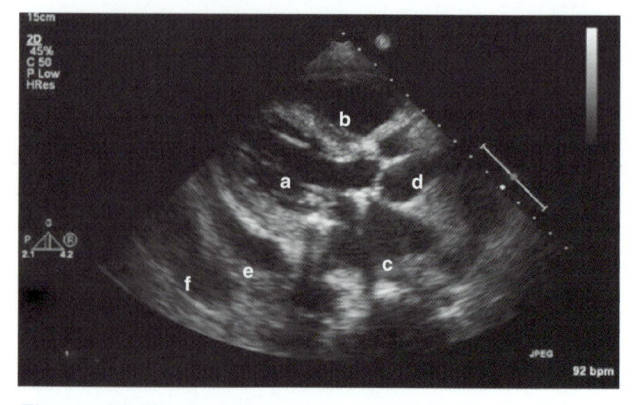

Figura 17.16 Incidência paraesternal longitudinal no paciente após cirurgia cardíaca com coleção pleural e pericárdica. As estruturas-chave foram marcadas: a, cavidade ventricular esquerda; b, trato de saída do ventrículo direito; c, átrio esquerdo; d, aorta ascendente; e, coleção pericárdica; f, coleção pleural.

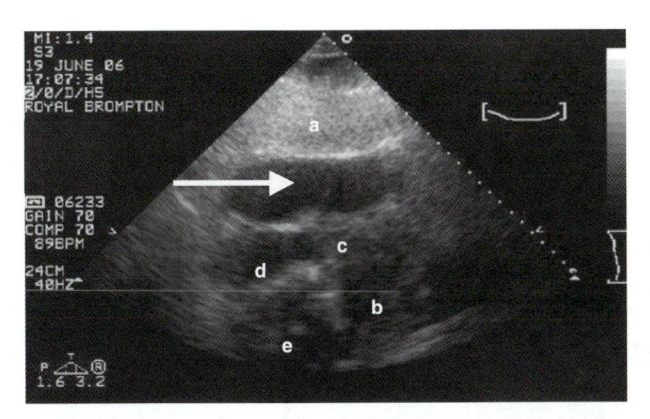

Figura 17.17 A imagem revela a visão subcostal de um paciente que teve parada cardíaca com tamponamento pericárdico. As estruturas-chave foram marcadas: a, fígado; b, ventrículo esquerdo; c, ventrículo direito; d, átrio direito; e, átrio esquerdo. Existe um espaço sem eco entre o ventrículo direito e o fígado (seta), representando uma coleção pericárdica.

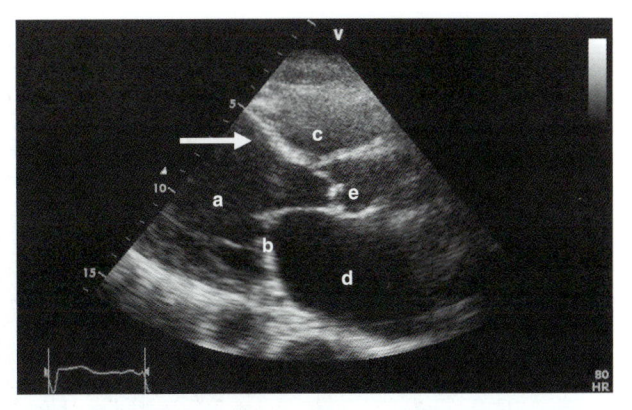

Figura 17.18 Incidência paraesternal longitudinal de um paciente que teve infarto agudo do miocárdio prévio. A seta demonstra o septo interventricular. As estruturas-chave foram marcadas: a, ventrículo esquerdo; b, valva mitral; c, trato de saída do ventrículo direito; d, átrio esquerdo; e, valva aórtica e aorta ascendente.

o objetivo da ecocardiografia durante a ressuscitação na parada cardíaca.

Coleções pleurais e pericárdicas

A Figura 17.17 mostra a incidência paraesternal longitudinal no paciente após cirurgia cardíaca com coleções pleural e pericárdica. A distinção entre coleção pericárdica e pleural pode ser difícil. As duas camadas de pericárdio (parietal e visceral) precisam ser visualizadas. Uma vez que o pericárdio visceral é muito fino, isso pode ser desafiador. No cenário durante a ressuscitação, o clínico precisa equilibrar a certeza do diagnóstico ecocardiográfico com o risco da intervenção em caso de diagnóstico errado, não esquecendo que o tamponamento cardíaco é um diagnóstico clínico.

A Figura 17.17 mostra um exemplo de incidência subcostal em um paciente de parada cardíaca com tamponamento pericárdico. O tamponamento cardíaco decorre da coleção pericárdica que causa elevação da pressão intrapericárdica. O volume real da coleção não é tão relevante quanto à velocidade do acúmulo e o consequente aumento da pressão. Embora a coleção revelada na Figura 17.17 não seja grande, o acúmulo ocorreu depressa, resultando em elevação aguda da pressão intrapericárdica e tamponamento clinicamente evidente (colapso cardiovascular e parada cardíaca).

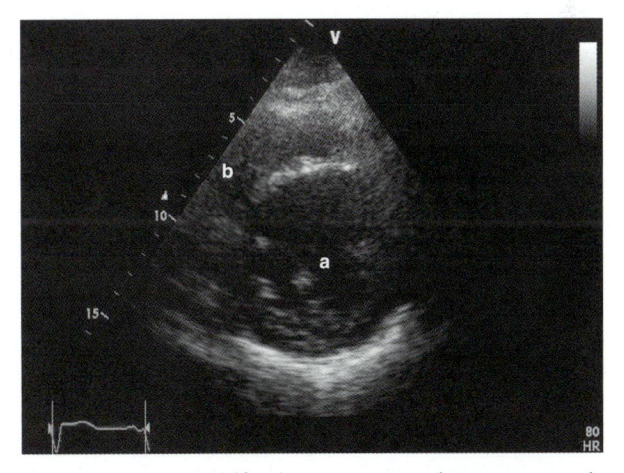

Figura 17.19 Incidência paraesternal transversa do mesmo paciente com infarto do miocárdio prévio.

Infarto do miocárdio anterior

A Figura 17.18 mostra a incidência paraesternal do eixo longitudinal de um paciente com infarto do miocárdio prévio. O septo interventricular (seta) é fino e

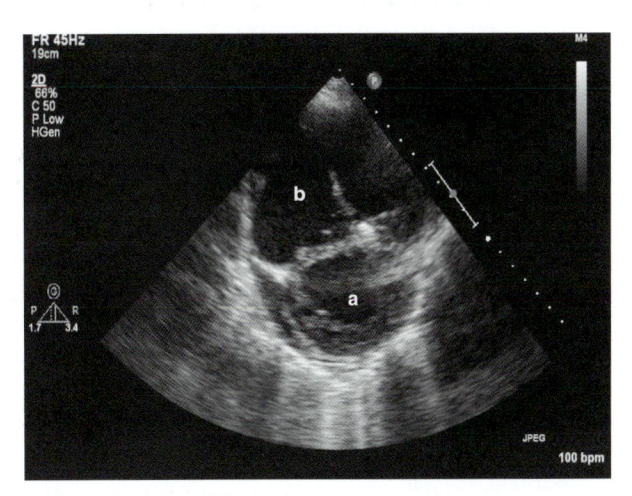

Figura 17.20 Incidência paraesternal transversa de um paciente com hipertensão pulmonar grave e subsequente insuficiência cardíaca direita. b, cavidade ventricular esquerda; a, cavidade ventricular direita.

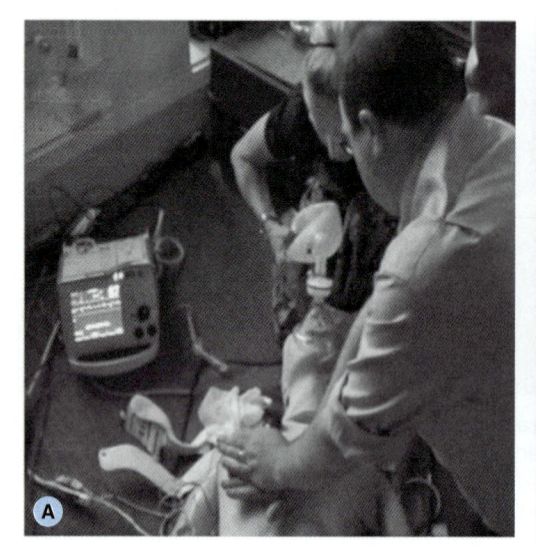

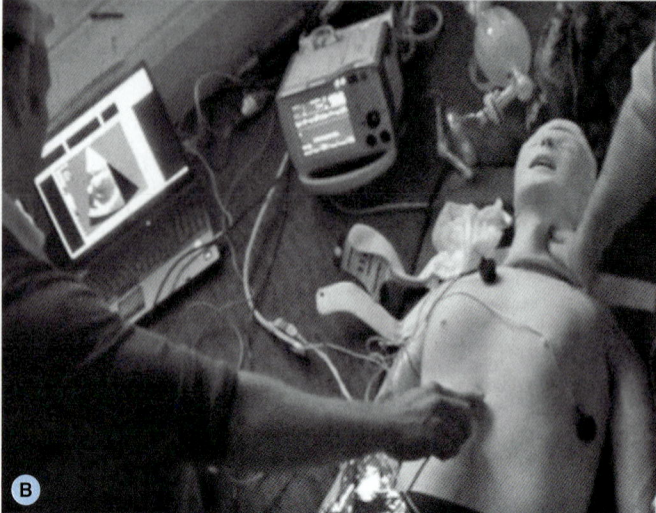

Figura 17.21 (**A**) Um cenário típico da *focused echocardiographic evaluation in life support* (FEEL). (**B**) Um simulador de ultrassonografia demonstra a imagem em tempo real em um manequim.

brilhante (ecogênico), sugerindo infarto do miocárdio anterior. A Figura 17.19 mostra a incidência paraesternal transversa do mesmo paciente com infarto do miocárdio anterior.

Dilatação ventricular direita grande

A Figura 17.20 mostra a incidência pararesternal transversa no paciente com hipertensão pulmonar grave e subsequente falência cardíaca. A imagem revela que o ventrículo direito está significativamente maior que o esquerdo, o qual aparece pequeno e em forma de D. Isso sugere sobrecarga de pressão ventricular direita e, no caso mostrado, resultou de hipertensão pulmonar secundária a êmbolos pulmonares recorrentes.[11]

AVANÇOS FUTUROS

A ecocardiografia é uma ferramenta diagnóstica que permite a identificação imediata das causas de parada cardíaca, podendo, potencialmente, aumentar a sobrevida. Entretanto, a literatura que respalda a realização da ecocardiografia durante a ressuscitação é limitada. A pesquisa que demonstra melhores resultados na parada cardíaca com o uso da ecocardiografia vai aumentar a disseminação de sua aplicabilidade. Para isso, será necessária uma resposta coordenada dos fabricantes relevantes, que assegure os equipamentos e treinamentos adequados, mesmo no cenário pré-hospitalar (Fig. 17.21). É bastante provável que a diminuição progressiva do equipamento de ultrassonografia, junto ao uso da telemedicina, vá comandar a implementação desse exame diagnóstico capaz de salvar vidas, tornando-o comum na ressuscitação no futuro.

AGRADECIMENTOS

A seção Anatomia da ecocardiografia contém desenhos anatômicos do coração e imagens ecocardiográficas do *Yale Atlas of Ecocardiography*, com permissão; ver http://www.med.yale.edu (data de acesso: 1 de outubro de 2009).

Referências

1. A position statement: echocardiography in the critically ill. On behalf of a Collaborative Working Group of the British Society of Echocardiography (BSE). *J Intensive Care Soc.* 2008;9(2). Available at: www.journal.ics.ac.uk/pdf/0902197.pdf
2. Price S, Via G, Sloth E, et al; World Interactive Network Focused on Critical UltraSound ECHO-ICU Group. Echocardiography practice, training and accreditation in the intensive care: document for the World Interactive Network Focused on Critical Ultrasound (WINFOCUS). *Cardiovasc Ultrasound.* 2008;6:49. Available at: www.cardiovascular ultrasound.com/contents/6/1/49
3. Breitkreutz R, Walcher F, Seeger F. Focused echocardiographic evaluation in resuscitation management: concept of an advanced life support-conformed algorithm. *Crit Care Med.* 2007;35:S150–S161.

4. Cholley BP, Vieillard-Baron A, Mebazaa A. Echocardiography in the ICU: time for widespread use! *Intensive Care Med.* 2005;32:9-10.
5. Breitkreutz R, Uddin S, Steiger H, et al. Focused echocardiography entry level: new concept of a 1-day training course. *Minerva Anesthesiol.* 2009;75(5): 285-292.
6. Via G, Breitkreutz R, Price S, Daniel T; WINFOCUS ECHO-ICU Group (World Interactive Network Focused on Critical UltraSound ECHO ICU Group). Detailed echocardiography (echo) protocols for the critical patient. *J Trauma.* 2009;66(2):589-590.
7. Jones AE, Tayal VS, Sullivan DM, Kline JA. Randomized controlled trial of immediate versus delayed goal-directed ultrasound to identify the cause of nontraumatic hypotension in emergency department patients. *Crit Care Med.* 2004;32:1703-1708.
8. Jensen MB, Sloth E, Larsen KM, Schmidt MB. Transthoracic echocardiography for cardiopulmonary monitoring in intensive care. *Eur J Anaesthesiol.* 2004;21: 700-707.
9. Joseph MX, Disney PJ, Da Costa R, Hutchison SJ. Transthoracic echocardiography to identify or exclude cardiac cause of shock. *Chest.* 2004;126:1592-1597.
10. Neri L, Storti E, Lichtenstein D. Toward an ultrasound curriculum for critical care medicine. *Crit Care Med.* 2007;35:S290-S304.
11. Torbicki A, Perrier A, Konstantinides S, et al. Guidelines on the diagnosis and management of acute pulmonary embolism: the Task Force for the Diagnosis and Management of Acute Pulmonary Embolism of the European Society of Cardiology (ESC). *Eur Heart J.* 2008; 29:2276-2315.

Sites

Yale Atlas of Anatomy: www.med.yale.edu/intmed/cardio/echo_atlas/views/index.html
P. Barbier, Echo by Web: www.echobyweb.com
Eric Sloth's FATE Protocol: www.fate-protocol.com
World Interactive Network Focused on Critical Care UltraSound (WINFOCUS): www.winfocus.org

CAPÍTULO 18

Orientação ultrassonográfica para procedimentos comuns

Christian H. Butcher, MD, FCCP e Sameh Aziz, MD, FCCP, FACP

INTRODUÇÃO

O advento de equipamentos portáteis de alta qualidade possibilitou a disseminação da tecnologia da ultrassonografia para utilização médica à beira do leito. Comandado por alguns pioneiros, o desenvolvimento e a aplicação da ultrassonografia diagnóstica estão ocorrendo em diversos contextos, inclusive no cuidado médico-cirúrgico à beira do leito, na clínica ambulatorial e na educação médica. Além do seu papel na medicina clínica, a ultrassonografia está cada vez mais sendo reconhecida como uma excelente ferramenta de ensino da anatomia e fisiologia para os estudantes de medicina e, em muitas instituições, já está integrado ao currículo médico (ver Cap. 20).[1,2]

A realização segura dos procedimentos constitui uma parte importante da educação e prática da medicina. Nos últimos anos, a ultrassonografia aumentou a segurança de procedimentos-chave, inclusive da inserção de cateter venoso central e toracocentese.[3-5] Este capítulo servirá de guia para o uso apropriado da ultrassonografia na realização de cinco procedimentos comuns, um manual que pode ser levado para beira do leito e ser aberto na seção relevante e guardado, colocado em local conveniente para possibilitar as consultas frequentes durante o procedimento. Cada procedimento inclui revisão da anatomia e dos achados físicos pertinentes, além da correlação com os achados da ultrassonografia e os problemas mais comuns encontrados. De modo semelhante aos textos de anatomia levados para o laboratório de anatomia, este livro foi feito para ser sujado.

CANULAÇÃO VENOSA

Introdução

O cateterismo venoso central é realizado com bastante frequência. Estima-se que 5 milhões de cateteres venosos centrais (CVCs) sejam inseridos todos os anos nos Estados Unidos.[6] Além disso, os cateteres centrais inseridos perifericamente (CCIP) e os cateteres introduzidos na periferia, situados na posição da linha média (linha média), vêm ganhando grande popularidade como alternativa aos CVCs no cuidado de pacientes, selecionados devido à facilidade de inserção, longevidade e baixo índice de complicações precoces.

Embora a canulação venosa seja associada à taxa relativamente baixa de complicações graves,[6] algumas complicações podem ocorrer. Entretanto, a melhor compreensão da causa dessas complicações pode ajudar a reduzir a ocorrência. O interessante é que a ultrassonografia tem sido usada como guia para o acesso vascular e como ferramenta de pesquisa da causa de certas complicações da canulação venosa, como a incidência de significante variação anatômica e probabilidade de perfuração da parede venosa posterior.

As complicações relacionadas a procedimentos de acesso vascular são bem descritas[6] e podem ser classificadas como dependentes do operador ou do paciente (Tab. 18.1). Fatores dependentes do paciente incluem composição corporal, coagulopatia e variação anatômica; fatores dependentes do operador englobam o nível de experiência do profissional, tempo destinado à realização do procedimento e fatores humanos, como fadiga e falta de orientação ultrassonográfica.[7-9] As complicações mais comuns da inserção de CVC são perfuração arterial acidental, falha da inserção, malposicionamento da ponta do cateter, hematoma, pneumotórax e hemotórax. A frequência dessas complicações varia de acordo com o local de inserção do cateter. O CCIP e a introdução na linha média também são associados a hematomas, sendo, esses cateteres, algumas vezes inseridos em artérias. A complicação mais comum da inserção de CCIP é o malposicionamento da ponta do cateter na veia jugular interna ipsilateral, com tortuosidade na veia subclávia ou no ramo torácico como a veia toracodorsal.

As complicações da canulação venosa não são simples inconveniências; há repercussões tangíveis, inclusive aumento dos custos derivados das permanências prolongadas na unidade de terapia intensiva e no hospital e procedimentos adicionais, como inserção de tubo torácico ou evacuação de hematoma para tratamento das complicações. Por exemplo, um único episódio de pneumotórax iatrogênico faz a estadia tornar-se 3 a 4 dias mais longa.[10] Custos indiretos, como tempo adicio-

TABELA 18.1 Causas de complicações do acesso vascular: fatores do paciente *versus* do operador

Dependente do paciente	Dependente do operador
Composição corporal	Experiência
Coagulopatia	Tempo separado para o procedimento
Variação anatômica vascular	Fadiga
Cirurgia prévia com distorção da anatomia	Ausência do uso da ultrassonografia

Revisão da ultrassonografia

Seleção do transdutor

Os transdutores de ultrassonografia apresentam várias frequências, cada uma com propriedades e aplicações clínicas diferentes. Não se esqueça que a relação entre a frequência da ultrassonografia e a profundidade da penetração no tecido é inversa. Assim, a ultrassonografia de baixa frequência (1 a 3 MHz) penetra mais profundamente do que a ultrassonografia de alta frequência (7 a 10 MHz). A relação entre frequência e detalhes da imagem ou resolução é *proporcional*. Isso quer dizer que a ultrassonografia de baixa frequência oferece pior resolução do que a de alta frequência. Portanto, a ultrassonografia de alta frequência possibilita imagens bastante detalhadas das estruturas superficiais, até a profundidade de cerca de 5 cm, porém é incapaz de penetrar nos tecidos mais profundos. Como alternativa, a ultrassonografia de frequência mais baixa consegue alcançar estruturas mais profundas, mas fornece uma imagem menos detalhada. Essas relações formam a base para a seleção do transdutor. Para o acesso vascular percutâneo, que consiste em um procedimento superficial, os transdutores de frequência mais alta são ideais.

Modos

A ultrassonografia no modo A tem poucas aplicações clínicas e não serão discutidas aqui. A ultrassonografia no modo B utiliza um transdutor com muitos elementos ativos alinhados em orientação específica, ou "arranjo", para criar uma imagem 2D reconhecível (Fig. 18.1, superior). O modo B é o modo mais comum atualmente empregado na ultrassonografia médica diagnós-

nal do profissional e do sofrimento do paciente, também são questões importantes a serem consideradas.

O fundamento para o uso da ultrassonografia na orientação do acesso vascular é consistente. Em 1984, Legler e Nugent publicaram um breve relato descrevendo o uso da ultrassonografia *Doppler* na localização da veia jugular interna para canulação.[11] Desde então, duas metanálises que investigaram o uso da ultrassonografia na inserção de CVC,[12-13] vários artigos de revisão, diretrizes padronizadas do procedimento[14,15] e resultados do experimento Sonography Outcomes Assessment Program (SOAP-3) foram publicados.[16] Esses e outros estudos mostram com clareza que o uso da ultrassonografia bidimensional (2D) durante o acesso venoso central está associado a um menor índice de complicações, sucesso da canulação com número menor de tentativas, menor tempos para realização do procedimento e índice de insucesso menor dos procedimentos quando comparado à abordagem baseada nos referenciais. Consequentemente, a Agency for Healthcare Research and Quality e o British National Institute of Clinical Excellende (NICE) fizeram declarações apoiando o uso da orientação ultrassonográfica nos procedimentos de acesso venoso central.[17,18] Um estudo realizado em 2007 por Wigmore e colaboradores confirmou que a implementação das diretrizes do NICE produziu menos complicações.[19]

Alguns profissionais ainda resistem à adesão da técnica guiada por ultrassonografia e utilizam a ultrassonografia apenas nos pacientes considerados de difícil canulação, como obesos mórbidos, ou quando há falhas na canulação baseada nos referenciais.[20] Infelizmente, não é fácil prever em quais pacientes a canulação será complicada. Além disso, o reconhecimento da tentativa sem sucesso, já que pode decorrer de um vaso obstruído, pode ser realizado apenas retrospectivamente após a falha ter ocorrido e o paciente ter sido afetado.[21] Portanto, recomenda-se considerar a ultrassonografia para aumentar a segurança em todos os procedimentos de acesso venoso central. E, conforme evidências de Lee e colaboradores, é possível ensinar a técnica com facilidade.[22]

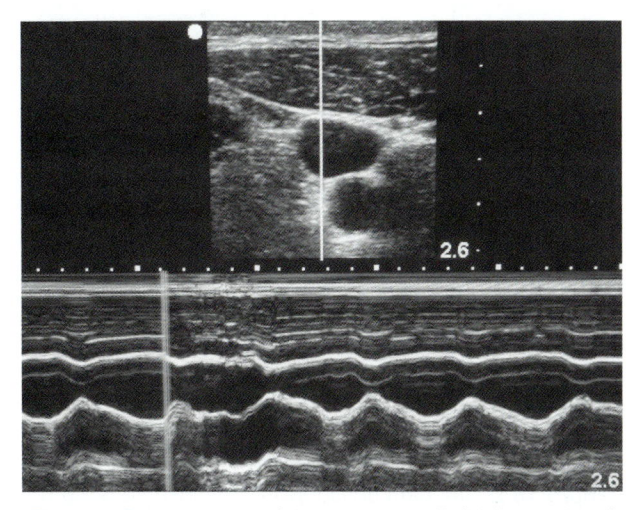

Figura 18.1 Imagem típica no modo B (bidimensional) (*superior*) e imagem no modo M (*inferior*) da veia jugular interna.

tica. A ultrassonografia no modo M utiliza as informações obtidas no modo B para criar uma imagem que demonstra o movimento das estruturas ao longo do tempo (Fig. 18.1, inferior). A aplicação mais frequente do modo M é na avaliação do movimento dos folhetos das valvas e da mobilidade da parede na ultrassonografia cardíaca.

O modo Doppler também apresenta várias formas. A mais simples não produz imagens; há apenas um sinal audível que varia em intensidade conforme a velocidade da estrutura que está sendo estudada (p. ex., sangue). O *Doppler* colorido coleta as informações sobre a velocidade obtidas pelo desvio *Doppler* e designa cor a elas. Os equipamentos mais modernos de ultrassonografia utilizam o *Doppler* ou o *Doppler* colorido em combinação com o modo B para criar imagem e simultaneamente sobrepor informações sobre a velocidade do fluxo sanguíneo (Fig. 18.2 [ver encarte colorido]). O *Doppler* colorido é usado com muita frequência em aplicações vasculares, como o acesso vascular. Um conceito importante a ser entendido é que a força do sinal do *Doppler* está relacionada à velocidade do tecido-alvo (como o sangue) e ao ângulo de incidência, sendo a velocidade melhor estimada no ângulo próximo a zero. Se a imagem do mesmo vaso for obtida em um plano a 90° com a direção do fluxo sanguíneo, não há movimento percebido de sangue tanto na direção quanto no sentido oposto ao transdutor, e o sinal de *Doppler* desaparece. Além disso, quando o ângulo de incidência muda de um "lado" da marca de 90° para o outro, a cor do sangue dentro do vaso-alvo muda (p. ex., de vermelho para azul) (Fig. 18.3). Isso é muito importante e uma potencial fonte de erro quando o iniciante está se familiarizando com a orientação e seleção do vaso para canulação.

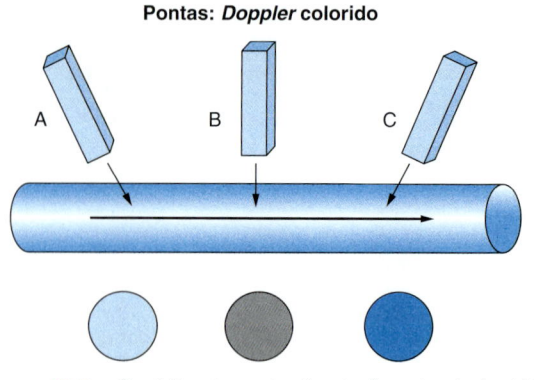

Figura 18.3 O efeito da variação do ângulo de incidência no *Doppler* de fluxo colorido. A intensidade e/ou cor mudará de acordo com o ângulo de incidência. O sangue flui em sentido oposto à sonda A, mas, se for mudado o ângulo (como na sonda C), o sangue fluirá no sentido do transdutor, o que muda a cor.

Técnicas para orientação ultrassonográfica

A ultrassonografia não substitui o conhecimento completo da técnica baseada nos referenciais de canulação venosa central. Com frequência, o iniciante pode concentrar-se na imagem da tela e não prestar atenção aos referenciais anatômicos e à posição da agulha. De fato, a ultrassonografia deve ser usada como ferramenta educacional para ensinar e confirmar a técnica baseada nos referenciais sempre que possível. Assim como a tomografia computadorizada (TC) do tórax é uma excelente ferramenta para ensinar a interpretação da radiografia torácica de maneira retrospectiva, a ultrassonografia é uma ótima forma de ensinar a canulação baseada nos referenciais anatômicos (inclusive suas limitações).

A orientação ultrassonográfica pode ser classificada como estática ou dinâmica. A orientação dinâmica refere-se à realização do procedimento em tempo real, com visualização pela imagem ultrassonográfica da inserção da agulha na parede do vaso. A orientação estática é aquela que identifica o vaso-alvo, analisando a patência e marcando o local de inserção adequado com a ultrassonografia, com a canulação feita cegamente. Para o acesso vascular, a orientação estática parece inferior à dinâmica, porém ainda é melhor que a técnica baseada apenas nos referenciais. A Tabela 18.2 faz a comparação entre as técnicas da orientação dinâmica e estática. A orientação dinâmica é mais tecnicamente exigente, já que requer alto nível de coordenação olho-mão.

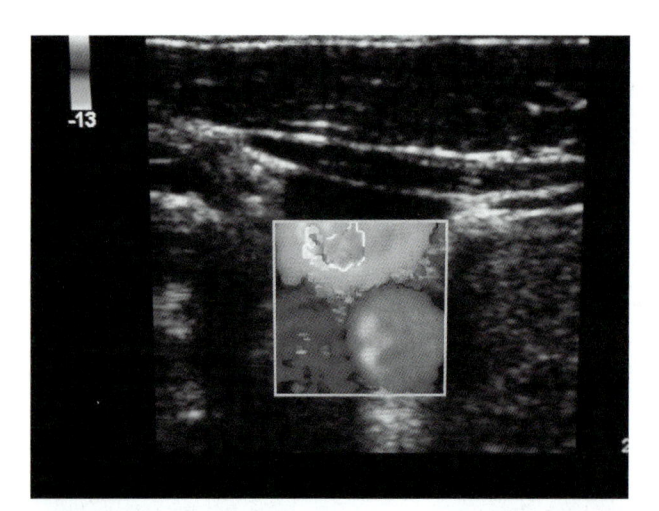

Figura 18.2 Imagem do *Doppler* com fluxo colorido da veia jugular interna (*superior*) e da artéria carótida (*inferior*). (Ver encarte colorido.)

TABELA 18.2 Comparação de orientação estática *versus* dinâmica*	
Orientação dinâmica	**Orientação estática**
Localização pela ultrassonografia e canulação guiada por imagem	Localização ultrassônica e marcação apenas dos referenciais
Mais precisa e em "tempo real"	A canulação não é guiada por imagem
Mais difícil de manter a esterilidade	Tempo entre marcação e canulação
Requer coordenação olho-mão importante	Menos difícil para manter a esterilidade
	Menos tecnicamente exigente

* De modo geral, as vantagens e desvantagens se aplicam a todos os procedimentos guiados por ultrassonografia.

Revisão anatômica e correlação do exame físico com a anatomia e fisiologia na ultrassonografia

Planos

Para nossos propósitos, existem dois planos a serem considerados: transverso e longitudinal, os quais se referem à orientação do transdutor da ultrassonografia e da imagem em relação ao eixo do vaso. A incidência transversa fornece ao operador informações sobre as estruturas que se encontram adjacentes ao vaso em questão. Por exemplo, o corte transversal da veia jugular interna possibilita visualizar a artéria carótida comum adjacente e, muitas vezes, o nervo vago, a glândula tireoide e a traqueia.

A incidência longitudinal mostra as estruturas anteriores e posteriores ao vaso em questão, podendo permitir a visualização da toda a agulha durante a canulação, porém não fornece a visualização simultânea das estruturas laterais ao vaso. Todas as veias centrais utilizadas podem ser vistas nas duas orientações. Via de regra, as incidências transversas tendem a ser mais fáceis para o novato ao aprender a canulação guiada por ultrassonografia, entretanto complicações como perfuração da parede posterior do vaso podem ser reduzidas pela utilização da incidência longitudinal, conforme relatado por Blaivas e colaboradores[23] e comentado por Levitov e colaboradores.[24]

Recentemente, um estudo foi publicado encorajando o uso de um método híbrido para obtenção da imagem oblíqua do vaso-alvo, alegando-se que essa abordagem pode obter os benefícios de ambas as incidências, transversa e longitudinal.[25]

Métodos de orientação

A orientação é provavelmente o aspecto mais importante para o sucesso do procedimento. Os problemas com orientação podem ser evitados por meio da garantia do posicionamento apropriado do paciente, do transdutor e da máquina de ultrassonografia. A maioria dos transdutores apresenta uma marca identificável em um dos lados, a qual corresponde à marca mostrada em um dos lados da imagem, permitindo a orientação direita/esquerda ou lateral (Fig. 18.4). Quando há dúvidas quanto à orientação durante o procedimento, pode-se passar o dedo em um dos lados do transdutor para produzir uma imagem e confirmar a orientação. Em geral, a tela deve estar na linha de visão do operador durante a canulação do vaso; em termos práticos, a agulha deve apontar diretamente para a tela durante a canulação. Para a linha subclávia, a máquina é colocada no lado oposto do paciente; a máquina é posicionada no lado ipsilateral para a linha jugular interna (Fig. 18.5) e, para a inserção femoral, a tela pode ser alocada no lado ipsilateral ou contralateral na altura do tórax do paciente.

Diferenciação entre artéria e veia

Na revisão da anatomia vascular do pescoço, lembre-se que a veia jugular interna e a carótida comum estendem-se juntas na bainha carotídea (junto com o nervo vago). Apesar do que muitos leitores aprenderam em anatomia,

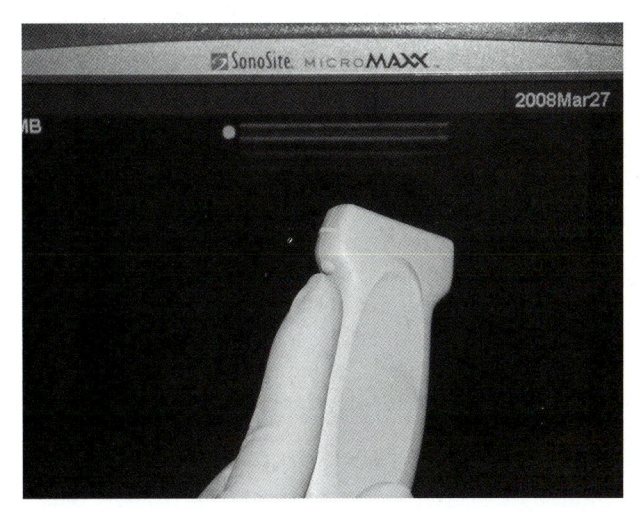

Figura 18.4 Orientação do transdutor em relação à imagem. A marca no transdutor corresponde ao indicador na tela.

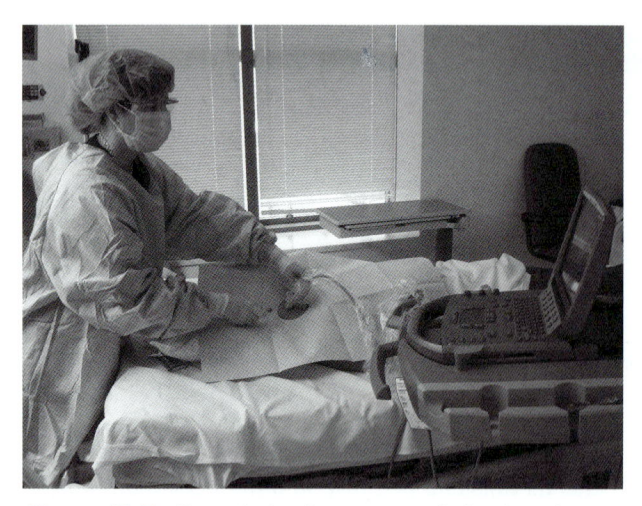

Figura 18.5 O conforto deve ser maximizado pelo posicionamento "ergonômico" da máquina; em geral, a agulha deve apontar para a imagem da ultrassonografia durante a canulação.

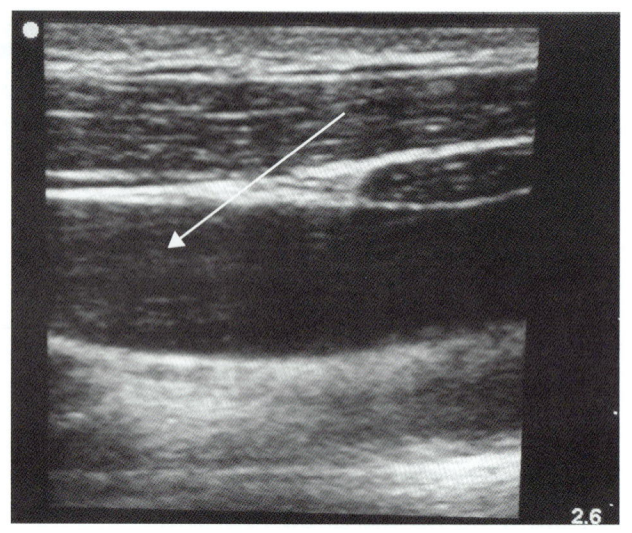

Figura 18.6 Um trombo (*seta*), especialmente se for crônico, pode ser difícil de ser distinguido do tecido circunjacente. Esse é um coágulo na veia jugular interna. Não seria possível comprimir totalmente esse vaso e o fluxo colorido estaria ausente. Antes da canulação, todo o vaso deve ser analisado, já que o coágulo pode estar distal ao local de inserção proposto. Os dois lados devem ser examinados, sobretudo quando se insere uma linha jugular interna; uma linha central inserida no paciente com coágulo na jugular interna contralateral aumenta o risco de trombo bilateral.

existe uma variação significativa na posição da veia em relação à artéria. De fato, a veia encontra-se posterior, diretamente anterior, ou medial à veia em uma minoria significativa de pacientes. Portanto, é importante que o profissional tenha a capacidade de diferenciar artéria de veia por outros meios. As artérias, em geral, são menores e apresentam paredes mais espessas que as veias acompanhantes. Além disso, em geral as veias são facilmente colapsadas com a aplicação de pressão pelo transdutor. O caráter da pulsação do vaso constitui outra pista; as artérias pulsam com o ciclo cardíaco e as veias podem pulsar de acordo com o ciclo respiratório (variação respiratória no diâmetro venoso), a não ser em caso de insuficiência cardíaca importante do lado direito. O quarto método consiste em aplicar *Doppler* colorido ao vaso e observar o caráter da pulsação colorida. O uso correto do *Doppler* de fluxo colorido requer que o operador saiba como ajustar a máquina e a que ângulo o vaso foi analisado pelo *Doppler*. A máquina pode ser ajustada de forma que o sangue que se movimenta em sentido do transdutor seja vermelho ou azul. Entretanto, se o ângulo de insonação do vaso cruza uma linha perpendicular ao vaso, a cor mudará (ver Fig. 18.3). É válido comparar os sinais do *Doppler* colorido de todos os vasos na área de interesse, prestando muita atenção para o ângulo de incidência do feixe de ultrassom; com um pouco de prática, o fluxo arterial é facilmente diferenciado do venoso. Lembre-se que grandes e rápidas flutuações na pressão intratorácica podem criar velocidades muito altas de fluxo venoso, o que pode imitar o fluxo arterial; essa situação pode requerer o uso de outros métodos, como variação respiratória ou compressibilidade para ajudar a diferenciar o tipo de vaso.

Ocasionalmente, não é possível visualizar a veia. A razão mais comum para isso é a hipovolemia com colapso venoso associado, a qual pode ser remediada pela colocação do paciente em posição de Trendelemburg, aplicação de manobra vagal ou administração de líquido. Outras causas menos usuais são agenesia, oclusão crônica ou cicatriz no vaso e coágulo obstruindo completamente o lúmen. Pode ser difícil distinguir o coágulo do tecido circunjacente (Fig. 18.6). Nesse caso, o exame completo das partes proximais e distais do vaso deve ser realizado e um procedimento formal com *Doppler* venoso deve ser feito para avaliar trombose venosa profunda antes de qualquer tentativa de canulação venosa central. Se o acesso for fundamental e a presença ou patência do vaso não puder ser assegurada, a canulação deve ser realizada em outro vaso.

Técnica

Veia jugular interna

1. O paciente é posicionado de maneira apropriada. A cabeça deve ser ligeiramente rodada para o lado contralateral, com o pescoço estendido. A rotação exagerada do pescoço e da cabeça deve ser evitada,

já que pode causar distorção considerável da anatomia e aumentar a sobreposição da artéria carótida e da veia jugular. O leito deve ser colocado em posição de Trendelenburg e o equipamento de ultrassonografia posicionado no lado ipsilateral do leito, na altura da cintura do paciente.

2. O exame inicial dos referenciais *sem a ultrassonografia* deve ser feito, inclusive a seleção de um local para a inserção. Em seguida, o local de inserção deve ser confirmado pela ultrassonografia. Essa técnica fornece ao operador *feedback* imediato quanto à seleção do local baseada nos referenciais e, portanto, facilita o ensino tanto da abordagem baseada nos referenciais anatômicos quanto da guiada por ultrassonografia. Durante esse processo, a patência da veia deve ser identificada e avaliada.

3. Agora, a pele do paciente pode ser preparada de maneira estéril e as precauções devem ser empregadas para manter a esterilidade e reduzir a incidência de infecções relacionadas ao cateter.[26] O uso da ultrassonografia introduz outra parte do equipamento no campo estéril, dificultando a manutenção da esterilidade. Durante o aprendizado, é preciso prestar atenção especial a essa questão a fim de desenvolver bons hábitos. Uma bainha de ultrassonografia estéril deve ser colocada no campo estéril para quando as mãos do assistente operar o transdutor da ultrassonografia.

4. Após a preparação do paciente, o cateter é inserido de acordo com a rotina normal. Todas as portas devem ser irrigadas com solução salina bacteriostática para remover ar e para testar oclusão causada por defeitos de fabricação. Os componentes necessários para a inserção do cateter, incluindo agulhas, fios, dilatador, escalpeto, cateter e cobertura do transdutor estéril, devem ser arranjados de maneira organizada e de fácil acesso.

5. O operador pega o transdutor, coloca-o na cobertura estéril e o segura no campo estéril. O transdutor pode ser segurado pelo operador, cuja mão protegida por luva estéril encontra-se dentro da cobertura do transdutor, como um fantoche ou, de forma alternativa, um assistente pode inserir o transdutor na terminação aberta da cobertura. A bainha final é estendida para cobrir o fio do transdutor e borrachas estéreis são aplicadas para manter a bainha no lugar.

6. Um segundo exame de ultrassonografia deve ser realizado para garantir que o local original de inserção ainda seja viável. Lembre-se que a orientação apropriada toda vez que a sonda é aplicada ao paciente é essencial para garantir o procedimento adequado.

7. Ao canulizar o vaso, o operador usa o mesmo local de inserção e a trajetória da agulha da mesma forma como se usasse a abordagem baseada nos referenciais (lateral, medial, etc.). Se utilizar o plano transverso na orientação ultrassonográfica, o que é especialmente bom para novatos, o operador precisa centralizar a luz do vaso na tela; lembre-se que se o vaso está centralizado na tela, ele se encontra diretamente debaixo da cabeça do transdutor.

8. Às vezes, é útil fazer um movimento de vaivém com a agulha para confirmar o local de inserção proposto em relação ao vaso subjacente. Isso é feito estendendo a agulha na superfície da pele e, depois, passando o transdutor por ela. A sombra acústica produzida pela agulha deve estar diretamente sobre, ou sobreposta, o vaso-alvo (Fig. 18.7). A puntura na pele deve ser em torno de 1 cm proximal ao transdutor, o que na maioria dos casos vai resultar em visualização da ponta da agulha penetrando no vaso sem ter que movimentar muito o transdutor. Se ponta da agulha não pode ser visualizada, deixando uma impressão no tecido subcutâneo sobrejacente ao vaso ou no vaso propriamente dito, o operador move o

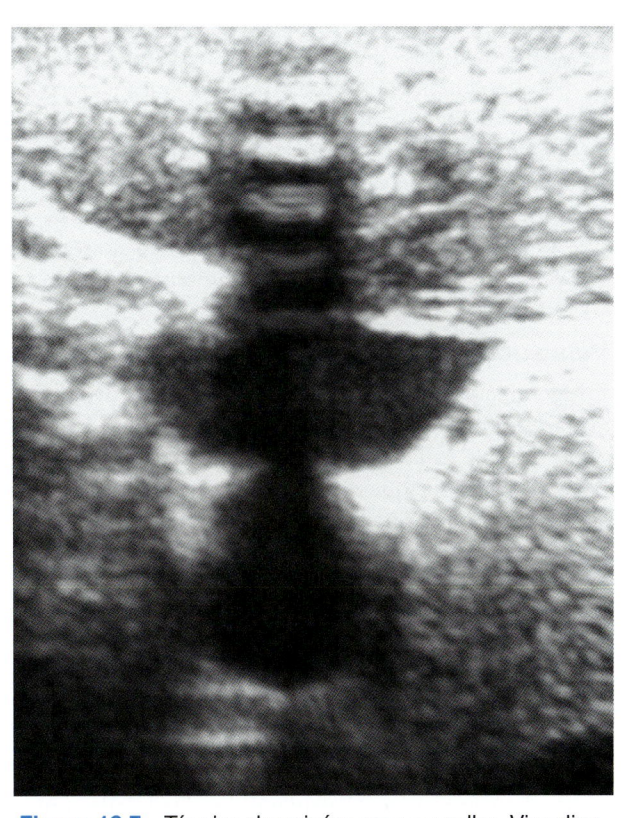

Figura 18.7 Técnica de vaivém com a agulha. Visualização transversal pela veia jugular interna. Observe a sombra acústica da agulha sobrejacente.

transdutor ao longo do eixo do vaso enquanto "agita" ligeiramente a agulha; isso vai acentuar a imagem da agulha e da ponta. O ponto do "V" causado pela impressão no tecido subcutâneo acima da veia com a ponta da agulha deve estar diretamente sobre o vaso. O operador deve estar seguro para visualizar a ponta da agulha em todas as vezes (é muito fácil interpretar errado o corpo da agulha como a ponta) e para mover a sonda em sentido axial ao longo do vaso frequentemente para manter a imagem da ponta. Se feito de maneira adequada, a ponta da agulha deve ser vista penetrando na luz ao mesmo tempo em que o sangue é obtido na seringa.

9. Com o sucesso da canulação do vaso, o operador deixa o transdutor de lado e procede com a inserção do fio. A posição intravascular do fio pode ser confirmada pela ultrassonografia, o que pode ser salvo para documentação no registro médico.

10. Uma vez inserida a linha, irrigada, fixada e coberta, um rápido exame de ultrassonografia da parede torácica anterior deve ser realizado para avaliar pneumotórax (ver Cap. 7). A ultrassonografia que busca especificamente a ausência do "deslizamento da pleura" normal é muito sensível para identificar o pneumotórax.[27]

11. O uso da ultrassonografia deve ser documentado no registro médico. Em geral, uma declaração a respeito do uso da ultrassonografia para avaliar o local e a patência de um vaso e uma imagem do fio ou cateter na luz do vaso é suficiente para a documentação e, muitas vezes, fornece o suficiente para reembolso. Além disso, deve ser incluída uma declaração sobre a presença ou a ausência de deslizamento da pleura.

Veia subclávia

Em geral, a veia subclávia é um pouco mais difícil de visualizar por meio da ultrassonografia do que a veia jugular interna, axilar e femoral devido à sua posição embaixo da clavícula, que requer angulação e manipulação significativa do transdutor para conseguir a imagem. A visualização complicada da veia em pacientes obesos pela incidência infraclavicular e a incapacidade de comprimir a veia de maneira adequada para excluir a presença de coágulo constituem dois desafios adicionais.

Normalmente é mais fácil visualizar a subclávia pela incidência supraclavicular longitudinal em pacientes obesos, já que a transversal adequada ou a infraclavicular longitudinal são, muitas vezes, trabalhosas do ponto de vista técnico. Considerando a facilidade com a qual a veia axilar e a jugular interna são visualizadas, na prática, a veia subclávia é abandonada, exceto em situações clínicas específicas, como para administração de nutrição parenteral total de longo prazo ou para acesso venoso central emergencial.

Veia axilar

O uso da veia axilar para obtenção de acesso venoso central oferece muitas vantagens únicas em relação aos outros locais.[28-31] Embora não seja bem estudado, já que o local de inserção é no tórax anterior, o cateterismo axilar provavelmente compartilha da baixa incidência de infecções relacionadas ao cateter da abordagem subclávia. Diferentemente da veia subclávia, o uso da veia axilar pode ser associado a um menor número de complicações, como pneumotórax, hemotórax e quilotórax. Na maioria dos casos, a veia axilar é mais fácil de ser comprimida do que a veia subclávia, permitindo o reconhecimento mais simples de coágulos. Há, no entanto, a possível complicação adicional de lesão do plexo braquial, sobretudo se for usada uma abordagem mais lateral. Uma desvantagem distinta da abordagem axilar é a dependência única da ultrassonografia para garantir a localização e a subsequente canulação; as técnicas que utilizam os referenciais anatômicos não são tão efetivas quanto nos outros locais comuns usados para acessar o sistema venoso central. A Figura 18.8 mostra a disposição adequada do transdutor para visualizar a veia axilar transversalmente. Assim como as vias de acesso subclávia e jugular interna, um rápido exame do tórax após o procedimento deve ser realizado para garantir o deslizamento da pleura, o que elimina a possibilidade de pneumotórax.[27]

Veia femoral

A canulação femoral continua sendo uma abordagem popular em razão da baixa incidência de complicações

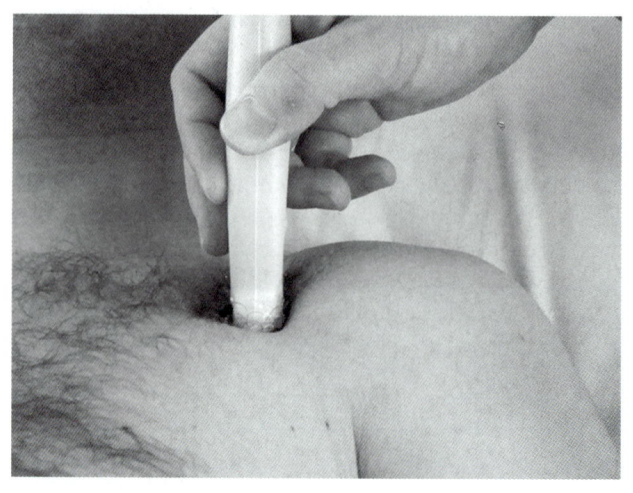

Figura 18.8 Posição do transdutor para obter a imagem da veia axilar.

potencialmente fatais. Entretanto, podem ocorrer várias complicações importantes do ponto de vista clínico, as quais causam morbidade significativa. A canulação acidental da artéria femoral (ou intencional, na verdade), em especial nos pacientes com coagulopatias, pode causar hematoma e hemorragia retroperitoneal fatal. A estimulação inadvertida do nervo femoral com a agulha de canulação pode produzir dor intensa. O local de puntura muito proximal também pode resultar em perfuração inadvertida das estruturas intraperitoneais. A ultrassonografia pode ajudar a evitar algumas dessas importantes complicações.

Como a canulação da jugular interna, subclávia e axilar, o primeiro passo para o acesso femoral é alcançar a orientação apropriada. O equipamento de ultrassonografia deve ser posicionado de forma a proporcionar o conforto do operador. Toda a área deve ser examinada, com identificação de todas as estruturas vasculares, inclusive da artéria femoral, veia femoral comum, safena e femoral profunda, se possível. Uma vez reconhecida, a veia deve ser analisada quanto à presença de coágulo.

Além disso, a visualização longitudinal da veia deve ser obtida conforme penetra debaixo do ligamento inguinal, e o ligamento deve ser marcado na pele. Se não houver hérnia femoral, essa etapa assegura que a perfuração intraperitoneal não ocorrerá (Fig. 18.9). Todas as outras etapas são idênticas àquelas listadas anteriormente para a veia jugular interna.

Armadilhas comuns

As armadilhas mais comuns relativas ao acesso vascular guiado por ultrassonografia são facilmente evitadas. Elas incluem: não compreensão da relação entre frequência do transdutor, profundidade da penetração e resolução da imagem; entendimento incompleto dos fundamentos do *Doppler* colorido e de como o ângulo de incidência do feixe de ultrassom pode alterar o sinal do *Doppler* (e cor); técnica inadequada quanto à manutenção da ponta da agulha, sempre em vista durante a canulação guiada por imagem; falta de atenção ao ajuste do equipamento para maximizar o conforto e a ergonomia durante o procedimento; e não o exame de todo o vaso para excluir a presença de trombo. Essas armadilhas podem ser evitadas com treinamento apropriado e com prática subsequente.

PUNÇÃO LOMBAR

Introdução

A punção lombar, primeiramente descrita por Heinrich Quincke, foi realizada há mais de um século. Em geral, o procedimento é feito após o posicionamento apropriado do paciente e da palpação cuidadosa dos referenciais anatômicos para ajudar a localizar o local adequado para introduzir a agulha. Entretanto, a punção lombar bem-sucedida pode ser difícil em certas populações de pacientes (como obesos mórbidos), quase sempre devido ao obscurecimento dos referenciais anatômicos palpáveis, como os processos espinhosos. Nos últimos anos, surgiu um novo interesse pelo aprimoramento da técnica baseada nos referenciais com a ultrassonografia.

A primeira punção lombar guiada por ultrassonografia foi publicada em 1971, na literatura russa.[32] Desde então, a técnica permaneceu relativamente esquecida até a última década, quando foi retomada por anestesiologistas para uso na orientação de bloqueios espinais e epidurais.[33-37] De fato, a maioria dos dados disponíveis hoje em dia foi relatada na literatura anestesiológica; a incorporação da orientação ultrassonográfica no cuidado crítico e na prática geral vem sendo recentemente desenvolvida. A Tabela 18.3 mostra as principais vantagens de se adicionar a orientação por ultrassonografia à técnica baseada nos referenciais.

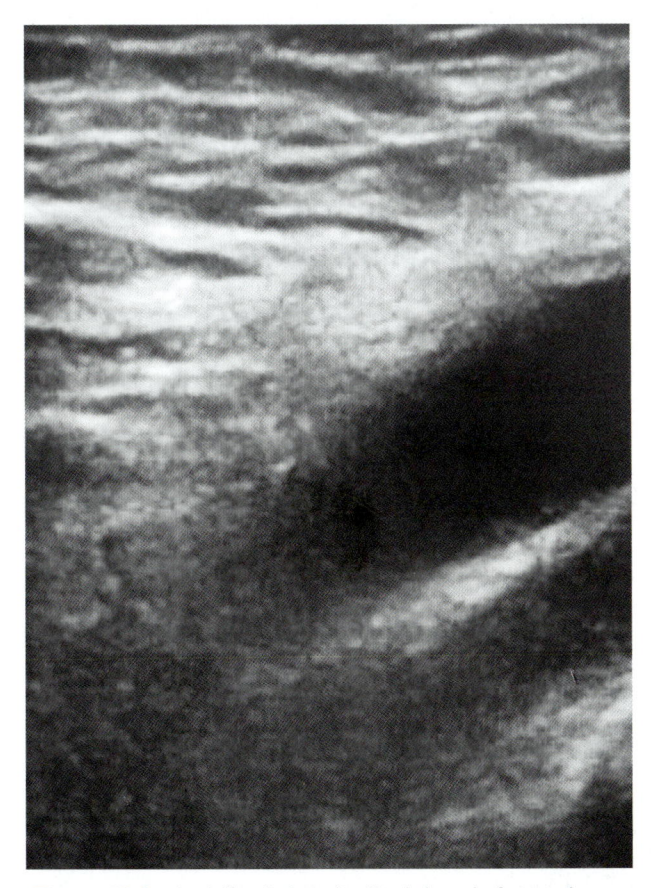

Figura 18.9 Incidência longitudinal da veia femoral conforme "penetra" por baixo do ligamento inguinal. O ligamento inguinal é a confluência das linhas brilhantes no quadrante superior esquerdo da imagem.

TABELA 18.3 Vantagens da utilização da orientação ultrassonográfica para a punção lombar
Permite visualizar o interespaço e a linha média exata, bem como o alvo (ligamento amarelo)
Possibilita visualizar com facilidade a trajetória da agulha entre os processos espinhosos
Permite mensurar a profundidade da agulha antes de sua inserção
Reduz o índice de insucesso
Reduz o tempo do procedimento

Revisão anatômica e correlação do exame físico com a anatomia e fisiologia na ultrassonografia

A Figura 18.10 ilustra a anatomia da coluna lombar normal. Como se pode ver, a agulha usada na punção lombar precisa atravessar a pele, os tecidos subcutâneos e o ligamento supraespinal; depois disso, precisa passar pelos processos espinhosos e pelo ligamento interespinal para atravessar o ligamento amarelo antes de penetrar no espaço dural e, por fim, no espaço subaracnoide. O sucesso depende do posicionamento e da angulação adequada da agulha. Já que, de acordo com a maioria dos estudos, o cone medular raramente se estende além de L3, o local mais comum de inserção da agulha é no espaço entre L3 e L4. A Figura 18.11 demonstra a visualização transversa pela coluna lombar em nível de L4. Observe a ponta distinguível com facilidade dos processos espinhosos, bem como os processos transversos. Essa incidência transversa facilita a identificação da linha média, a qual pode ser surpreendentemente complicada em alguns pacientes por meio da palpação. A Figura 18.12 mostra a incidência longitudinal do nível L3-L4. Observe a aparência dos processos espinhosos, bem como a presença do ligamento amarelo, o qual se sobrepõe à dura. Em um estudo, a profundidade da reflexão dural correlacionou-se muito bem com a profundidade da agulha durante a inserção.

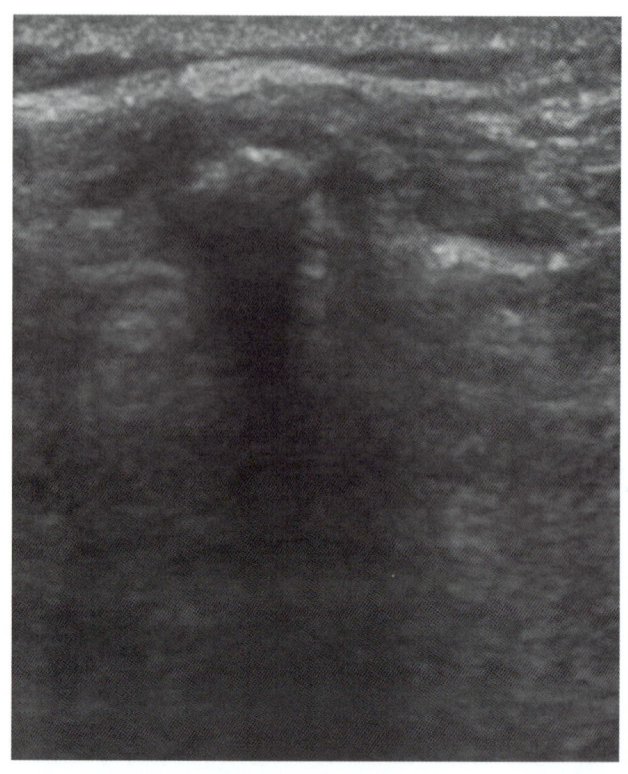

Figura 18.11 Incidência transversa da ultrassonografia pela coluna, claramente mostrando as pontas dos processos espinhosos, bem como os processos transversos.

Técnica

O transdutor linear funciona bem para a maioria dos pacientes. Em algumas instituições, usa-se o mesmo transdutor de arranjo linear de 6 a 13 MHz usado nos procedimentos de acesso vascular. Como alternativa, a sonda curvilínea de 5 MHz pode substituir a linear. O paciente é posicionado de maneira apropriada, sentado ereto ou inclinado para frente ou em decúbito lateral (sobretudo se as medidas de pressão serão obtidas). A punção pode ser guiada estática ou dinamicamente. Em primeiro lugar, na orientação estática, encontra-se o nível L3-L4 pela técnica usual (palpação da crista ilíaca), depois, se marca a linha média exata, usando o corte transverso ultrassonográfico e, em seguida, localiza-se e marca-se o interespaço adequado no corte longitudinal.

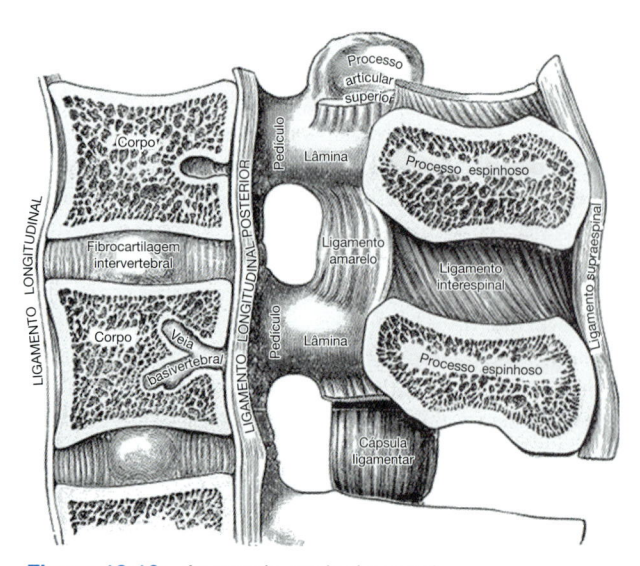

Figura 18.10 Anatomia espinal normal.

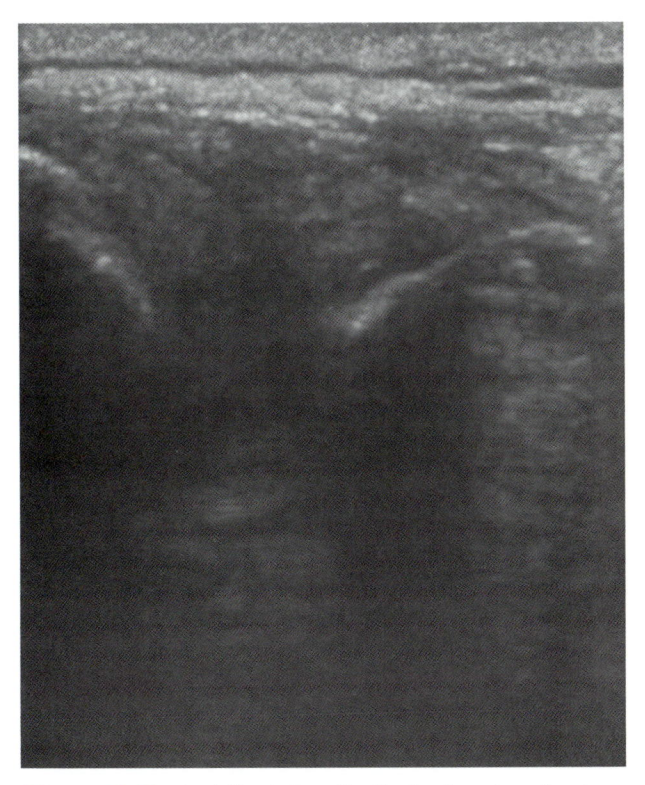

Figura 18.12 Incidência longitudinal pela coluna lombar. Os processos espinhosos podem ser vistos, assim como o ligamento amarelo no soalho entre as duas vértebras. A distância entre a pele e o ligamento amarelo aproxima-se à extensão da agulha necessária para penetrar no espaço e chegar ao líquido.

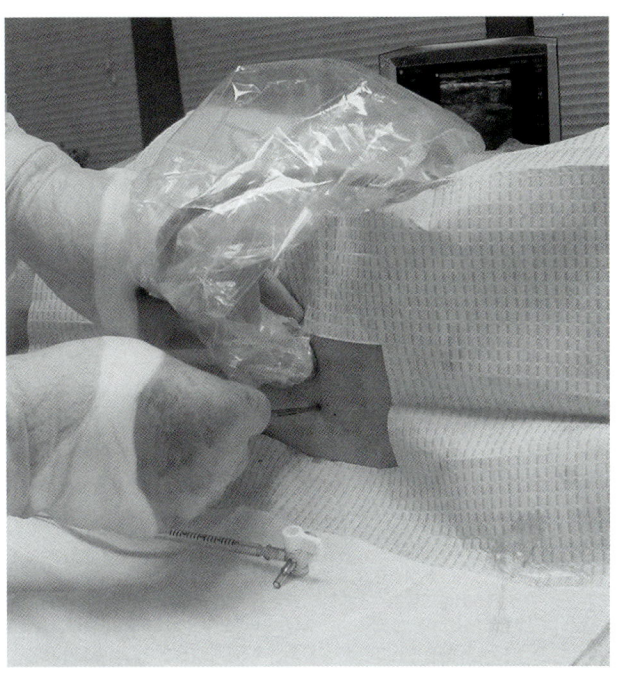

Figura 18.13 Combinação das incidências transversa e longitudinal para marcar a linha média e o interespaço apropriado, respectivamente.

Feitas as duas marcações, o local de inserção será o centro de "+"; isso ajuda a fazer uma marca na pele com um instrumento estéril para o caso do "+" ser removido durante a preparação estéril da pele (ver Fig. 18.13). Se for empregada orientação dinâmica, todas as etapas acima são feitas, seguidas por inserção da agulha sob orientação ultrassonográfica; a ponta da agulha pode ser vista entrando na área do saco dural. Conforme mencionado, é possível medir a distância da pele até a reflexão dural pela imagem, que foi constatado ser correspondente à profundidade requerida da agulha para obtenção de líquido. Uma vez aprendida, essa técnica pode aumentar as taxas de sucesso em até 92%, conforme relatado em uma série.[38]

Armadilhas comuns

Relativamente, essa técnica não conduz a muitos erros. Entretanto, calcificações ligamentosas intensas podem obscurecer a anatomia subjacente, logo, é preciso ter cuidado particular com esses pacientes. É positivo saber que poucas vezes a calcificação compromete a habilidade do operador de identificar a linha média ou o espaço adequado para inserção da agulha. Outra armadilha muito comum e mais difícil de ser ultrapassada é a presença de dispositivo metálico posterior na coluna. Existem técnicas mais avançadas para a obtenção do líquido espinal nesses pacientes, porém isso vai além do objetivo deste livro.

TORACOCENTESE

Introdução

A toracocentese guiada por ultrassonografia é um procedimento muito útil, especialmente no cuidado crítico, quando a visualização dos derrames pleurais em pacientes sob ventilação mecânica e posicionada em supino torna-se difícil. De fato, foi constatado que a toracocentese guiada por ultrassonografia é um procedimento seguro com menor risco de pneumotórax em comparação à toracocentese cega, tanto nos pacientes em ventilação mecânica quanto nos não ventilados.[4,39] Além disso, verificou-se ser um auxiliar útil quando usado para avaliar a toracocentese mal sucedida.[40]

A avaliação do espaço pleural e do líquido pleural pela ultrassonografia é vantajosa para ajudar a determinar a natureza do derrame e diferenciar os derrames transudativos dos exsudativos. Em geral, o derrame pleural transudativo é anecoico, enquanto o exsudativo pode ter septação complexa, material ecogênico ou presença de espessamento pleural[41] (Figs. 18.14 e 18.15).

Além de fornecer informações úteis sobre o tipo de líquido presente, a ultrassonografia pode ajudar na avaliação quantitativa do líquido pleural.[42] Na maioria das circunstâncias, essa não é uma informação essencial e, portanto, não serão discutidas técnicas de quantificação do líquido pleural.

Revisão anatômica e correlação do exame físico com a anatomia e fisiologia na ultrassonografia

Pode ser considerado que o espaço pleural tem formato quase cônico, limitado pela parede torácica anterior, lateral e posteriormente, pelo mediastino medialmente e pelo diafragma inferiormente. Do ponto de vista ultrassonográfico, apenas os limites anterior, lateral e posterior são acessíveis. O líquido, se encontrado livremente, acumula-se no tórax de maneira dependente, na região inferior e posterior quando em posição vertical e posterolateral quando o paciente encontra-se em supino. Quando há presença de líquido no tórax, está sempre limitado por três estruturas: a parede torácica, o diafragma e o pulmão. Conhecer a localização e a aparência das estruturas intra-abdominais, como baço, fígado e rins, é absolutamente necessário para realizar com segurança a toracocentese guiada por ultrassonografia. O fígado é mostrado nas Figuras 18.16A e 18.16B como uma estrutura relativamente homogênea, tendo o diafragma como limite superior e os rins como limite inferior. Na maioria das vezes, é muito fácil reconhecer os rins, tendo o córtex externo e a medula interna. Às vezes, o espaço potencial entre o fígado e o rim direito (recesso hepatorrenal), bem

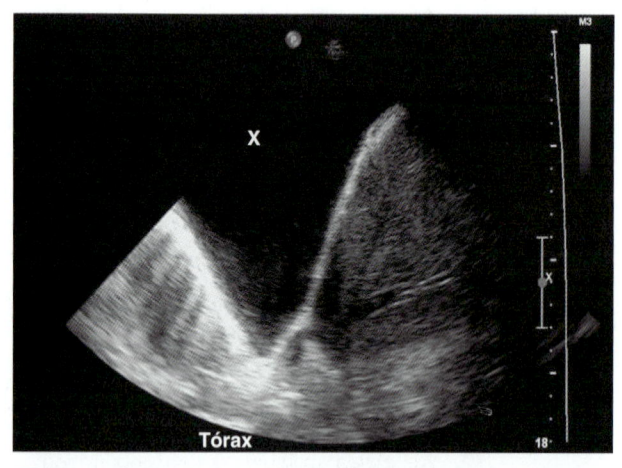

Figura 18.14 A aparência anecoica indica derrame pleural transudativo sem complicação. O X marca o local.

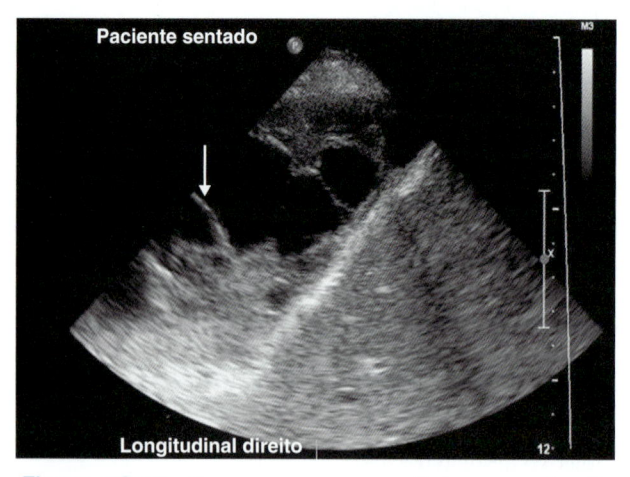

Figura 18.15 Derrame parapneumônico complicado com septação (*seta*).

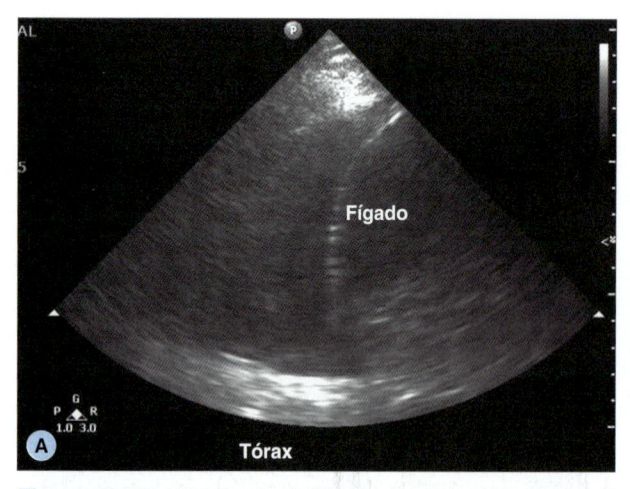

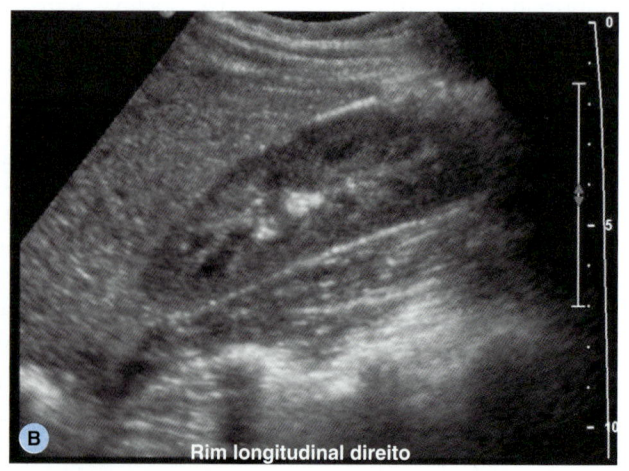

Figura 18.16 Aparência do fígado, baço e rins em relação ao diafragma. (**A**) A aparência diferente do fígado da janela torácica da ultrassonografia pode ser confundida com derrame pleural. (**B**) Aparência normal do fígado e do rim da janela torácica da ultrassonografia.

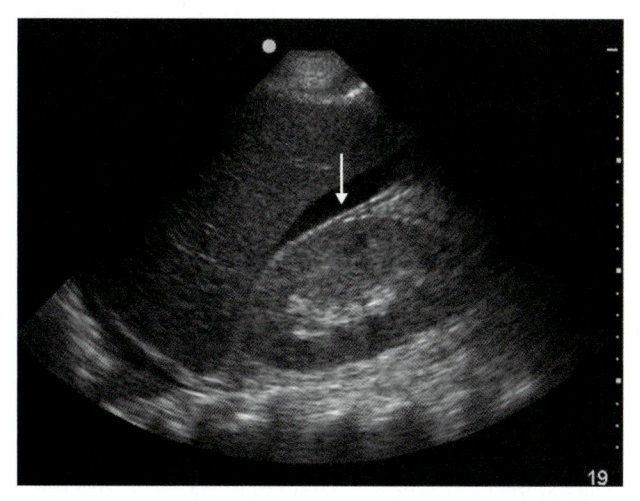

Figura 18.17 Aparência do líquido no recesso hepatorrenal. Ocasionalmente, pode ser confundido com o líquido pleural (*seta*).

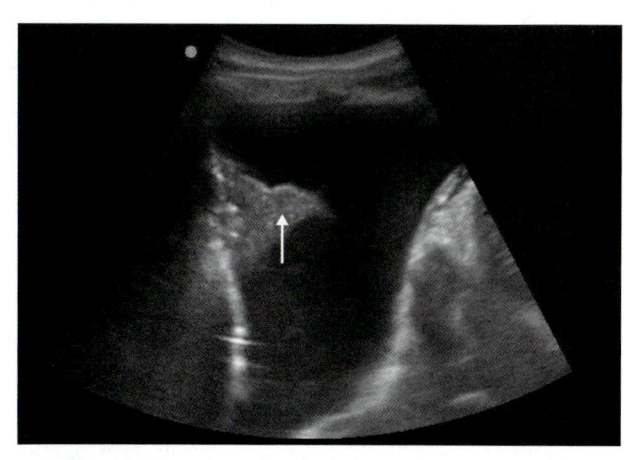

Figura 18.18 Aparência do líquido pleural confirmada pela presença do diafragma (linha hiperecoica à esquerda) e pulmão colapsado (atelectasia de compressão [*seta*]).

como entre o baço e o rim esquerdo (recesso esplenorrenal), podem ser confundidos com o espaço pleural (Fig. 18.17), especialmente quando há grandes quantidades de líquido intra-abdominal (Fig. 18.18).

Em geral, o líquido pleural aparece de forma homogênea e preto, se o derrame for simples. Derrames complexos podem aparecer "salpicados" ou heterogêneos. Às vezes, é visualizada uma aparência em teia de aranha, indicando loculação. Caracteres dinâmicos estão quase sempre presentes, o que inclui movimento do diafragma, pulmão e dentro do próprio derrame.

Técnica

1. O paciente é posicionado de maneira apropriada. A melhor posição para a toracocentese é com o paciente sentado ereto, com os braços elevados e estendidos na frente, especialmente para os derrames não loculados. Entretanto, quando a ultrassonografia é utilizada, a toracocentese torna-se viável mesmo em decúbito lateral e dorsal, o que é ótimo para a avaliação dos pacientes críticos em ventilação mecânica, já que seria difícil colocá-los sentados sem suporte.[43,44]

2. Um transdutor curvilíneo, de 3,5 a 5 MHz, é usado em orientação longitudinal (posição perpendicular da sonda da ultrassonografia em relação à costela subjacente) para identificar o local, a quantidade e a qualidade do líquido, se presente.[45]

3. Deve-se examinar abaixo do derrame para identificar o diafragma, o baço no lado esquerdo e o fígado no direito. **Preste muita atenção para não confundir o líquido no recesso hepatorrenal ou no recesso esplenorrenal com o líquido pleural**.

4. O operador confirma que há líquido suficiente para criar uma distância segura entre o local de entrada planejado e os órgãos vitais, lembrando que o diafragma tem forma de cúpula; se o plano é avançar a agulha próxima a ele, a penetração inadvertida é possível se o avanço for excessivo.

5. O operador confirma a presença de derrame pleural pela identificação de pelo menos três bordas e no mínimo duas características dinâmicas; geralmente o líquido pleural é limitado pelo diafragma inferiormente, pela parede torácica anteriormente e pelo pulmão posterior ou medialmente (Fig. 18.18).

6. O modo M pode ser usado para confirmar a presença de líquido pleural usando o sinal sinusoidal, especialmente com derrame pleural mínimo (Fig. 18.19).[46]

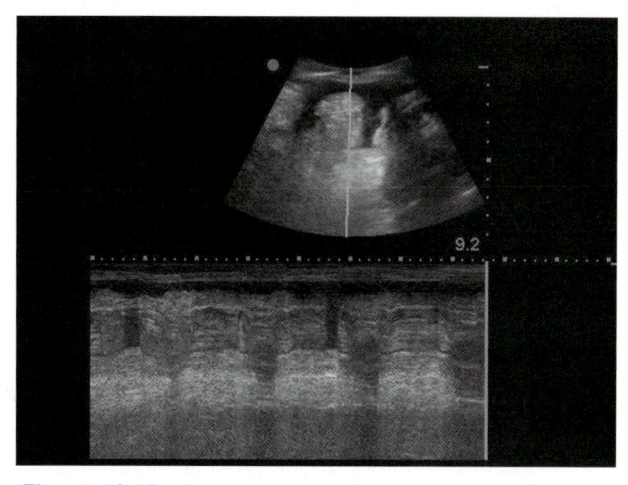

Figura 18.19 As margens do derrame pleural são mostradas: diafragma, pleura e pulmão colapsado.

7. Uma vez identificado o posicionamento do derrame, a posição transversa do transdutor de ultrassonografia é usada para avaliar o local apropriado da punção e a presença de estruturas vasculares superficiais.

8. O operador planeja a trajetória da agulha de acordo com a localização do líquido, presença e distância de qualquer estrutura subjacente e ângulo de incidência do transdutor da ultrassonografia durante o exame. Em geral, uma vez obtida uma boa visualização com o transdutor, o operador observa a posição e o ângulo da sonda; essa será a posição e o ângulo da agulha durante a inserção.

9. O operador limpa o local de entrada com álcool iodado ou iodofor e utiliza o campo estéril. Pode-se utilizar uma cobertura estéril para o transdutor de ultrassonografia na reavaliação da área para confirmar o local ideal de entrada.

10. Usando uma agulha de calibre 25 a 30, o operador infiltra a pele localmente com lidocaína a 1 ou a 2%. Com a agulha de calibre 22 e 1,5 polegadas, o operador infiltra o anestésico local nos tecidos subcutâneos e no espaço intercostal. O cateter é inserido pelo trajeto planejado até o líquido pleural ser obtido e, em seguida, avança no espaço pleural enquanto a agulha interna é puxada para trás.

11. Uma vez realizado o procedimento, o cateter é retirado do espaço pleural.

12. A avaliação ultrassonográfica do espaço pleural após o procedimento é recomendada. Primeiramente, é preciso avaliar quanto à resolução do derrame pleural e à presença de qualquer líquido residual e, depois disso, quanto às complicações que podem ocorrer após o procedimento, como pneumotórax. Um estudo que comparou o raio X do tórax e a ultrassonografia torácica na avaliação da presença de pneumotórax após a intervenção mostrou que a ultrassonografia transtorácica teve sensibilidade e especificidade de 100% para excluir pneumotórax após a intervenção. Cerca de 16% dos casos de pneumotórax pós-procedimento não foram constatados quando analisados por radiografia torácica.[47]

A técnica de mão livre, na qual a toracocentese guiada por ultrassonografia em tempo real é utilizada (chamada orientação dinâmica), é altamente recomendada para pequenas coleções de líquido pleural em pacientes com ventilação mecânica. Essa técnica requer significativa coordenação olho-mão. A vantagem é que a inserção da agulha é visualizada pela ultrassonografia, portanto o operador pode ver o avanço da ponta da agulha.

Armadilhas

De fato, não existem armadilhas exclusivas à toracocentese guiada por ultrassonografia. No entanto, todas as armadilhas usuais da toracocentese tradicional existem, as quais incluem punção seca, edema pulmonar de reexpansão e pneumotórax. As causas mais frequentes de punção seca, quando a orientação ultrassonográfica é usada, são seleção ruim do ângulo e presença de derrame complicado com septação interpleural. Feller-Kopman e colaboradores constataram que o edema pulmonar de reexpansão ocorreu com mais frequência quando o paciente apresentou desconforto torácico durante o procedimento, quando a remoção do líquido pleural foi rápida ou quando a pressão pleural expiratória final foi constatada menor que -20 cm H_2O.[48]

PARACENTESE

Introdução

A paracentese é um procedimento realizado com muita frequência, geralmente indicado como parte da avaliação inicial de pacientes com ascite recente ou de pacientes com história conhecida de ascite que desenvolveram deterioração clínica. O uso da orientação ultrassonográfica na paracentese vem mostrando redução da duração, mais facilidade e aumento da acurácia do procedimento, evitando, em parte, procedimentos desnecessários nos pacientes sem ascite ou nos portadores da forma leve.[49] Outras vantagens do uso da ultrassonografia na orientação da paracentese são detecção de pequenas quantidades, 10 mL, de líquido livre com especificidade de 100%, ajuda na identificação do caráter do líquido e uso para determinação do ponto de entrada adequado (Fig. 18.20). Em teoria, a orientação ultrassonográfica evita a perfuração de órgãos vitais, como o fígado, rim e baço.

Revisão anatômica e correlação do exame físico com a anatomia e fisiologia da ultrassonografia

O espaço peritoneal é limitado pelo diafragma superiormente, pela parede abdominal anterior e lateralmente e pelo retroperitônio posteriormente. Inferiormente, o espaço peritoneal é contíguo com a pelve e limitado pelo soalho pélvico. O abdome em si é um desafio à parte, já que um dos seus órgãos residentes, o intestino, é altamente móvel. Além disso, vários órgãos intra-abdominais são bastante suscetíveis às alterações de pressão intratorácica e podem mudar de posição durante a respiração. Os pacientes obesos mórbidos são outro desa-

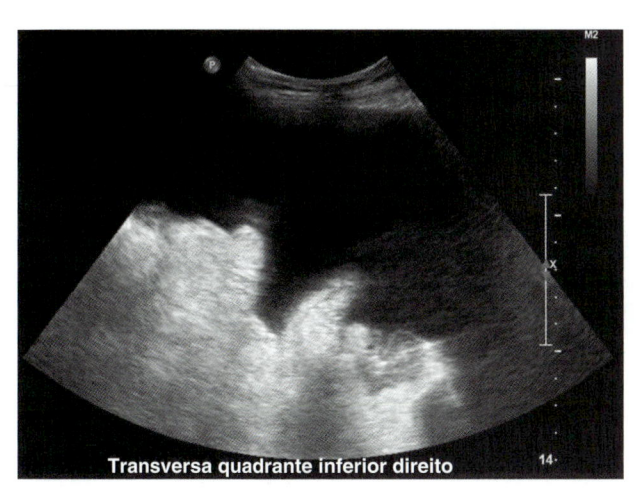

Figura 18.20 Modo M de um derrame pequeno mostrando o sinal sinusoidal (*seta*).

fio, pois neles é muito difícil analisar a onda clássica do líquido nas manobras do exame físico. Portanto, é muito vantajoso para os profissionais conhecer a anatomia ultrassonográfica abdominal básica (ver Cap. 10). Para os nossos propósitos, lembre-se de que o fígado é separado do rim direito por um espaço potencial conhecido como recesso hepatorrenal. Esse espaço pode encher-se de líquido algumas vezes e ser confundido com o líquido pleural, e o fígado confundido com o pulmão. No lado esquerdo, o baço é igualmente separado do rim esquerdo pelo recesso esplenorrenal. Os rins, as estruturas mais reconhecíveis na ultrassonografia, estão localizados no retroperitônio e sua imagem é obtida com mais facilidade com a posição posterolateral do transdutor. O intestino, sobretudo nos pacientes com grandes coleções de líquido, pode ser visto como múltiplas alças flutuantes livres. Uma estrutura particularmente importante a ser reconhecida é a bexiga urinária, que, quando cheia, pode ser confundida com ascite. A bexiga, em geral, apresenta paredes identificáveis sem grandes dificuldades, podendo ter um balão visível se cateterizada.

Técnica

1. Antes do procedimento, é solicitado que o paciente esvazie a bexiga urinária para diminuir o risco de perfuração vesical. Além disso, qualquer coagulopatia precisa ser corrigida antes do começo.[52]

2. Na maioria das vezes, o procedimento é realizado com o paciente em supino, embora também possa ser realizado com o paciente sentado.[44]

3. Transdutores de arranjo curvo são preferíveis para avaliar o abdome e para identificar a qualidade e a quantidade de líquido ascítico. A ultrassonografia é capaz de revelar pequenas quantidades, como 100 mL, de líquido ascítico[53] e, portanto, determinar um local seguro de entrada.

4. A abordagem pelo quadrante inferior esquerdo é considerada um ponto inicial seguro. Pode-se usar o *Doppler* de fluxo colorido para avaliar as veias cutâneas no local de entrada proposto e para ajudar a evitar a artéria epigástrica inferior.

5. O operador faz uma análise cuidadosa de todo o abdome, prestando bastante atenção à posição do fígado, baço, intestinos e bexiga; essa etapa é essencial para evitar complicações.

6. O operador seleciona o local apropriado para a inserção da agulha.

7. Uma vez identificado o local de entrada, a área é limpa e coberta.

8. O transdutor é envolvido em cobertura estéril.

9. Antes do procedimento, a ultrassonografia é usada mais uma vez para confirmar a localização do líquido ascítico, bem como a profundidade esperada da agulha que encontrará o líquido.

10. O operador introduz a agulha no líquido peritoneal, usando a "técnica em linha Z" para diminuir o risco de vazamento após o procedimento.

11. Com a técnica da mão livre com a ultrassonografia em tempo real (orientação dinâmica), o operador deve tentar manter a agulha e o feixe de ultrassom no mesmo plano. Mais uma vez, esse é o ponto-chave para o sucesso da toracocentese, paracentese e abordagem longitudinal para a inserção de linha central (Figs. 18.21 [ver também encarte colorido] e 18.22).[54,55]

12. Se a orientação dinâmica for usada, o operador deve ser capaz de visualizar a agulha e o cateter penetrando no espaço peritoneal em tempo real (Fig. 18.23).

13. Uma vez obtido o líquido, o operador deixa o transdutor de lado e procede com a avaliação do líquido.

Armadilhas

Assim como a toracocentese, as armadilhas associadas à orientação ultrassonográfica da paracentese são as mesmas da técnica tradicional. Em geral, a paracentese de grandes volumes (mais de 10 litros) é evitada, já que pode causar hipotensão grave.[52] Danos aos vasos sanguíneos são possíveis, podendo ocorrer hemorragia 6 a

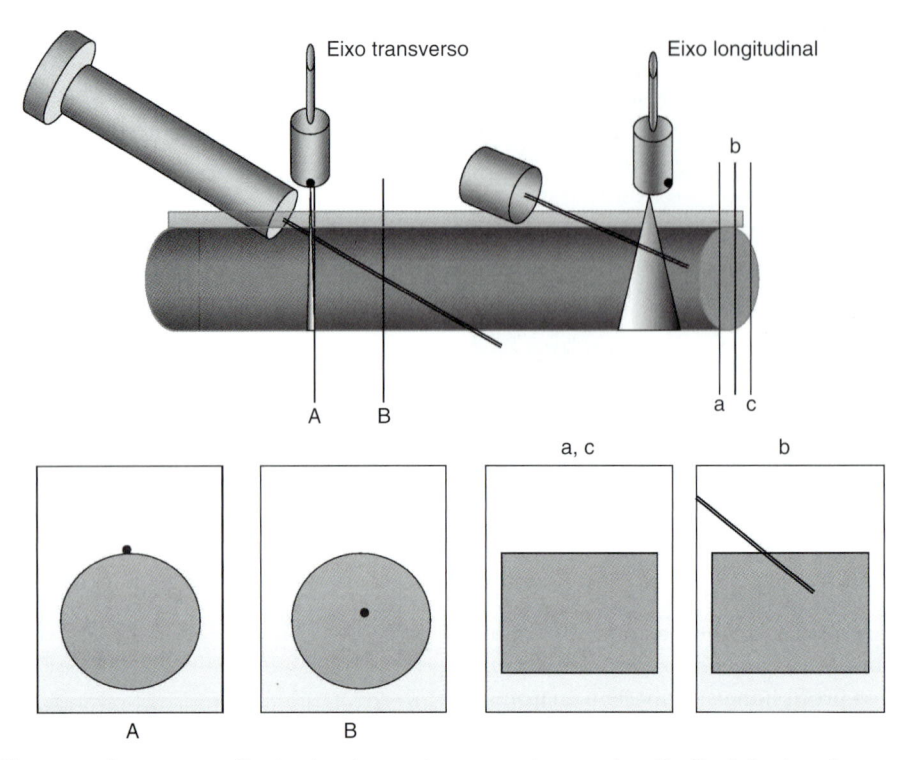

Figura 18.21 Diagrama de comparação da abordagem transversal com a longitudinal, ilustrando a necessidade de visualização da ponta da agulha (ver encarte colorido). No plano B, a agulha aparece no centro do vaso enquanto a ponta penetrou na parede posterior. (*Adaptada, com permissão, de Sameh Aziz, MD.*)

48 horas após o procedimento.[56] Entretanto, a avaliação ultrassonográfica cuidadosa das veias e artérias superficiais ajuda a evitar a paracentese sanguinolenta e, até mesmo, o aneurisma de artéria epigástrica inferior. Obviamente, áreas de cicatrizes anteriores e de aderência intra-abdominal devem ser evitadas.

DOCUMENTAÇÃO, CODIFICAÇÃO E REEMBOLSO

É responsabilidade do médico selecionar o código adequado para os serviços prestados. Existem dois

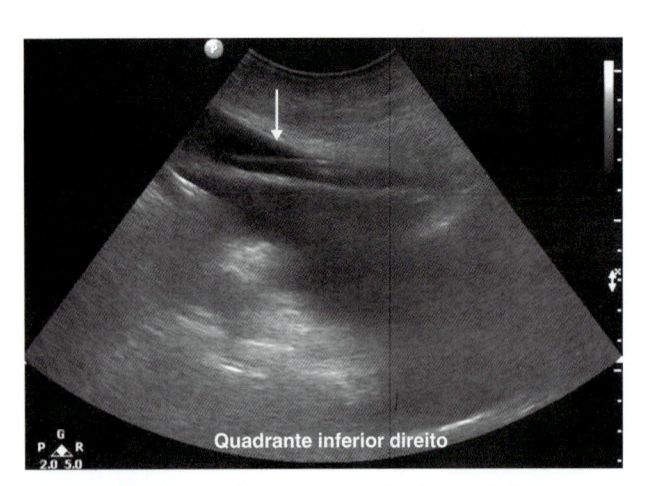

Figura 18.22 Incidência longitudinal da veia jugular interna com a agulha observada na luz do vaso (*seta*).

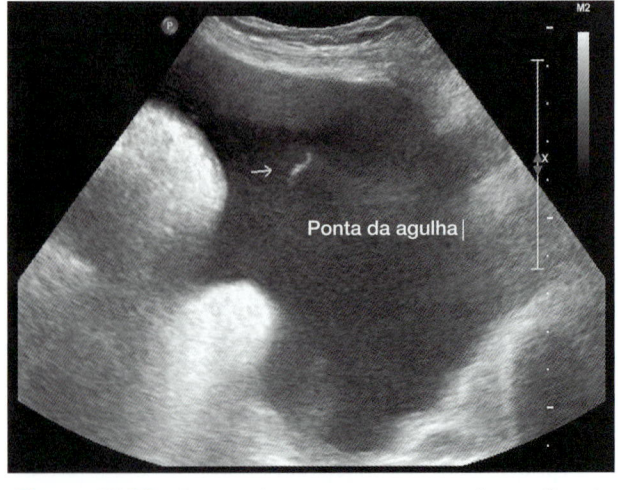

Figura 18.23 A seta demonstra a ponta da agulha de paracentese na cavidade peritoneal durante a orientação em tempo real da paracentese.

componentes separados para o pagamento que podem ser solicitados: a taxa profissional e a taxa do local. O taxa profissional é aquela cobrada pelos serviços médicos prestados. A taxa do local é aquela cobrada para compensar o custo com equipamentos e manutenção. Para a maioria dos procedimentos guiados por ultrassonografia, a taxa profissional adicional atribuída à orientação ultrassonográfica é pequena. No entanto, a taxa do local pode ser grande. A pessoa ou grupo que cobra o local precisa possuir o próprio equipamento. Se esses procedimentos forem cobrados ao paciente, a documentação adequada de que a ultrassonografia foi, de fato, usada precisa ser armazenada de forma permanente no registro médico. Por exemplo, a documentação adequada inclui uma foto estática da veia antes e depois da canulação, mostrando a agulha ou fio-guia na luz do vaso. *Loops* de vídeos dos procedimentos também podem ser armazenados no computador para que possam ser acessados em caso de auditoria.

AVANÇOS FUTUROS

A orientação ultrassonográfica é usada há muitos anos com grande sucesso na radiologia de intervenção. Com a disseminação dessas técnicas para os não radiologistas, mudam os limites do que era considerado "padrão". Os nefrologistas estão aprendendo a fazer biópsia renal orientada por ultrassonografia, os internistas estão fazendo a biópsia do fígado com orientação ultrassonográfica, e os que lidam com o cuidado crítico estão aspirando abscessos abdominais também guiados pela ultrassonografia.

Surgirão programas padronizados de treinamento, com requerimentos do treinamento claramente definidos para possibilitar aos profissionais de várias especialidades a aquisição das habilidades necessárias para realizar esses procedimentos no local do cuidado. É bem provável que surjam dados que apoiem que a orientação ultrassonográfica melhora os resultados da maioria dos procedimentos, inclusive dos discutidos neste capítulo, e aqueles que se adaptarem mais cedo terão grande vantagem.

Referências

1. Rao S, van Holsbeek L, Musial JL, et al. A pilot study of comprehensive ultrasound education at Wayne State University School of Medicine: a pioneer year review. *J Ultrasound Med.* 2008;27(5):745-749.
2. Hoppmann R, Cook T, Hunt P, et al. Ultrasound in medical education: a vertical curriculum at the University of South Carolina School of Medicine. *J S C Med Assoc.* 2006;102(10):330-334.
3. Jones PW, Moyers JP, Rogers JT, et al. Ultrasound guided thoracentesis: is it a safer method? *Chest.* 2003;123(2): 418-423.
4. Mayo PH, Goltz HR, Tafreshi M, et al. Safety of ultrasound guided thoracentesis in patients receiving mechanical ventilation. *Chest.* 2004;125(3):1059-1062.
5. Feller-Kopman D. Ultrasound-guided thoracentesis. *Chest.* 2006;129(6):1709-1714.
6. McGee DC, Gould MK. Preventing complications of central venous catheterization. *N Engl J Med.* 2003;348: 1123-1133.
7. Polderman KH, Girbes AJ. Central venous catheter use. Part 1: mechanical complications. *Intensive Care Med.* 2002;28:1-17.
8. Merrer J, De Jonghe B, Golliot F, et al. Complications of femoral and subclavian venous catheterization in critically ill patients: a randomized controlled trial. *JAMA.* 2001;286:700-707.
9. Mansfield PF, Hohn DC, Fornage BD. Complications and failures of subclavian vein catheterization. *N Engl J Med.* 1994;331:1735-1738.
10. Light RW. *Pleural Diseases.* 5th ed. Philadelphia, PA: Lippincott Williams & Wilkins; 2007.
11. Legler D, Nugent M. Doppler localization of the internal jugular vein facilitates central venous cannulation. *Anesthesiology.* 1984;60:481-482.
12. Randolph AG, Cook DJ, Gonzales CA, et al. Ultrasound guidance for placement of central venous catheters: a meta-analysis of the literature. *Crit Care Med.* 1996;24: 2053-2058.
13. Hind D, Calvert N, McWilliams SR, et al. Ultrasonic locating devices for central venous cannulation: meta-analysis. *BMJ.* 2003;327-361.
14. Feller-Kopman D. Ultrasound-guided internal jugular access. *Chest.* 2007;132:302-309.
15. Maecken T, Grau T. Ultrasound imaging in vascular access. *Crit Care Med.* 2007;35:s178-s185.
16. Milling TJ Jr, Rose J, Briggs WM, et al. Randomized, controlled clinical trial of point-of-care limited ultrasonography assistance of central venous cannulation: the third sonography outcomes assessment program (SOAP-3) trial. *Crit Care Med.* 2005;33:1764-1769.
17. NICE guidelines. Available at: http://www.nice.org.uk/nicemedia/pdf/Ultrasound_49_GUIDANCE.pdf. Accessed December 20, 2007.
18. AHRQ evidence based practice. Available at: http://www.ahrq.gov/clinic/ptsafety/pdf/chap21.pdf. Accessed December 20, 2007.
19. Wigmore TJ, Smythe JF, Hacking MB, et al. Effect of the implementation of NICE guidelines for ultrasound guidance on the complication rates associated with central venous catheter placement in patients presenting for routine surgery in a tertiary referral centre. *Br J Anesthesiol.* 2007;99(5):662-665.

20. Muhm M. Ultrasound guided central venous access (letter). *BMJ.* 2002;325:1374–1375.
21. Forauer A, Glockner J. Importance of US findings in access planning during jugular vein hemodialysis catheter placements. *J Vasc Interv Radiol.* 2000;11:233–238.
22. Lee AC, Thompson C, Frank J, et al. Effectiveness of a novel training program for emergency medicine residents in ultrasound-guided insertion of central venous catheters. *CJEM.* 2009;11(4):343–348.
23. Blaivas M, Video analysis of accidental arterial cannulation with dynamic ultrasound guidance for central venous access *J Ultrasound Med.* 2009;28(9):1239–1244.
24. Levitov AB, Aziz S, Slonim AD. Before we go too far: ultrasound-guided central catheter placement. *Crit Care Med.* 2009;37(8):2473–2474.
25. Phelan M, Hagerty D. The oblique view: an alternative approach for ultrasound guided central line placement. *J Emerg Med.* 2008;37(4):403-8.
26. Mermel LA. Prevention of intravascular catheter-related infections. *Ann Intern Med.* 2000;132:391–402.
27. Mayo PH, Doelken P. Pleural ultrasonography. *Clin Chest Med.* 2006;27:215–227.
28. Sandhu NS. Transpectoral ultrasound-guided catheterization of the axillary vein: an alternative to standard catheterization of the subclavian vein. *Anesth Analg.* 2004;99:183–187.
29. Mackey SP, Sinha S, Pusey J. Ultrasound imaging of the axillary vein-anatomical basis for central access (letter). *Br J Anaesth.* 2003;93:598–599.
30. Galloway S, Bodenham A. Ultrasound imaging of the axillary vein-anatomical basis for central venous access. *Br J Anaesth.* 2003;90:589–595.
31. Sharma S, Bodenham AR, Mallick A. Ultrasound-guided infraclavicular axillary vein cannulation for central venous access. *Br J Anaesth.* 2004;93:188–192.
32. Bogin IN, Stulin ID. Application of the method of 2-dimensional echospondylography for determining landmarks in lumbar punctures. *Zh Nevropatol Psikhiatr Im S S Korsakova.* 1971;71(12):1810–1811.
33. Cork RC, Kryc JJ, Vaughan RW. Ultrasonic localization of the lumbar epidural space. *Anesthesiology.* 1980;52(6):513–516.
34. Currie JM. Measurement of the depth to the extradural space using ultrasound. *Br J Anaesth.* 1984;56(4):345–347.
35. Grau T, Leipold RW, Conradi R, Martin E, Motsch J. Efficacy of ultrasound imaging in obstetric epidural anesthesia. *J Clin Anesth.* 2002;14:169–175.
36. Grau T, Leipold RW, Conradi R, Martin E, Motsch J. Ultrasound imaging facilitates localization of the epidural space during combined spinal and epidural anesthesia. *Reg Anesth Pain Med.* 2001;26(1):64–67.
37. Grau T, Leipold RW, Fatehi S, Martin E, Motsch J. Real-time ultrasonic observation of combined spinal-epidural anaesthesia. *Eur J Anaesthesiol.* 2004;21(1):25–31.
38. Ferre RM, Sweeney TW, Strout TD. Ultrasound identification of landmarks preceding lumbar puncture: a pilot study. *Emerg Med J.* 2009;26(4):276–277.
39. Crogan DR, Irwin RS, Channick R. Complications associated with thoracentesis: a prospective, randomized study comparing three different methods. *Arch Intern Med.* 1990;150:873–877.
40. Weingarde JP, Guico RR, Nemcek AA Jr, Li YP, Chiu ST. Ultrasound findings following failed, clinically directed thoracentesis. *J Clin Ultrasound.* 1994;2:419–426.
41. Yang PC, Luh KT, Chang DB, et al. Value of sonography in determining the nature of pleural effusion: analysis of 320 cases. *AJR Am J Roentgenol.* 1992;159:29–33.
42. Vignon PV, Chastagner C, Berkane V, et al. Quantitative assessment of pleural effusion in critically ill patients by means of ultrasonography. *Crit Care Med.* 2005;33(8):1757–1763.
43. Nicolaou S, Talsky A, Khashoggi K, et al. Ultrasound guided interventional radiology in critical care. *Crit Care Med.* 2007;35(suppl):S186–S197.
44. Irwin RS, Rippe JM, Cerra, FB, Curley FJ, Heard, SO. *Procedures and Techniques in Intensive Care Medicine.* 3rd ed. Philadelphia, PA: Lippincott William & Wilkins;1999.
45. Feller-Kopman D. Ultrasound-guided thoracentesis. *Chest.* 2006;129:1709–1714.
46. Lichtenstein D. Ultrasound in the management of thoracic disease. *Crit Care Med.* 2007;35(5):S250–S261.
47. Reissig A, Kroegel C. Accuracy of transthoracic sonography in excluding post-interventional pneumothorax and hydropneumothorax comparison to chest radiography. *Eur J Radiol.* 2005;53(3):463–470.
48. Feller-Kopman D, Berkwitz D, Boiselle P, et al. Large-volume thoracentesis and the risk of re-expansion pulmonary edema. *Ann Thorac Surg.* 2007;84:1656–1662.
49. Nazeer SR, Dewbre H, Miller AH. Ultrasound-assisted paracentesis performed by emergency physicians vs the traditional technique: a prospective randomized study. *Am J Emerg Med.* 2005;23(30):363–367.
50. Chongtham DS, Singh MM, Kalantri SP, Pathak S, Jain AP. Accuracy of clinical maneuvers in detection of minimal ascites. *J Indian J Med Sci.* 1998;52:514–520.
51. Bard C, Lafortune M, Breton G. Ascites: ultrasound guidance or blind paracentesis? *CMAJ.* 1986;135:209–210.
52. Thomsen TW, Shaffer RW, White B, et al. Videos in clinical medicine paracentesis. *N Engl J Med.* 2006;355(19):e21.
53. Goldberg BB, Goodman GA, Clearfield HR. Evaluation of ascites assisted by ultrasound. *Radiology.* 1970;96:15–22.
54. Rumack CM, Wilson SR, Charboneau JW. *Diagnostic Ultrasound.* 3rd ed. St. Louis, MO: Elsevier Mosby;1998.
55. Levitov AB, Aziz S, Slonim AD. Before we go too far: ultrasound guided central line placement. *Crit Care Med.* 2009;37:2473–2474.
56. Webster ST, Brown KL, Lucey MR, et al. Hemorrhagic complications of large volume abdominal paracentesis. *Am J Gastroenterol.* 1996;91(2):366–368.
57. Thorwarth, Jr, WT(Editorial panel chair). Current Procedural Terminology (professional edition). Chicago: AMA press/Elsevier; 2009.

CAPÍTULO 19

Uso da ultrassonografia em pediatria

William T. Tsai, MD e Anthony D. Slonim, MD, DrPH

INTRODUÇÃO

O uso da ultrassonografia vem ganhando popularidade entre os médicos que trabalham à beira do leito e que desejam incrementar o exame físico de seus pacientes. A ultrassonografia é particularmente útil para condições da cabeça, pescoço, tórax, abdome e extremidades, quando o médico possui uma questão diagnóstica específica ou etiologia que precisa ser analisada. Por muito tempo, a ultrassonografia foi uma tecnologia restrita à competência dos radiologistas; hoje em dia, sua utilização se expandiu para ginecologistas e obstetras, cardiologistas, anestesistas e ao cuidado crítico. Com certeza, com o passar do tempo, a ultrassonografia se tornará indispensável na medicina geral e, conforme descrito neste capítulo, na pediatria.

A DISCIPLINA DA PEDIATRIA

Ao mesmo tempo em que existem muitas similaridades entre as disciplinas da medicina interna e pediátrica, há algumas diferenças importantes relevantes ao uso da ultrassonografia. A medicina pediátrica considera tanto o paciente quanto os pais ou o guardião como a "unidade de tratamento". O médico precisa entender que o paciente pediátrico encontra-se em um amplo espectro de níveis de desenvolvimento. Isso influencia a habilidade do médico de obter importantes informações históricas e a abordagem ao paciente no exame físico. Devido às informações históricas insuficientes e às limitações do exame clínico, a ultrassonografia é um valioso recurso para pacientes pediátricos. O consentimento para os procedimentos ou para o exame é geralmente sugerido ou concedido pelo guardião, porém, nos casos em que a criança é capaz de entender, também deve ser obtida a devida aprovação por parte da criança. Por fim, sua natureza não invasiva e indolor consiste em um dos maiores benefícios do uso da ultrassonografia. Todavia, as crianças podem se assustar com o exame, se causará dor ou não. Isso pode ser difícil para o médico, já que o choro da criança pode decorrer de muitas causas subjacentes, inclusive dor, medo e estresse.

A investigação da história clínica e a realização do exame físico de uma criança requerem habilidade e experiência para que sejam possíveis a avaliação completa e a interpretação das informações a fim de determinar se serão necessários mais exames diagnósticos. Quando os achados do exame físico são limitados devido ao nível de desenvolvimento da criança ou da dor, o médico precisa analisar se os diagnósticos diferenciais oferecem risco importante para a criança que justifiquem os testes adicionais, reconhecendo que eles possuem seus próprios riscos e benefícios. Ter os equipamentos diagnósticos prontamente disponíveis para uso à beira do leito permite a validação ou contestação imediata de um diagnóstico. Recentemente, estudos diagnósticos realizados em pacientes pediátricos que utilizaram radiação ionizante, como a tomografia computadorizada, foram submetidos a um exame detalhado devido a sua relação com malignidades futuras. A ultrassonografia evita esse problema.

A ultrassonografia é uma grande promessa como auxiliar do exame físico geral de pacientes pediátricos. A ultrassonografia é segura, bem estabelecida e útil para o diagnóstico de condições simples e complexas. As crianças são bastante receptivas ao transdutor da ultrassonografia e à visualização na tela, com estresse relativamente baixo durante o exame. A ultrassonografia pode incrementar o exame físico e proporcionar confiança e precisão ao médico quando diagnostica uma condição clínica ou realiza procedimentos invasivos.

O PACIENTE PEDIÁTRICO

As doenças em pediatria são específicas da idade. Ao mesmo tempo em que é verdade que um grande número de doenças, como pneumonia, estende-se de forma igual ao longo da vida adulta, muitas doenças em pediatria, por exemplo, estenose pilórica e doença cardíaca congênita, são específicas da idade.

Para o médico que trabalha à beira do leito, a natureza idade-específica das doenças em crianças requer a habilidade de formular um diagnóstico diferencial apropriado e conduzir os dados ultrassonográficos. Esse exame físico focado aplica-se não apenas ao exame manual, como também ao exame ultrassonográfico focado.

Além da doença específica da idade, o pediatra precisa pesquisar o desenvolvimento específico da idade e usá-lo a seu favor durante o exame de ultrassonografia. O pediatra precisa estar preparado para encarar os desafios da cooperação do paciente e entender a ansiedade associada ao exame de acordo com a idade da criança. Ao usar o transdutor de ultrassonografia, o médico deve estar pronto para usar as técnicas de exame em crianças e aplicá-las ao exame ultrassonográfico.

TÉCNICAS DE FACILITAÇÃO DO EXAME ULTRASSONOGRÁFICO EM CRIANÇAS

O paciente pediátrico calmo e cooperativo é ideal para o exame ultrassonográfico geral. Entretanto, nem sempre esse é o caso, e certas técnicas de facilitação do exame de ultrassonografia em crianças podem ser empregadas.

A maioria das crianças é submetida à ultrassonografia sem dificuldades. Bebês e neonatos devem ser examinados por um transdutor aquecido, preferencialmente nos braços de um dos pais ou cuidador para que possa ser mantido um ambiente aquecido e confortável. Nos bebês que choram muito, mas que precisam de um exame tranquilo, como a ecocardiografia, uma solução de sacarose pode ser usada como agente calmante com bastante sucesso. Além disso, permitir que o bebê seja amamentado no peito ou na mamadeira, desde que não seja contraindicado pelos possíveis diagnósticos, pode ajudar no exame de ultrassonografia. Crianças que já engatinham ou em idade escolar são fascinados por imagens em televisão e normalmente não têm problemas com a máquina de ultrassonografia. Todos os transdutores empregados em pediatria não oferecem ameaças e podem ser manuseados pela criança sem preocupação com danos.

Com a criança relativamente cooperativa, é preciso ter cuidado e completar as porções mais bem toleradas do exame antes das mais invasivas. Isso pode diferir de acordo com a personalidade da criança, porém, em geral, o exame ultrassonográfico cardíaco precisa ser realizado antes do exame com espéculo das orelhas para que o paciente não fique agitado. No paciente mais velho, uma breve descrição da máquina de ultrassonografia e do exame costuma ser necessária para o sucesso do exame.

O uso de sedação moderada deve ser reservado para as circunstâncias mais raras e não desempenha papel algum no exame ultrassonográfico de rotina dos pacientes.

USOS ESPECÍFICOS DA ULTRASSONOGRAFIA EM CRIANÇAS

Ultrassonografia da cabeça e do pescoço

A ultrassonografia de rotina da cabeça e do pescoço geralmente não é necessária no paciente pediátrico, porém, doenças específicas podem surgir e o exame de ultrassonografia pode ser útil (Tab. 19.1). A investigação de nódulos e massas no pescoço pode ser facilitada pela ultrassonografia. Na criança com edema difuso do pescoço, a ultrassonografia pode diferenciar linfadenite de abscesso cervical ou higroma cístico. Lesões na linha média do pescoço podem revelar lesão cheia de líquido consistente com tireoide ectópica. A ultrassonografia facilita o exame, pois a pressão suave é, muitas vezes, o necessário para o diagnóstico, enquanto o exame físico padrão pode requerer palpação mais abrangente, resultando, possivelmente, em dor, exame distante do ideal e falta de especificidade sobre o diagnóstico. A ultrassonografia normal do pescoço revela gordura, músculo e planos fasciais, ao passo que os estudos anormais podem mostrar coleções de líquido, pavimentação em mosaico ou nódulos aumentados.

A sonda endocavitária pode ser usada na ultrassonografia intraoral de um abscesso peritonsilar. O uso do transdutor endocavitário requer anestesia tópica da orofaringe, no entanto, pode ajudar o médico a diagnosticar celulite ou abscesso, orientando o clínico antes da aspiração por agulha do abscesso peritonsilar.

Em geral, a ultrassonografia de rotina do pescoço é desnecessária, mas pode ser útil na avaliação do tamanho da tireoide, do tamanho e da relação dos vasos do pescoço e de massas nas crianças em que existe preocupação relacionanda a isso.

TABELA 19.1 Condições da cabeça e do pescoço em crianças que são beneficiadas pelo uso da ultrassonografia

Linfadenite
Abscessos no pescoço
Higroma cístico
Cistos de fendas branquiais
Cistos na tireoide
Cistos no ducto tireoglosso
Torcicolo
Abscesso peritonsilar

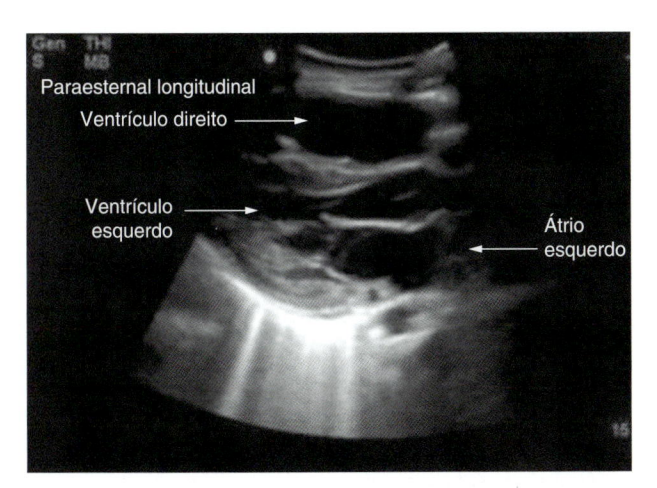

Figura 19.1 Incidência paraesternal longitudinal normal do coração demonstrando as câmaras cardíacas de uma criança.

O transdutor linear de alta frequência é útil na avaliação dos tecidos moles do pescoço. Para crianças pequenas, transdutores com superfícies menores estão disponíveis para permitir que o médico examine pequenas áreas e fissuras observadas no pescoço. Em geral, frequências de 10 a 15 MHz são necessárias, dependendo da profundidade da penetração. O *Doppler* colorido é útil na diferenciação entre coleção de fluido do fluxo observado nos vasos do pescoço.

Ultrassonografia cardíaca

A ultrassonografia de rotina do coração pode desempenhar um papel proeminente no exame-padrão do paciente pediátrico (Figs. 19.1 e 19.2). Sua utilização pode incrementar o exame físico e a avaliação cardíaca usual, fornecendo informações específicas sobre número de câmaras, função das câmaras e presença de derrame pericárdico. Avaliações mais avançadas podem identificar comunicações intra-atriais e intraventriculares ou usar a análise *Doppler* na avaliação dos *shunts* intracardíacos, regurgitação valvar, estenose do fluxo de saída ou do vaso.

Na criança doente, a ecocardiografia focada é útil. A necessidade de avaliar a função do coração pode ser subestimada no cenário do cuidado agudo. A ecocardiografia focada, um ecocardiograma limitado com objetivo de avaliar a hemodinâmica da função ventricular, tamponamento pericárdico, dilatação ventricular e estado do volume, pode ajudar na orientação do manejo do paciente (Tab. 19.2).

Spurney demonstrou que com um pouco de treinamento e com incidências ecocardiográficas limitadas, os médicos não cardiologistas são capazes de diagnosticar derrames pericárdicos importantes, diminuição da função sistólica ventricular esquerda e aumento do ventrículo esquerdo. Ainda mais importante é o fato de que a ecocardiografia focada à beira do leito possibilita ao médico realizar exames repetidos no leito, permitindo a avaliação e a reavaliação da adequação e eficácia da terapia.

Ultrassonografia torácica

A avaliação torácica de rotina não é útil no exame físico de crianças. No entanto, a ultrassonografia torácica focada é bastante valiosa na identificação de condições patológicas gerais em pediatria.

Ao mesmo tempo em que, a princípio, parece que a ultrassonografia do tórax é limitada à avaliação de derrame pleural, já que o pulmão cheio de ar é um meio ruim para as ondas de ultrassom, a ultrassonografia pulmonar é bastante válida na unidade de cuidado intensivo pediátrica para a avaliação de pneumotórax, derrame e edema pulmonar.

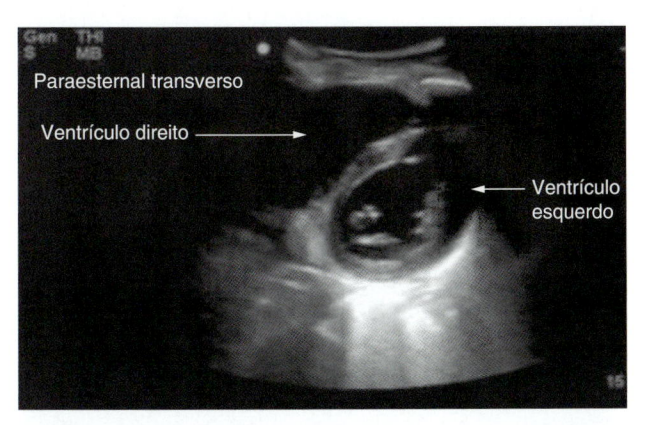

Figura 19.2 Incidência paraesternal transversa normal do coração demonstrando as câmaras cardíacas de uma criança.

TABELA 19.2 Dados avaliados durante um exame ecocardiográfico focado de uma criança
Número de câmaras
Shunts intracardíacos
Avaliação da função cardíaca
Aumento do ventrículo esquerdo
Derrame pericárdico
Dinâmica da veia cava inferior

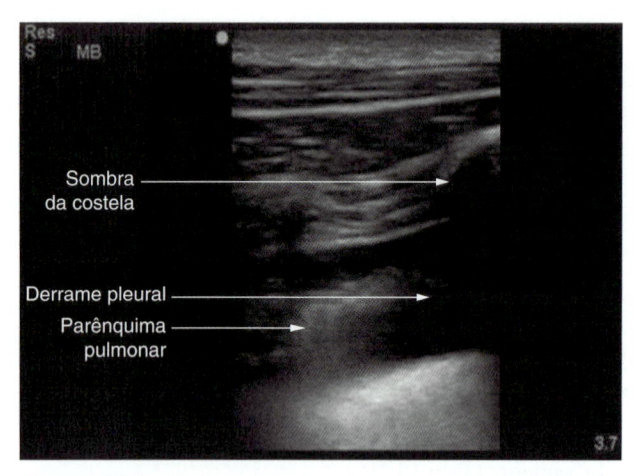

Figura 19.3 O derrame pleural pode ser diferenciado do tecido pulmonar.

A avaliação de derrame pleural é útil no cenário agudo, pois fornece informações importantes sobre seu tamanho, qualidade e localização. Nos pacientes predispostos a derrames pleurais hemodinamicamente importantes, a rápida avaliação e drenagem guiada por ultrassonografia pode ser emergencial e salvar vidas (Fig. 19.3).

As avaliações de pneumonias complicadas (Fig. 19.4) podem ser feitas com bastante rapidez pela ultrassonografia, influenciando o manejo clínico à beira do leito. Além das radiografias torácicas padrão, a ultrassonografia identifica os pacientes com derrames e ajuda a diferenciar derrame de consolidação. Nos pacientes com pneumonia e derrame, a toracoscopia vídeo-assistida precoce pode ser necessária no manejo do paciente, e o uso da ultrassonografia pode ajudar a direcionar essa terapia. A ultrassonografia também pode ser usada para caracterizar a qualidade do líquido pela distinção de um transudato de um exsudato. Nas crianças com derrames transudativos, o quadro ecocardiográfico é bastante transparente, com muito pouca ecogenicidade dentro do líquido. Nos pacientes com exsudato, o quadro ecocardiográfico é bastante ecogênico e pode parecer complexo. Essas informações causam impactos no manejo desses pacientes.

Pneumotórax

A avaliação de pneumotórax é extremamente útil e fornece informações oportunas a respeito dos pacientes com fístulas broncopleurais. O deslizamento pleural ou a cintilância ocorre na ultrassonografia torácica quando a pleura visceral e parietal estão justapostas e deslizando uma na outra com os movimentos do diafragma ou com a ventilação mecânica (Fig. 19.5). As imagens dinâmicas do deslizamento pleural são bastante notáveis e sua presença denota aproximação móvel da pleural visceral e parietal. A falta de deslizamento, no entanto, não constitui prova de pneumotórax e o médico precisa dar continuidade ao diagnóstico diferencial devido à falta do deslizamento pulmonar (Tab. 19.3).

Uma vez determinada que a falta de deslizamento pleural decorre do pneumotórax, o transdutor pode ser movimentado pelo hemitórax para verificar a extensão do pneumotórax e se é loculado ou não. A ultrassonografia torácica pode ajudar a determinar o melhor e o mais seguro local para inserção do tubo torácico ou do Cateter de *Pig tail*.

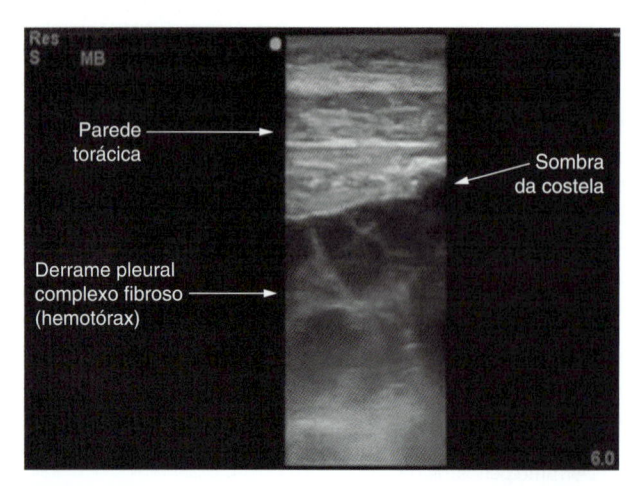

Figura 19.4 Demonstração de um derrame pleural complexo.

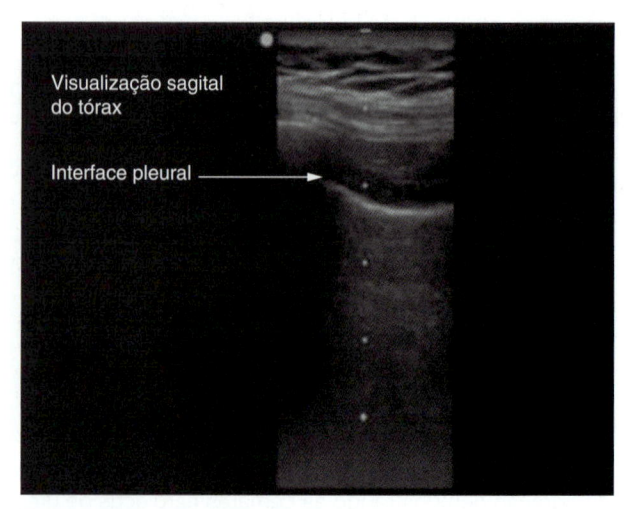

Figura 19.5 Deslizamento pleural.

TABELA 19.3 Diagnóstico diferencial para ausência de deslizamento pleural
Pneumotórax
Derrame pleural
Cicatriz pleural
Pouco esforço respiratório
Entubação de brônquio principal
Oclusão de brônquio principal

TABELA 19.4 Condições visualizadas na ultrassonografia do abdome
Hepatomegalia
Esplenomegalia
Ascite
Líquido intraperitoneal livre
Estrutura do rim
Volume da bexiga
Estenose pilórica
Intussuscepção
Doença da vesícula biliar
Massas abdominais

Ultrassonografia abdominal

Muito pode ser aprendido a partir da ultrassonografia da cavidade abdominal. O uso da ultrassonografia pode incrementar o exame físico de rotina, possibilitando que o médico avalie o fígado e o tamanho do baço de forma mais objetiva que as atualmente disponíveis para o exame físico. Para os órgãos não imediatamente palpáveis, como os rins, a ultrassonografia fornece informações definitivas à beira do leito. Em condições patológicas, a ultrassonografia revela ascite, líquido intraperitoneal livre (Fig. 19.6), patologia do rim, do fígado, da vesícula biliar, do útero, dos ovários e do intestino, além da avaliação de gestação. Com a experiência cada vez maior, é possível identificar condições específicas, como apendicite, estenose pilórica e intussuscepção (Tab. 19.4).

No cenário agudo, a ultrassonografia é efetiva na determinação da presença de líquido livre intraperitoneal. O uso do FAST (*focused abdominal sonography for trauma*) é rápido, evita radiação ionizante e fornece informações acerca da presença de sangue intraperitoneal ou tamponamento pericárdico com quatro incidências básicas do abdome (Cap. 10).

Musculoesquelético

O uso da ultrassonografia para o diagnóstico de condições musculoesqueléticas cresce conforme os médicos familiarizam-se com a técnica como auxiliar do exame físico. A Tabela 19.5 lista as condições musculoesqueléticas suscetíveis à ultrassonografia. Em particular, a avaliação e a diferenciação de celulite e abscesso são valiosas. Com o aumento da incidência de infecções por *Staphylococcus aureus* resistentes à meticilina nos pacientes ambulatoriais, a capacidade de diferenciar celulite e

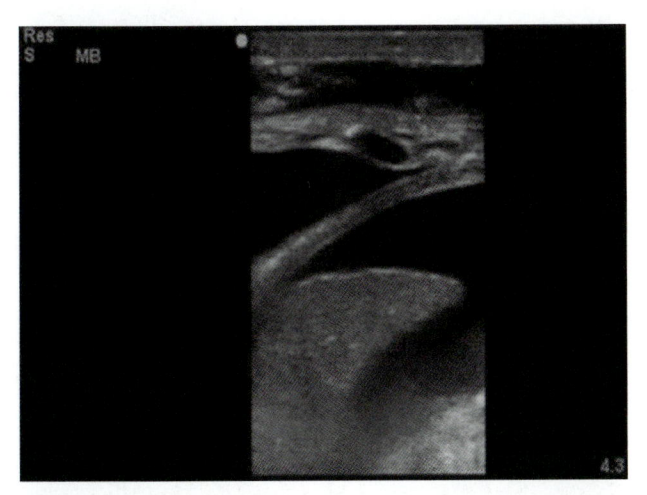

Figura 19.6 Ultrassonografia abdominal do quadrante superior esquerdo, demonstrando ascite importante e derrame pleural. Observe a visualização clara do diafragma separando as coleções de líquido.

TABELA 19.5 Condições musculoesqueléticas visualizadas na ultrassonografia
Celulite
Abscesso
Corpo estranho
Cistos
Fraturas
Derrames articulares

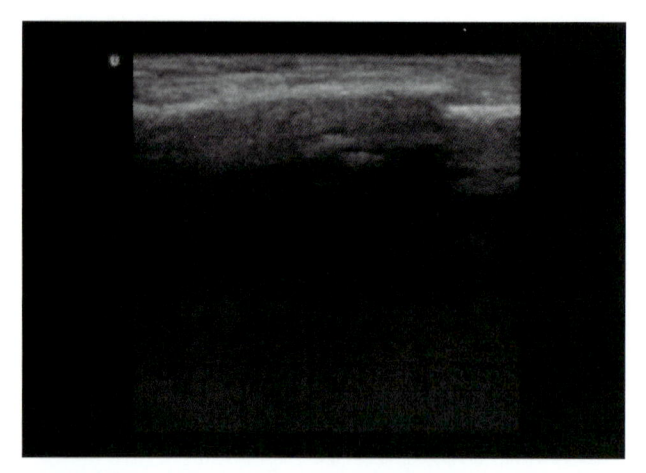

Figura 19.7 Fratura do quinto metacarpo. A ultrassonografia revela um "degrau" no córtex brilhantemente ecogênico.

abscesso ajuda a determinar o manejo com a instituição de antibióticos ou a necessidade de incisão e drenagem. A ultrassonografia é muito útil no auxílio a essa avaliação. A profundidade, extensão e proximidade de estruturas adjacentes podem ser analisadas pela ultrassonografia, o que pode ser feito de forma quase indolor.

A avaliação de fraturas decorrentes de lesões musculoesqueléticas é promissora como uma alternativa às radiografias, porém ainda está em desenvolvimento. As imagens podem revelar distorções no periósteo (Fig. 19.7) do osso afetado e hematoma circunjacente ou pinçamento de estruturas neurovasculares.

A identificação de corpos estranhos radiotransparentes no tecido mole também se tornou mais comum devido às vantagens em relação ao uso da radiografia estática e da fluoroscopia em tempo real. O reconhecimento de material orgânico e plástico é bastante simples com a orientação ultrassonográfica e ajuda o médico na sua localização e remoção.

Procedimentos

Ao mesmo tempo em que a ultrassonografia tem sido extremamente útil e se tornou o pilar da tecnologia em orientação de procedimentos em especialidades médicas, como anestesia, cuidado crítico e medicina de emergência, ela também desempenha um papel fundamental no consultório do clínico geral. A ultrassonografia pode não apenas ajudar a inserir a linha intravenosa, identificando com maior precisão a localização das veias nas extremidades, na fossa cubital ou acima dela, como também pode aumentar a visualização e a palpação em pacientes com excesso de tecido adiposo.

A avaliação da bexiga antes do cateterismo urinário ajuda a eliminar cateteres desnecessários devido aos cateterismos "secos" (Fig. 19.8). Por fim, a ultrassonografia tem sido usada há algum tempo para introduzir cateteres mais invasivos nas veias profundas, artérias, espaços pericárdicos e cavidades torácicas e peritoneais de pacientes pediátricos.

FUTURO

A ultrassonografia revolucionou a prática da medicina pediátrica. Sua utilização pelos clínicos gerais nos Estados Unidos ainda é limitada, mas um programa sistemático para ensinar aos futuros médicos os princípios básicos e a aplicação da ultrassonografia nos pacientes pediátricos resultará em avanços notáveis em todos os níveis da experiência médica. No futuro, o exame físico abrangente com auxílio da ultrassonografia ajudará os médicos a avaliar seus pacientes e a aumentar suas capacidades para identificar condições que requeiram tratamento. No cenário do cuidado agudo emergencial, o uso da ultrassonografia é bem demonstrado. Sua natureza não invasiva, efeitos colaterais reduzidos, doses mais baixas de radiação ionizante e uso relativamente simples promoverão o aprimoramento da prática para as futuras gerações de médicos.

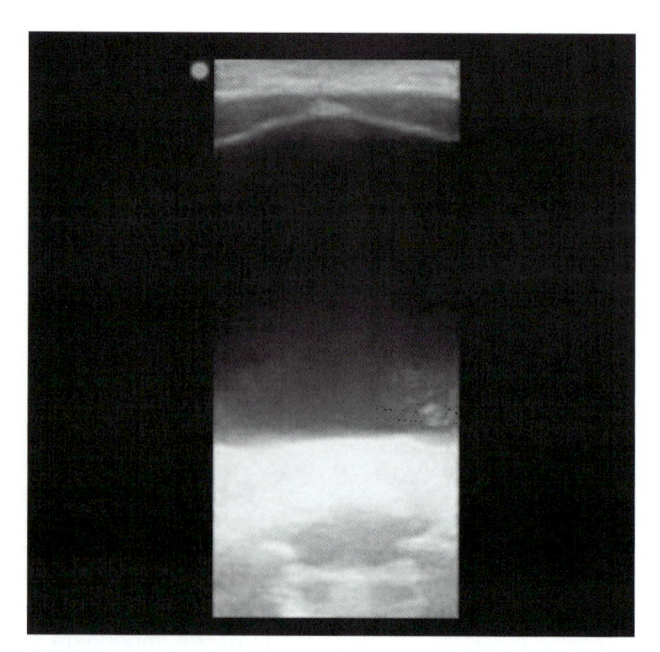

Figura 19.8 Exame transverso da bexiga demonstrando uma bexiga cheia de urina.

Leituras sugeridas

Alderson PJ, Burrows FA, Stemp LI, Holtby HM. Use of ultrasound to evaluate internal jugular vein anatomy and to facilitate central venous cannulation in paediatric patients. *Brit J Anaesth.* 1993;70:145.

Ballard RB, Rozycki GS, Knudson MM, Pennington SD. The surgeon's use of ultrasound in the acute setting. *Surg Clin North Am.* 1998;78(2):337-364.

Baumann BM, McCans K, Stahmer SA, Leonard MB, Shults J, Holmes WC. Caregiver and health care provider satisfaction with volumetric bladder ultrasound. *Acad Emerg Med.* 2007;14(10):903-907.

Ceneviva G, Paschall JA, Maffei F, et al. Hemodynamic support in fluid-refractory pediatric septic shock. *Pediatrics.* 1998;102:e19.

Cervellione RM, Corroppolo M, Bianchi A. Subclinical varicocele in the pediatric age group. *J Urol.* 2008;179(2):717-719; discussion 719.

Chen L, Kim Y, Santucci KA. Use of ultrasound measurement of the inferior vena cava diameter as an objective tool in the assessment of children with clinical dehydration. *Acad Emerg Med.* 2007;14(10):841-845.

Galicinao J, Bush AJ, Godambe SA. Use of bedside ultrasonography for endotracheal tube placement in pediatric patients: a feasibility study. *Pediatrics.* 2007;120:1297.

Ganesh A, Kaye R, Cahill AM, et al. Evaluation of ultrasound-guided radial artery cannulation in children. *Pediatr Crit Care Med.* 2009;10(1):45-48.

Giss SR, Dobrilovic N, Brown RL, Garcia VF. Complications of nonoperative management of pediatric blunt hepatic injury: diagnosis, management, and outcomes. *J Trauma.* 2006;61(2):334-339.

Gudinchet F. Multimodality imaging evaluation of the pediatric neck: techniques and spectrum of findings. *Radiographics.* 2005;25(4):931-948.

Hartas GA, Tsounias E, Gupta-Malhotra M. Approach to diagnosing congenital cardiac disorders. *Crit Care Nurs Clin North Am.* 2009;21(1):27-36.

Hoppe B, Kemper MJ. Diagnostic examination of the child with urolithiasis or nephrocalcinosis. *Pediatr Nephrol.* 2008;25:403-413.

Klein MD. Clinical approach to a child with abdominal pain who might have appendicitis. *Pediatr Radiol.* 2007;37(1):11-14.

Lugo-Vicente H, Ortíz VN, Irizarry H, Camps JI, Pagán V. Pediatric thyroid nodules: management in the era of fine needle aspiration. *J Pediatr Surg.* 1998;33(8):1302-1305.

Maecken T, Grau T. Ultrasound imaging in vascular access. *Crit Care Med.* 2007;35:S17.

Menon SC, Ackerman MJ, Cetta F, O'Leary PW, Eidem BW. Significance of left atrial volume in patients < 20 years of age with hypertrophic cardiomyopathy. *Am J Cardiol.* 2008;102(10):1390-1393.

Merx MW, Weber C. Sepsis and the heart. *Circulation.* 2007;116:793.

Meuwly JY, Lepori D, Theumann N, et al. Sonographic assessment of the normal limits and percentile curves of liver, spleen, and kidney dimensions in healthy school-aged children. *J Ultrasound Med.* 2005;24(10):1359-1364.

Rudinger A, Singer M. Mechanisms of sepsis-induced cardiac dysfunction. *Crit Care Med.* 2007;35:1599.

Scaife ER, Fenton SJ, Hansen KW, Metzger RR. Use of focused abdominal sonography for trauma at pediatric and adult trauma centers: a survey. *J Pediatr Surg.* 2009;44(9):1746-1749.

Schiller NB, Shah PM, Crawford M, et al. Recommendations for quantitation of the left ventricle by two-dimensional echocardiography. American Society of Echocardiography Committee on Standards, Subcommittee on Quantitation of Two-Dimensional Echocardiograms. *J Am Soc Echocardiogr.* 1989;2:358.

Sivitz AB, Lam SH, Ramirez-Schrempp D, Valente JH, Nagdev AD. Effect of bedside ultrasound on management of pediatric soft-tissue infection. *J Emerg Med.* 2009 (in press).

Spurney CF, Sable CA, Berger JT, et al. Use of hand-carried ultrasound device by critical care physicians for the diagnosis of pericardial effusions, decreased cardiac function, and left ventricular enlargement in pediatric patients. *J Am Soc Echocardiogr.* 2005;18:313.

Steinberger J, Moller JH, Berry JM, Sinaiko AR. Echocardiographic diagnosis of heart disease in apparently healthy adolescents. *Pediatrics.* 2000;105(4 Pt 1):815-818.

Swischuk LE. Emergency pediatric imaging: changes over the years. Part II. *Emerg Radiol.* 2005;11(5):253-261.

Tatli B, Aydinli N, Caliskan M, Ozmen M, Bilir F, Acar G. Congenital muscular torticollis: evaluation and classification. *Pediatr Neurol.* 2006;34(1):41-44.

Thiru Y, Pathan N, Bignall S, et al. A myocardial cytotoxic process is involved in the cardiac dysfunction of meningococcal septic shock. *Crit Care Med.* 2000;28:2979.

Tsung JW, Blaivas M. Feasibility of correlating the pulse check with focused point-of-care echocardiography during pediatric cardiac arrest: a case series. *Resuscitation.* 2008;77(2):264-269.

Verghese ST, McGill WA, Patel RI, Sell JE, Midgley FM, Ruttimann UE. Ultrasound-guided internal jugular venous cannulation in infants: a prospective comparison with the traditional palpation method. *Anesthesiology.* 1999;91:71.

Verghese ST, McGill WA, Patel RI, Sell JE, Midgley FM, Ruttimann UE. Comparison of three techniques for internal jugular vein cannulation in infants. *Paediatr Anaesth.* 2000;10:505.

Yoo JH, Kwak HJ, Lee MJ, Suh JS, Rhee CS. Sonographic measurements of normal gallbladder sizes in children. *J Clin Ultrasound.* 2003;31(2):80-84.

SEÇÃO VII

Ultrassonografia à beira do leito na medicina clínica: preparação para o futuro

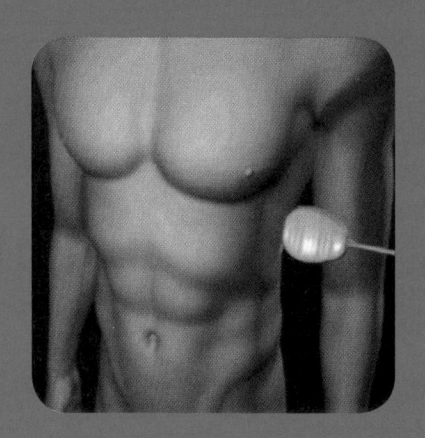

CAPÍTULO 20

Educação e treinamento em ultrassonografia portátil à beira do leito: o ciclo de vida do médico

Richard C. Vari, PhD; Tarin A. Schmidt-Dalton, MD; Timothy A. Johnson, PhD; Apostolos P. Dallas, MD, FACP; Alexander B. Levitov, MD, FCCM, RDCS; e Anthony D. Slonim, MD, DrPH

PARTE 1: INTEGRAÇÃO DA ULTRASSONOGRAFIA PORTÁTIL NO CURRÍCULO ESCOLAR MÉDICO

Richard C. Vari, PhD; Tarin A. Schmidt-Dalton, MD; e Timothy A. Johnson, PhD

Atualmente, o uso da ultrassonografia na educação médica é, sobretudo, realizado na residência[1] ou em experiências eletivas oferecidas aos estudantes dos primeiros e dos últimos anos de medicina.[2-5] Em geral, essas experiências consistem em sessões didáticas designadas à explicação dos princípios da ultrassonografia e das vantagens e desvantagens do seu uso na medicina clínica, além da descrição do modo de operação dos aparelhos. Essas sessões são seguidas por experiências práticas com preceptores, obtendo imagens ultrassonográficas de vários sistemas orgânicos. Além disso, são oferecidas oportunidades aos estudantes para adquirirem experiência em acesso vascular guiado por ultrassonografia e ultrassonografia pélvica. A evolução tecnológica nos equipamentos de ultrassonografia menores e portáteis facilitou o desenvolvimento de experiências, cursos e módulos integrados de aplicação da ciência básica e clínica nos estágios iniciais da educação médica.[5-7] Estudantes de medicina, mesmo durante o primeiro ano, podem demonstrar alto grau de competência técnica com a ultrassonografia e considerar esse treinamento uma experiência favorável.[4-10] Duas escolas de medicina integraram a ultrassonografia portátil longitudinal ao longo dos quatro anos de seus programas: a Wayne State University of Medicine e a University of South Carolina.*[11]

Alguns se referem à ultrassonografia portátil, como o "estetoscópio do futuro",[3] pois esse equipamento está sendo cada vez mais utilizado nos procedimentos médicos. É importante, portanto, que os estudantes de medicina sejam treinados quanto à utilização apropriada desses equipamentos para que possam empregá-los em suas futuras carreiras. A aplicação da tecnologia da ultrassonografia portátil no aprendizado das ciências básicas, inclusive anatomia, fisiologia, patologia e exame físico dos pacientes,[10] incrementa a educação dos estudantes. A Virginia Tech Carilion School of Medicine (VTC) é a última de um pequeno grupo de escolas de medicina a integrar totalmente a ultrassonografia na grade curricular desde o início do curso.

APRENDIZADO CENTRADO NO PACIENTE DA VIRGINIA TECH CARILION SCHOOL OF MEDICINE

O currículo voltado para o paciente da VTC, quando totalmente implementado, será integrado ao longo dos quatro anos do curso de medicina. O conhecimento e a experiência nos quatro principais "domínios de valor" do desenvolvimento profissional são fornecidos por meio de uma variedade de estratégias educacionais para maximizar o aprendizado do estudante. Esses domínios incluem Ciências Básicas, Ciências e Habilidades Clínicas, Pesquisa e Interprofissionalismo. A educação, o treinamento e a experiência em ultrassonografia portátil são integrados ao longo dos quatro anos pelos quatro domínios de valor e são fornecidos por meio de várias abordagens, inclusive por apresentações didáticas, objetivos de aprendizado de caso em grupos pequenos, demonstrações práticas, aplicação nos corpos do laboratório de anatomia, sessões de habilidade clínica com pacientes usuais, exercícios com equipe interprofissional e projetos de pesquisa. O currículo da ultrassonografia portátil é baseado em metas formalizadas, objetivos e resultados (Tab. 20.1) que são relacionados ao documento VTC *Goals and Objectives* e às competências essenciais do Accreditation Council for Graduate Medical Education. As competências na ultrassonografia portátil, apropriadas ao nível de aprendizado do estu-

---

* N. de R.T.: No Brasil, esse procedimento ainda não é habitual.

TABELA 20.1 Metas, objetivos e resultados em ultrassonografia portátil da Virginia Tech Carilion School of Medicine (VTC)
Estes objetivos e metas são pertinentes à ultrassonografia e foram retirados do documento VTC *Goals and Objectives*, que possui as seis competências essenciais do Accreditation Council for Graduate Medical Education (ACGME) e as principais áreas identificadas pelo Institute of Medicine em seu relato sobre educação profissional em saúde (2003).

Competências essenciais do ACGME: cuidado do paciente
Área principal do IOM: cuidado centrado no paciente e na melhora da qualidade

Meta: os graduados serão médicos habilitados em fornecer cuidado aos pacientes

Objetivo 5: os estudantes irão adquirir as habilidades clínicas procedimentais básicas

Resultados: os graduados obterão as habilidades clínicas básicas, inclusive, mas não somente:

Administração de injeções	Inserção e remoção de sondas de Foley
Flebotomia	Inserção, sucção e remoção de tubos nasogástricos
Sutura	Iniciação de linhas venosas centrais e intravenosas
Punções lombares	Ressuscitação cardiopulmonar
Aplicação de gessos	Limpeza/higiene para cirurgia
Entubação	

Metas e objetivos da ultrassonografia portátil

Metas: os graduados possuirão:

- Compreensão dos princípios fundamentais da ultrassonografia médica e da formação da imagem
- Conhecimento básico das manipulações apropriadas do transdutor
- Habilidade de incorporar as informações ultrassonográficas no exame e na avaliação dos pacientes
- Capacidade de comunicar os resultados aos outros e fornecer documentação para os registros médicos

Objetivo: os graduados irão adquirir as habilidades em ultrassonografia no local do cuidado, incorporar as informações da ultrassonografia na avaliação do paciente e nas habilidades procedimentais (orientação ultrassonográfica) e usar essas informações para incrementar o tratamento com ênfase na segurança do paciente.

Resultados: os graduados serão capazes de realizar:

- Avaliação focada de ecocardiografia transtorácica
- Ultrassonografia vascular e cateterismos arteriais, venosos periféricos e centrais guiados por ultrassonografia
- Ultrassonografia geral das vias aéreas superiores, tórax, abdome, espaço retroperitoneal e partes pequenas
- Punção lombar, artrocentese, paracentese e toracocentese guiada por ultrassonografia

dante, integram um programa de avaliação estudantil formal.

O currículo centrado no paciente da VTC é dividido em duas fases principais, com múltiplos blocos de duração e conteúdo variado. A primeira fase começa com um período de uma semana de orientação, prossegue com nove blocos, sendo cronologicamente similar aos primeiros dois anos da escola de medicina. O foco do currículo das Ciências Básicas durante os primeiros quatro blocos (primeiro ano) é no aprendizado da estrutura e da função normal do corpo humano, que é feito por meio da abordagem dos sistemas orgânicos e de uma mistura de aprendizagem baseada em problemas, aulas expositivas, sessões de discussão e laboratórios. A Figura 20.1 mostra um programa semanal típico da primeira fase. Os estudantes se reúnem em pequenos grupos (sete estudantes), três vezes por semana, com a presença de um facilitador e processa casos por escrito de pacientes em um formato de aprendizado baseado no problema. A sala de aula e os laboratórios, embora em menor quantidade em comparação aos currículos médicos mais tradicionais, oferecem suporte aos objetivos do aprendizado desses casos e objetivos gerais do bloco. O principal destaque desse currículo ocorre ao final de cada semana, quando todos os estudantes são reunidos na sessão de "resolução do caso", com um paciente real portador da doença estudada naquela semana e com um médico. Essa experiência dá a oportunidade aos estudantes de empregar o aprendizado no contexto do paciente real, interagir com o paciente em nível pessoal, estender o aprendizado utilizando as melhores práticas atuais destacadas pelo médico e observar a modelagem

	Segunda	Terça	Quarta	Quinta	Sexta
8-9	Aula	Aula	Aula	Aula	Trabalho com caso de paciente
9-10	Aula	Aula	Trabalho com caso de paciente	Aula	
10-11	Trabalho com caso de paciente	Laboratório		Laboratório	
11-12					Conclusão
12-1	Almoço	Almoço	Almoço	Almoço	Almoço
1-2	Pesquisa	Sem programação	Pesquisa	Sem programação	Pesquisa
2-3	Interprofissionalismo		Ciências clínicas		Ciências clínicas
3-4					
4-5					

Figura 20.1 Esquema semanal típico durante a primeira fase da Virginia Tech Carilion School of Medicine.

positiva da função do médico. Os quatro blocos do segundo ano são focados na biopatologia, abordando, também, o sistema orgânico. Com a utilização dessa abordagem em conjunto com os casos dos pacientes no formato de aprendizado baseado no problema, a introdução à biopatologia torna-se um benefício adicional ao aprendizado enquanto os estudantes estão focados na estrutura e na função normal no primeiro ano; uma revisão da estrutura e função normal enquanto os estudantes estão focados na biopatologia no segundo ano promove o aprendizado do estudante em um modelo educacional de reforço cumulativo. Esse processo de aprendizado das ciências básicas é similar ao de outros currículos em operação atualmente.[12-13]

As Ciências e Habilidades Clínicas são ensinadas na primeira fase por meio de múltiplas e variadas abordagens, inclusive aulas expositivas, discussão de painéis, filmes e reflexão, modelos simulados, pacientes reais e padronizados e pacientes de casos-controle. Os estudantes aprendem a coletar a história clínica e adquirem as habilidades fundamentais do exame físico no primeiro ano para, depois disso, concentrá-las nos sintomas patológicos dos vários sistemas no segundo ano. Também no começo do primeiro ano, cada estudante é designado a um ambulatório clínico e a um preceptor, dedicando-se a essa clínica dois dias e meio para cada bloco: experiência longitudinal em cuidado ambulatorial. Essa experiência continua ao longo da primeira fase e fornece uma introdução à prática clínica da medicina e uma oportunidade longitudinal para acompanhamento do paciente, avaliação progressiva das habilidades clínicas e orientação profissional.

Os princípios fundamentais e a aplicação de pesquisa são ensinados na primeira fase por meio de diversas abordagens, inclusive aulas expositivas, problemas, atividades de aprendizado experimentais e pacientes de casos-controle. Os estudantes são expostos a pesquisadores de várias disciplinas em uma série de seminários intitulada "Pesquisa ativa". Os estudantes aprendem os fundamentos de várias técnicas em pesquisas estruturadas. Os projetos selecionados pelos próprios estudantes são conduzidos por um orientador em pesquisa e por um pequeno comitê de cientistas clínicos e básicos que fornecem *feedback* regular aos estudantes quanto ao progresso. Cada estudante precisa completar um projeto escolar conduzido por uma hipótese, fornecer um documento escrito adequadamente para publicação e apresentar seu trabalho em local apropriado.

Desde a primeira fase e ao longo de todo o currículo na VTC, os princípios fundamentais e as aplicações prática e teórica do interprofissionalismo são integrados ao programa. Esse domínio de valor enfatiza as atividades focadas no desenvolvimento do profissionalismo nos estudantes de medicina, no papel dos profissionais de saúde, na saúde pública, na doença aguda e crônica, na mudança de sistemas e na segurança do paciente.

O bloco IX da primeira fase constitui um período de 14 semanas, durante o qual os estudantes dão continuidade a seu projeto de pesquisa S, inscrevem-se em experiências clínicas temporárias selecionadas, participam de atividades interprofissionais estruturadas, que podem incluir programas em saúde global ou de aprendizado-serviço na comunidade ou assistir as aulas necessárias para atingir o grau de Mestre em Ciências.

A segunda fase, que começa em julho, é um programa típico do terceiro ano e os estudantes terminam uma série de rodízios nas tradicionais disciplinas clínicas. Após o bloco X, os estudantes são avaliados quanto às habilidades clínicas e de comunicação em um exame clínico estruturado objetivo em múltiplas estações. Essa informação é formadora e usada para ajudar a estruturar a experiência do estudante nos blocos subsequentes das experiências clínicas obrigatórias e eletivas. Após o exame clínico estruturado objetivo, os estudantes terão quatro semanas para continuar seus projetos de pesquisa e/ou participar de atividades interprofissionais. Uma atenção específica é voltada para assegurar que os conceitos da ciência básica sejam revisados na segunda fase de maneira integrada de resolução do problema envolvendo casos de pacientes e sessões interativas com ciência básica e faculdades clínicas. Com início em julho do quarto ano, os estudantes completarão uma série de experiências clínicas obrigatórias e eletivas (bloco XI).

INTEGRAÇÃO DA ULTRASSONOGRAFIA NO CURRÍCULO

A Figura 20.2 mostra a integração dos objetivos da ultrassonografia portátil na primeira fase. Em termos de ciências básicas, as sessões nos primeiros quatro blocos são voltadas para a compreensão dos conceitos fundamentais da física da ultrassonografia, familiarizando o estudante com os aspectos operacionais dos dispositivos e aplicando a tecnologia no aprendizado da anatomia macroscópica. Uma vez que os blocos são designados por sistemas orgânicos, a aplicação da tecnologia da ultrassonografia portátil oferece a extensão apropriada da anatomia humana, aprofundando o apren-

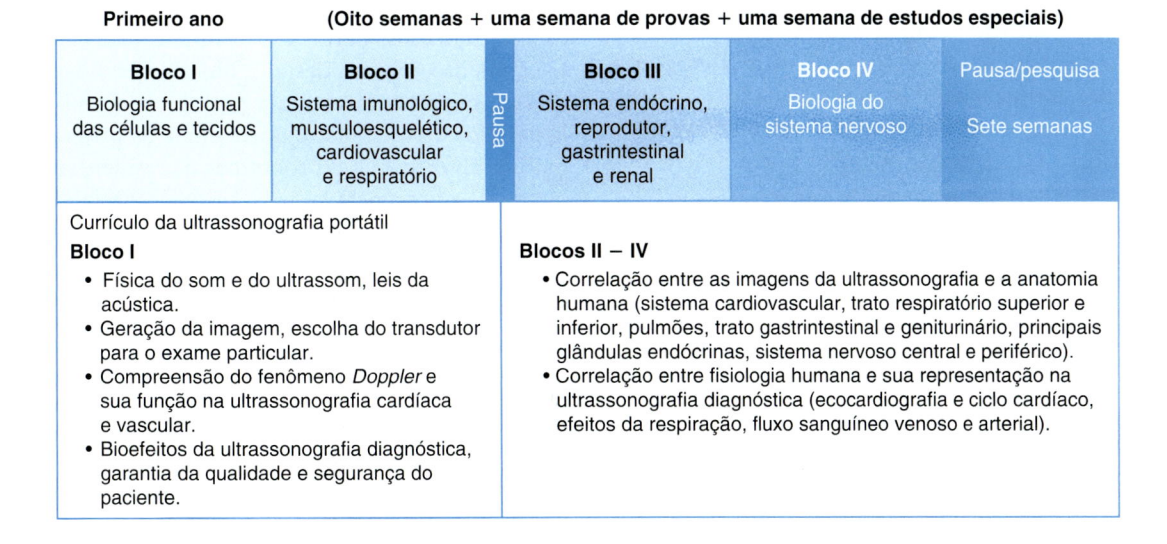

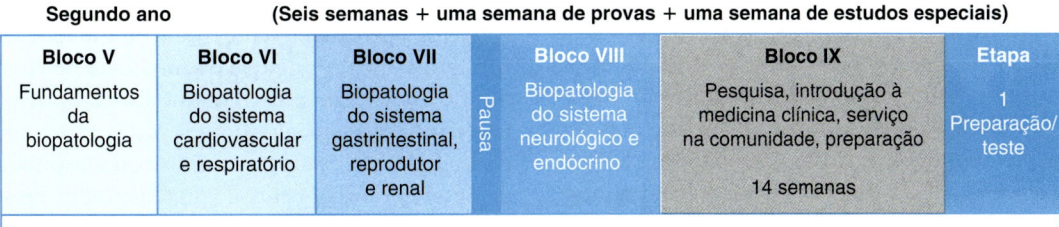

Primeiro ano (Oito semanas + uma semana de provas + uma semana de estudos especiais)

Bloco I	Bloco II		Bloco III	Bloco IV	Pausa/pesquisa
Biologia funcional das células e tecidos	Sistema imunológico, musculoesquelético, cardiovascular e respiratório	Pausa	Sistema endócrino, reprodutor, gastrintestinal e renal	Biologia do sistema nervoso	Sete semanas

Currículo da ultrassonografia portátil

Bloco I
- Física do som e do ultrassom, leis da acústica.
- Geração da imagem, escolha do transdutor para o exame particular.
- Compreensão do fenômeno *Doppler* e sua função na ultrassonografia cardíaca e vascular.
- Bioefeitos da ultrassonografia diagnóstica, garantia da qualidade e segurança do paciente.

Blocos II – IV
- Correlação entre as imagens da ultrassonografia e a anatomia humana (sistema cardiovascular, trato respiratório superior e inferior, pulmões, trato gastrintestinal e geniturinário, principais glândulas endócrinas, sistema nervoso central e periférico).
- Correlação entre fisiologia humana e sua representação na ultrassonografia diagnóstica (ecocardiografia e ciclo cardíaco, efeitos da respiração, fluxo sanguíneo venoso e arterial).

Segundo ano (Seis semanas + uma semana de provas + uma semana de estudos especiais)

Bloco V	Bloco VI	Bloco VII		Bloco VIII	Bloco IX	Etapa
Fundamentos da biopatologia	Biopatologia do sistema cardiovascular e respiratório	Biopatologia do sistema gastrintestinal, reprodutor e renal	Pausa	Biopatologia do sistema neurológico e endócrino	Pesquisa, introdução à medicina clínica, serviço na comunidade, preparação 14 semanas	1 Preparação/ teste

Currículo da ultrassonografia portátil

Bloco V-VIII
- Ultrassonografia de condições biopatológicas, aquisição de imagem e avaliação em neoplasia, doenças vasculares, patologia cardíaca congênita e adquirida, pulmões, orelha, nariz e garganta, linfonodos e baço (Blocos V-VI).
- Trato gastrintestinal, fígado, pâncreas, rins e tratos geniturinários masculino e feminino, mama, sistema endócrino, esquelético, articular e dos tecidos moles (Blocos VII-VIII).
- Avaliação ultrassonográfica da terapia e sua função na prevenção e rastreamento de doença.
- Aprendizado em equipe da ultrassonografia experimental.

Figura 20.2 Integração das experiências com a ultrassonografia portátil na primeira fase, na Virginia Tech Carilion School of Medicine.

dizado. O segundo ano da primeira fase volta-se para a biopatologia, e a integração da ultrassonografia portátil é mais focada nos achados estruturais anormais associados às várias doenças em determinado sistema orgânico.

A ultrassonografia portátil não é restrita apenas ao aprendizado de estruturas anatômicas e de defeitos patológicos nas ciências básicas. A aplicação da tecnologia da ultrassonografia portátil é um elemento-chave no aprendizado das habilidades clínicas. Por exemplo, é possível adquirir melhor entendimento da função das válvulas cardíacas normais, do fluxo sanguíneo e de outros processos fisiológicos cardiovasculares por meio da visualização das imagens da ultrassonografia. Todos os sistemas orgânicos no primeiro ano possuem estruturas particulares que se dão às aplicações ultrassonográficas. O uso da imagem ultrassonográfica para confirmar achados físicos anormais (sopros, consolidação pulmonar, ruídos arteriais, etc.) aumenta ainda mais a compreensão da patologia. Essas experiências precoces com a tecnologia da ultrassonografia formam a base para a expansão das habilidades clínicas da ultrassonografia portátil nos rodízios clínicos, nos cursos requeridos e nos eletivos, sempre que possível, na segunda fase. Sem dúvidas, o uso da ultrassonografia portátil será um componente essencial no cuidado crítico e nas experiências com radiologia.

Conforme observado, a ultrassonografia é uma linha que percorre toda a extensão do currículo da VTC. Inicialmente, os estudantes aprendem os fundamentos da ultrassonografia, inclusive teoria da operação, aplicações clínicas e de pesquisa, capacidades únicas e aplicação para o aprendizado das ciências básicas e das habilidades clínicas. Os componentes curriculares são reforçados por experiências práticas, primeiro como ferramenta para "ver" melhor e, depois, como ferramenta para "examinar". Ao longo do curso, os estudantes são instruídos sobre as novas técnicas fornecidas por essa tecnologia e lhes é oferecida uma oportunidade para desenvolver as habilidades apropriadas, usando manequins de simulação, pacientes simulados e, até mesmo, eles próprios. Com a evolução das habilidades e os avanços no programa educacional, os estudantes expandem a utilização dessa tecnologia. Para alguns, sua pesquisa utilizará as capacidades mais importantes da ultrassonografia, seja como ferramenta de imagem ou como ferramenta sofisticada de medida (cardiologia, obstetrícia/ginecologia, cirurgia, etc.). Independentemente do quão avançado o estudante se torne, devido à natureza integrada e longitudinal do currículo da ultrassonografia na VTC, cada graduando verá a ultrassonografia como elemento integrante dos conhecimentos do médico e como parte do cenário médico.

PARTE 2: GRADUAÇÃO MÉDICA E ALÉM

Apostolos P. Dallas, MD, FACP; Alexander B. Levitov, MD, FCCM, RDCS; e Anthony D. Slonim, MD, DrPH

Graduação médica

Ao mesmo tempo em que o treinamento do estudante de medicina em ultrassonografia portátil ainda se desenvolve lentamente, com apenas algumas faculdades de medicina oferecendo treinamento e outras poucas fornecendo um currículo bem planejado, a educação em ultrassonografia na residência e pós-graduação se encontra em uma fase mais avançada. Em 1999, a American Medical Association afirmou que a imagem da ultrassonografia se encontrava dentro do objetivo da prática de médicos treinados de maneira apropriada. A questão real diz respeito a que grau os programas de treinamento estão produzindo médicos adequadamente treinados. Certas especialidades adotaram esse treinamento, mesmo designando-o aos residentes, enquanto outras começaram a explorar recentemente os benefícios da ultrassonografia em seus programas de graduação médica. Os programas de residência em medicina de emergência levaram outras especialidades ao treinamento de ultrassonografia.

Medicina de emergência

A literatura sobre assistência e técnicas de ultrassonografia em medicina de emergência tem mais de 15 anos. O primeiro currículo com ultrassonografia na medicina de emergência foi publicado em 1994. Desde então, inúmeros estudos demonstraram a eficácia do uso da ultrassonografia no departamento de emergência. Por exemplo, enquanto não existe um consenso claro para a inserção de cateter venoso central guiada por ultrassonografia nos residentes de medicina de emergência, um novo programa de treinamento composto por um breve módulo virtual e uma sessão prática foi efetivo na melhora da competência do residente na inserção de cateter venoso central guiada por ultrassonografia.[15] O exame FAST (*focused assessment with sonography for trauma*) é a técnica mais bem conhecida de avaliação do trauma com ultrassonografia. Embora a acurácia da interpretação do FAST tenha sido amplamente relatada, a curva de aprendizado dos residentes em medicina de emergência ainda não foi bem descrita. Ma e colaboradores relataram que ao longo de 18 meses, a acurácia na interpretação do FAST entre os residentes de medicina de emergência aumentou bastante, de forma que por volta de 12 meses (ou 35 exames) sua precisão alcançou as taxas de acurácia previamente relatadas.[16] Um curso de 6 horas em ecocardiografia focada elevou significativamente os escores dos residentes em medicina de emergência nos exames práticos e escritos que testam os componentes essenciais da realização e interpretação da ecocardiografia transtorácica limitada ao objetivo,[17] e os residentes em medicina de emergência com treinamento adequado foram capazes de determinar com precisão o diâmetro aórtico e a presença de aneurismas de aorta abdominal.[18] Técnicas menos reconhecidas ou praticadas podem ser ensinadas facilmente nos programas de residência em medicina de emergência. A ultrassonografia ocular, por exemplo, é altamente precisa para o diagnóstico e para a exclusão de patologias oculares como lesões perfurantes do globo, objetos estranhos, descolamentos de retina, oclusões da artéria retiniana central, deslocamentos de lente e aumento da pressão intracraniana.[19,20]

Os residentes em medicina de emergência com mentores, aulas e rodízios estruturados em ultrassonografia demonstraram melhor desempenho nos exames escritos.[21] Quanto mais exames os residentes faziam, melhor eram suas pontuações nos testes; no entanto, o treinamento excessivo em forma de aula de 15 horas não elevou mais as pontuações. O American College of Emergency Physicians publicou diretrizes para a ultrassonografia em 2001.[22] Além disso, o Clinical Practice of Emergency Medicine (modelo EM) define o objetivo e o corpo de conhecimento da especialidade.[23] Esse documento, um esforço colaborativo da American Board of Emergency Medicine, Society for Academic Emergency Medicine, Council of Emergency Medicine Residency Directors, Emergency Medicine Resident's Association e Residency Review Committee for Emergency Medicine, afirma especificamente que a ultrassonografia à beira do leito é uma habilidade necessária que se encontra dentro do objetivo da prática dos médicos de emergência. Apesar disso, uma pesquisa feita em 2001, realizada com 122 programas de emergência, constatou que ao mesmo tempo em que a maioria das residências oferece treinamento em ultrassonografia, ele é variável e não é uniforme.[24] Em virtude dessa variabilidade e pelo fato de o modelo EM ter listado a ultrassonografia, mas não a maneira de ensiná-la, as mesmas instituições desenvolveram o Scope of Training Task Force, cujos objetivos foram definir as áreas emergentes de importância clínica, inclusive a ultrassonografia na medicina de emergência, e abordar a questão do treinamento nessa área.[25] Além do aprendizado da técnica, outras questões incluem garantia de qualidade, realização e reembolso da ultrassonografia realizada pelo médico de emergência.[26] Existem exigências de treinamento mínimas que estão sendo avaliadas quanto à efetividade.[27]

Obstetrícia e ginecologia

As práticas atuais em obstetrícia e ginecologia requerem o uso da ultrassonografia. Os programas de residência oferecem o treinamento exigido em imagem ultrassonográfica obstétrica, porém a educação em imagem ginecológica é limitada. As diretrizes para o treinamento em ultrassonografia dos residentes em ginecologia/obstetrícia foram desenvolvidas pelo American College of Obstetrics and Gynecology, International Society of Ultrasound in Obstetrics and Gynecology, Association of Program Directors in Radiology, American Institute of Ultrasound in Medicine (AIUM) e Council on Resident Education in Obstetrics and Gynecology. Essas organizações sugerem domínio de conhecimento, mas não definem os componentes específicos de um currículo estruturado. Currículos abrangentes foram desenvolvidos para atender aos padrões do AIUM, como os descritos pela University of New Mexico.[28]

Medicina interna

O uso da ultrassonografia no treinamento em medicina interna demonstra variabilidade significativa. A orientação ultrassonográfica para inserção de cateter venoso central tem sido associada a menos complicações e índices mais altos de sucesso. Uma pesquisa transversal que avaliou a frequência da orientação ultrassonográfica na inserção do cateter venoso central constatou que mais de 90% dos residentes no hospital-escola usaram a ultrassonografia para a introdução com taxa de sucesso superior a 80%.[29] O treinamento em ultrassonografia para inserção de cateter venoso central tornou-se padrão em alguns programas. Os residentes em medicina interna podem ser treinados para obter imagens da aorta abdominal com objetivo de verificar a presença de aneurismas usando dispositivos portáteis de ultrassonografia. Após apenas três ou quatro sessões supervisionadas pelo instrutor, os residentes foram capazes de medir o diâmetro da aorta abdominal dentro dos 5 mm das medidas do instrutor.[30] Na unidade de terapia intensiva, no curso com apenas 3 horas de aula didática e 5 horas de aula prática, os residentes foram capazes de estimar adequadamente a disfunção sistólica do ventrículo esquerdo, dilatação ventricular esquerda, dilatação ventricular direita, derrame pericárdico e derrame pleural. O único caso de tamponamento foi diagnosticado por um residente.[31] Em outro estudo, as sensibilidades e os valores preditivos positivos dos residentes na ecocardiografia foram um pouco menores que os exames realizados pelo ecocardiografista.[32] Esses autores concluíram que as diretrizes de treinamento e as avaliações de competência seriam necessárias se esses dispositivos fossem usados por não ecocardiografistas na tomada de decisão clínica. Sem dúvida, nem todo treinamento desenvolve-se da mesma forma. O treinamento restrito (4 horas de aula didática e 20 horas exames) fez os residentes em medicina interna observarem com maior precisão pressões elevadas no átrio direito com a ultrassonografia do que apenas com o exame físico.[33] Estudos-piloto também mostraram o impacto clínico da ultrassonografia no cenário ambulatorial, onde as decisões médicas foram reforçadas em 76% e alteradas em 40% dos pacientes devido ao uso dos dispositivos de ultrassonografia.[34]

Ainda que muitas evidências respaldem o uso da ultrassonografia no treinamento dos residentes em medicina interna, as organizações e os programas de residência em medicina interna ainda não produziram currículos disseminados e publicados nem diretrizes nacionais. Tais diretrizes expandiriam o uso dessa importante ferramenta no diagnóstico e no armamento terapêutico dos internos.

Anestesia

O uso da ultrassonografia portátil em anestesia concentra-se, principalmente, nos bloqueios nervosos. Durante a residência, os bloqueios de nervos periféricos guiados por ultrassonografia requerem menos tempo que os bloqueios guiados por estimuladores nervosos.[35] O uso da ultrassonografia resulta em menos inserções de agulhas e perfurações de vasos. Os residentes em anestesia foram capazes de identificar sozinhos uma série de estruturas anatômicas em um modelo vivo usando a ultrassonografia após um rodízio em anestesia regional de quatro semanas que incorporou um currículo com ultrassonografia para realização do bloqueio de nervo periférico.[37] Recentemente, a American Society of Regional Anesthesia and Pain Medicine e a European Society of Regional Anaesthesia and Pain Therapy Joint Committe publicaram recomendações para educação e treinamento em anestesia regional guiada por ultrassonografia. As recomendações incluíram vias baseadas na residência para a obtenção do treinamento para adquirir o conhecimento e as habilidades necessárias para a competência clínica em anestesia regional guiada por ultrassonografia. Componentes didáticos e práticos foram encarados como necessários e os mecanismos de supervisão do treinamento e garantia da qualidade por meio de revisões por pares também foram destacados.

Cirurgia

A ultrassonografia tem muitas utilidades em cirurgia. Para facilitar sua aplicação na prática cirúrgica, o American College of Surgeons desenvolveu um programa educacional em ultrassonografia. Esses cursos, voltados para os cirurgiões praticantes, são populares e eficazes.[38] Vários programas de residência também incorporaram essa ferramenta educacional. O exame FAST padronizou o uso da ultrassonografia no trauma. Residentes em cirurgia também já provaram ser tão precisos (94%) quanto os radiologistas no reconhecimento de ecogenicidade, diâmetro e critérios de margem de lesões de mama e na diferenciação entre lesão benigna e maligna.[39] A ultrassonografia tornou-se indispensável não apenas para uma variedade de lesões na mama, como também para inúmeros problemas mamários.[40] Após apenas 1 hora de introdução à ultrassonografia abdominal, os cirurgiões em treinamento realizaram exames de ultrassonografia válidos e confiáveis da vesícula biliar em pacientes admitidos com dor abdominal aguda.[41]

Claramente, o treinamento em ultrassonografia na graduação médica representa um amplo contínuo, de obrigatório a útil, fortemente explorado. Com o advento de máquinas menores e portáteis, habilidade mais bem instruída, continuação do desenvolvimento dos currículos e suporte adicional das organizações nacionais por meio de diretrizes, o aprendizado da ultrassonografia portátil continuará se expandindo na graduação médica.

ALÉM DA GRADUAÇÃO MÉDICA

Enquanto os programas de graduação médica fornecem estrutura para alcançar os objetivos educacionais associados ao uso da ultrassonografia à beira do leito para os estudantes, residentes e pós-graduandos de medicina, as estruturas para educação e treinamento na pós-graduação não são muito bem definidas, da mesma forma que os objetivos específicos, a base de conhecimento, as habilidades e as aptidões para uso da ultrassonografia no cuidado do paciente. Isso faz as instituições individuais determinarem suas próprias diretrizes para credenciamento e permissão dos operadores dessas técnicas e que seja observada uma grande variabilidade nos resultados à beira do leito.

Alguns poucos conceitos importantes são relevantes a toda discussão acerca das novas técnicas que os médicos estão interessados em adicionar a seu repertório. Competência é o conhecimento, a habilidade e a capacidade de usar a ultrassonografia em benefício do paciente. Em geral, é definida pelas principais sociedades profissionais como padrões que serão sustentados. Infelizmente, muitas sociedades profissionais não fornecem orientação específica, e pelo fato de a ultrassonografia poder ser usada em inúmeras especialidades, não existem padrões reguladores pelas especialidades.

Certificação é o processo pelo qual a competência é reconhecida. Nos Estados Unidos, não existe um corpo de certificação para o uso da ultrassonografia à beira do leito; por isso, um processo de certificação detalhando os critérios e padrões não existe. Credenciamento é o processo pelo qual um hospital ou uma entidade específica valida o treinamento, as certificações e as licenças para realizar o trabalho. A permissão é um aspecto mais específico da função da equipe médica, que destaca as atividades específicas que o profissional pode exercer. Em geral, são demonstradas em uma lista, e os hospitais, na maioria das vezes, requererem algumas informações quanto à competência e às credenciais do profissional para realizar esses procedimentos. Em geral, isso é satisfeito pela conclusão bem-sucedida da graduação e pós-graduação da educação médica adequadamente credenciadas. Entretanto, quando o profissional obtém as habilidades após o treinamento formal e não há padrões nacionalmente aceitos, surge a variabilidade no processo. Treinamento é o método de obtenção do conhecimento e das habilidades necessárias para a realização da ultrassonografia. Existem muitos cursos independentes e muito bem feitos que fornecem aos médicos o conhecimento e as habilidades para a realização da ultrassonografia à beira do leito. Sem a certificação desses programas de treinamento, no entanto, a inconsistência no conhecimento e nas habilidades do profissional permanece e os hospitais locais são deixados com seus próprios métodos de determinação da competência. Uma abordagem melhor discutida é necessária para assegurar que os pacientes serão cuidados por profissionais que sabem como utilizar as técnicas de maneira segura e eficaz e que já demonstraram suas habilidades.

Todo esforço na definição de treinamento para os médicos praticantes precisa contabilizar tempo, custo e oportunidade de se ausentar por um tempo da prática a fim de obter as habilidades necessárias. O treinamento em ultrassonografia requer componentes práticos e cognitivos, e nem todos precisam saber como usar a ultrassonografia no diagnóstico em todas as regiões do corpo. Uma abordagem simples consiste em identificar quais áreas da prática do médico podem ser aprimoradas com o uso da ultrassonografia, fazendo o médico aprender, praticar e tornar-se proficiente nessas áreas de mais valor. Por exemplo, os profissionais do cuidado intensivo podem se beneficiar do uso da ultrassonografia na orientação de procedimentos invasivos. Os reumatologistas se beneficiariam da ultrassonografia musculoesquelética e os pediatras podem querer focar na imagem cardíaca. A leitura sobre essas técnicas, o aprendizado nos programas curtos de pós-graduação e a prática sob supervisão são métodos úteis para atingir a competência. Sem programas padronizados de certificação, os aprendizes precisam manter registros cuidadosos do que aprenderam e de quantos procedimentos realizaram, de forma que possam fornecer essa documentação à instituição local durante o processo de credenciamento e permissão.

Treinamento

O treinamento em ultrassonografia requer que o aprendiz adquira experiência nos fundamentos da física da ultrassonografia, usando equipamentos, solucionando seus problemas e assegurando as habilidades necessárias para a aquisição adequada das imagens. Um dos grandes benefícios da ultrassonografia à beira do leito é que o médico que faz o procedimento é a mesma pessoa que obtém as imagens; entretanto, essa também é uma das grandes limitações da ultrassonografia portátil. O treinamento prático é essencial para se familiarizar com esses dispositivos e obter o sucesso na aquisição de imagens. Os médicos inexperientes em aquisição de imagens têm a responsabilidade de garantir que a imagem tenha qualidade suficiente para fazer um diagnóstico ou para encaminhar adequadamente o paciente para outros exames de imagens melhores, de forma que erros diagnósticos não sejam cometidos. Além disso, o médico precisa ter noção da tendenciosidade se ele mesmo realizou os outros elementos da avaliação. Coletar a história clínica e fazer o exame físico fornece importantes informações relacionadas ao diagnóstico diferencial. Essas informações também podem prejudicar a interpretação do médico das imagens da ultrassonografia.

Ao mesmo tempo em que obter imagens de boa qualidade é essencial para o diagnóstico, apenas isso não é suficiente. O ultrassonografista à beira do leito também precisa ser proficiente na interpretação das imagens. O conhecimento de trabalho da anatomia regional é fundamental como elemento básico. A compreensão das relações anatômicas tridimensionais e de sua representação na ultrassonografia também é essencial e precisa de prática. O médico ultrassonografista deve ser capaz de identificar artefatos e reconhecer suas limitações na interpretação da imagem, encaminhando para o especialista ou consultando um radiologista nos casos de dúvida.

Programas de treinamento

Este livro foi organizado como um guia para o médico ultrassonografista novato. Tem a intenção de ser um manual de "como fazer" que permite aos médicos, em diferentes pontos de suas vidas, como estudante de medicina, residente, pós-graduando ou médico pós-graduado praticante, ter elementos de conhecimento

Nível 1

As habilidades cognitivas devem incluir:

- Conhecimento básico da física da ultrassonografia
- Compreensão das indicações para o exame
- Conhecimento básico das opções e manipulações dos transdutores adequados
- Orientação espacial básica e relações anatômicas
- Habilidade básica de distinguir as imagens adequadas das inadequadas
- Habilidade para diferenciar as estruturas anatômicas, posições e patologia
- Habilidade para comunicar os resultados a outros e fornecer a documentação para os registros médicos

As exigências do treinamento devem incluir, mas não se limitar a:

- Médicos praticantes, com 32 horas de educação formal em ultrassonografia
- Médicos praticantes, um mês em ultrassonografia no ponto de atendimento
- Realização e interpretação de 25 ultrassonografias supervisionadas por procedimento ou região corporal
- Progressão para o nível 2 em um ano

Habilidades necessárias para demonstrar competência de nível 1:

- Habilidade de escolher o transdutor adequado e os ajustes do sistema de ultrassonografia para realizar uma ultrassonografia na região específica do corpo
- Realização de um exame bidimensional à beira do leito adequado
- Habilidade de obter imagens bidimensionais adequadas
- Demonstração de competência para diferenciar estruturas normais e anormais
- Habilidade para incorporar o conhecimento obtido do exame à beira do leito no cuidado dos pacientes
- Carta do médico supervisor atestando a competência de nível 1

Nível 2

As habilidades cognitivas devem incluir:

- Todos os requerimentos para a competência de nível 1
- Conhecimento detalhado da física da ultrassonografia, inclusive *Doppler* (onda contínua, pulsada e colorida)
- Conhecimento minucioso das opções e manipulações do transdutor adequadas
- Habilidade avançada para distinguir as imagens adequadas das inadequadas
- Habilidade de avaliar padrões normais e anormais de fluxo venoso e arterial
- Habilidade avançada de reconhecer correlações patológicas da doença

As exigências do treinamento devem incluir, mas não se limitar a:

- Médicos praticantes, com mais de 32 horas de educação formal em ultrassonografia
- Médicos em treinamento, com um mês adicional em ultrassonografia no ponto de atendimento
- Realização e interpretação de 25 ultrassonografias supervisionadas e 25 não supervisionadas, incluindo estudos com onda contínua, pulsada e *Doppler* de fluxo colorido
- Todos os procedimentos não supervisionados estão sujeitos à revisão randômica por um mentor ou supervisor do nível 3
- Procedimentos resultando em incapacidade de chegar a diagnósticos, leituras errôneas ou complicações estão sujeitos à revisão mandatória por um supervisor ou mentor do nível 3

Habilidades necessárias para demonstrar competência de nível 2:

- Habilidade de escolher o transdutor e os ajustes do sistema de ultrassonografia para realizar uma ultrassonografia na região específica do corpo
- Realização de exames *Doppler* e bidimensionais à beira do leito adequados
- Habilidade de obter imagens bidimensionais e medidas da velocidade do fluxo *Doppler* para exames específicos
- Competência em distinguir estruturas normais de anormais e padrões de fluxo sanguíneo
- Habilidade de diagnosticar condições patológicas comuns relevantes àquela região do corpo
- Habilidade de incorporar conhecimento fornecido pelo exame à beira do leito no cuidado dos pacientes
- Carta do médico supervisor atestando a competência de nível 2

Figura 20.3 Modelo de programa de treinamento descrevendo o conhecimento, o treinamento e as habilidades necessárias para os três níveis de competência em ultrassonografia à beira do leito. Essa abordagem fornece um exemplo que pode ser aplicado a cada região corporal. (*Continua*)

> **Nível 3**
>
> *As habilidades cognitivas devem incluir:*
> - Conhecimento detalhado dos conceitos descritos no nível 2
> - 16 horas adicionais de educação em ultrassonografia anualmente
>
> *As exigências do treinamento devem incluir, mas não se limitar a:*
> - Realização e interpretação anual de pelo menos 50 ultrassonografias, exceto canulações venosas e arteriais orientadas por ultrassonografia
> - Participação ativa em revisões de caso laboratoriais vasculares com outros operadores de nível 3
> - Servir de mentor ou supervisor para os operadores do nível 1 ou 2
> - Assumir responsabilidade pelo controle da qualidade e participar de educação em ultrassonografia
> - A recertificação a cada três anos para todos os operadores de nível 3 é aconselhável

Figura 20.3 *(Continuação)*

essenciais enquanto ganham proficiência com a ultrassonografia à beira do leito. O interessante é que o livro não precisa ser lido totalmente. Após aprender os princípios básicos na Seção I, os leitores podem pular para outras seções, dependendo da relevância da sua prática. Este livro também fornece apenas um aspecto do treinamento. A perícia no uso da ultrassonografia à beira do leito só é conseguida com a prática. Segurar o transdutor, manobrar as extremidades e manipular as imagens são partes importantes do treinamento e do desenvolvimento de confiança e competência no uso da ultrassonografia. Os leitores são estimulados a incorporar esse livro nas experiências práticas, em um curso formalizado ou sob a supervisão na própria instituição que fornece as ferramentas práticas para realizar esses procedimentos.

Modelo de programa de treinamento

Um programa de treinamento modelo que destaca o conhecimento, o treinamento e as habilidades nos três níveis de competência é fornecido como exemplo (Fig. 20.3). A competência no nível 1 constitui o grau de entrada para o ultrassonografista novato; a do nível 2 é aquela que demonstra um nível moderado de experiência e a do nível 3 revela experiência significativa e alguns níveis de especialidade relacionados à ultrassonografia à beira do leito (ver Fig. 20.3).

É possível atingir diferentes níveis de treinamento, em diferentes técnicas de ultrassonografia, ou avançar simultaneamente em todas as regiões do corpo. Esse modelo fornece meramente uma tentativa de descrever os objetivos cognitivos, procedimentais e baseados nas habilidades e os critérios que podem ser aplicados aos diferentes exames de ultrassonografia.

As plataformas de simulação da ultrassonografia e cadáveres especialmente adaptados proporcionam oportunidades adicionais para o avanço das habilidades invasivas e dispensa os pacientes da abordagem "ver um, fazer um, ensinar um", anteriormente popular no campo da educação procedimental. Sociedades profissionais em conjunto com o AIUM e com o American Board of Medical Specialities precisarão responder às exigências da comunidade médica pelo desenvolvimento de diretrizes para treinamento e credenciamento de médicos ultrassonografistas pelas várias especialidades médicas.

Referências

1. American College of Radiology. ACR standards for performing and interpreting diagnostic ultrasound examinations. In: *Standards*. Reston, VA: American College of Radiology; 1996:235-236.
2. Robert Wood Johnson Medical School, Department of Emergency Medicine. Available at: http://rwjms.umdnj.edu/education/current_students/academics/fourth_year_electives/fourthyearelectives_PNB/EMED9010_EmergencyUltrasoundElective.pdf. Accessed February 28, 2010.
3. SUNY Downstate to institute ultrasound training for all medical students. http://www.newswise.com/articles/view/549835/. Accessed February 18, 2010.
4. Fernandez-Frackelton M, Peterson M, Lewis RJ, Pwerez JE, Coates WC. A bedside ultrasound curriculum for medical students: prospective evaluation of skill acquisition. *Teach Learn Med*. 2007;19(1):14-19.
5. Arger PH, Schultz SM, Sehgal CM, Cary TW, Aronchick J. Teaching medical students diagnostic sonography. *J Ultrasound Med*. 2005;24:1365-1369.

6. Wittich CM, Montgomery SC, Neben MA, et al. Teaching cardiovascular anatomy to medical students by using a handheld ultrasound device. *JAMA.* 2009;288:1062-1063.
7. Rao S, van Holsbeeck L, Musial JL, et al. A pilot study of comprehensive ultrasound education at the Wayne State University School of Medicine. *J Ultrasound Med.* 2008;27:745-749.
8. Kobal SL, Trento L, Baharami S, et al. Comparison of effectiveness of hand-carried ultrasound to bedside cardiovascular physical examination. *Am J Cardiol.* 2005;96:1002-1006.
9. Yoo MC, Villegas L, Jones DB. Basic ultrasound curriculum for medical students: validation of content and phantom. *J Laparoendosc Adv Surg Tech.* 2004;14(6):374-379.
10. Shapiro RS, Ko PP, Jacobson S. A pilot project to study the use of ultrasonography for teaching physical examination to medical students. *Comput Biol Med.* 2002;32:403-409.
11. Hoppmann R, Cook T, Hunt P, et al. Ultrasound in medical education: a vertical curriculum at the University of South Carolina School of Medicine. *J S C Med Assoc.* 2006;102:330-334.
12. Hoffmann K, Hosokawa M, Blake R, Headrick L, Johnson G. Problem-based learning outcomes: ten years of experience at the University of Missouri-Columbia School of Medicine. *Acad Med.* 2006;81(7):617-625.
13. Christianson CE, McBride RB, Vari RC, Olson L, Wilson HD. From traditional to patient-centered learning: curriculum change as an intervention for changing institutional culture and promoting professionalism in undergraduate medical education. *Acad Med.* 2007;82:1079-1088.
14. Mateer J, Plummer D, Heller M, et al. Model curriculum for physician training in emergency ultrasonography. *Ann Emerg Med.* 1994;23:95-102.
15. Lee AC, Thompson C, et al. Effectiveness of a novel training program for emergency medicine residents in ultrasound-guided insertion of central venous catheters. *Can J Emerg Med Care.* 2009;11:343-348.
16. Ma OJ, Gaddis G, et al. How fast is the focused assessment with sonography for trauma examination learning curve? *Emerg Med Australas.* 2008;20(1):32-37.
17. Jones AE, Tayal VS, Kline JA. Focused training of emergency medicine residents in goal-directed echocardiography: a prospective study. *Acad Emerg Med.* 2003;10(10):1054-1058.
18. Costantino TG, Bruno EC, Handly N, Dean AJ. Accuracy of emergency medicine ultrasound in the evaluation of abdominal aortic aneurysm. *J Emerg Med.* 2005;29(4):455-460.
19. Blavais M, Theodoro D, Sierzenski PR. A study of bedside ocular ultrasonography in the emergency department. *Acad Emerg Med.* 2002;9(8):791-799.
20. Blavais M, Theodoro D, Sierzenski PR. Elevated intracranial pressure detected by bedside emergency ultrasonography of the optic nerve sheath. *Acad Emerg Med.* 2003;10(4):376-381.
21. Costantino TG, et al. Predictors of success in emergency medicine ultrasound education. *Acad Emerg Med.* 2003;10(2):180-183.
22. American College of Emergency Physicians. Emergency ultrasound guidelines 2001. Available at: www.acep.org. Accessed February 28, 2010.
23. Hockeberger RS, Binder LS, Graber MA, et al. Model of the clinical practice of emergency medicine. *Ann Emerg Med.* 2001;37(6):745-770.
24. Counselman FL, Sanders A, Slovis CM, et al. The status of bedside ultrasonography training in emergency medicine residency programs. *Acad Emerg Med.* 2003;10(1):37-42.
25. Heller MB, Mandavia D, Tagal VS, et al. Residency training in emergency ultrasound: fulfilling the mandate. *Acad Emerg Med.* 2002;9(8):835-839.
26. Moor CL, Gregg S, Lambert M. Performance, training, quality assurance, and reimbursement of emergency physician-performed ultrasonography at academic medical centers. *J Ultrasound Med.* 2004;223(4):459-466.
27. Jang T, Aubin C, Nunheim R. Minimum training for right upper quadrant ultrasonography. *Am J Emerg Med.* 2004;20(6):439-443.
28. Hall R, Ogburn T, Rogers RG. Teaching and evaluating ultrasound skill attainment: competency-based resident ultrasound training for AIUM accreditation. *Obstet Gynecol Clin North Am.* 2006;33(2):305-323.
29. Nomua ST, Sierzenski PR, Nare JE, et al. Cross-sectional survey of ultrasound use for central line catheter insertion among resident physicians. *Del Med J.* 2008;80(7):255-259.
30. Riegert-Johnson DL, Bruce CJ, Montori VM, et al. Residents can be trained to detect abdominal aortic aneurysms using personal ultrasound imagers: a pilot study. *J Am Soc Echocardiogr.* 2005;18(5):394-397.
31. Vignon P, Dugard A, Abraham J, et al. Focused training for goal-oriented hand-held echocardiography performed by non-cardiologist residents in the intensive care unit. *Intensive Care Med.* 2007;33(10):1795-1799.
32. DeCara JM, Lang RM, Koch R, et al. The use of small personal ultrasound devices by internists without formal training in echocardiography. *Eur J Echocardiogr.* 2003;4(2):141-147.
33. Brennan JM, Blair JE, Goonewordena S, et al. A comparison by medicine residents physical examination versus hand-carried ultrasound for estimation of right atrial pressure. *Am J Cardiol.* 2007;99(11):1614-1616.
34. Croft LB, Duvall WL, Goldman ME. A pilot study of the clinical impact of hand-carried cardiac ultrasound in the medical clinic. *Echocardiography.* 2006;23(6):439-446.
35. Tracy TA, Edlow JA. Ultrasound guidance with nerve stimulation reduces the time necessary for resident peripheral nerve blockade. *Emerg Med Clin North Am.* 2004;22(3):775-796.
36. Orebaugh SL, Bigeleisen PE, Kento ML, et al. Impact of a regional anesthesia rotation on ultrasonographic identification of anatomic structures by anesthesiology residents. *Acta Anaesthesiol Scand.* 2009;53(3):364-368.

37. Sites B, Chan V, Knudson MM, Rozycki GS, et al. The American Society of Regional Anesthesia and Pain Medicine and the European Society of Regional Anaesthesia and Pain Therapy Joint Committee recommendations for education and training in ultrasound-guided regional anesthesia. *Reg Anesth Pain Med.* 2009;34(1):40-46.
38. Staren ED, Knudson MM, Rozycki GS, et al. An evaluation of the American College of Surgeons' ultrasound education program. *Am J Surg.* 2006;191(4):489-496.
39. Raghavan K, Shah AK, Cosgrove JM. Intraoperative breast problem-focused sonography, a valuable tool in the training of surgical residents. *J Surg Educ.* 2008;65(5):350-353.
40. Fine RE, Staren ED. Updates in breast ultrasound. *Surg Clin North Am.* 2004;84(4):1001-1034.
41. Eiberg JP, Grantcharov TP, Eriksen JR, et al. Ultrasound of the acute abdomen performed by surgeons in training. *Minerva Chir.* 2008;63(1):17-22.

CAPÍTULO 21

O futuro da ultrassonografia à beira do leito

Ashot E. Sargsyan, MD

INTRODUÇÃO

A ultrassonografia é única em termos de universalidade e variação da habilidade do operador. No paradigma tradicional da imagem, as habilidades do operador e muitos outros fatores formatam o impacto clínico de um estudo em particular, colocando-o em algum lugar entre não diagnóstico ou diagnóstico tardio, a altamente específico e rico em detalhes anatômicos essenciais. Sua natureza de "mão livre", com dependência comensurável do desempenho do operador, fez ganhar o rótulo de "dependente do operador", muitas vezes visto como não fidedigno. Essa característica da imagem da ultrassonografia, combinada à interpretação tardia, normalmente baseada na imagem parada, levou a expectativas modestas quando comparada a seu verdadeiro potencial, sobretudo na medicina de emergência.

Ao mesmo tempo, testemunha-se o rápido crescimento e reconhecimento da ultrassonografia realizado por médicos não radiologistas, o que, em algumas especialidades médicas, está se tornando parte dos padrões disciplinares de cuidado. O sucesso das aplicações "não tradicionais" da ultrassonografia é relatado em diversas publicações, e a maioria delas com relevância para os cenários da medicina de emergência ou para os ambientes com poucos recursos. A modalidade trabalha de maneira quase perfeita quando empregada para responder questões clínicas específicas no momento do exame em tempo real, e grande parte das histórias de sucesso nasce e evolui quando o médico utiliza o transdutor para encontrar a resposta de uma questão clínica importante: "Sangramento intra-abdominal? Torção do testículo? Entubação esofágica? Aneurisma da aorta abdominal? Obstrução biliar? Ruptura do globo?" Muitas dessas perguntas são respondidas todos os dias em várias situações de saúde, porém, sem a ultrassonografia, apenas uma fração delas é respondida de forma instantânea. Independentemente se o médico é reembolsado pelo procedimento adicional ou a ultrassonografia é usada como "estetoscópio de visualização", a resposta imediata à questão principal economiza tempo e recursos e, muitas vezes, ameniza os efeitos da doença ou do trauma.

Como grande fonte de informações anatômicas e funcionais em tempo real, a imagem da ultrassonografia divide o pedestal apenas com o exame físico e, naturalmente, encaixa-se no processo e na lógica do exame do paciente realizado pelo médico; seus resultados são complementares ou confirmatórios de outras técnicas usadas no exame físico. Capítulos anteriores deste livro oferecem evidências e direcionamento específico mais que suficientes aos médicos, conforme adicionam a ultrassonografia à beira do leito às rotinas de exame de seus pacientes.

Para o médico examinador, o trabalho com a imagem ao vivo da ultrassonografia é uma vantagem, algo amplamente não reivindicado por décadas. Em 2001, o Emergency Ultrasound Guidelines do American College of Emergency Physicians (ACEP), no chamado para treinamento em ultrassonografia de médicos emergencistas, declarou: "Os médicos emergencistas precisam saber não apenas como interpretar as imagens da ultrassonografia, é necessário também que saibam obtê-las." Ao mesmo tempo em que a afirmação está tecnicamente correta, o contexto da frase falha em reconhecer que a aquisição e a interpretação da imagem são inseparáveis e que, de fato, é sua conformidade e unidade que asseguram o sucesso da ultrassonografia à beira do leito. A busca em tempo real das incidências-alvo por meio da manipulação do transdutor permite ao médico observar as estruturas anatômicas em seu movimento natural; ao longo de um curto período, o processo torna-se intuitivo e natural. Esse efeito no treinamento do exame em tempo real explica a curva de aprendizado abrupta relatada nos experimentos realizados com a ultrassonografia à beira do leito, já que compensa com rapidez a falta de treinamento abrangente em radiologia. Os médicos desenvolvem habilidades para traduzir os padrões na tela em conceitos anatômicos e patológicos de forma muito rápida, já que em virtude da educação e prática médica se está bem preparado para perceber essas informações de maneira correta. O principal objetivo do aprendizado, na experiência do autor, é ajudar o médico em treinamento a identificar e a descrever os tecidos e órgãos do paciente, em vez dos sinais e padrões na tela. É preciso que o vídeo em tempo real da ultrassonografia não seja "lido" como uma tira de eletrocardiograma ou como um exame de tomografia computadorizada, pois trata-se de uma visualização anatômica ao vivo do paciente que está sendo analisado. Uma vez que se começa a ver e a descrever a anatomia em vez da imagem na tela, o risco de erros diagnósticos cai de maneira brusca e o conhecimento médico torna-se um filtro interno que rejeita as conclusões errôneas, servindo como um mecanismo de garantia de qualidade primária. Felizmente, a atualização de 2008 das diretrizes mencionadas não separa mais a aquisição da imagem como um desafio ou inconveniência adicional e parece respeitar a experiência adequada no exame sem separá-la da "interpretação da imagem".

Este capítulo oferece uma revisão de alto nível dos fatores que provavelmente determinarão as evoluções da ultrassonografia à beira do leito, com análise limitada do seu efeito e importância. Com pouca a nenhuma controvérsia, a maioria das opiniões aponta para o óbvio: a ultrassonografia à beira do leito veio para ficar e manterá um papel essencial na modelagem da prática da medicina no século XXI. Se você é estudante de medicina ou especialista, este texto é ainda outra garantia dos benefícios essenciais que sua prática e seus futuros pacientes receberão com a ajuda deste manual. A fim de destacar a versatilidade da ultrassonografia à beira do leito, incitar novas ideias e, sem dúvida, gratificá-lo com uma leitura prazerosa, descreve-se a utilização da técnica em um voo espacial, em uma seção separada.

HISTÓRIA, TENDÊNCIAS E UMA VISÃO DO FUTURO

A noção de ultrassonografia à beira do leito (variavelmente chamada de ponto de interesse, focada, realizada pelo médico ou portátil) data do advento dos equipamentos em escala de cinza e tempo real, nos anos 1980. As limitações técnicas, pouca mobilidade dos primeiros equipamentos e a ausência de evidências adequadas e restrições reguladoras evitaram sua rápida disseminação naquela época. Devido às diferenças em tradição, a ultrassonografia à beira do leito a princípio ganhou mais aceitação nos países em que evoluiu como prerrogativa dos médicos e, ao mesmo tempo, modalidades de tomografia mais caras estavam muito pouco disponíveis. Enquanto muito poucos instrumentos eram verdadeiramente portáteis, sistemas transportados em carrinhos relativamente leves já estavam disponíveis para possibilitar a resposta rápida no hospital ou o transporte em veículo do tamanho de um carro de passageiros. As unidades menores, das décadas de 1980 e 1990, com capacidade apenas para imagem básica foram, muitas vezes, usadas no lugar dos dispositivos estacionários sempre que as considerações sobre a acessibilidade contrabalanceavam a necessidade das características avançadas. As primeiras utilizações da ultrassonografia focada incluem suporte ao rastreamento e rápido acompanhamento, diagnóstico de complicações pós-operatórias precoces e tardias e trauma; os méritos das técnicas rápidas de ultrassonografia também foram mostrados em situações de casualidade em massa. Infelizmente, as primeiras experiências com a ultrassonografia à beira do leito realizadas por médico foram esporádicas e permaneceram sem relato.

Já próximo ao final do século XX, a quantidade de evidências de qualidade sobre a imagem da ultrassonografia e seu objetivo cada vez mais amplo alcançaram um nível crítico, originando uma nova onda de interesse entre os médicos não radiologistas, além dos serviços abrangentes da ultrassonografia oferecidos pelas clínicas de imagem. Essa nova noção coincidiu com a miniaturização ainda maior da tecnologia microeletrônica em geral e, em particular, da tecnologia do transdutor e processamento comensurado de dados digitais. A essa altura, foi apenas questão de tempo até que as companhias dos Estados Unidos e da Europa Ocidental respondessem ao crescimento da demanda, oferecendo, em sequência rápida, várias linhas de dispositivos portáteis à bateria com qualidade de imagem razoável. Em diversas aéreas, inclusive no diagnóstico pré-hospitalar e na telemedicina, a melhora dos resultados dos pacientes foi claramente mostrada, aumentando ainda mais o interesse em todo o mundo. O ressurgimento e rápido crescimento da ultrassonografia emergencial à beira do leito ocorreram não devido aos serviços radiológicos ultrassonográficos de rotina, mas sim em resposta a uma nova demanda não atendida e uma oportunidade de aprimorar o cuidado do paciente – demanda revelada por evidências clínicas e experimentais de alto nível. Até certo grau, a ultrassonografia à beira do leito tendeu a substituir algumas modalidades diagnósticas, as quais estavam perdendo a competição na comparação direta da acurácia, natureza invasiva, velocidade, custo, pessoal necessário, repetição e percepção geral da adequação. Esse foi o caso do exame FAST (*focused assessment with sonography for trauma*), que substituiu amplamente a lavagem peritoneal diagnóstica e em parte a tomografia computadorizada abdominal no trauma abdominal fechado, desempenhando papel fundamental na expansão contínua da ultrassonografia à beira do leito.

Os analistas do mercado relatam expansão constante nas vendas de equipamentos de ultrassonografia em todo o mundo, com crescimento maior no setor de portáteis. Com base nas tendências atuais de venda e uso, os especialistas preveem crescimento ainda maior nos investimentos da indústria médica nos equipamentos de ultrassonografia, com as cotas dos dispositivos portáteis dobrando nos próximos anos. Essas previsões são bastante atingíveis e consistentes. Entretanto, a implementação aparentemente simples da ultrassonografia à beira do leito na prática médica ainda está nos estágios iniciais. O crescimento maior é assegurado pelos inúmeros fatores que operam em uma interação complexa; os mais importantes estão listados na Tabela 21.1 e serão discutidos nas seções seguintes.

Evidências

As evidências publicadas na literatura revisada por pares continuam a promover a expansão e o reconhecimento maior da ultrassonografia à beira do leito. Em algumas aplicações, como no exame FAST e no diagnóstico de pneumotórax, a quantidade de evidências de alto nível é enorme; em outras, apenas relatos anedóticos foram publicados, os quais serão gradativamente suplantados por evidências sólidas de alto nível, inclusive por resultados de experimentos clínicos prospectivos que abordam não apenas a acurácia das técnicas específicas de ultrassonografia em referência às alternativas de imagem "padrão-ouro" ou a resultados clínicos objetivos, como também a técnica, a logística, a garantia de qualidade, o treinamento e a proficiência, além de outros aspectos que trabalham em conjunto para determinar a aceitação de qualquer nova técnica em cuidado médico. Uma vez que a ultrassonografia à beira do leito é realizada por médicos não radiologistas, as evidências específicas são importantes para garantir a acurácia do exame quando realizado por indivíduos "inexperientes" ou "minimamente treinados" em comparação a colegas com experiência considerável (p. ex., médicos de emergência após pós-graduação em ultrassonografia). Em geral, os dados publicados são favoráveis e aceitáveis em termos de sensibilidade e especificidade dos resultados, bem como de tempo para aquisição das incidências-alvo. O que se sabe hoje nos permite esperar que mais evidências confirmem a acurácia das técnicas de ultrassonografia rápidas e focadas em uma quantidade cada vez maior de condições e cenários clínicos. Na maioria das vezes, os artigos de interesse são publicados em revistas dedicadas à medicina de emergência, trauma, tratamento crítico e medicina com recursos limitados (espacial, militar, na selva). Em resposta à demanda óbvia, inúmeros livros-texto foram publicados e até mesmo um jornal dedicado à revisão por pares foi fundado, em 2009, pelo World Interactive Network Focused on Critical UltraSound (WINFOCUS), o *Critical UltraSound Journal* (Springer).

Deve-se observar, no entanto, que na ausência de imagens alternativas, as informações objetivas da ultrassonografia à beira do leito podem ser extremamente úteis em muitas outras condições além das reconhecidas. Os médicos que atuam em cenários com recursos limitados podem ser forçados a considerar as aplicações da ultrassonografia sem fortes evidências da sua acurácia, percebendo que as imagens obtidas de um paciente em particular podem estar em qualquer ponto do contínuo da confiabilidade diagnóstica, de não diagnóstico a altamente específico. Conforme mencionado, o conhecimento do médico é um potente mecanismo de garantia da qualidade, o que permite utilizar as imagens da ultrassonografia mesmo com a sensibilidade e a especificidade não ideais – desde que as expectativas do estudo sejam apropriadas e o nível de perícia em ultrassonografia seja suficiente para a correlação anatômica em tempo real e percepção adequada da confiabilidade diagnóstica.

TABELA 21.1	Fatores que determinam a evolução da ultrassonografia à beira do leito
Evidências	Acúmulo de evidências publicadas que respaldam a acurácia das técnicas de ultrassonografia focada em uma quantidade crescente de situações nos cenários pré-hospitalar, hospitalar e ambulatorial e suportam sua integração na prática rotineira de médicos e clínicas.
Aceitação	Ampliação da aceitação, apoio e endosso por organizações profissionais, com melhora comensurada das condições reguladoras. Publicação de políticas que requerem treinamento em ultrassonografia como parte dos programas de residência nas especialidades, definem as vias para a proficiência e os requerimentos para o manejo da qualidade, além de fornecerem diretrizes de implementação para possibilitar o credenciamento por sistemas médicos e clínicas, além de reembolso apropriado.
Educação	Surgimento e evolução das oportunidades de aprendizado e ensino para médicos, inclusive pós-graduações, ferramentas de *e-learning*, livros-texto, cursos, aulas e artigos de jornais.
Equipamentos	Aprimoramento contínuo dos instrumentos de imagem em termos de qualidade de imagem, facilidade de uso, versatilidade, adesão aos padrões industriais, mobilidade e acessibilidade.
Telemedicina	Evolução e operação do custo-benefício dos sistemas de teleultrassonografia, enquanto a ultrassonografia é realizada por um profissional não médico no cenário pré-hospitalar ou de recursos limitados, com transmissão de imagem em tempo real ou atrasada para revisão e tomada de decisão por um médico localizado em uma central.
Maturação	Efeitos secundários do número crescente de médicos com proficiência em ultrassonografia, treinamento constante e total integração da ultrassonografia na sua prática diária.

Aceitação

Em 1998, o American College of Surgeons publicou uma declaração oficial chamada "Ultrasound Examinations by Surgeons". Em 1999, o American Medical Association House of Delegates, por meio da resolução 802, afirmou que a ultrassonografia encontrava-se dentro do objetivo da prática de todos os médicos apropriadamente treinados. O The 2008 Policy Statement do ACEP pronunciou que a ultrassonografia emergencial realizada e interpretada por médicos emergencistas é uma "habilidade fundamental na prática da medicina de emergência" e definiu a disponibilidade do equipamento de ultrassonografia nos departamentos de emergência como um "requisito para o cuidado ideal dos pacientes críticos e lesionados". O documento listou aplicações "essenciais" e "emergentes", ratificou a importância do processo de manejo contínuo da qualidade e sugeriu um currículo de treinamento para os médicos emergencistas. Para cada aplicação recomendada, esse documento listou fontes de evidências que levaram à sua inclusão no documento. Outras organizações médicas nacionais movimentaram-se para integrar a ultrassonografia na prática dos médicos não radiologistas, inclusive a Society of Academic Emergency Medicine, a American Association of Clinical Endocrinologists e a American Society of Breast Surgeons. Passos decisivos dados por essas organizações altamente influentes possibilitaram aos sistemas e às clínicas médicas estabelece seu credenciamento, treinamento e mecanismos de garantia da qualidade a fim de integrar a ultrassonografia à beira do leito na prática de rotina e otimizar o cuidado do paciente, sustentando seu papel principal fora dos serviços de radiologia. Até hoje, a Policy Statement do ACEP de 2008 é o documento mais abrangente, usado por outras organizações profissionais para facilitar a integração da ultrassonografia à beira do leito, podendo ser facilmente adaptado para cobrir cada aspecto importante de sua implementação e integração.

Durante as duas últimas décadas, a atitude da comunidade de radiologia em relação à ultrassonografia à beira do leito tem mudado de maneira gradativa de oposição à tolerância relutante e, mais recentemente, para aceitação e suporte. A oposição inicial era direcionada, sobretudo, ao uso da ultrassonografia por não radiologistas em lugar dos estudos abrangentes ultrassonográficos e não na ultrassonografia focada de emergência, com base em considerações acerca da qualidade, segurança do paciente e reembolso. Entretanto, nosso objeto é a área da ultrassonografia focada de emergência, a qual as rotinas do departamento de radiologia podem não se adaptar para levar vantagem da natureza em tempo real das técnicas rápidas recentemente surgidas em condições agudas, como trauma abdominal fechado. Essas técnicas prometem resultados melhores apenas se usadas com tempo real muito limitado em paralelo e como parte (mas não devido) da rápida avaliação e ressuscitação do paciente. O reconhecimento da ultrassonografia à beira do leito pela American Institute of Ultrasound in Medicine (AIUM) foi publicado como uma declaração oficial, *Training Guidelines for Physicians Who Evaluate and Interpret Diagnostic Ultrasound Examinations*, aprovada em 16 de março de 2008. Essas diretrizes definiram os níveis de proficiência e treinamento do médico qualificado para realizar de maneira independente os exames de ultrassonografia. Também é importante o conteúdo do *Practice Guideline for the Performance of the FAST Examination*, de 2007, do AIUM e de outras diretrizes do uso da ultrassonografia focada.

O crescimento da aceitação, do apoio e do endosso de organizações profissionais facilitará ainda mais a implementação da ultrassonografia, o aprimoramento das condições reguladoras, a adoção de políticas que requerem treinamento ultrassonográfico como parte dos programas de residência nas especialidades, a definição das vias até chegar à proficiência e às necessidades da qualidade, além de fornecer diretrizes de implementação para possibilitar o credenciamento pelas clínicas e sistemas médicos. Um grande passo na aceitação da ultrassonografia à beira do leito será a integração da ultrassonografia no currículo do treinamento dos estudantes de medicina de duas maneiras: como técnica de imagem de emergência e como ferramenta de aprendizado de anatomia e fisiologia clínica, patologia clínica e diversas disciplinas clínicas.

Educação

As diretrizes e declarações de posicionamento das organizações profissionais mencionadas especificam a quantidade mínima e o tipo de treinamento ou exposição/experiência das áreas de especialidade que podem qualificar um médico na condução de procedimentos com ultrassonografia focada na emergência. Esses requerimentos concretos "de alcance" são muito importantes nesse estágio de implementação da ultrassonografia à beira do leito, já que as habilidades, e não os equipamentos, estão escassos. Ao longo das mesmas linhas, também predomina a tendência atual de pós-graduação em ultrassonografia", com 1 ano de duração para médicos emergencistas que objetivam criar um grupo de mentores em ultrassonografia que qualificará as instalações para a ultrassonografia à beira do leito e espalhará a cultura ultrassonográfica à beira do leito por todo o país. Em uma pesquisa realizada em 2009, Stein e colaboradores constataram que a maioria dos departamentos de emergência (66%) da Califórnia não usam a ultrassonografia à beira do leito; entre aqueles que utilizam, a maioria não tem programas de garantia da qualidade conforme o recomendado pelas diretrizes do ACEP de 2008. Em comparação aos departamentos de emergência da comunidade, é mais provável que os departamentos de emergência acadêmicos utilizem a ultrassonografia à beira do leito, possuam médicos com credenciamento em ultrassonografia e tenham programas de garantia de qualidade. Esses dados formam as melhores evidências para dar suporte às medidas "de alcance" mencionadas, como pós-graduandos em ultrassonografia. Em 2009, mais de 40 vagas de pós-graduação foram anunciadas nos Estados Unidos.

Conforme a demanda por habilidade em ultrassonografia básica é gradativamente satisfeita nos próximos 3 a 5 anos, a comunidade médica assumirá por completo a noção de ultrassonografia à beira do leito e eventualmente reconhecerá que o básico em conhecimento e habilidades em ultrassonografia pode e deve ser ensinado aos estudantes de medicina como habilidade primária de um médico, ocorrendo o aprimoramento e a especialização natural ao longo da residência e da prática subsequente.

De fato, a introdução precoce da ultrassonografia nas escolas de medicina e sua ampla utilização são justificadas pela natureza dessa modalidade de imagem e por praticamente todos os fatores listados na Tabela 21.1. Além da ênfase maior em ultrassonografia no curso de radiologia limitado ou rodízio eletivo e nos rodízios nas especialidades clínicas, oportunidades muito atraentes estão reservadas para o uso da ultrassonografia como ferramenta de aprendizado, desde as disciplinas básicas, como anatomia e fisiologia humana, até patologia e especialidades clínicas. Com um pouco de imaginação, é fácil apreciar o potencial da ultrassonografia em reforçar o conhecimento dos estudantes da anatomia normal. De fato, a ultrassonografia é a única modalidade existente capaz de mostrar a anatomia ao vivo, em movimento, para uma turma de estudantes do primeiro ano: o professor de anatomia, equipado com uma máquina de ultrassonografia e usando um fone de ouvido e um microfone, examina um voluntário saudável e mostra a imagem da ultrassonografia ao vivo e a posição da sonda lado a lado em uma tela grande, descrevendo as vísceras e suas relações, traçando os vasos de acordo com sua ramificação e pulsação, identificando os músculos em seus compartimentos fasciais e seus pontos de inserção, reconhecendo espaços potenciais, como o ângulo costofrênico e a bolsa retrouterina; a lista é infinita. Não levará muito tempo para que essa visão torne uma realidade, causando inveja nos médicos e despertando a vontade de regressarem à faculdade. Após um curso de anatomia enriquecido pela ultrassonografia como esse, os estudantes não apenas vão conhecer melhor a anatomia e a fisiologia como também estarão prontos para ver e entender as imagens da ultrassonografia com conteúdos patológicos. Com isso, manusearão o transdutor da ultrassonografia de maneira natural e com confiança enquanto fazem os rodízios clínicos. A ultrassonografia integrará as habilidades essenciais do exame do paciente quando se graduarem. Não é preciso dizer que muitos deles empregarão o equipamento de ultrassonografia no primeiro dia da residência e terão um aparelho de ultrassonografia na lista de compras quando começarem a praticar. Essa descrição não é muito fantasiosa, já que ela é uma perspectiva bastante realista; algumas escolas de medicina já implementam alguns desses elementos (Fig. 21.1 [ver também encarte colorido]). Não há lugar melhor para essa visão do que este livro e este capítulo em particular.

Nos experimentos para o programa espacial norte-americano, usa-se não apenas voluntários saudáveis como também *phantoms* de ultrassonografia comercialmente disponíveis e estruturas simuladas "feitas em casa" para ensinar os conceitos básicos da ultrassonografia e usar os equipamentos com grande sucesso. O conceito de representação planar em tempo real de uma estrutura tridimensional (3D) é facilmente compreendido. Na experiência com os tripulantes da Estação Espacial Internacional (ISS; International Space Station), a capacidade de manipulação do transdutor para visualizar e descrever os conteúdos da "caixa preta", uma vez adquirida, parece que se torna permanente, de forma que não desaparece com o tempo. A adição de uma sessão de prática de exame humano no treinamento pré-voo dos astronautas fornece a confiança essencial para a realização tanto dos procedimentos ultrassonográficos limitados

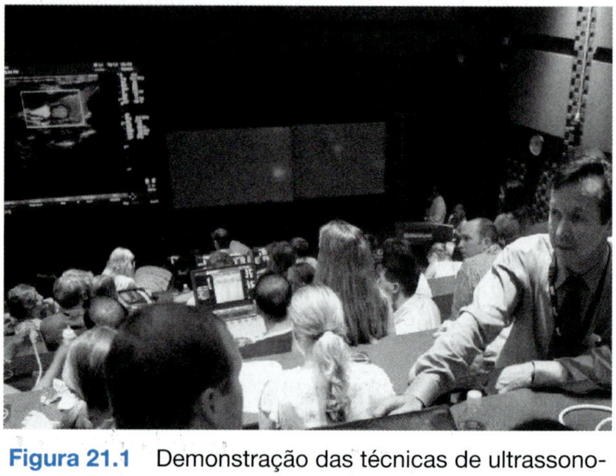

Figura 21.1 Demonstração das técnicas de ultrassonografia à beira do leito para um grupo de estudantes de medicina na Wayne State University of Medicine em Detroit, Michigan (2006). (Ver encarte colorido.)

de maneira independente quanto dos protocolos amadurecidos quando orientados por especialistas do Controle da Missão em tempo real.

De volta à realidade atual, pode-se concluir que todas as oportunidades educacionais para os médicos, bastante influenciadas por outros fatores descritos, facilitarão a ampla implementação da ultrassonografia à beira do leito na prática médica nos Estados Unidos e em todo o mundo. Pós-graduações, cursos especiais, aulas de continuação da educação médica, ferramentas *e-learning*, livros-texto e artigos científicos serão usados por médicos de acordo com o apropriado para determinada especialidade, fase da carreira, locais de prática e muitas outras circunstâncias. Assim como com outras habilidades clínicas, a monitoração por pares e o treinamento constante continuarão a desempenhar um grande papel na emergência da primeira geração de médicos modernos com conhecimento em ultrassonografia.

Equipamentos

Em alguns países, o uso da ultrassonografia já excedeu as modalidades do raio X desde o final da década de 1990, e a tendência do crescimento tanto líquido quanto relativo do uso da ultrassonografia não mostra sinais de enfraquecimento. Alguns analistas industriais preveem que as vendas dos aparelhos portáteis de ultrassonografia sofrerão expansão em ritmo mais acelerado que os equipamentos de ultrassonografia em geral, em uma taxa de crescimento anual composta por mais de 15% entre 2007 a 2008 e 2012 a 2015, em muito devido à utilização pela medicina de emergência, cirurgia, cuidado crítico e anestesia regional. A continuidade do aprimoramento dos instrumentos de imagem em termos de qualidade de imagem, versatilidade e facilidade de uso, adesão aos padrões industriais, mobilidade e acessibilidade contribuirão para o progresso da ultrassonografia à beira do leito.

Para cada grupo de usuário e circunstância, as prioridades dos equipamentos são diferentes, de certa forma. Por exemplo, a portabilidade e a mobilidade são uma consideração primária para as aplicações militares, no cenário pré-hospital e na selva, enquanto facilidade de uso, versatilidade e aspectos de manuseio dos dados digitais são mais importantes na emergência hospitalar e nas unidades de terapia intensiva. A interação complexa e a dependência mútua entre as demandas do mundo clínico, pesquisa e desenvolvimento, tecnologia de fabricação e fatores de mercado são minuciosamente estudados e analisados pelas firmas de pesquisa de mercado e amplamente publicadas na imprensa, jornais comerciais e literatura especializada. Este capítulo, que não é "um guia para a compra de um aparelho de ultrassonografia", finaliza afirmando que para cada situação ou especialidade médica, a indústria e o mercado secundário oferecem várias opções de equipamentos de valor sem precedentes.

Telemedicina

A evolução e a operação da teleultrassonografia desempenham um papel fundamental no desenvolvimento e na popularização das técnicas de ultrassonografia focada. Provavelmente, a teleultrassonografia terá um papel modesto, porém substancial, no exame realizado pelo não radiologista no futuro, considerando que o operador no cenário pré-hospital ou de recursos limitados não é médico ou é médico não qualificado para interpretar os dados da ultrassonografia, sendo as imagens da ultrassonografia transmitidas para revisão e consulta por um médico qualificado centralmente localizado. Muitas das indicações de ultrassonografia, como avaliação de trauma abdominal ou de fraturas, são relevantes nos locais com recursos limitados, como localidades remotas, pouco populosas e indesejáveis, operações militares, locais de desastres, indústrias e vários navios e expedições.

A incapacidade de obter informações diagnósticas objetivas complica as decisões do rastreamento e do tratamento. Muitas vezes, essa desvantagem para os pacientes localizados fora das grandes áreas metropolitanas resulta em atraso ou inadequação do tratamento ou deslocamento desnecessário. Esse deslocamento pode ser evitado se o diagnóstico confiável de uma condição benigna, não ameaçadora, for feito no local e/ou tratamento apropriado e oportuno estiver disponível, vantajoso e associado à probabilidade mais alta de recuperação anatômica e funcional. O custo do deslocamento médico pode ser mais alto que os equipamentos, que os aparatos de comunicação e que os atributos associados da prontidão operacional.

De fato, muitas vezes, a perícia não está disponível em um local medicamente indesejado para realizar e interpretar de maneira adequada os dados das imagens, mesmo que o equipamento de ultrassonografia esteja disponível. A ausente habilidade de adquirir e interpretar a imagem necessita, portanto, ser fornecida através da orientação remota por meio de redes de comunicação de várias capacidades de transmissão. Por exemplo, os pesquisadores do programa espacial norte-americano (NASA) desenvolveram e testaram sistematicamente uma metodologia de orientação remota em tempo real para aumentar o suporte médico às tripulações espaciais – um exemplo de situação em que a ultrassonografia é a única modalidade de imagem disponível, nenhum médico qualificado está presente e decisões diagnósticas urgentes têm implicações financeiras, na saúde, na segurança e no sucesso da missão.

Muitos sistemas da telemedicina e teleultrassonografia em tempo real do passado não sobreviveram como *standby* devido à falta de fundos, manutenção e outros requisitos de prontidão operacional; além disso, seu custo-benefício nem sempre foi avaliado com as medidas e metodologias corretas. Fatos de prevenção de cirurgia ou deslocamento desnecessário, diagnóstico precoce ou resultados melhores não foram traduzidos em figuras que contadores e administradores poderiam operar. Conforme o custo dos dispositivos de imagem portáteis e das conexões de comunicação diminui, o investimento inicial para criar a capacidade de lidar com teleultrassonografia se tornará acessível em mais lugares. Sistemas futuros de teleultrassonografia serão estabelecidos primariamente para satisfazer a demanda das técnicas da ultrassonografia focada à beira do leito (em oposição aos protocolos tradicionais de ultrassonografia), com médicos de emergência e outros especialistas não radiologistas orientando e interpretando como parte da consulta do paciente de emergência; os radiologistas seriam consultados apenas se imagens abrangentes ou altamente especializadas se tornassem necessárias.

O acesso à internet rapidamente torna-se onipresente; além de assegurar as conexões essenciais da teleultrassonografia (transmissão de áudio em duas vias e de vídeo em uma), as ligações de dados de hoje permitem ao operador remoto acessar os recursos digitais para o treinamento no momento exato, ferramentas referenciais e instrução. Outro benefício das conexões digitais universais é a possibilidade de controlar e ajustar o dispositivo de ultrassonografia remotamente do local central, ao mesmo tempo em que permite ao operador concentrar-se apenas nas manipulações do transdutor. Dispositivos de ultrassonografia controláveis à distância já estão sendo testados e têm mostrado-se promissores para uso na clínica rural, parte das redes médicas distribuídas.

Maturação

O último grupo de fatores inclui todos os efeitos secundários do número crescente de clínicas e médicos com proficiência em ultrassonografia, a rápida integração da ultrassonografia em suas práticas diárias e, ao longo do tempo, a total absorção da ultrassonografia à beira do leito na rotina do cuidado do paciente. O treinamento constante de médicos e a visibilidade dos impactos positivos irão, como em uma reação em cadeia, estimular ainda mais o interesse pela ultrassonografia à beira do leito em cada clínica, sistema médico e área. A polinização cruzada também resultará em certa disseminação da ultrassonografia à beira do leito para a maioria das disciplinas, incluindo prática geral e de família, e se tornará um meio de manutenção da margem competitiva, qualidade e eficiência mais altas do cuidado do paciente.

Outra vantagem da ultrassonografia realizada pelo médico é a sua flexibilidade em tempo real. Diferentemente dos exames baseados em referenciais feitos de acordo com um protocolo de aquisição de imagem e varredura-padrão, a ultrassonografia à beira do leito segue o processo de pensamento do operador médico, buscando resposta à questão primária e, conforme o tempo e a experiência permitirem, a busca das questões secundárias e avaliação orgânica/sistêmica mais ampla. Enquanto em emergência o tempo do trauma é o recurso mais precioso, outras disciplinas irão mais facilmente ter a vantagem da multiplicidade crescente das técnicas e as possibilidades da ultrassonografia à beira do leito. O aumento da experiência em imagem amplia o escopo da ultrassonografia à beira do leito na prática dos médicos, clínicas e disciplinas particulares.

ULTRASSONOGRAFIA NO AMBIENTE DE RECURSO LIMITADO DO VOO ESPACIAL HUMANO

O manejo dos problemas de saúde em ambientes com recursos limitados, inclusive no voo espacial, enfrenta desafios tanto relacionados à disponibilidade de equipamentos quanto de perícia no local. O suporte médico para as futuras aventuras fora da órbita terrestre ainda está sendo definido; a imagem da ultrassonografia é uma possibilidade, já que sua viabilidade e potencial no voo espacial humano foram bem demonstrados por cientistas americanos, europeus e russos. Experimentos recentes na ISS provam que a ultrassonografia pode ser usada não apenas no estudo da fisiologia espacial, como também operacionalmente na avaliação diagnóstica focada de muitos problemas médicos previsíveis. Apesar da complexidade inerente das operações espaciais, da redução do peso e da falta de *expertise* a bordo, a ultrassonografia é vista como uma poderosa fonte para amenizar os riscos e proteger a missão. Desde 1999, pesquisadores da NASA testam e validam a utilidade clínica da ultrassonografia abdominal, retroperitoneal e torácica nos experimentos preliminares realizados em animais e em observações humanas em um voo parabólico, a fim de estudar os dados ultrassonográficos da "microgravidade normal", os fatores humanos e os aspectos específicos da microgravidade da coleção e da interpretação dos dados (Fig. 21.2). O comportamento dos líquidos, gases e órgãos frente às alterações de posição e suas interfaces receberam atenção especial. Essas investigações sugerem que a acurácia da ultrassonografia no hemotórax, pneumotórax e hemoperitônio não é degradada durante as condições de microgravidade, podendo, até mesmo, ser maior devido à distribuição diferente de sangue e ar na ausência dos efeitos gravitacionais (Fig. 21.3).

Esta seção resume a experiência da NASA no uso da ultrassonografia para aumentar o suporte médico da tripulação. O treinamento no momento exato e a orientação fornecida por um especialista em tempo real permitiram que astronautas não médicos realizassem mais de 150 horas de exames de ultrassonografia na ISS, inclusive exames abdominais, cardiovasculares, faciais, oculares, musculoesqueléticos e torácicos. Alguns dos experimentos apoiados pela NASA influenciaram a aceitação e a implementação das metodologias da ultrassonografia focada em medicina. Os métodos de treinamento e orientação usados na ISS também foram adaptados para uso na Terra em locais de prática esportiva profissional, nos Jogos Olímpicos, locais inóspitos, como o Monte Everest, e em alguns sistemas de medicina de emergência. Muitas soluções atuais e futuras desenvolvidas pela medicina espacial são adaptáveis à medicina terrestre, incluindo a emergencial, rural e militar, que partilham as características de recursos limitados, ausência de imagem alternativa adequada, complexidade operacional, urgência e afastamento das grandes clínicas. Em primeiro lugar e o mais importante de tudo, entretanto, esses esforços beneficiam o programa espacial propriamente dito, uma vez que a agência planeja desenvolver futuros programas de exploração que requerem grande capacidade de diminuição do risco médico e maior autossuficiência médica.

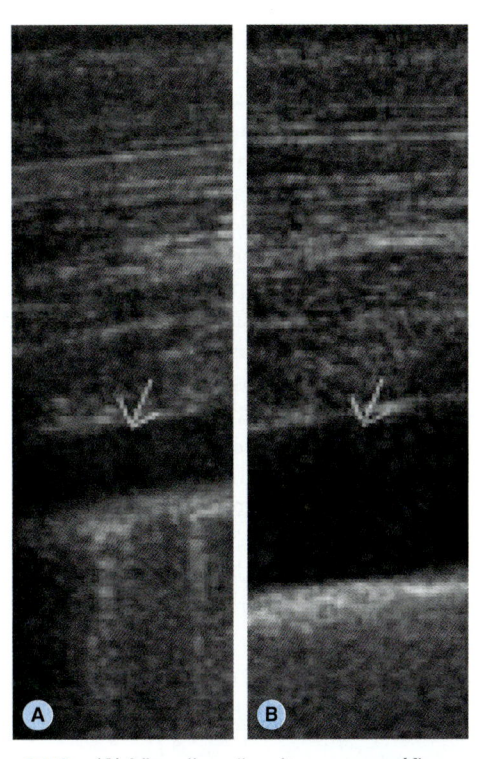

Figura 21.3 (**A**) Visualização ultrassonográfica anterior em um modelo de hemotórax em gravidade normal e (**B**) microgravidade. A camada de sangue pleural no hemotórax extenso é mais espessa em B devido à distribuição mais uniforme na ausência de gravidade. Em virtude dessa redistribuição, a técnica focada para descartar hemotórax pequeno inclui múltiplas janelas e não é limitada ao ângulo costofrênico. (*Advanced Diagnostic Ultrasound in Microgravity Investigation.*)

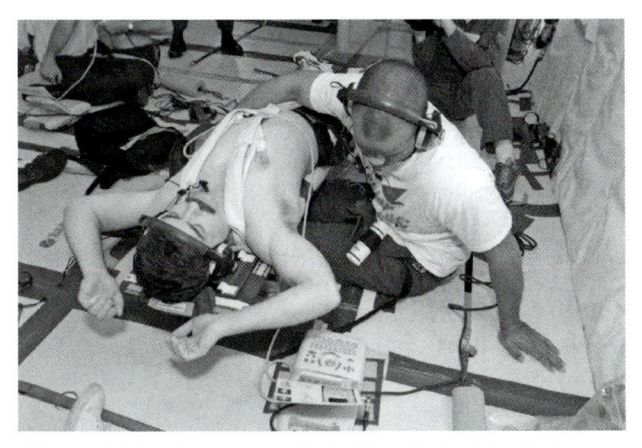

Figura 21.2 Astronauta da NASA, Robert L. Curbeam, conduzindo um exame de ultrassonografia focada do sistema urinário em um voo parabólico, usando o sistema portátil Sonosite-180. O voluntário encontra-se no Crew Medical Restraint System com tiras para garantir a estabilidade durante as transições de gravidade e exame; o operador também está preso. Observe o outro pesquisador, ao fundo, utilizando uma técnica de autoexame. (*Imagem cortesia da NASA.*)

ESTAÇÃO ESPACIAL INTERNACIONAL

O ISS Human Research Facility Ultrasound System voou na primavera de 2002 como uma ferramenta de pesquisa com múltiplos propósitos. Mais tarde, no mesmo ano, a organização operacional médica e os pesquisadores da NASA demonstraram a possibilidade dos membros da tripulação não médicos obterem dados ultrassonográficos clínicos apenas com um treinamento mínimo, desde que tivessem orientação remota em tempo real. Durante o desenvolvimento da metodologia, o *software e-learning*, as ferramentas de referência e diversos experimentos foram conduzidos em condições laboratoriais e voos parabólicos. Em 13 de setembro de 2002, a oficial Peggy A. Whitson, PhD, da Expedição 5 da ISS da NASA, com treinamento apenas em operação básica do equipamento, realizou exames de ultrassonografia de qualidade diagnóstica do abdome, tórax, tecidos superficiais e sistema vascular sob orientação remota no Controle da Missão (Fig. 21.4). Segmentos do procedimento focado incluíram o exame FAST, um protocolo de pneumotórax e demonstração de patência ureteral, entre outros. A imagem ao vivo do dispositivo de ultrassonografia, além do monitor no veículo espacial, foi transmitida ao especialista em ultrassonografia que a orientava pelo Controle da Missão. A posição ideal do transdutor foi guiada por comandos de voz para conseguir as incidências-alvo; os ajustes do equipamento também foram feitos por meio de comandos de voz para otimizar a qualidade da imagem. Uma linguagem sem termos médicos foi usada e as regras básicas da comunicação por rádio operacional foram observadas. Notavelmente, a Dra. Whitson adquiriu um grupo completo de imagens na primeira ultrassonografia autônoma da glândula tireoide em um voo espacial após apenas breves instruções verbais.

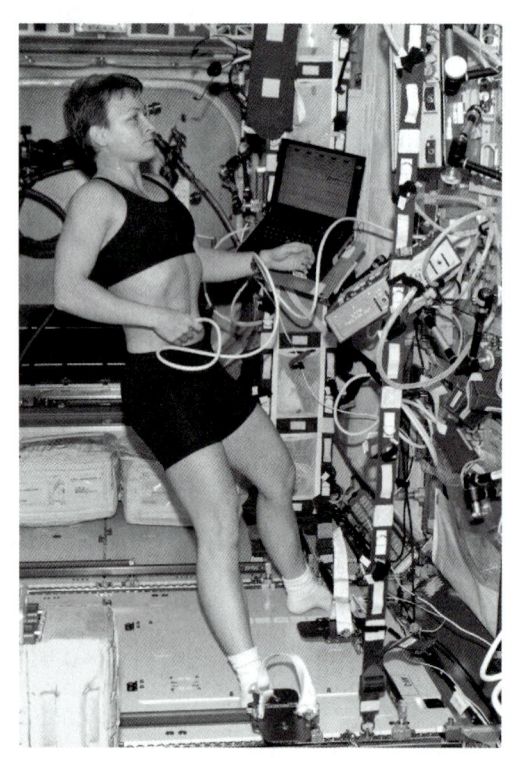

Figura 21.4 A astronauta Peggy A. Whitson, PhD, oficial da Expedição 5 da Estação Espacial Internacional (ISS) da NASA, participa de um teste para validar o uso do *Human research facility* (HRF) *ultrasound* para contingências médicas potenciais (13 de setembro de 2002). Nesta imagem, Whitson se examina com a orientação de um especialista em ultrassonografia que está em terra. O HRF estava localizado no laboratório Destiny, na ISS. Em 2008, foi levado para o módulo European Columbus. (*Imagem cortesia da NASA.*)

Os protocolos de orientação remota foram expandidos durante a Expedição 7 para instruir e orientar o astronauta Edward Lu, PhD, a realizar a primeira simulação bem-sucedida da ecocardiografia por estresse no espaço, usando uma bicicleta ergométrica. Durante a mesma expedição, a tripulação conduziu a obtenção de imagens musculoesqueléticas, vasculares e de nervo periférico dos membros superiores no espaço. Avaliações cuidadosas da qualidade da imagem foram feitas pela primeira vez na ultrassonografia feita no espaço para entender os efeitos da degradação da imagem durante a transmissão dos dados por satélite e sistemas eletrônicos a bordo e na Terra. Essas sessões bem-sucedidas forneceram o conjunto de dados para experimentos subsequentes na ISS, enfatizando várias possibilidades para mais melhorias.

Em 2003, a NASA fundou o Advanced Diagnostic Ultrasound in Microgravity (ADUM) (investigador principal, S.A. Dulchavsky, Henry Ford Hospital, Detroit, MI). Membros russos e norte-americanos da tripulação receberam 1 hora de aula e 1 a 2 horas de prática no Payload Development Laboratory, do NASA Johnson Space Center (Houston, TX) antes do voo, usando um sistema de ultrassonografia modificado, idêntico aos sistemas da ISS (HDI-5000, Philips Healthcare, Seattle, WA). A orientação remota nessas sessões práticas foi feita com um *delay* de 2 segundos para simular a comunicação espaço-Terra, incluiu o uso extensivo de ferramentas de referência específicas para os equipamentos e aplicações ("ficha de lembretes") e seguiram regras linguísticas especiais e modelos de discurso verbal. As fichas de lembretes mostravam os locais de controle dos equipamentos específicos, técnicas de manipulação básica da sonda e regiões anatômicas para a aplicação inicial do transdutor para vários exames. Um programa abrangente de instrução *e-learning* (On-Orbit Proficiency Enhancement; OPE) também foi desenvolvido para o treinamento no momento exato, com objetivo de atualizar a memória dos membros da tripulação antes de cada sessão em órbita e maximizar o desempenho. O OPE consiste em módulos com objetivos de familiarizar o operador com os equipamentos de ultrassonografia e seus ajustes, princípios gerais, anatomia e técnicas limitadas individualizadas para vários sistemas orgânicos. O repertório adaptativo do sistema permite ao usuário "passar" para a área de aprendizado de interesse, simplificando bastante o processo de aprendizado no momento exato nas emergências médicas. Animações, facilmente revistas e executadas de novo, permitem que a história principal seja assimilada de forma rápida, incluindo um *host* de informações auxiliares, como posicionamento do sujeito. Anatomia, fichas de lembretes, sugestões úteis e imagens-alvo também estão incluídas. A versão original da

ISS (2004) foi desenvolvida em dois idiomas (inglês e russo) para facilitar o processo na língua materna do operador. O programa registra o desempenho específico do operador em um banco de dados em Excel após cada uso; essas informações eram transmitidas à equipe do experimento antes de cada real sessão de imagem a fim de destacar as áreas que precisavam de atenção adicional, servindo, também, como componente do sistema de manejo de qualidade. A Figura 21.5 mostra uma página de amostra da ferramenta *e-learning* do OPE (ver também encarte colorido).

O astronauta da NASA, C. Michael Foale, PhD (Expedição 8), realizou exames cardíacos, vasculares e torácicos, os quais poderiam ser usados para excluir uma quantidade significativa de doenças nessas áreas. Os tripulantes da Expedição 9, Col. E. Michael Fincke e Col. Gennady I. Padalka, receberam treinamento rápido (aproximadamente 2 horas) para expandir a lista de capacidades validadas em ultrassonografia na ISS por meio da adição de exames ultrassonográficos musculoesqueléticos, resultando na publicação inédita revisada por pares enviada a um jornal diretamente de um veículo espacial. Essa tripulação também realizou o primeiro exame autônomo de ultrassonografia para registrar alguns efeitos vasculares da redistribuição de líquido na microgravidade prolongada. Nas palavras do comandante Fincke, "o treinamento e o curso para atualizar a memória do OPE é excelente e devem ser expandidos para os voos futuros. Esse método pode ser usado em emergências médicas na ISS na orientação dos membros da tripulação". A equipe de pesquisa trabalhou com os membros da tripulação da Expedição 10, Leroy Chiao, PhD e Col. Salizhan S. Sharipov, para demonstrar técnicas de ultrassonografia aplicáveis a infecções dentais e sinusais e traumas oculares durante um voo espacial (Fig. 21.6) e testou uma nova técnica ultrasso-

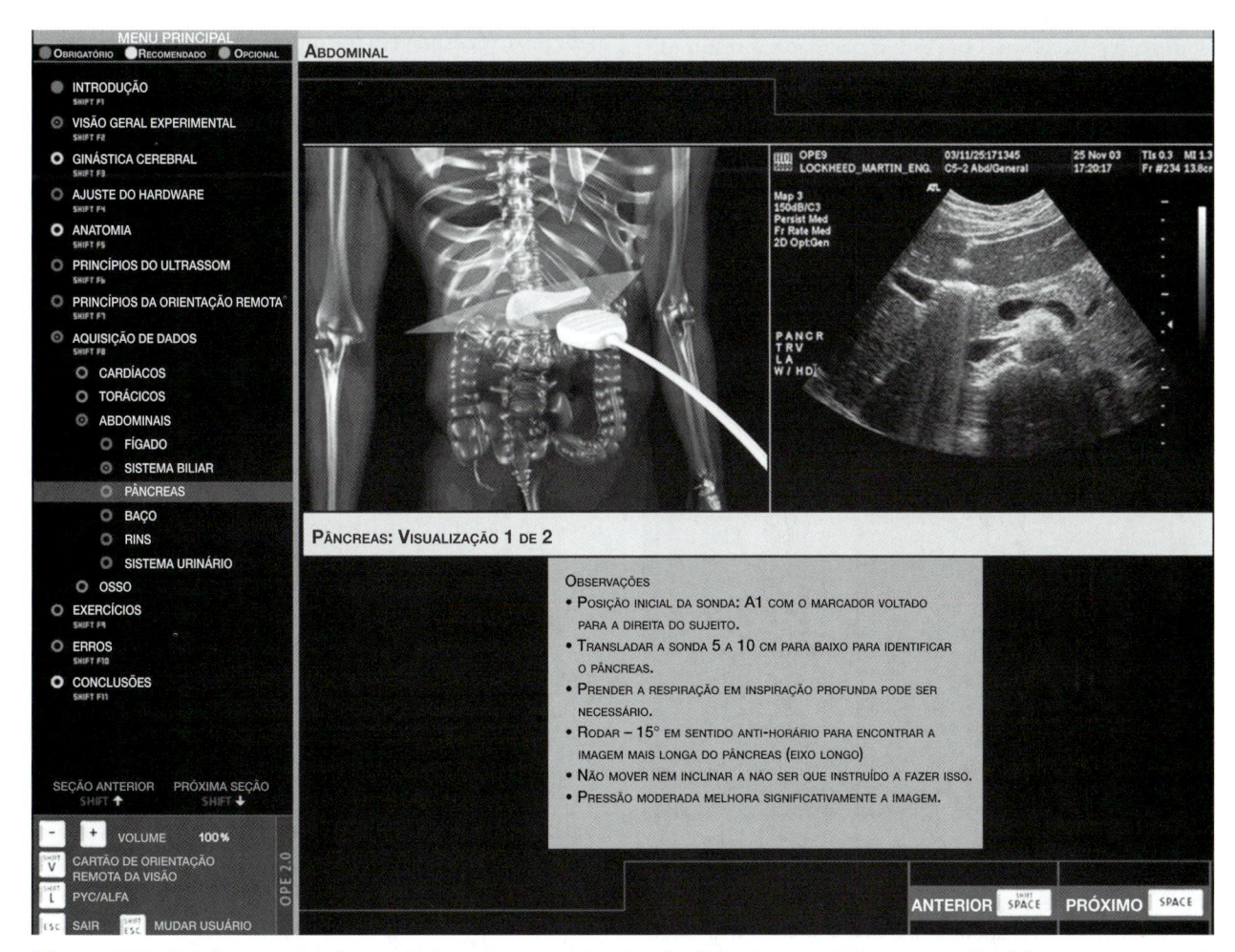

Figura 21.5 Página de amostra da ferramenta *e-learning* On-Orbit Proficiency Enhacement (OPE) (ver encarte colorido). Observe a prescrição no repertório com os itens obrigatórios, recomendados e opcionais para preparar melhor o operador para uma sessão de imagem específica. (*Advanced Diagnostic Ultrasound in Microgravity Investigation.*)

nográfica de pupilometria de medir e registrar o reflexo pupilar à luz. Seus achados foram recebidos pelo *Jornal of Trauma* diretamente da órbita e foram apresentados como artigo principal do exemplar de maio de 2005. Nas sessões de conclusão do experimento ADUM, o membro da Expedição 11, John L. Phillips, PhD, realizou um exame ecocardiográfico completo com grau de autonomia sem precedentes (orientação mínima devido às interrupções técnicas na transmissão em vídeo). Dr. Phillips, após usar o programa OPE para atualizar sua proficiência em ultrassonografia, foi capaz de obter de forma autônoma a visualização de qualidade diagnóstica do coração apenas com orientações por voz, dependendo fortemente do reconhecimento dos padrões memorizados e das ferramentas de referência em órbita.

Desse modo, evidências convincentes foram acumuladas para entender a promessa da aplicação combinada do breve treinamento de familiarização, telemonitoramento em tempo real e tecnologia de computador para permitir o diagnóstico, estadiamento e monitoramento de inúmeras condições médicas em ambientes com poucos recursos. Com essa capacidade, o resultado de uma contingência médica pode mudar drasticamente e o deslocamento desnecessário pode ser evitado. Com base nas novas evidências terrestres e espaciais, a imagem da ultrassonografia foi incluída nos requerimentos médicos para a ISS; seu uso atual depende da orientação remota em tempo real do operador no Centro de Controle da Missão para conduzir os exames de ultrassonografia focados, uma ponte que conecta o operador distante com treinamento modesto ao especialista avançado em um único ambiente de trabalho virtual.

METODOLOGIA DA NASA NOS ESPORTES PROFISSIONAIS, OLIMPÍADAS E AMBIENTES INÓSPITOS

O programa OPE foi posteriormente modificado para uso em locais de prática esportiva no diagnóstico de trauma musculoesquelético. Um segmento introdutório esporte-específico foi construído e as instruções do aparato da ultrassonografia dos sofisticados equipamentos da ISS foram substituídas pelas instruções para os sistemas de ultrassonografia portátil selecionados para os eventos esportivos (GE Logiqbook, GE Healthcare, Milwaukee, WI). Fichas adicionais de lembretes foram criadas para focar as lesões musculoesqueléticas potenciais do ombro, joelho e tornozelo. Os exames ultrassonográficos musculoesqueléticos completos foram inicialmente obtidos em cerca de 30 atletas profissionais (jogadores de *hockey* profissionais e outros). A completude e a qualidade do exame foram avaliadas por especialistas em ultrassonografia remota que visualizavam o vídeo ultrassonográfico em tempo real. Todos os exames foram iniciados com o transdutor topograficamente posicionado em pontos anatômicos de referência, conforme descrito na ficha de lembretes. Os preparadores físicos receberam instruções sobre a manipulação do transdutor da ultrassonografia de um ultrassonografista experiente por meio de comandos de voz até obter as imagens desejadas. Os exames de ultrassonografia musculoesquelética guiados remotamente foram concluídos pelos operadores não médicos em menos de 15 minutos em cada local (virilha, joelho, tornozelo, cotovelo ou ombro). O posicionamento do operador e do paciente e o ajuste do equipamento portátil movido à bateria foram realizados em menos de 2 minutos na maioria dos casos. Houve um *delay* usual de 0,5 a 1 segundo na transmissão por vídeo, o que não influenciou a condução ou a qualidade dos exames de ultrassonografia. As imagens, em conformidade com os padrões do Digital Imaging and Communications in Medicine (DICOM), foram salvas de tempos em tempos durante o exame e, depois, baixadas após o término do experimento. Todos os vídeos e dados DICOM baixados foram depois considerados adequados para interpretação profissional por radiologistas de ultrassonografia musculoesquelética.

Recentemente, preparadores físicos no Olympic Training Facility, em Colorado Springs, usaram as mesmas técnicas para diagnosticar com rapidez uma lesão no joelho de um atleta olímpico de luta, uma lesão no

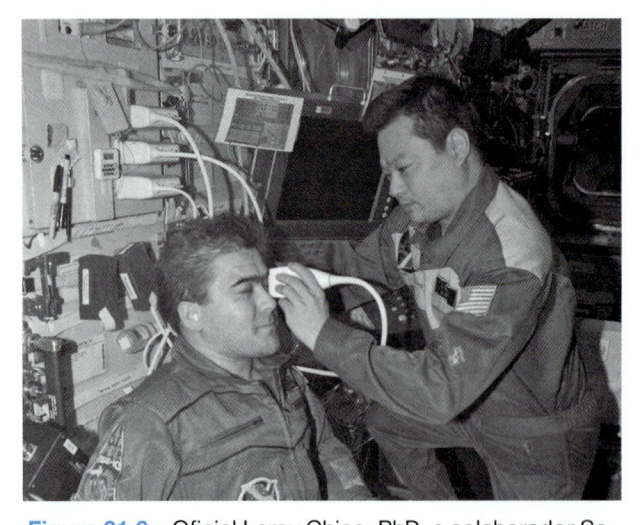

Figura 21.6 Oficial Leroy Chiao, PhD, e colaborador Salizhan S. Sharipov, da Expedição 10 da Estação Espacial Internacional (ISS), da NASA, durante uma demonstração de técnicas de ultrassonografia aplicáveis na avaliação do trauma ocular em um voo espacial. A imagem da ultrassonografia na tela foi removida. (*Imagem cortesia da NASA.*)

ombro de um patinador de velocidade e para excluir lesão no ombro de um atleta de levantamento de peso. Essas técnicas foram expandidas durante os Jogos Olímpicos de Inverno em Turim, na Itália e nas Olimpíadas da China. Uma versão modificada do programa de treinamento usado na ISS foi utilizada para familiarizar os preparadores físicos do U.S. Olympic Committee com a ultrassonografia musculoesquelética. Os dispositivos de ultrassonografia portáteis foram colocados em vários locais de prática esportiva em Turim e Pequim e forneceram capacidades diagnósticas *in situ* de uma ampla variedade de lesões que ocorreram durante os Jogos Olímpicos.

O programa OPE foi modificado para o uso no Monte Everest, a fim de incluir uma seção pulmonar e facilitar o exame de ultrassonografia pulmonar de sinais de edema pulmonar da altitude elevada (EPAE). Dois exames abrangentes de ultrassonografia pulmonar foram realizados em alta altitude por operadores de ultrassonografia minimamente treinados sob orientação remota com objetivo de avaliar os sujeitos com EPAE. Essa técnica recém-surgida consistiu de quantificação do número de artefatos em cauda de cometa em cerca de 15 pontos anatômicos de cada pulmão do indivíduo. Cada exame foi concluído em menos de 15 minutos e apresentaram qualidade diagnóstica adequada para identificar edema pulmonar por meio do desenvolvimento de artefatos em cauda de cometa. Os dois montanhistas estavam assintomáticos; entretanto, ambos demonstraram evidências de edema pulmonar moderado, já que a quantidade crescente de artefatos em cauda de cometa é conhecida como indicador de aumento do conteúdo líquido pulmonar. Esse experimento foi muito específico; entretanto, provou que se houvesse uma lesão traumática nos dois atletas, o mesmo plano teria permitido a realização da ultrassonografia musculoesquelética imediatamente. A miniaturização ainda maior dos equipamentos e a onipresença das comunicações digitais sem dúvida facilitarão a inclusão da habilidade em ultrassonografia no suporte médico de expedições, indústrias remotas e outros locais isolados e com pouco recurso.

PESQUISA ATUAL DA NASA EM ULTRASSONOGRAFIA PARA ESTAÇÃO ESPACIAL INTERNACIONAL E PROGRAMAS FUTUROS

Na ausência da radiografia e de outras modalidades de imagem, a ultrassonografia é a única fonte de informação objetiva que pode ser extremamente útil no diagnóstico, avaliação e manejo apropriado de uma doença ou lesão conhecida ou suspeita em um voo espacial. Ao mesmo tempo em que os dados publicados sobre a acurácia da ultrassonografia em uma dada condição podem ser poucos ou inexistentes, um estudo de imagem, em particular nas mãos de uma equipe médica avançada, pode oferecer alta confiança diagnóstica. Portanto, no ambiente com recursos limitados do voo espacial, até mesmo aplicações menos específicas e sensíveis da ultrassonografia não são descontadas. Os pesquisadores da NASA colaboram com a maioria dos centros clínicos e acadêmicos na avaliação de novas metodologias e esses esforços resultam em novas evidências substanciais.

Por exemplo, pesquisadores da NASA envolveram-se em esforços para provar a alta sensibilidade e especificidade da ultrassonografia até mesmo no pneumotórax limitado; investigações recentes com fundos da NASA sob as condições da microgravidade e da Terra confirmaram a correlação previamente relatada entre pressão intracraniana e diâmetro da bainha do nervo óptico medido pela ultrassonografia ocular. As aplicações no espaço aéreo e na Terra dessas técnicas não invasivas são imediatas. De modo semelhante, a NASA está explorando a capacidade de sistemas de ultrassonografia de múltiplos propósitos de avaliar o fundo ocular, inclusive a condição do disco do nervo óptico e a presença de edema. Essas metodologias assumem importância especial nas condições em que métodos "padrão-ouro", como a tomografia de coerência óptica ou a fotografia retiniana não estão imediatamente disponíveis; além disso, elas permitem o estudo dos efeitos a longo prazo da microgravidade em alguns aspectos da fisiologia que não receberam atenção devida em virtude da falta de tecnologia adequada durante as últimas missões espaciais.

Em várias sessões de ultrassonografia da ISS surgiram oportunidades para tentar a autonomia parcial e completa na aquisição de dados (nenhuma comunicação com o operador). O sucesso dessas tentativas em protocolos relativamente simples (ultrassonografia da tireoide completo pelos padrões terrestres) e complexos (ecocardiografia) respalda a noção do esforço atual da NASA de criar uma fonte de informação digital efetiva para suportar a ultrassonografia diagnóstica por operadores inexperientes em condições de autonomia total. Muitos, talvez a maioria, dos elementos da orientação técnica remota podem ser colocados em uma estrutura multimídia no computador e a interação em tempo real com um especialista pode ser reproduzida em uma interação com o banco de dados de conhecimento adaptativo. Garantido por sucessos anteriores e, em particular, por segmentos de aquisição autônoma de dados dos experimentos, concorda-se em desenvolver um catálogo abrangente de imagens, o qual vai permitir aos não especialistas realizar e interpretar exames de ultrassonografia focada em condições médicas relevantes para o espaço com um grau mais alto de autonomia. O catálogo de ultrassonografia intuitivo baseia-se na experiência prévia do programa de pesquisa do ADUM e nas evidências médicas publicadas. O catálogo contém imagens específicas de ultrassonografia que podem ser oferecidas ao operador por categorias específicas de órgão ou sistema (como musculoesquelética, urinária ou renal) ou por organização topográfica (torácica, pescoço anterior, etc.), bem como por síndrome ou condição (trauma abdominal fechado, icterícia, disúria, etc.). Uma excelente plataforma educacional multimídia, com fichas de lembretes topográficos, imagens de referência, animações e segmentos de vídeos curtos são fornecidos ao usuário em uma sequência otimizada e validada para rapidamente preparar e realizar o exame de ultrassonografia focada. As imagens pré-voo dos próprios membros da tripulação serão incluídas, se desejado, para comparações automáticas ou visuais e detecção de tendência; imagens patológicas relevantes ao espaço também serão inseridas (como imagens que representam uma obstrução urinária, uma fratura ou coleção de líquido sinovial) para permitir o diagnóstico diferencial preliminar no local. O catálogo também disponibilizará um arquivo pesquisável de imagens para propósitos médicos ou de pesquisa. A estrutura e funcionalidade do catálogo de primeira geração foram desenvolvidas com contribuição significativa da equipe médica operacional espacial. O banco de imagens patológicas e normais de referência está atualmente sendo composto para permitir os testes funcionais da funcionalidade autônoma do programa em coortes apropriados. A ultrassonografia realizada por membros da tripulação com autonomia maior fornecerá capacidade médica adicional para o programa espacial atual, podendo ser indispensável aos futuros voos espaciais de exploração na ausência de orientação em tempo real. O catálogo intuitivo ultrassonográfico surge para criar uma plataforma diagnóstica interativa para missões espaciais atuais e futuras, podendo ser operado em qualquer computador. As aplicações terrestres do produto parecem ser abundantes e serão investigadas e buscadas quando viável, o que constitui a próxima fase lógica do esforço sustentado da NASA para tornar a ultrassonografia disponível em locais com falta de *expertise* apropriada. No desenvolvimento dos futuros sistemas, os pesquisadores da NASA vão cuidadosamente monitorar e depender do progresso das aplicações terrestres da ultrassonografia à beira do leito; ao mesmo tempo, "filhotes" de metodologias de ultrassonografia desenvolvidas para o programa espacial, juntamente com a experiência em teleultrassonografia e sistemas de fornecimento de treinamento/*expertise*, continuarão contribuindo para a área da ultrassonografia à beira do leito.

CONCLUSÕES

Embora a maioria dos procedimentos de imagem médica empregados pela comunidade radiológica seja apropriada e facilmente transferível para a medicina de emergência, a lógica da ultrassonografia à beira do leito tem origem em protocolos padronizados para a aquisição de dados focados, limitados e estimulados pelas prioridades claras do momento. A ultrassonografia tem acurácia comprovada em exames focados que responde à questão diagnóstica específica para as decisões imediatas acerca do tratamento, como o exame FAST.

Não é surpresa que o conjunto de aplicações da ultrassonografia à beira do leito crescerá nos próximos anos, englobando as lesões traumáticas e outras patologias macroscópicas de estruturas parenquimatosas, musculoesqueléticas e vasculares na maioria das regiões anatômicas do corpo. Em várias investigações clínicas, uma variação maior das condições está sendo definida, na qual exames rápidos realizados por médicos não radiologistas podem influenciar as decisões do tratamento e otimizar o cuidado. Essas inovações serão aceitas pelos médicos com maior receptividade, pois o caminho já está traçado e a noção de imagem adquirida por médicos não radiologistas não é mais encarada como não convencional. Na nossa sociedade, consciente da radiação, a ultrassonografia à beira do leito provavelmente se tornará a modalidade alternativa de primeira linha em inúmeras condições nas quais os métodos radiográficos, como tomografia computadorizada, mantêm a posição de "padrão-ouro", sobretudo nos indivíduos jovens. Pneumotórax, fraturas sem complicação, urolitíase e doença biliar são excelentes possibilidades para o desvio da abordagem diagnóstica na avaliação do paciente de emergência. Até mesmo em sensibilidade mais baixa, a apendicite aguda pode ser outra condição de alta prevalência que a ultrassonografia à beira do leito pode ajudar no diagnóstico pré-operatório em situações clínicas apropriadas e, em particular, nas faixas etárias mais jovens.

O potencial da ultrassonografia à beira do leito continua sendo gradualmente percebido nos cenários com recursos limitados. Clínicas médicas rurais ou remotamente localizadas, bases científicas, navios de longo curso e prisões são exemplos desses cenários. Nesses locais e em situações similares, a ultrassonografia à beira do leito melhora a qualidade do cuidado e os resultados e, muitas vezes, reduz os custos do cuidado médico geral. Técnicas distintas de ultrassonografia focada, como parte natural da sequência de avaliação do paciente, ajudarão nas decisões do rastreamento quando o deslocamento médico ou intervenções invasivas de última instância podem salvar vidas em alguns casos, e ser desnecessários, ou até mesmo prejudiciais, em outros. Trauma é a primeira causa de morbidade entre as tropas de áreas remotas e é a principal causa de deslocamentos para locais de cuidado definitivo de lugares remotos. As imagens diagnósticas tradicionais são limitadas ou inexistentes nessas circunstâncias; tamanho e peso excessivo evitam a inclusão do raio X no campo de batalha, navios menores ou espaçonave. Entretanto, os sistemas atuais de ultrassonografia portáteis proporcionam uma imagem diagnóstica alternativa aplicável ao cuidado médico nesses ambientes.

O programa espacial norte-americano é um extremo, porém excelente, usuário e exemplo para o desenvolvimento e popularização das técnicas de ultrassonografia à beira do leito, pois a ultrassonografia é a única opção de imagem disponível às tripulações espaciais. Em vários experimentos e experiências, pesquisadores da NASA demonstraram que a ultrassonografia pode ser usada por um cirurgião geral para detectar, com confiança, pneumotórax, e investigaram sua acurácia na detecção de fratura com trauma de membro, na avaliação do paciente com trauma ocular e craniofacial e outras condições; os trabalhos facilitaram a inclusão do treinamento em ultrassonografia em certas faculdades de medicina, programas de residência e requerimentos e currículos de sociedades profissionais. A experiência atual da NASA com a ultrassonografia à beira do leito realizada por operadores não radiologistas suporta a hipótese de que o treinamento ultrassonográfico modesto pode resultar em exames de qualidade diagnóstica quando direcionados por um especialista com experiência em orientação remota. Esse especialista precisa ter amplo conhecimento de todos os aspectos das aplicações específicas da ultrassonografia e experiência prática avançada para garantir a consistência, calma e eficiência do exame focado. Muitos radiologistas, médicos emergencistas, cirurgiões e outros especialistas logo irão adquir essa perícia para contribuir ainda mais com o desenvolvimento e a implementação crescente da tecnologia e metodologia da ultrassonografia à beira do leito, que sustenta uma grande promessa para a medicina do século XXI.

Para finalizar este texto de maneira bastante otimista, o autor deseja expressar sua imensurável gratidão aos colegas do NASA Johnson Space Center e Wyle Integrated Science and Engineering, em Houston, TX; Henry Ford Hospital, em Detroit, MI; e do Foothills Medical Center em Calgary, Canadá, pelas contribuições essenciais à aérea da ultrassonografia focada, inclusive o trabalho descrito neste capítulo.

Leituras sugeridas

American College of Surgeons. Ultrasound examinations by surgeons. *Bull Am Coll Surg.* 1998;83(6):37–40.

Blaivas M. A new point of care ultrasound journal. *Crit Ultrasound J.* 2009;1(1):1–2.

Chiao L, Sharipov S, Sargsyan AE, et al. Ocular examination for trauma; clinical ultrasound aboard the International Space Station. *J Trauma.* 2005;58(5):885–889.

Dulchavsky SA, Schwarz KL, Kirkpatrick AW, et al. Prospective evaluation of thoracic ultrasound in the detection of pneumothorax. *J Trauma.* 2001;50:201–205.

Dyer D, Cusden J, Turner C, et al. The clinical and technical evaluation of a remote telementored telesonography system during the acute resuscitation and transfer of the injured patient. *J Trauma.* 2008;65(6):1209–1216.

Foale CM, Kaleri AY, Sargsyan AE, et al. Diagnostic instrumentation aboard ISS: just-in-time training for nonphysician crew members. *Aviat Space Environ Med.* 2005;76(6):594–598.

Hussain P, Deshpande A, Shridhar P, et al. The feasibility of telemedicine for the training and supervision of general practitioners performing ultrasound examinations of patients with urinary tract symptoms. *J Telemed Telecare.* 2004;10(3):180–182.

Kwon D, Bouffard JA, van Holsbeeck M, et al. Battling fire and ice: remote guidance ultrasound to diagnose injury on the International Space Station and the ice rink. *Am J Surg.* 2007;193(3):417–420.

Levitov AB, Mayo PH, Slonim A. *Critical Care Ultrasonography.* New York, NY: McGraw-Hill Professional; 2009.

Lichtenstein DA, Pinsky MR, Jardin F. *General ultrasound in the critically ill.* Berlin, Heidelberg: Springer; 2004.

Sarkisian AE, Khondkarian RA, Amirbekian NM, Bagdasarian NB, Khojayan RL, Oganesian YT. Sonographic screening of mass casualties for abdominal and renal injuries following the 1988 Armenian earthquake. *J Trauma.* 1991;31(2):247–250.

Staren ED, Knudson MM, Rozycki GS, et al. An evaluation of the American College of Surgeons' ultrasound education program. *Am J Surg.* 2006;191(4):489–496. (ACS Ultrasound Educational Program "Bluebook": http://www.facs.org/education/ultrasoundbluebook.pdf.)

Stein JC, River G, Kalika I, et al. A survey of bedside ultrasound use by emergency physicians in California. *J Ultrasound Med.* 2009;28:757–763.

Su MJ, Ma HM, Ko CI, et al. Application of teleultrasound in emergency medical services. *Telemed J E Health.* 2008;14(8):816–824.

APÊNDICE A

Glossário de termos

Absorção: conversão da energia do ultrassonografia em calor.

Acinético: órgão ou parte dele que deveria estar em movimento, mas não está.

AIUM: American Institute of Ultrasound in Medicine.

Ajuste da frequência dinâmica: uma técnica de imagem que utiliza sinais de frequência mais alta para visualizar estruturas superficiais e sinais de frequência mais baixa para obter imagens de estruturas mais profundas.

ALARA: *As Low As Reasonably Achievable*. Princípio do American Institute of Ultrasound in Medicine que limita os possíveis bioefeitos da radiação acústica.

Ambiguidade (variação): característica do *Doppler* de onda contínua, que descreve sua incapacidade de definir a posição da amostra. Causado por uma sobreposição entre os feixes transmitidos e os recebidos.

Amplificação (ganho do receptor): aumenta a força do sinal no receptor do sistema de ultrassonografia e, com isso, o brilho geral da imagem.

Amplitude: diferença entre o valor médio da variável acústica e seu valor máximo ao longo da duração da onda sonora; a sonoridade da ultrassonografia.

Análise da morfologia da onda espectral: demonstração gráfica da velocidade do fluxo em relação ao tempo.

Anecoico: área que não produz ecos e que aparece negra na imagem da ultrassonografia.

Anormalidades regionais de motilidade da parede: termo ecocardiográfico que indica disfunção contrátil da parede ventricular segmentar; muitas vezes associadas à doença arterial coronariana.

ARDMS: American Registry for Diagnostic Medical Sonography. Institutos de registro que certificam os exames e sustentam os padrões de competência para ultrassonografistas diagnósticos (médico, cardíaco e vascular).

Arquivamento: armazenamento das imagens.

Arranjo do transdutor: transdutor com múltiplos elementos ativos, arranjados em uma ordem determinada.

Arranjo linear: *design* comum do transdutor que usa uma série de elementos piezoelétricos organizados em linha reta. Elementos vizinhos são excitados de maneira simultânea, resultando em linhas de varredura individuais, paralelas umas com as outras. Muitas vezes usado em transdutores vasculares, os arranjos lineares são, em geral, sondas de alta frequência feitas para visualizar estruturas relativamente superficiais. É caracterizado por uma imagem quadrangular.

Artefato: erros na imagem ou qualquer imagem que difere da real anatomia do refletor. Pode ser causado por mau funcionamento do sistema de ultrassonografia, limitações físicas da ultrassonografia ou erro do operador.

Artefato de imagem em espelho: na imagem bidimensional, um objeto adjacente a um plano tecidual curvo é duplicado no outro lado da superfície curva, na orientação em espelho; mais comumente observado adjacente ao diafragma ou à outra interface altamente refletora (espelho). Na imagem do *Doppler*, uma imagem espectral simétrica no lado oposto da base do sinal verdadeiro (cruzamento).

Artefato de refração: cópia lado a lado da estrutura anatômica.

Artefato de reverberação: múltiplas linhas horizontais hiperecoicas, igualmente espaçadas ("veneziana"), perpendicular à direção do feixe de ultrassom. Causado pela presença de dois fortes refletores adjacentes (i.e., pleura visceral e parietal).

Artefato *ring-down* (cauda de cometa): linha vertical sólida hiperecoica (forma de reverberação).

Artefatos de lobos: artefatos causados por ecos de feixes de ultrassom transmitidos em direção secundária (que não aquele do eixo principal).

ASE: American Society of Echocardiography. Institui exames de certificação e sustenta os padrões de competência para a interpretação dos ecocardiogramas.

Atenuação: redução da amplitude de uma onda ultrassônica conforme se propaga pelo meio.

Aumento: aumento do fluxo venoso com compressão distal; um sinal de patência venosa.

Banda: artefato hiperecoico dentro da zona focal que aparece como uma faixa horizontal brilhante.

Banda moderadora: uma estrutura ventricular direita normal (VD) que abriga o feixe direito e que pode ser confundido com um trombo mural no VD.

Bioefeitos: todos os efeitos relacionados ao paciente da radiação acústica.

Case: concha externa do transdutor que evita a lesão elétrica ao paciente e ao operador.

Cavitação (estável e instável): efeito biológico da ultrassonografia sobre os tecidos causado pela expansão e explosão de microbolhas no tecido.

Coeficiente de atenuação: atenuação em decibéis negativos por cada centímetro percorrido. Nos tecidos moles é de **0,5 dB/cm/MHz**.

Compensação (TGC ou DGC [compensação de ganho no tempo ou distância]): técnica de processamento de imagem usada de maneira seletiva para ampliar ecos distantes (mais profundos) e, portanto, mais fracos, fazendo todos os refletores similares parecerem o mesmo, independentemente da profundidade.

Compressão: técnica de processamento de imagem que diminui a diferença entre o sinal de eco mais forte e o mais fraco (as partes mais brilhantes e mais escuras da imagem) pela redução da variação dinâmica.

Comprimento de onda: comprimento de um ciclo dentro da onda, medido em unidades de distância (mm). Comprimento de onda (mm) = 1,54 mm/frequência (MHz) nos tecidos humanos (0,1 a 1 mm é típico).

Conversor digital: converte imagens em formato digital para arquivamento e demonstração.

Cristal: elemento ativo do transdutor de ultrassonografia.

Cruzamento: artefato de *Doppler* de imagem em espelho.

Decibel (dB; 0,1 Bell): unidade de amplitude ou intensidade. No som audível, é percebido como sonoridade. A escala de decibel é logarítmica e relativa, de forma que uma diferença de 3 dB indica uma alteração em duas vezes na intensidade ou sonoridade de um som, enquanto uma diferença de 10 dB indica alteração em 10 vezes na intensidade ou sonoridade do som.

Demodulação: técnica de processamento de imagem que torna os sinais de eco adequados para a demonstração na tela.

Densidade de linha: quantidade de feixes de ultrassom (linhas) por unidade de superfície, formando imagens bidimensionais. O aumento da densidade de linha melhora a resolução espacial, porém reduz a resolução temporal.

"Diagnóstico de existência": verificação da presença de lesão ou estrutura. Essa abordagem define o nível atual mais avançado da ultrassonografia diagnóstica.

"Diagnóstico de identificação": uso da ultrassonografia na identificação da natureza de uma lesão ou estrutura (i.e., maligna *versus* benigna). Principal direcionamento da evolução nas aplicações futuras da ultrassonografia.

Difração: capacidade do som de se espalhar em círculos mais ou menos concêntricos em todas as direções. Sons de frequências mais altas (ultrassonografia) divergem menos que os de frequência mais baixa. A difração permite que o som "dobre esquinas".

Discinético: órgão ou parte dele em movimento na direção oposta à esperada (p. ex., dilatação de aneurisma durante a sístole).

Display **(tela, vidro):** parte do sistema de ultrassonografia no qual a imagem é observada.

Divergência: espalhamento do feixe de ultrassom além do ponto focal. Transdutores de frequência mais alta produzem menos divergência.

Doppler **colorido:** técnica de *Doppler* pulsado que converte as informações sobre velocidade do fluxo em cor. O *Doppler* colorido mede a velocidade "média" do refletor em movimento.

Doppler **de onda contínua (OC):** modalidade de ultrassonografia não de imagem, que mede a velocidade de fluxo pelo desvio *Doppler*. Um elemento ativo continuamente emite e o outro recebe os sinais da ultrassonografia. A OC mede a velocidade máxima (pico) do fluxo, mas não consegue medir a velocidade em um ponto selecionado do fluxo devido à sobreposição de sinal (ambiguidade de alcance).

Doppler **de onda pulsada (OP):** modalidade de *Doppler* de único cristal que oferece resolução de alcance, porém sujeito ao mosaico de cor.

Doppler **segmentar, análise da pressão segmentar** *Doppler* **(PSD):** detecção da velocidade do fluxo em locais específicos, normalmente utilizado em exames arteriais para detectar a localização de uma área estenótica.

Doppler transcraniano (DTC): exame *Doppler* elaborado para detectar a velocidade do fluxo das artérias intracranianas (pode ser usado para diagnosticar vasoespasmo após trauma intracraniano ou para documentar morte cerebral).

Dosimetria: estudo dos efeitos biológicos da radiação acústica.

DSP: Processador digital de sinal (*Digital Signal Processor*). Aumenta a qualidade da imagem da ultrassonografia.

dV/dP: complacência.

EBUS: ultrassonografia endobrônquica é uma forma de ultrassonografia endoscópica. Combinação de broncoscópio óptico e sistema de ultrassonografia (usada no diagnóstico de lesões pulmonares).

Eco: todo som refletido.

Ecocardiografia (eco): exame ultrassonográfico do coração, assim denominado pelos cardiologistas para diferenciar o exame cardíaco das outras aplicações da ultrassonografia.

Ecoencefalografia: técnica arcaica em modo A, usada para detectar a posição das estruturas cerebrais na linha média no trauma da cabeça.

Efeito Doppler: alteração na frequência do som emitido ou refletido produzida pelo objeto em movimento. Se o objeto está se movimentando na direção do receptor, a frequência aumenta (desvio *Doppler* positivo); se estiver se movimentando no sentido oposto, a frequência diminui (desvio *Doppler* negativo).

Elemento ativo: parte integral de todos os transdutores de ultrassonografia. Também chamado de cristal, é feito de material piezoelétrico (titanato zirconato de chumbo ou PZT) que converte energia elétrica em ultrassonografia e vice-versa.

Energia (acústica): quantidade de energia (radiação acústica) fornecida pelo feixe sonoro no tecido, proporcional aos bioefeitos da radiação da ultrassonografia.

Equação de alcance: distância até a interface (mm) = *time of flight* (µs) × 0,77 (mm/µs); usado pelo sistema de ultrassonografia para posicionar o objeto na tela (13 µs = 1 cm de profundidade).

Equação de Bernoulli (simplificada): converte a velocidade de fluxo máxima em gradiente de pressão. Usada para avaliar a gravidade da estenose tanto valvar quanto vascular. **Gradiente de pressão (mmHg) = 4 × (velocidade de fluxo máxima [m/s])^2**.

Escala dinâmica: razão entre o sinal mais forte e o mais fraco no sistema de ultrassonografia (imagem em escala de cinza). Quanto menor a escala dinâmica, maior o contraste da imagem.

Espalhamento: reflexão do som em todas as direções.

Espalhamento de Rayleigh: reflexão igual em todas as direções que ocorre quando o refletor é significativamente menor que o comprimento de onda da ultrassom.

ETE: ecocardiograma transesofágico.

ETT: ecocardiograma transtorácico (ultrassonografia do coração).

Fantasma: artefato de *Doppler* causado pelo registro de movimentos de estruturas adjacentes em vez de fluxo de sangue.

Fator de trabalho (FT): percentual de tempo quando o transdutor emite som (normalmente **0,1 a 1%**, nos transdutores de *Doppler* pulsado e imagem). Se o FT for 0%, o sistema está desligado; se estiver a 100%, o *Doppler* de onda contínua está ligado.

Feixe (feixe de ultrassom): feixe de radiação acústica transmitida pelo transdutor, causado por interações das ondas e com forma de ampulheta.

Fluxo laminar (parabólico): fluxo de sangue organizado em forma de projétil através de um vaso, no qual o sangue no centro do vaso se move mais rapidamente que o da periferia, porém o movimento ocorre em linhas paralelas. Associado ao envelope do sinal espectral do *Doppler* com uma fina linha externa, que delineia um espaço livre ou janela espectral. Diferentemente do fluxo turbulento ou desorganizado associado à lesão obstrutiva.

Fluxo turbulento: padrão de fluxo caótico e desorganizado, indicativo de estenose vascular ou doença cardíaca valvar. Na ecocardiografia com *Doppler* colorido, o fluxo turbulento também é chamado de fluxo com padrão em **mosaico**.

Focalização: técnicas que diminuem o tamanho do foco (lentes acústicas em transdutores de cristal único [foco fixo] ou foco eletrônico em sondas de arranjo em fase [foco ajustável]). O foco melhora a resolução lateral.

Foco ou zona focal: área mais estreita (cintura) do feixe de ultrassom em forma de ampulheta. Tecnicamente, o foco é um ponto único no meio da zona focal. Quanto menor o foco, melhor a resolução lateral da imagem.

Frequência: quantidade de oscilações sonoras (períodos) que ocorrem por unidade de tempo (1 segundo), medida em hertz (1 período por segundo). Esse parâmetro é recíproco ao período (frequência × período = 1). Qualquer som com frequência superior a 20.000 Hz é um ultrassom; a frequência da ultrassonografia diagnóstica encontra-se entre 2.000.000 e 20.000.000 Hz (2 a 20 MHz); o som com frequência inferior a 20 Hz é um infrassom. Nem o ultrassom nem o infrassom são audíveis.

Frequência de repetição do pulso (FRP): quantidade de pulsos emitidos pelo transdutor de onda pulsada ou de imagem por unidade de tempo (em geral 1 segundo); medida em Hertz. Não pode ser confundida com a frequência das ondas de ultrassom.

Ganho (ganho do receptor): um botão que controla a amplificação. Ganhos mais altos aumentam o brilho da tela (ver amplificação).

Heterogêneo: demonstração de ecos de múltiplas características pela imagem ou área da imagem.

Hipercinética: movimento além do esperado.

Hiperecoico: que contém mais ecos que o comum ou esperado, resultando em imagem mais brilhante.

Hipocinético: movimento abaixo do esperado.

Hipoecoico: que contém menos ecos que o comum ou esperado, resultando em imagem mais escura.

Homogêneo: demonstração de ecos de mesma característica pela imagem ou área da imagem.

Imagem análoga: imagem na tela do tubo de raio catódico (tela de TV) antes de qualquer processamento pelo computador.

Imagem bidimensional (2D): imagens bidimensionais que oferecem "cortes", em escala de cinza, de estruturas anatômicas no plano do feixe de ultrassom serialmente ativado ou direcionado. Muitas vezes também é chamada de imagem em modo B, que está tecnicamente incorreto.

Imagem biestável: imagem em preto e branco caracterizada pelo contraste excessivamente alto e uma pequena variação dinâmica (ver *variação dinâmica*).

Imagem *duplex*: modalidade que fornece imagem anatômica e informações sobre o fluxo *Doppler* simultaneamente.

Imagem elástica do tecido (elastometria): tecnologia em desenvolvimento que usa a ultrassonografia para detectar as propriedades físicas (rigidez) dos tecidos (como mama). Pode se tornar útil na detecção precoce do câncer de mama.

Imagem harmônica (harmônica tecidual, IHT): técnica que utiliza ecos com frequências múltiplas daquelas do sinal emitido para a formação da imagem. A frequência do som emitido é conhecida como fundamental (Ff); portanto, a frequência harmônica vai ser a frequência fundamental × 2, × 4, etc. (i.e., se Ff = 2 MHz, com a ITH, a imagem será formada a partir de ecos com frequência de 4 MHz). Os sinais IHT são gerados nos tecidos, eliminando alguns artefatos e, muitas vezes (mas nem sempre), melhorando a qualidade geral da imagem.

Impedância: calculada pela multiplicação da densidade pela velocidade de propagação, medida em raio. A impedância descreve as propriedades de transmissão e de reflexão do som do meio. A interface entre dois meios com diferentes impedâncias produz reflexão, o que não acontece entre dois meios de impedância idêntica. Quanto maior a diferença de impedância, maior a propriedade refletora da interface. As impedâncias de 1.200,000 a 1.800,000 raios são usuais nas interfaces dos tecidos humanos.

Incidência de cinco câmaras: incidência ecocardiográfica apical que visualiza os átrios, os ventrículos e a aorta. Útil para medir o volume sistólico e a velocidade do fluxo aórtico.

Incidência sagital: visão do eixo longitudinal.

Incidência transversa: plano do eixo transverso.

Intensidade: potência sobre uma área (medida em Watts/cm^2). A potência se correlaciona aos bioefeitos. Existem várias maneiras de medir a intensidade, mas a SPTA (pico espacial-média temporal) prevê melhor a transferência de energia térmica e, portanto, os bioefeitos térmicos.

Interferência construtiva: soma de duas ondas sonoras em fase para formar uma onda com amplitude maior.

IVT: integral velocidade-tempo. Usada no cálculo do volume sistólico e do débito cardíaco.

Janela (janela acústica): parte da superfície corporal pela qual a imagem da ultrassonografia é obtida.

Jato: sinal de fluxo *Doppler* de alta velocidade (amplitude e intervalo elevado) devido à estenose valvar ou vascular (arterial).

Knobology **(estudo dos controles):** conhecimento dos controles particulares da ultrassonografia. De um sistema de ultrassonografia para outro, os controles diferem bastante e requerem treinamento específico, único para cada aparelho.

Lei de Snell: governa a refração (ver refração). Seno (ângulo de transmissão): seno (ângulo de incidência) = velocidade de propagação A: velocidade de propagação B, onde A e B são duas camadas na interface.

Limite da frequência de Nyquist: Frequência de *Doppler* de onda pulsada na qual ocorre o mosaico de cor. Limite da frequência de Nyquist (kHz) = frequência da repetição do pulso (FRP)/2.

Mapa colorido: descreve a direção e a velocidade (às vezes a variância também) do fluxo em relação ao transdutor. É apresentado como uma faixa colorida no canto da imagem. A cor superior representa a velocidade máxima do fluxo no sentido do transdutor; a cor inferior representa a velocidade do fluxo máxima em sentido oposto ao transdutor.

Material de retaguarda: material de amortecimento que consiste em uma camada de resina epóxi impregnada com tungstênio, colocada por trás do elemento ativo no transdutor de ultrassonografia. Aumenta a resolução axial por meio da diminuição da duração do pulso (reverberação), como quando se coloca a mão sobre uma corda de guitarra.

Modo A da ultrassonografia A: modo antiquado de ultrassonografia usado para descrever a posição de um refletor, bem como a força do eco que retorna por sua amplitude. É usado poucas vezes na prática moderna.

Modo B da ultrassonografia: modo de imagem em que os ecos são representados por pontos e o brilho corresponde à força do sinal. Embora a ultrassonografia bidimensional seja, muitas vezes, chamada de modo B, essa terminologia está tecnicamente incorreta.

Modo M da ultrassonografia: uma das primeiras aplicações da ultrassonografia diagnóstica que utiliza uma linha de ultrassonografia, com o sinal representando a posição do refletor em relação ao tempo. Útil para a resolução temporal alta de estruturas cardíacas que se movimentam rapidamente (i.e., valvas).

Mosaico de cor: erro de amostragem característico da incapacidade do *Doppler* de onda pulsada de medir com precisão altas velocidades de fluxo.

MSA: movimento sistólico anterior do folheto da valva mitral (sinal de miocardiopatia hipertrófica).

Objetos de teste de 100 mm da AIUM: *phantom*-padrão usado para garantir a qualidade.

Onda: transmissão rítmica de energia (medida como um parâmetro de oscilação) pelo meio.

Ondulações pulmonares: termo da ultrassonografia torácica que descreve o pulmão comprimido visualizado flutuando em líquido pleural com os movimentos do ciclo respiratório.

Oscilação: alteração rítmica em um parâmetro que pode produzir uma onda.

***Packets* de *Doppler*:** séries de múltiplos pulsos no *Doppler* colorido.

PACS: *picture archiving and communication system*. Arquivamento digital.

Período: tempo necessário para completar um ciclo de onda. Esse parâmetro é recíproco à frequência (frequência $\times$ período = 1); o valor típico na ultrassonografia diagnóstica é de 1 a 5×10^{-7} s.

Piezeletricidade: propriedade de alguns materiais naturais ou feitos pelo homem para gerar um impulso elétrico em resposta a um estresse mecânico ou para deformar, quando o impulso elétrico é aplicado (**efeito piezoelétrico inverso**).

Pixel: o menor elemento distinto do filme ou foto digital. O aumento da densidade de pixel da imagem aumenta a qualidade da imagem (resolução espacial).

Plano do eixo longitudinal: em ecocardiografia, o plano de ultrassonografia paralelo ao eixo longitudinal do ventrículo esquerdo (VE). É definido por uma linha que passa pelo ápice do VE e o centro da base da intersecção do VE com o centro da valva aórtica. Na ultrassonografia vascular e geral, o plano é paralelo à dimensão mais longa da estrutura anatômica.

Plano do eixo transverso: plano perpendicular ao eixo longitudinal; também chamado de plano transverso ou transversal. Na ecocardiografia e ultrassonografia vascular, o órgão cuja imagem é obtida aparece redondo.

Ponto de Curie (temperatura): temperatura (360°C) na qual o elemento ativo, de forma irreversível, perde suas propriedades piezoelétricas. Por isso, o transdutor nunca deve ser exposto à esterilização por calor.

Power Doppler: modalidade de *Doppler* colorido que detecta a presença de fluxo independentemente da direção ou velocidade (usado para detectar presença ou ausência de fluxo em órgãos isquêmicos). Única modalidade de *Doppler* colorido não suscetível ao mosaico de cor.

Princípio de Huygen: explica a formação do formato em ampulheta do feixe de ultrassom pela soma algébrica da interferência construtiva e destrutiva das ondas individuais dentro do feixe.

Processamento (processamento de sinal): conversão do sinal de ultrassonografia em imagem.

Realce: artefato de baixa atenuação que resulta em imagem hiperecoica (brilhante) distal a uma estrutura hipoecoica.

Reflexão: retorno do feixe de ultrassom (energia) da interface refletora até a fonte na forma de eco.

Refração: mudança na direção do feixe de ultrassom quando se depara com uma interface com velocidade de propagação diferente em um determinado ângulo. Governada pela Lei de Snell.

Resolução axial: distância mínima entre dois objetos posicionados ao longo de uma linha paralela em relação ao feixe de ultrassom, na qual ambos podem ser distinguidos como objetos separados. Define a resolução longitudinal ou a profundidade, ou a distância entre dois refletores, medida em milímetros, na qual a imagem dos refletores ainda é feita separadamente. É medida como metade do comprimento do pulso ultrassônico, com valores típicos na ultrassonografia diagnóstica de **0,05 a 0,5 mm**.

Resolução de alcance: habilidade de identificar a localização da amostra de *Doppler* de onda pulsada.

Resolução espacial: capacidade de mostrar imagem em mais detalhes (ver pixel).

Resolução lateral (resolução angular ou transversa): distância mínima entre dois objetos posicionados ao longo de uma linha perpendicular ao feixe de ultrassom, onde os dois podem ser distinguidos como objetos separados.

Ruído: vibrações internas do elemento ativo que continuam após o recebimento do sinal de eco. O ruído deteriora a qualidade da imagem e é reduzido pelo material de "amortecimento" de retaguarda no transdutor.

Setor: área da imagem em exames bidimensionais. A limitação do tamanho do setor aumenta a resolução temporal.

Sinal da água-viva: termo da ultrassonografia torácica que descreve o pulmão comprimido visualizado flutuando em líquido pleural, fazendo ondas com movimento do ciclo respiratório.

Sinal de McConnell: hipocinesia difusa da parede livre do ventrículo direito, poupando o ápice. É um achado ecocardiográfico sugestivo de embolismo pulmonar.

Sombreamento: artefato linear vertical hipoecoico causado pelo feixe de ultrassom quando encontra um refletor de alta atenuação (p. ex., cálculo biliar).

Superfície (superfície acústica): área do contato direto entre o transdutor e a superfície da pele. Sondas de arranjo curvo, usadas na ultrassonografia abdominal, apresentam o maior superfície.

Tempo de varredura: quantidade de varreduras produzidas pelo sistema de ultrassonografia por unidade de tempo. Medida em Hertz, não deve ser confundida com a frequência da onda de ultrassom. Quanto mais alto o tempo de varredura, mais fluido é o movimento e em mais tempo real é a imagem bidimensional. Tempos de varreduras mais altos resultam em melhor resolução temporal.

Transdutor de arranjo convexo (curvo): transdutor com elementos ativos organizados em arco e ativados da mesma maneira, como no transdutor de arranjo linear. Transdutores de arranjo curvo tendem a ser transdutores abdominais de frequência mais baixa, caracterizados por uma imagem grande tanto no campo próximo quanto distante, com uma imagem setorial trapezoide.

Transdutor de *Doppler*: utiliza o efeito *Doppler* (diferença de frequência entre a ultrassonografia emitida e refletida) para medir a velocidade do refletor em movimento.

Transdutores de arranjo em fase bidimensionais: usados para formar imagens tridimensionais e tridimensionais em tempo real (quatro dimensões).

Transdutores de arranjo em fase: transdutor cujo setor da imagem é triangular, e tanto a focalização quanto o direcionamento são conseguidos eletronicamente. Um transdutor de arranjo em fase de frequência relativamente alta oferece boas imagens em tempo real das estruturas em movimento. Esse tipo de transdutor apresenta uma pequena superfície acústica, de forma que é útil para a aquisição de imagem pelos espaços intercostais, como na ecocardiografia.

Transformada de Fourier: forma de análise espectral do sinal de *Doppler*.

Transformada Z: algoritmo para análise espectral.

Transmissão: propagação da porção do feixe de ultrassom não refletida na interface refletora.

Ultrassonografia endoscópica: combinação do endoscópio óptico e sistema de ultrassonografia em um instrumento.

Ultrassonografia ocular (oftálmica): exame de ultrassonografia do olho. Requer baixa potência de saída (ajustes oculares ou oftálmicos) no sistema de ultrassonografia devido aos efeitos biológicos.

Variáveis acústicas: parâmetros que definem uma onda sonora, como pressão e densidade, que alteram ritmicamente.

Varredura: uma varredura completa do transdutor bidimensional de arranjo em fase ou mecânico. A varredura é um elemento básico do filme do refletor móvel.

Velocidade: velocidade direcional.

Velocidade do som: velocidade de propagação (no tecido mole = 1.540 m/s).

Zona: imagem de ultrassonografia para transdutores de foco fixo (**próxima** = do transdutor para o foco, **distante** = abaixo ou mais profundo que o foco). Para transdutores de múltiplos focos, a divisão de zona não é bem definida. Na maioria dos sistemas portáteis nas unidades de terapia intensiva, existem dois botões separados que controlam o ganho no campo próximo e distante. Essas áreas de ganho correspondem à zona próxima e distante.

Zona de fluxo oscilante: área distal ao jato onde o fluxo laminar torna-se desorganizado.

Zona distante ou de Fraunhofer: área do feixe de ultrassom distal ao foco onde ocorre divergência do feixe.

Zona próxima ou de Fresnel: área do feixe entre o transdutor e o foco (onde o feixe é convergente).

***Zoom*:** capacidade de ampliar a imagem da estrutura para uma visualização aproximada. O *zoom* antes do processamento aumenta a quantidade de pixels por cm^2 e não deteriora a resolução espacial; o *zoom* após o processamento aumenta o tamanho dos pixels individuais e piora a resolução.

APÊNDICE B

Algoritmos

ORIENTAÇÃO PARA SELEÇÃO DE SONDA DE ULTRASSONOGRAFIA (VER TAMBÉM CAP. 3)

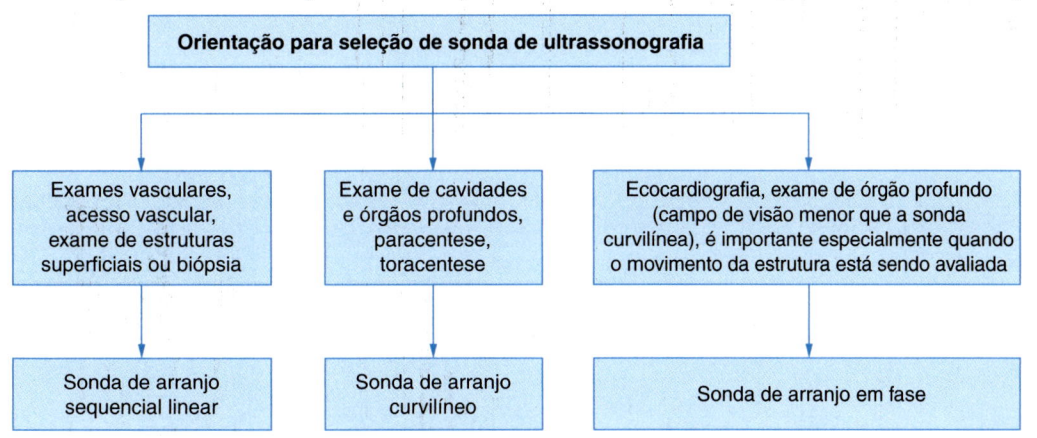

```
                    Orientação para seleção de sonda de ultrassonografia
                                          │
              ┌───────────────────────────┼───────────────────────────┐
              ▼                           ▼                           ▼
      Exames vasculares,          Exame de cavidades         Ecocardiografia, exame de órgão profundo
      acesso vascular,            e órgãos profundos,        (campo de visão menor que a sonda
      exame de estruturas         paracentese,               curvilínea), é importante especialmente quando
      superficiais ou biópsia     toracentese               o movimento da estrutura está sendo avaliada
              │                           │                           │
              ▼                           ▼                           ▼
       Sonda de arranjo            Sonda de arranjo            Sonda de arranjo em fase
       sequencial linear           curvilíneo
```

ALGORITMO DIAGNÓSTICO PARA QUEIXAS OCULARES E PERDA VISUAL

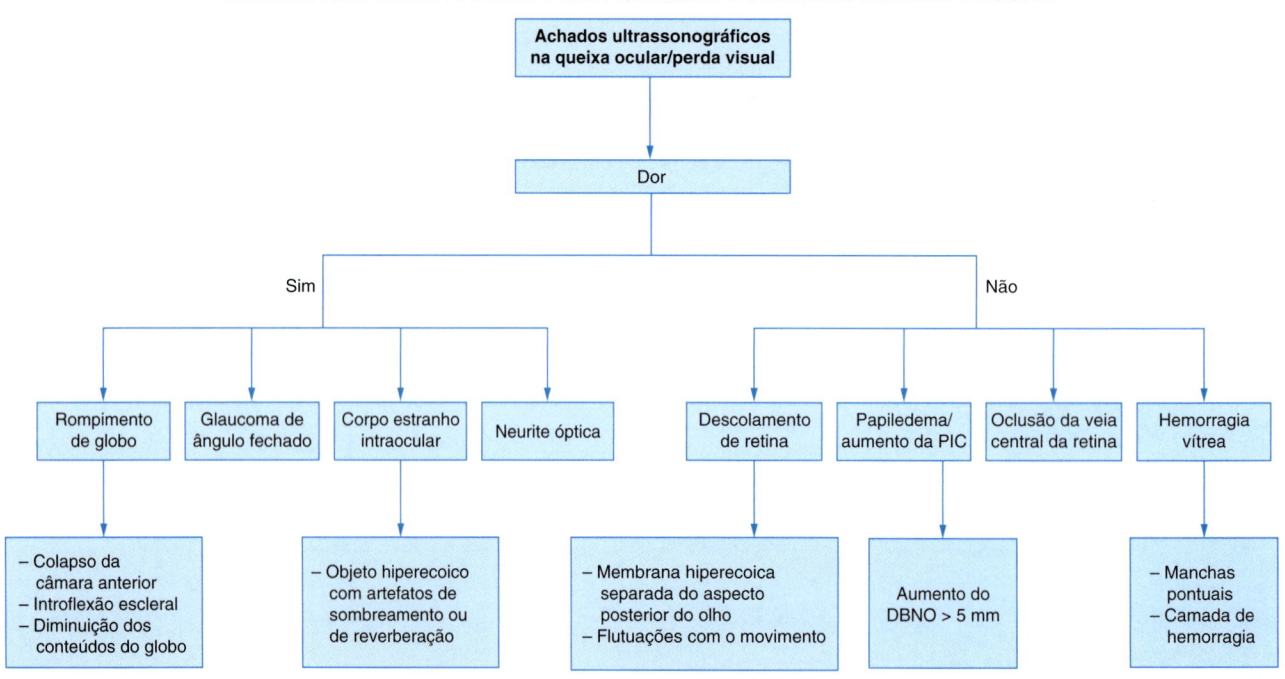

Achados ultrassonográficos na queixa ocular/perda visual
↓
Dor

Sim:
- Rompimento de globo
  - Colapso da câmara anterior
  - Introflexão escleral
  - Diminuição dos conteúdos do globo
- Glaucoma de ângulo fechado
- Corpo estranho intraocular
  - Objeto hiperecoico com artefatos de sombreamento ou de reverberação
- Neurite óptica

Não:
- Descolamento de retina
  - Membrana hiperecoica separada do aspecto posterior do olho
  - Flutuações com o movimento
- Papiledema/aumento da PIC
  - Aumento do DBNO > 5 mm
- Oclusão da veia central da retina
- Hemorragia vítrea
  - Manchas pontuais
  - Camada de hemorragia

PIC, pressão intracraniana; DBNO, diâmetro de bainha de nervo óptico.

ALGORITIMO DIAGNÓSTICO PARA ULTRASSONOGRAFIA OCULAR

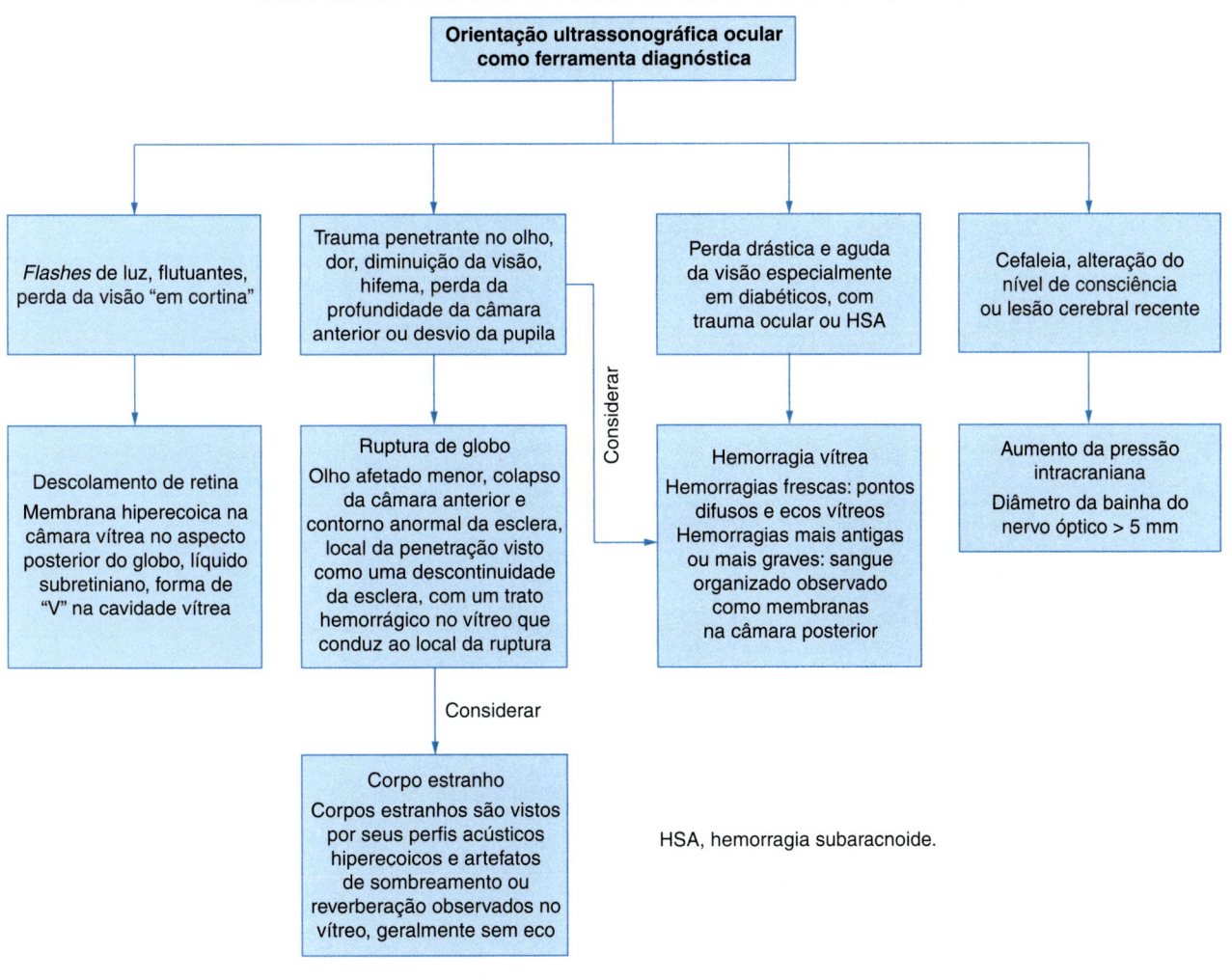

Orientação ultrassonográfica ocular como ferramenta diagnóstica

- *Flashes* de luz, flutuantes, perda da visão "em cortina"
  - **Descolamento de retina**
  Membrana hiperecoica na câmara vítrea no aspecto posterior do globo, líquido subretiniano, forma de "V" na cavidade vítrea

- Trauma penetrante no olho, dor, diminuição da visão, hifema, perda da profundidade da câmara anterior ou desvio da pupila
  - **Ruptura de globo**
  Olho afetado menor, colapso da câmara anterior e contorno anormal da esclera, local da penetração visto como uma descontinuidade da esclera, com um trato hemorrágico no vítreo que conduz ao local da ruptura
  - Considerar
  - **Corpo estranho**
  Corpos estranhos são vistos por seus perfis acústicos hiperecoicos e artefatos de sombreamento ou reverberação observados no vítreo, geralmente sem eco
  - Considerar →

- Perda drástica e aguda da visão especialmente em diabéticos, com trauma ocular ou HSA
  - **Hemorragia vítrea**
  Hemorragias frescas: pontos difusos e ecos vítreos
  Hemorragias mais antigas ou mais graves: sangue organizado observado como membranas na câmara posterior

- Cefaleia, alteração do nível de consciência ou lesão cerebral recente
  - **Aumento da pressão intracraniana**
  Diâmetro da bainha do nervo óptico > 5 mm

HSA, hemorragia subaracnoide.

ALGORITMO DIAGNÓSTICO PARA A VERIFICAÇÃO DA INSERÇÃO DE TUBO ENDOTRAQUEAL (TE)

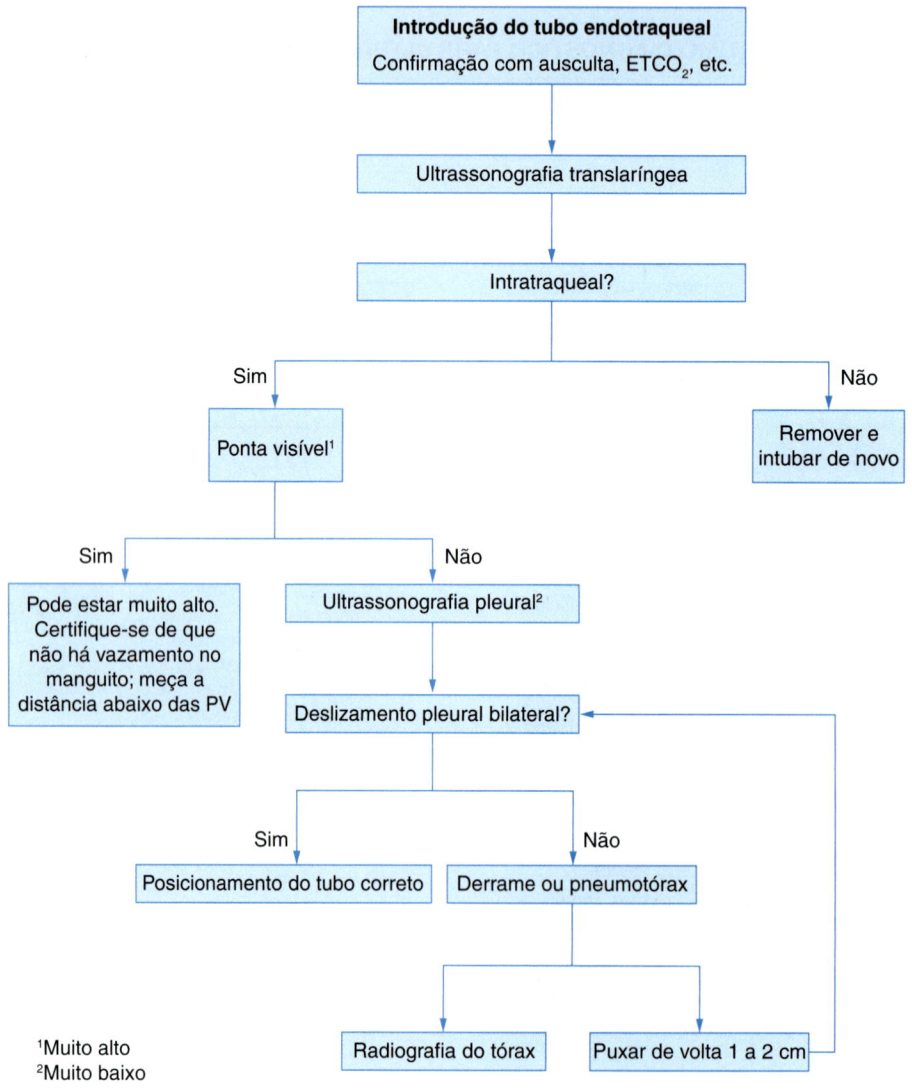

```
┌─────────────────────────────────────────┐
│      Introdução do tubo endotraqueal    │
│   Confirmação com ausculta, ETCO₂, etc. │
└────────────────────┬────────────────────┘
                     ▼
        ┌─────────────────────────┐
        │ Ultrassonografia translaríngea │
        └────────────┬────────────┘
                     ▼
              ┌──────────────┐
              │ Intratraqueal? │
              └──┬─────────┬─┘
            Sim │         │ Não
                ▼         ▼
        ┌──────────┐   ┌──────────────────┐
        │ Ponta    │   │ Remover e        │
        │ visível¹ │   │ intubar de novo  │
        └┬───────┬─┘   └──────────────────┘
      Sim│       │Não
         ▼       ▼
  ┌──────────────┐  ┌─────────────────────┐
  │ Pode estar   │  │ Ultrassonografia    │
  │ muito alto.  │  │ pleural²            │
  │ Certifique-se│  └──────────┬──────────┘
  │ de que não há│             ▼
  │ vazamento no │  ┌─────────────────────┐
  │ manguito;    │  │ Deslizamento pleural│◄──┐
  │ meça a       │  │ bilateral?          │   │
  │ distância    │  └──┬──────────────┬───┘   │
  │ abaixo das PV│   Sim│              │Não    │
  └──────────────┘     ▼              ▼       │
              ┌─────────────────┐  ┌──────────────────┐
              │ Posicionamento  │  │ Derrame ou       │
              │ do tubo correto │  │ pneumotórax      │
              └─────────────────┘  └──┬───────────┬───┘
                                      ▼           ▼
                           ┌────────────────┐ ┌──────────────────┐
                           │ Radiografia    │ │ Puxar de volta   │
                           │ do tórax       │ │ 1 a 2 cm         │
                           └────────────────┘ └──────────────────┘
```

¹Muito alto
²Muito baixo
PV, pregas vocais; ETCO₂, concentração de CO₂ ao final da expiração.

ALGORITMO DIAGNÓSTICO DE DISPNEIA

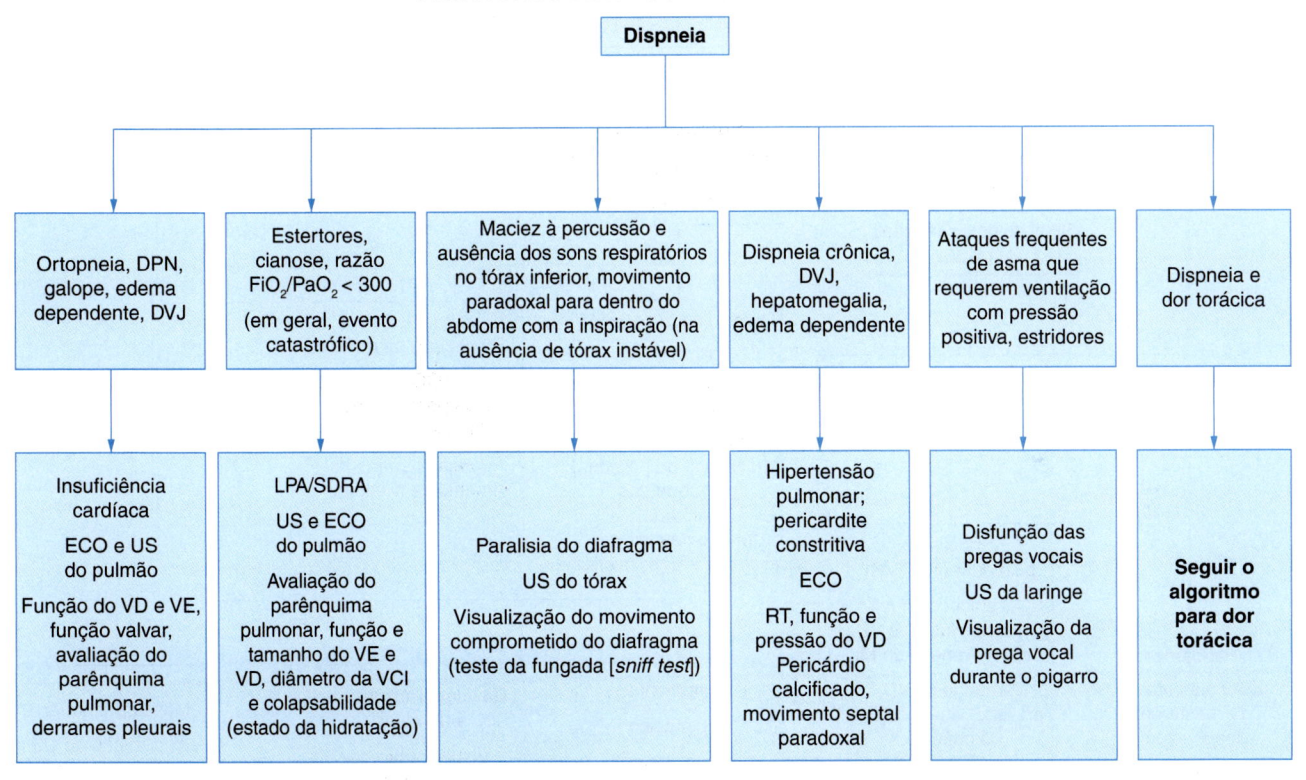

Dispneia

Sinais/Sintomas	Diagnóstico e Avaliação
Ortopneia, DPN, galope, edema dependente, DVJ	**Insuficiência cardíaca** ECO e US do pulmão Função do VD e VE, função valvar, avaliação do parênquima pulmonar, derrames pleurais
Estertores, cianose, razão FiO$_2$/PaO$_2$ < 300 (em geral, evento catastrófico)	**LPA/SDRA** US e ECO do pulmão Avaliação do parênquima pulmonar, função e tamanho do VE e VD, diâmetro da VCI e colapsabilidade (estado da hidratação)
Maciez à percussão e ausência dos sons respiratórios no tórax inferior, movimento paradoxal para dentro do abdome com a inspiração (na ausência de tórax instável)	**Paralisia do diafragma** US do tórax Visualização do movimento comprometido do diafragma (teste da fungada [*sniff test*])
Dispneia crônica, DVJ, hepatomegalia, edema dependente	**Hipertensão pulmonar; pericardite constritiva** ECO RT, função e pressão do VD Pericárdio calcificado, movimento septal paradoxal
Ataques frequentes de asma que requerem ventilação com pressão positiva, estridores	**Disfunção das pregas vocais** US da laringe Visualização da prega vocal durante o pigarro
Dispneia e dor torácica	**Seguir o algoritmo para dor torácica**

DPN, dispneia paradoxal noturna; DVJ, distensão da veia jugular; ECO, ecocardiograma; US, ultrassonografia; VE, ventrículo esquerdo; VD, ventrículo direito; VCI, veia cava inferior; RT, regurgitação tricúspide; LPA, lesão pulmonar aguda; SDRA, sindrome da distrição respiratória aguda.

ALGORITMO DIAGNÓSTICO DE DOR TORÁCICA

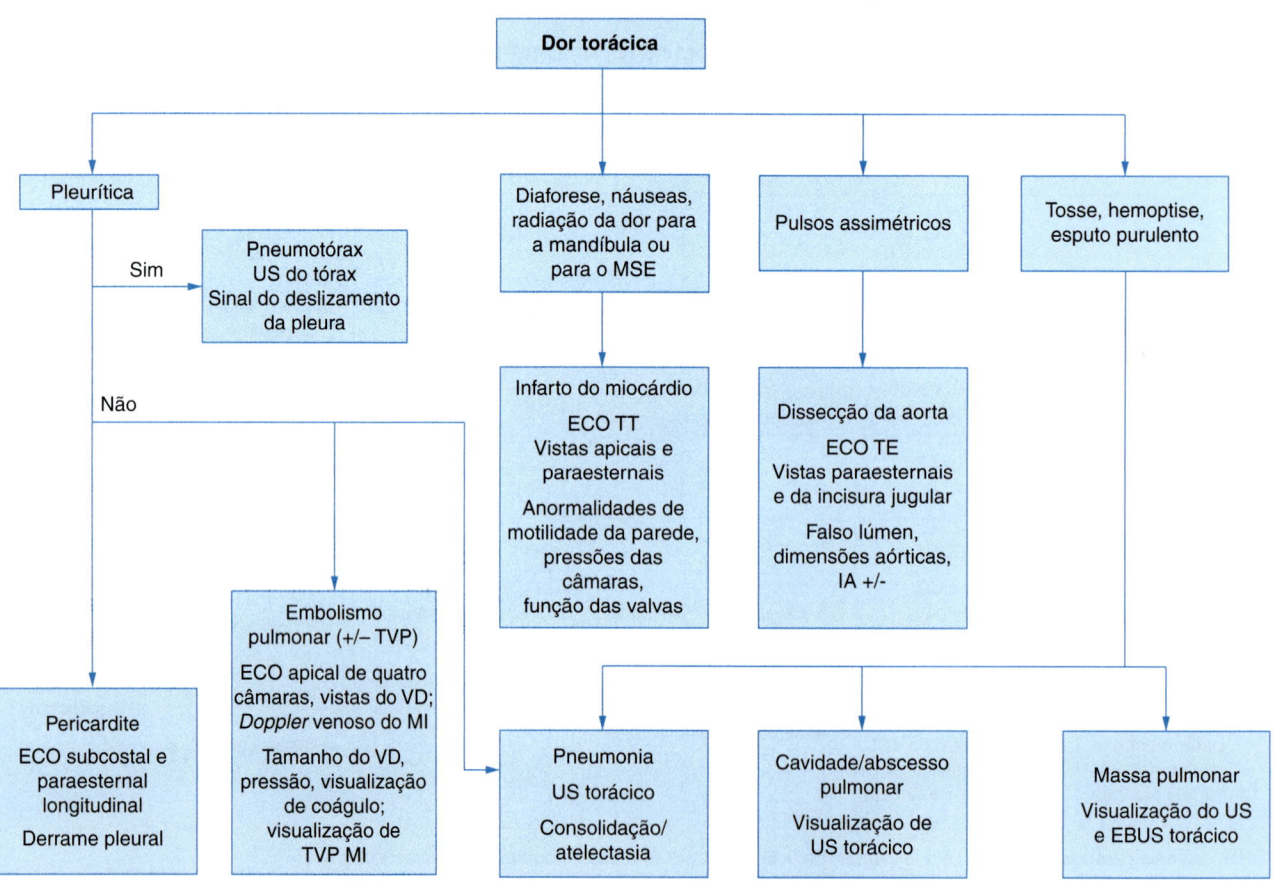

Dor torácica

- **Pleurítica**
  - **Sim** → **Pneumotórax**
    - US do tórax
    - Sinal do deslizamento da pleura
  - **Não**
    - **Pericardite**
      - ECO subcostal e paraesternal longitudinal
      - Derrame pleural
    - **Embolismo pulmonar (+/− TVP)**
      - ECO apical de quatro câmaras, vistas do VD; *Doppler* venoso do MI
      - Tamanho do VD, pressão, visualização de coágulo; visualização de TVP MI

- **Diaforese, náuseas, radiação da dor para a mandíbula ou para o MSE**
  - **Infarto do miocárdio**
    - ECO TT
    - Vistas apicais e paraesternais
    - Anormalidades de motilidade da parede, pressões das câmaras, função das valvas

- **Pulsos assimétricos**
  - **Dissecção da aorta**
    - ECO TE
    - Vistas paraesternais e da incisura jugular
    - Falso lúmen, dimensões aórticas, IA +/−

- **Tosse, hemoptise, esputo purulento**

- **Pneumonia**
  - US torácico
  - Consolidação/atelectasia

- **Cavidade/abscesso pulmonar**
  - Visualização de US torácico

- **Massa pulmonar**
  - Visualização do US e EBUS torácico

MI, membro inferior; ECO, ecocardiografia; VD, ventrículo direito; TVP, trombose venosa profunda; EBUS, ultrassonografia endobrônquica; TT, transtorácico; TE, transesofágico; MSE, membro superior esquerdo.

ALGORITMO DIAGNÓSTICO PARA SÍNDROME CORONARIANA AGUDA (SCA)

Sintomas sugestivos de síndrome coronariana aguda

- **Não cardíacos** → Tratamento conforme indicado pelo diagnóstico alternativo
- **Angina crônica estável** → Manejo de acordo com as diretrizes do ACC/AHA para angina crônica estável
- **Possível SCA** → ECG não diagnóstico, biomarcadores cardíacos no soro inicialmente normais. Considerar ETT para verificar a presença de anormalidades regionais da motilidade da parede induzidas pelo exercício
- **SCA definitiva**
  - **Sem elevação de ST** → Alterações de onda T e/ou ST, dor contínua e biomarcadores cardíacos positivos. ETT demonstra presença de anormalidades regionais de motilidade da parede
  - **Elevação de ST.** Considerar ETT para verificar a gravidade das anormalidades regionais da motilidade da parede e avaliar a função do VE → Avaliação para terapia de reperfusão → Manejo de acordo com as diretrizes do ACC/AHA para infarto do miocárdio com elevação de ST

Observar: 12 horas ou mais a partir do surgimento dos sintomas

- Ausência de dor recorrente; estudos de acompanhamento negativos
- Dor isquêmica recorrente ou estudos de acompanhamento positivos. **Diagnóstico de SCA confirmado** → Admissão hospitalar. Manejo via isquemia aguda

O eco com estresse demonstra presença de anormalidades regionais de motilidade da parede. Avaliar a função do VE se houver presença de isquemia (os testes podem ser realizados antes da alta ou no ambulatório)

- Potenciais diagnósticos negativos: desconforto não isquêmico; baixo risco de SCA → Arranjos para o acompanhamento ambulatorial do paciente
- Diagnóstico positivo de SCA confirmado ou altamente provável → Admissão hospitalar. Manejo via isquemia aguda

SCA, síndrome coronariana aguda; ACC/AHA, American College of Cardiology/American Heart Association; ECG, eletrocardiograma; VE, ventrículo esquerdo; ETT, ecocardiograma transtorácico.

ALGORITMO DIAGNÓSTICO DE SÍNCOPE

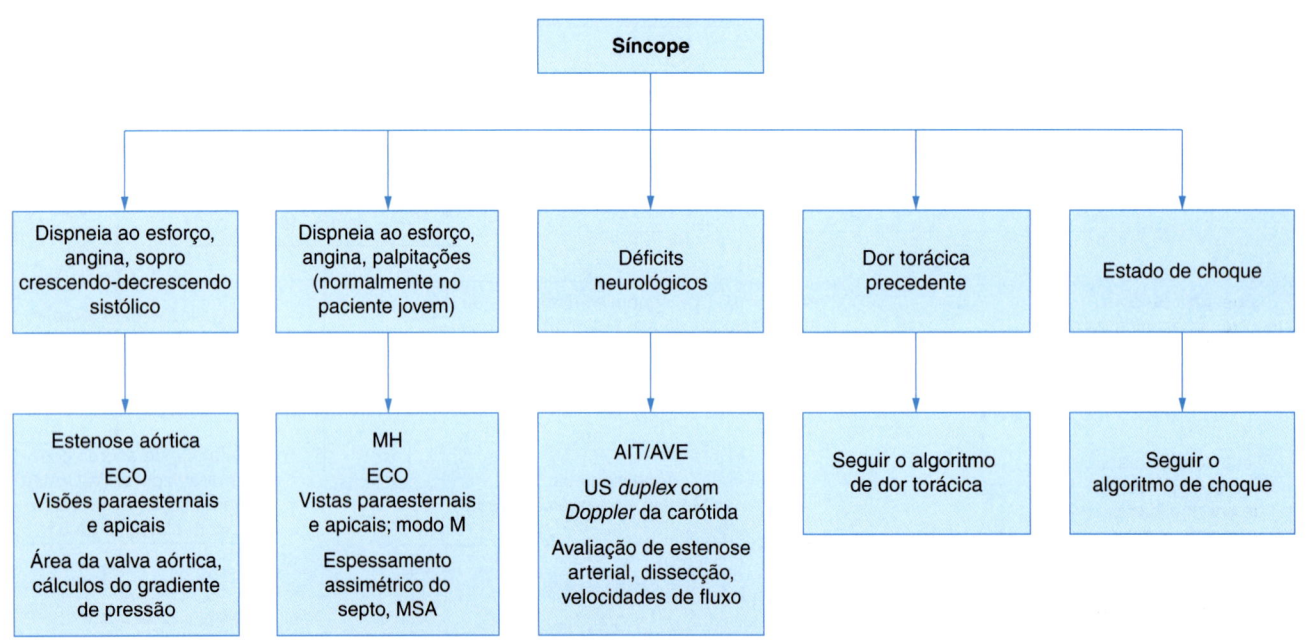

```
                                    Síncope
        ┌──────────────┬──────────────┼──────────────┬──────────────┐
        ▼              ▼              ▼              ▼              ▼
┌──────────────┐┌──────────────┐┌──────────────┐┌──────────────┐┌──────────────┐
│Dispneia ao   ││Dispneia ao   ││              ││              ││              │
│esforço,      ││esforço,      ││              ││              ││              │
│angina, sopro ││angina,       ││  Déficits    ││ Dor torácica ││  Estado de   │
│crescendo-    ││palpitações   ││neurológicos  ││  precedente  ││    choque    │
│decrescendo   ││(normalmente  ││              ││              ││              │
│sistólico     ││no paciente   ││              ││              ││              │
│              ││jovem)        ││              ││              ││              │
└──────┬───────┘└──────┬───────┘└──────┬───────┘└──────┬───────┘└──────┬───────┘
       ▼               ▼               ▼               ▼               ▼
┌──────────────┐┌──────────────┐┌──────────────┐┌──────────────┐┌──────────────┐
│Estenose      ││     MH       ││   AIT/AVE    ││              ││              │
│  aórtica     ││              ││              ││              ││              │
│    ECO       ││    ECO       ││ US duplex com││ Seguir o     ││  Seguir o    │
│Visões para-  ││Vistas para-  ││ Doppler da   ││ algoritmo    ││ algoritmo de │
│esternais e   ││esternais e   ││  carótida    ││ de dor       ││   choque     │
│   apicais    ││apicais;modo M││              ││ torácica     ││              │
│              ││              ││ Avaliação de ││              ││              │
│Área da valva ││ Espessamento ││estenose arte-││              ││              │
│aórtica, cál- ││ assimétrico  ││rial, dissec- ││              ││              │
│culos do gra- ││do septo, MSA ││ção, velocida-││              ││              │
│diente de     ││              ││des de fluxo  ││              ││              │
│ pressão      ││              ││              ││              ││              │
└──────────────┘└──────────────┘└──────────────┘└──────────────┘└──────────────┘
```

US, ultrassonografia; ECO, ecocardiograma; MSA, movimento sistólico anterior; AVE, acidente vascular encefálico; AIT, ataque isquêmico transitório; MH, miocardiopatia hipertrófica.

APÊNDICE B

ALGORITMO DIAGNÓSTICO E TERAPÊUTICO DE PARADA CARDÍACA DECORRENTE DE ATIVIDADE ELÉTRICA SEM PULSO OU ASSÍSTOLE

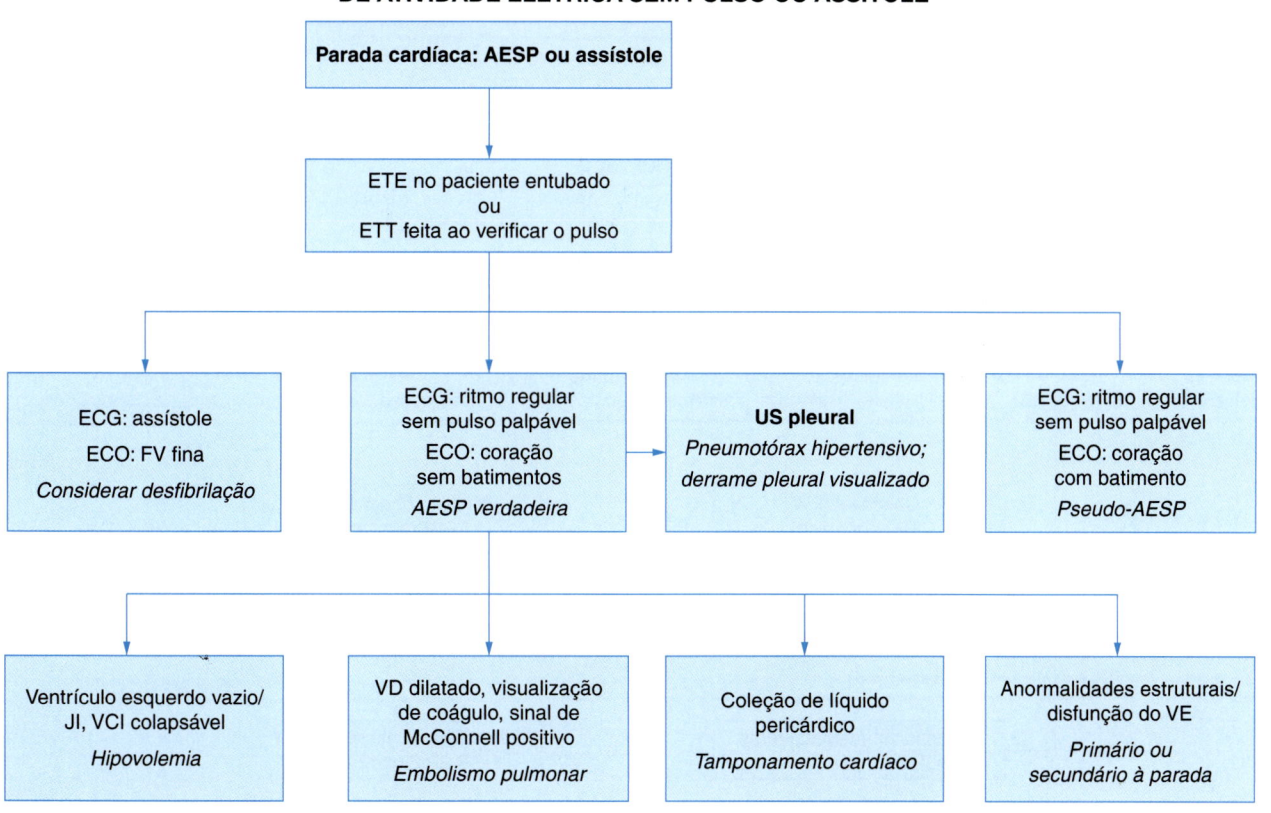

```
Parada cardíaca: AESP ou assístole
                │
                ▼
   ETE no paciente entubado
              ou
   ETT feita ao verificar o pulso
```

- **ECG: assístole**
  ECO: FV fina
  Considerar desfibrilação

- **ECG: ritmo regular sem pulso palpável**
  ECO: coração sem batimentos
  AESP verdadeira

- **US pleural**
  Pneumotórax hipertensivo; derrame pleural visualizado

- **ECG: ritmo regular sem pulso palpável**
  ECO: coração com batimento
  Pseudo-AESP

Ramificações da AESP verdadeira / Pseudo-AESP:

- Ventrículo esquerdo vazio/ JI, VCI colapsável
  Hipovolemia

- VD dilatado, visualização de coágulo, sinal de McConnell positivo
  Embolismo pulmonar

- Coleção de líquido pericárdico
  Tamponamento cardíaco

- Anormalidades estruturais/ disfunção do VE
  Primário ou secundário à parada

AESP, atividade elétrica sem pulso; ETE, ecocardiografia transesofágica; ETT, ecocardiografia transtorácica; ECG, eletrocardiograma; ECO, ecocardiografia; FV, fibrilação ventricular; US, ultrassonografia; VCI, veia cava inferior; JI, jugular interna; VD, ventrículo direito; VE, ventrículo esquerdo.

ALGORITMO DE FEEL

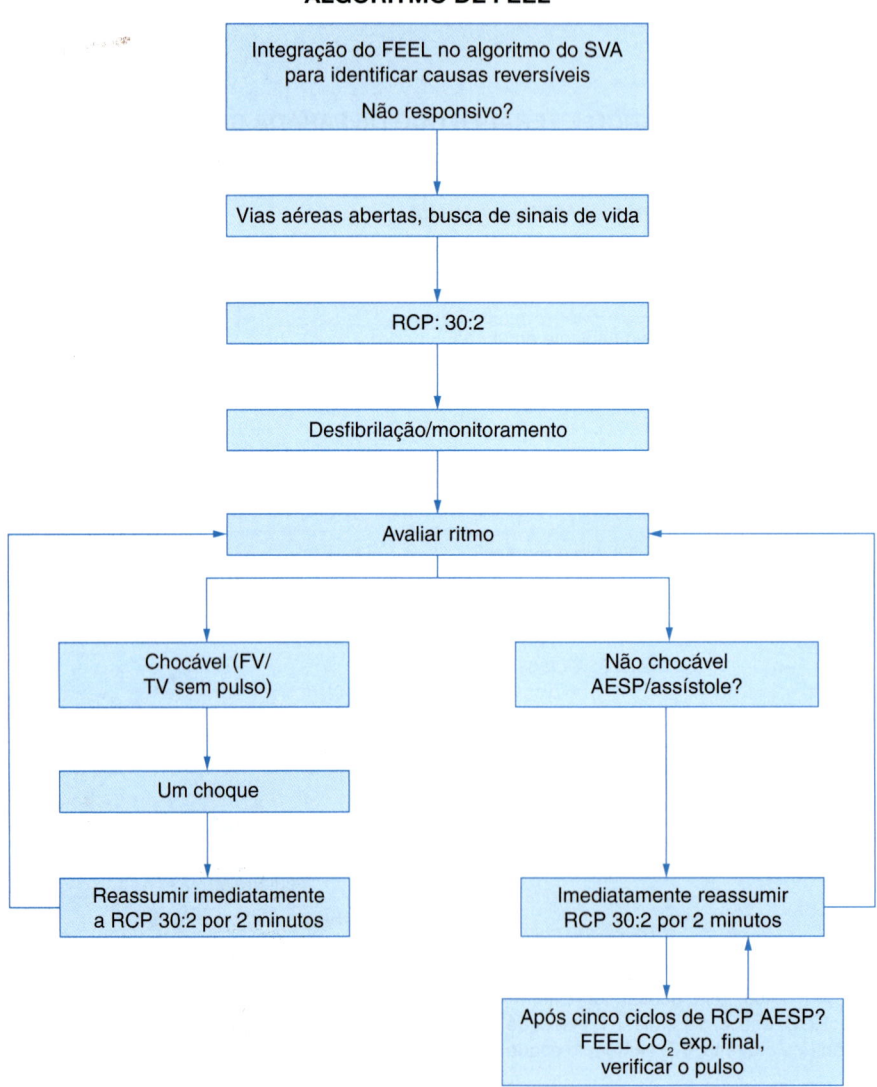

```
Integração do FEEL no algoritmo do SVA
para identificar causas reversíveis
Não responsivo?
         │
         ▼
Vias aéreas abertas, busca de sinais de vida
         │
         ▼
      RCP: 30:2
         │
         ▼
Desfibrilação/monitoramento
         │
         ▼
    Avaliar ritmo ◄──────────────┐
    ┌────┴────┐                  │
    ▼         ▼                  │
Chocável (FV/   Não chocável     │
TV sem pulso)   AESP/assístole?  │
    │              │             │
    ▼              │             │
Um choque          │             │
    │              ▼             │
    ▼         Imediatamente      │
Reassumir imediatamente  reassumir RCP 30:2
a RCP 30:2 por 2 minutos  por 2 minutos
    │              │             │
    │              ▼             │
    │     Após cinco ciclos de RCP AESP?
    │     FEEL CO₂ exp. final,
    │     verificar o pulso
    └──────────────────────────────┘
```

FEEL, *focused echocardiographic evaluation in life support*;
SVA, suporte de vida avançado; RCP, ressuscitação cardiopulmonar;
FV, fibrilação ventricular; TV, taquicardia ventricular; AESP, atividade elétrica sem pulso.

ALGORITMO DIAGNÓSTICO DE CHOQUE

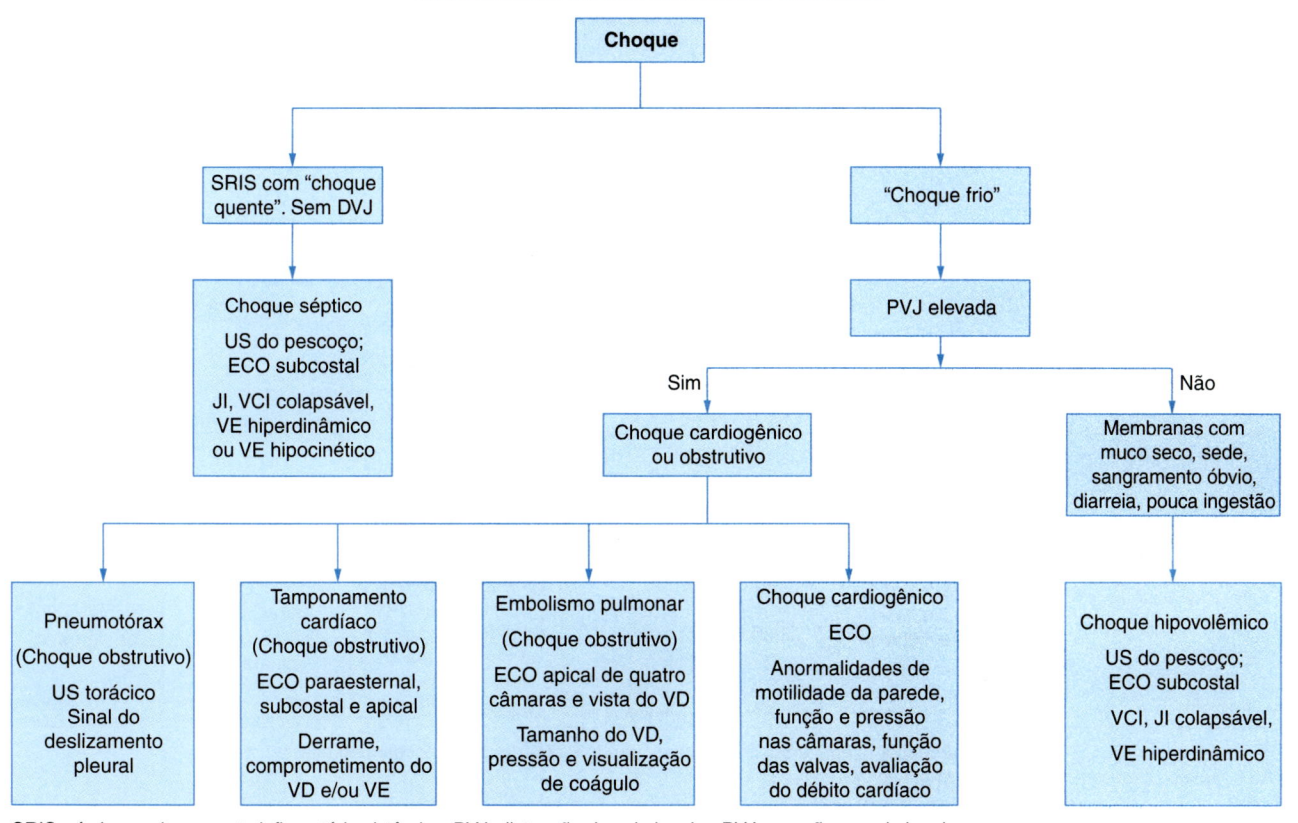

```
                              Choque
                                │
                ┌───────────────┴───────────────┐
    SRIS com "choque                        "Choque frio"
    quente". Sem DVJ                             │
           │                                PVJ elevada
           │                          ┌──────────┴──────────┐
    Choque séptico                   Sim                   Não
                                      │                     │
    US do pescoço;              Choque cardiogênico   Membranas com
    ECO subcostal               ou obstrutivo         muco seco, sede,
                                                      sangramento óbvio,
    JI, VCI colapsável,                               diarreia, pouca ingestão
    VE hiperdinâmico
    ou VE hipocinético
```

┌──────────────┬──────────────┬──────────────┬──────────────┐
│ Pneumotórax │ Tamponamento │ Embolismo   │ Choque   │
│ (Choque   │ cardíaco   │ pulmonar   │ cardiogênico │
│ obstrutivo) │ (Choque   │ (Choque   │   │
│   │ obstrutivo) │ obstrutivo) │ ECO   │
│ US torácico │   │   │   │
│ Sinal do   │ ECO para-   │ ECO apical   │ Anormalidades│
│ deslizamento │ esternal,   │ de quatro   │ de motilidade│
│ pleural   │ subcostal e │ câmaras e   │ da parede,   │
│   │ apical   │ vista do VD │ função e   │
│   │   │   │ pressão nas │
│   │ Derrame,   │ Tamanho do   │ câmaras,   │
│   │ comprometi- │ VD, pressão │ função das   │
│   │ mento do VD │ e visualiza- │ valvas,   │
│   │ e/ou VE   │ ção de   │ avaliação do │
│   │   │ coágulo   │ débito   │
│   │   │   │ cardíaco   │
└──────────────┴──────────────┴──────────────┴──────────────┘

Choque hipovolêmico

US do pescoço;
ECO subcostal

VCI, JI colapsável,
VE hiperdinâmico

SRIS, síndrome da resposta inflamatória sistêmica; DVJ, distensão da veia jugular; PVJ, pressão na veia jugular;
US, ultrassonografia; ECO, ecocardiograma; JI, jugular interna; VCI, veia cava inferior; VE, ventrículo esquerdo; VD, ventrículo direito.

ALGORITMO DIAGNÓSTICO PARA TRAUMA (VER TAMBÉM CAPS. 7 E 10)

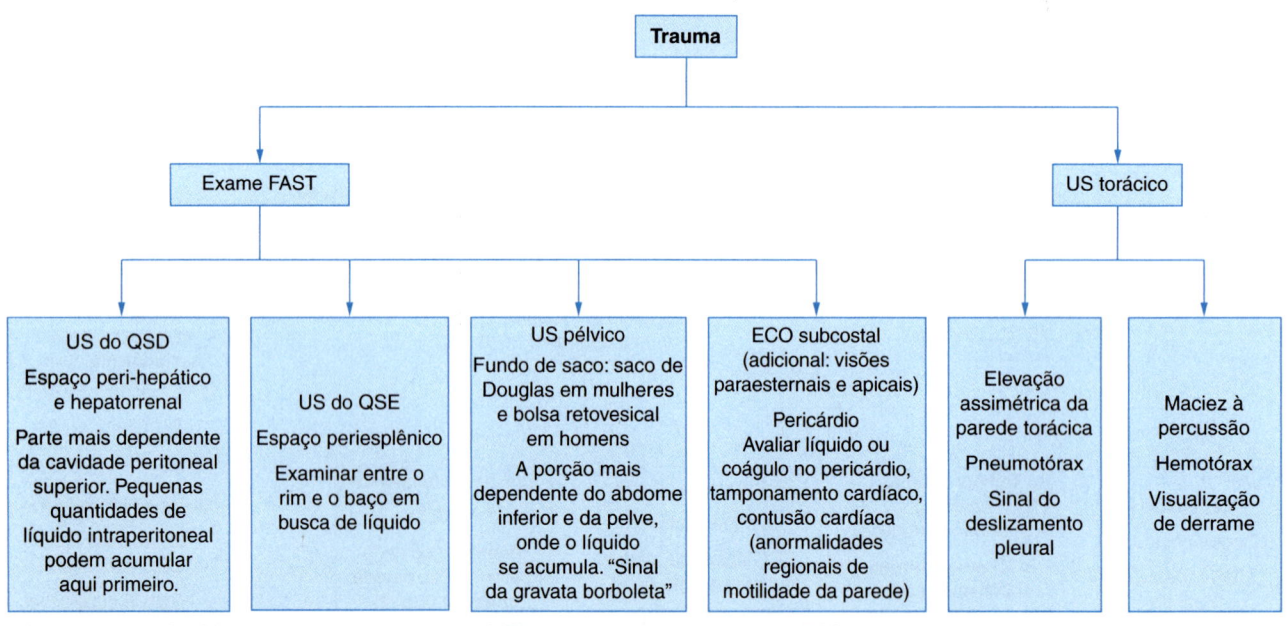

Trauma
├── **Exame FAST**
│   ├── **US do QSD**
│   │   Espaço peri-hepático e hepatorrenal
│   │   Parte mais dependente da cavidade peritoneal superior. Pequenas quantidades de líquido intraperitoneal podem acumular aqui primeiro.
│   ├── **US do QSE**
│   │   Espaço periesplênico
│   │   Examinar entre o rim e o baço em busca de líquido
│   ├── **US pélvico**
│   │   Fundo de saco: saco de Douglas em mulheres e bolsa retovesical em homens
│   │   A porção mais dependente do abdome inferior e da pelve, onde o líquido se acumula. "Sinal da gravata borboleta"
│   └── **ECO subcostal** (adicional: visões paraesternais e apicais)
│   Pericárdio
│   Avaliar líquido ou coágulo no pericárdio, tamponamento cardíaco, contusão cardíaca (anormalidades regionais de motilidade da parede)
└── **US torácico**
    ├── Elevação assimétrica da parede torácica
    │   Pneumotórax
    │   Sinal do deslizamento pleural
    └── Maciez à percussão
        Hemotórax
        Visualização de derrame

US, ultrassonografia; QSD, quadrante superior direito; QSE, quadrante superior esquerdo; ECO, ecocardiografia; FAST, *focused assessment with sonography for trauma*.

APÊNDICE B

ALGORITMO DIAGNÓSTICO PARA DOR ABDOMINAL (VER TAMBÉM CAP. 10)

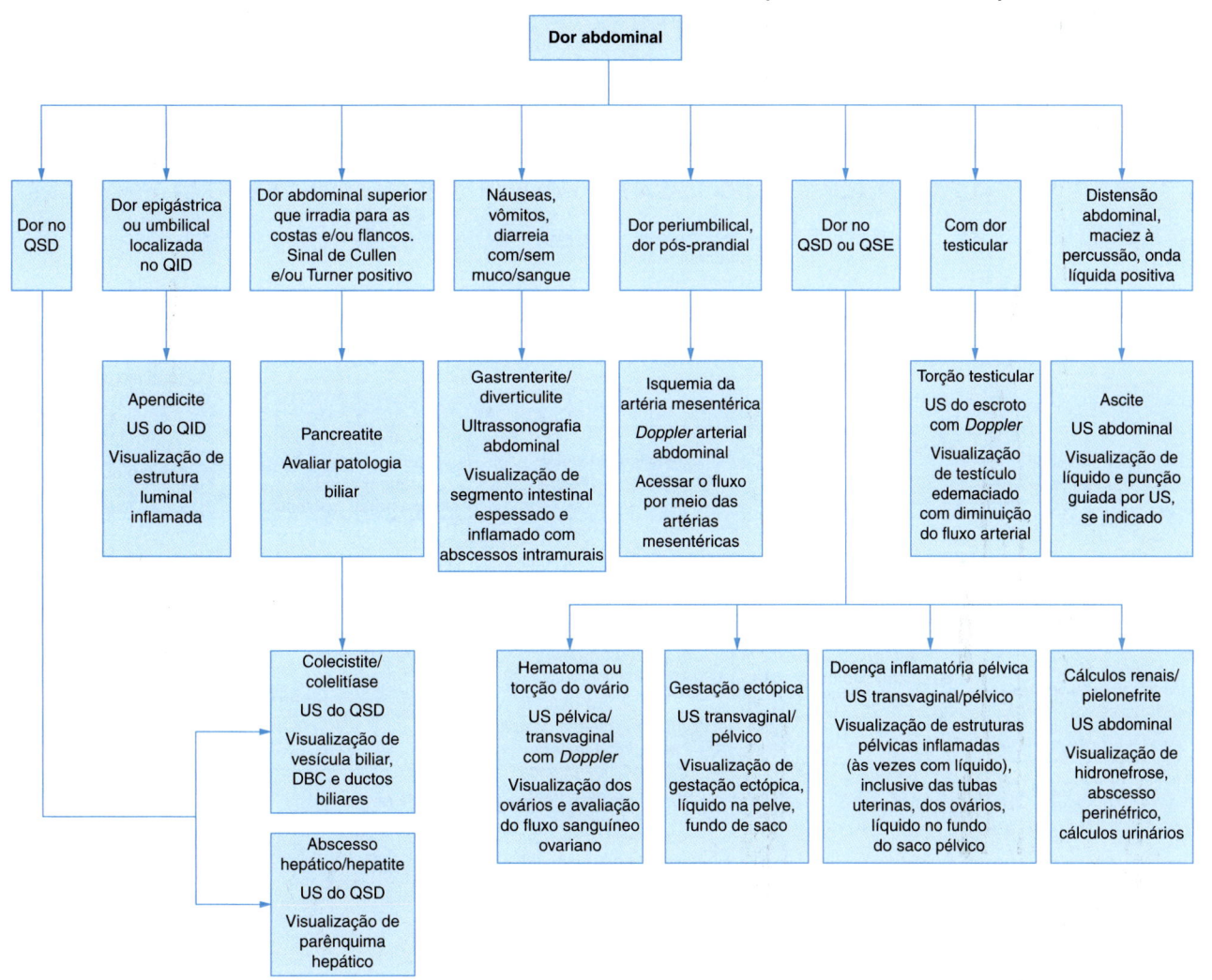

Dor abdominal

- **Dor no QSD**

- **Dor epigástrica ou umbilical localizada no QID**
  - Apendicite
  - US do QID
  - Visualização de estrutura luminal inflamada

- **Dor abdominal superior que irradia para as costas e/ou flancos. Sinal de Cullen e/ou Turner positivo**
  - Pancreatite
  - Avaliar patologia biliar
    - Colecistite/colelitíase
    - US do QSD
    - Visualização de vesícula biliar, DBC e ductos biliares
    - Abscesso hepático/hepatite
    - US do QSD
    - Visualização de parênquima hepático

- **Náuseas, vômitos, diarreia com/sem muco/sangue**
  - Gastrenterite/diverticulite
  - Ultrassonografia abdominal
  - Visualização de segmento intestinal espessado e inflamado com abscessos intramurais

- **Dor periumbilical, dor pós-prandial**
  - Isquemia da artéria mesentérica
  - *Doppler* arterial abdominal
  - Acessar o fluxo por meio das artérias mesentéricas
    - Hematoma ou torção do ovário
    - US pélvica/transvaginal com *Doppler*
    - Visualização dos ovários e avaliação do fluxo sanguíneo ovariano
    - Gestação ectópica
    - US transvaginal/pélvico
    - Visualização de gestação ectópica, líquido na pelve, fundo de saco

- **Dor no QSD ou QSE**
  - Doença inflamatória pélvica
  - US transvaginal/pélvico
  - Visualização de estruturas pélvicas inflamadas (às vezes com líquido), inclusive das tubas uterinas, dos ovários, líquido no fundo do saco pélvico

- **Com dor testicular**
  - Torção testicular
  - US do escroto com *Doppler*
  - Visualização de testículo edemaciado com diminuição do fluxo arterial

- **Distensão abdominal, maciez à percussão, onda líquida positiva**
  - Ascite
  - US abdominal
  - Visualização de líquido e punção guiada por US, se indicado
  - Cálculos renais/pielonefrite
  - US abdominal
  - Visualização de hidronefrose, abscesso perinéfrico, cálculos urinários

QSD, quadrante superior direito; QID, quadrante inferior direito; QSE, quadrante superior esquerdo; US, ultrassonografia; DBC, ducto biliar comum.

ALGORITMO DIAGNÓSTICO PARA AUMENTO DE CIRCUNFERÊNCIA ABDOMINAL
(VER TAMBÉM CAP. 10)

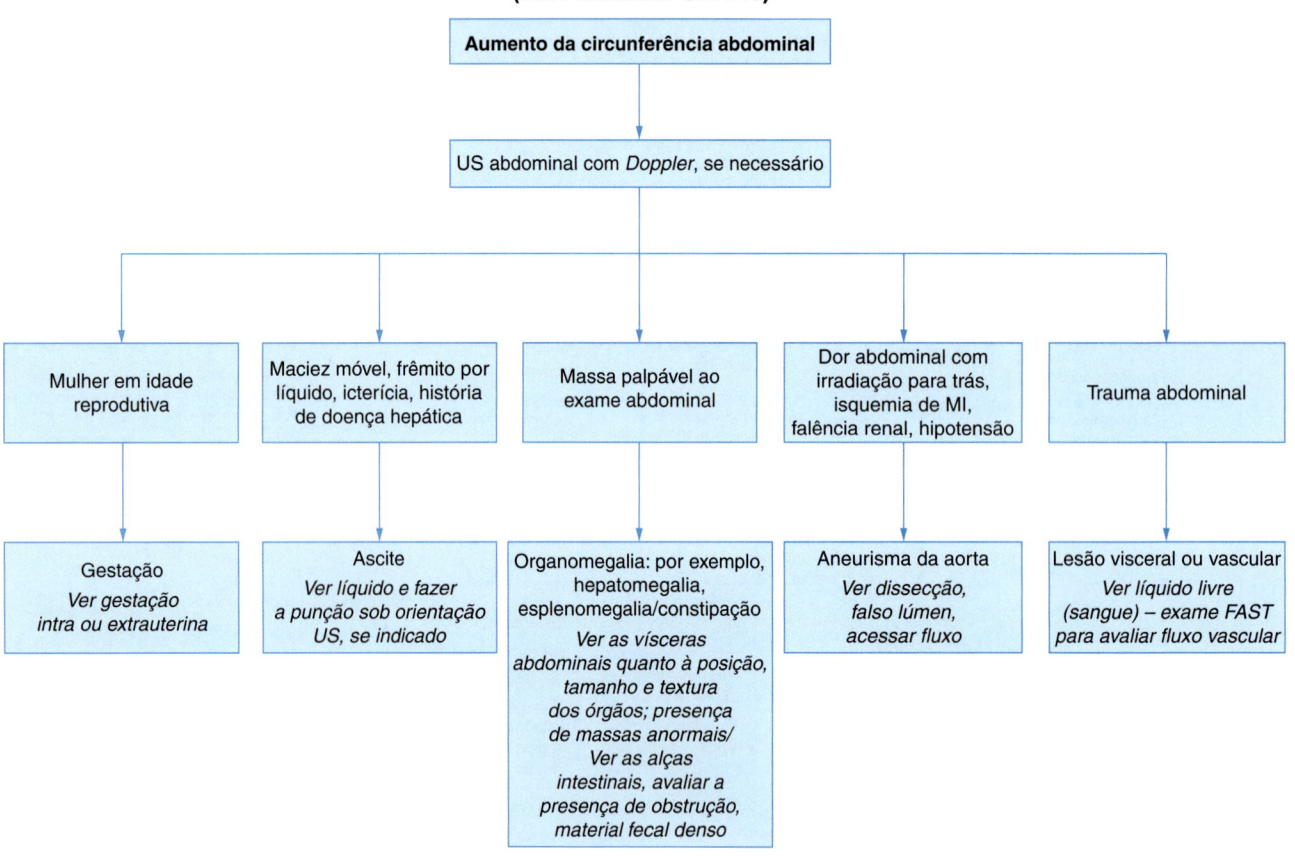

Aumento da circunferência abdominal
↓
US abdominal com *Doppler*, se necessário

- **Mulher em idade reprodutiva**
  → Gestação
  Ver gestação intra ou extrauterina

- **Maciez móvel, frêmito por líquido, icterícia, história de doença hepática**
  → Ascite
  Ver líquido e fazer a punção sob orientação US, se indicado

- **Massa palpável ao exame abdominal**
  → Organomegalia: por exemplo, hepatomegalia, esplenomegalia/constipação
  Ver as vísceras abdominais quanto à posição, tamanho e textura dos órgãos; presença de massas anormais/ Ver as alças intestinais, avaliar a presença de obstrução, material fecal denso

- **Dor abdominal com irradiação para trás, isquemia de MI, falência renal, hipotensão**
  → Aneurisma da aorta
  Ver dissecção, falso lúmen, acessar fluxo

- **Trauma abdominal**
  → Lesão visceral ou vascular
  Ver líquido livre (sangue) – exame FAST para avaliar fluxo vascular

US, ultrassonografia; FAST, *focused assessment with sonography for trauma*; MI, membro inferior.

ACHADOS DA ULTRASSONOGRAFIA DIAGNÓSTICA, PARA PACIENTES DO SEXO FEMININO, COM DOR ABDOMINAL (VER TAMBÉM CAP. 11)

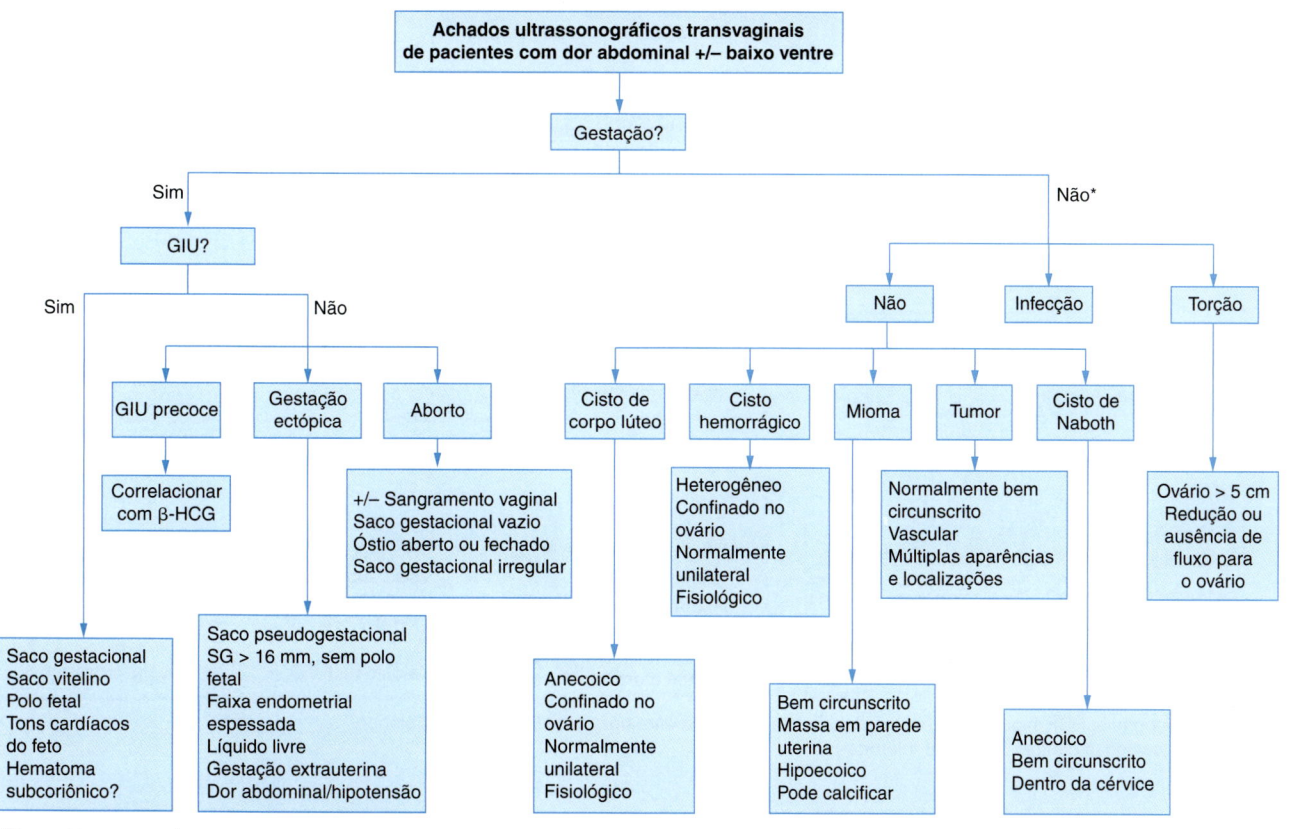

Achados ultrassonográficos transvaginais de pacientes com dor abdominal +/− baixo ventre

↓

Gestação?

- **Sim** → **GIU?**
  - **Sim** → **GIU precoce** → Correlacionar com β-HCG
    - Saco gestacional
    - Saco vitelino
    - Polo fetal
    - Tons cardíacos do feto
    - Hematoma subcoriônico?
  - **Não**
    - **Gestação ectópica**
      - Saco pseudogestacional
      - SG > 16 mm, sem polo fetal
      - Faixa endometrial espessada
      - Líquido livre
      - Gestação extrauterina
      - Dor abdominal/hipotensão
    - **Aborto**
      - +/− Sangramento vaginal
      - Saco gestacional vazio
      - Óstio aberto ou fechado
      - Saco gestacional irregular

- **Não***
  - **Não**
    - **Cisto de corpo lúteo**
      - Heterogêneo
      - Confinado no ovário
      - Normalmente unilateral
      - Fisiológico
    - **Cisto hemorrágico**
      - Anecoico
      - Confinado no ovário
      - Normalmente unilateral
      - Fisiológico
    - **Mioma**
      - Normalmente bem circunscrito
      - Vascular
      - Múltiplas aparências e localizações
    - **Tumor**
      - Bem circunscrito
      - Massa em parede uterina
      - Hipoecoico
      - Pode calcificar
    - **Cisto de Naboth**
      - Anecoico
      - Bem circunscrito
      - Dentro da cérvice
  - **Infecção**
  - **Torção**
    - Ovário > 5 cm
    - Redução ou ausência de fluxo para o ovário

*Deve obter exame abrangente

GIU, gestação intrauterina; β-HCG, unidade β da gonadotrofina coriônica humana; SG, saco gestacional.

ALGORITMO DIAGNÓSTICO PARA INSUFICIÊNCIA RENAL

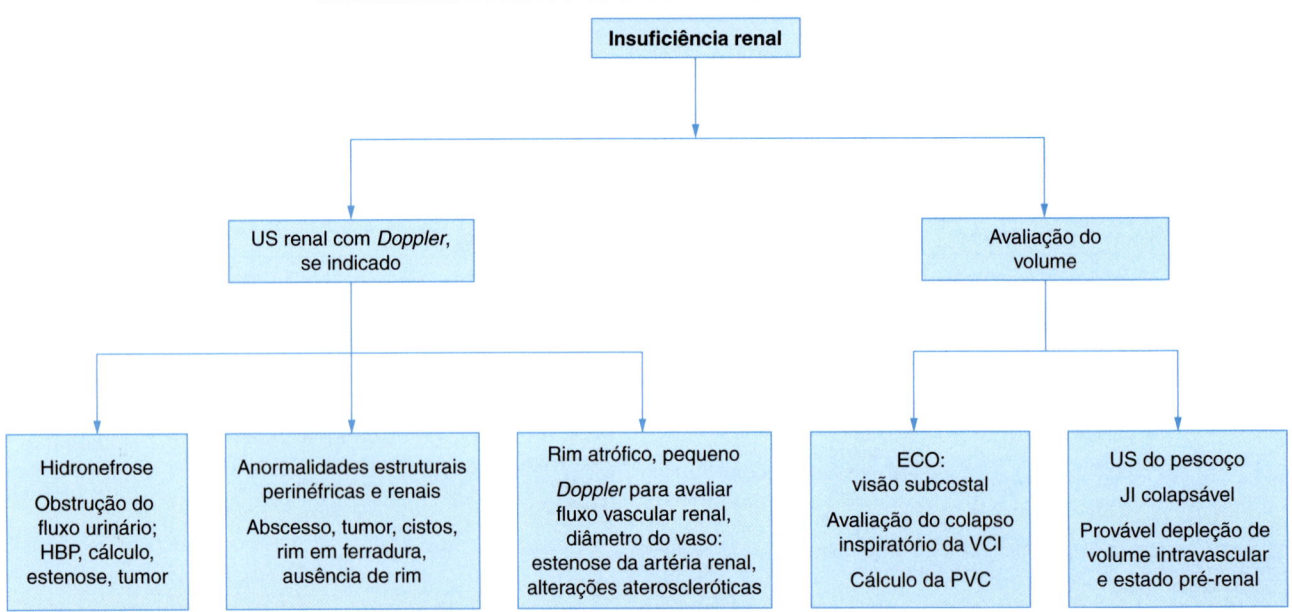

Insuficiência renal

- **US renal com *Doppler*, se indicado**
  - **Hidronefrose**
    Obstrução do fluxo urinário; HBP, cálculo, estenose, tumor
  - **Anormalidades estruturais perinéfricas e renais**
    Abscesso, tumor, cistos, rim em ferradura, ausência de rim
  - **Rim atrófico, pequeno**
    Doppler para avaliar fluxo vascular renal, diâmetro do vaso: estenose da artéria renal, alterações ateroscleróticas
- **Avaliação do volume**
  - **ECO:** visão subcostal
    Avaliação do colapso inspiratório da VCI
    Cálculo da PVC
  - **US do pescoço**
    JI colapsável
    Provável depleção de volume intravascular e estado pré-renal

US, ultrassonografia; HBP, hipertrofia benigna da próstata; ECO, ecocardiograma; VCI, veia cava inferior; PVC, pressão venosa central; JI, jugular interna.

ALGORITMO DIAGNÓSTICO PARA DOR NO MEMBRO INFERIOR

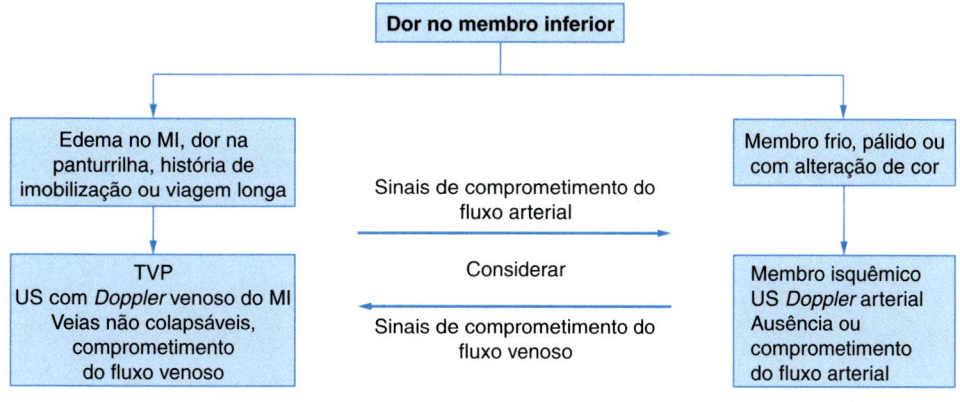

```
                        Dor no membro inferior
                       /                      \
    Edema no MI, dor na                        Membro frio, pálido ou
    panturrilha, história de                   com alteração de cor
    imobilização ou viagem longa
            |                  Sinais de comprometimento do
            |                  ─────── fluxo arterial ───────►
            ▼                          Considerar                      ▼
          TVP                  ◄── Sinais de comprometimento do     Membro isquêmico
    US com Doppler venoso do MI         fluxo venoso                US Doppler arterial
    Veias não colapsáveis,                                          Ausência ou
    comprometimento                                                 comprometimento
    do fluxo venoso                                                 do fluxo arterial
```

MI, membro inferior; TVP, trombose venosa profunda; US, ultrassonografia.

Índice

Os números seguidos por "*f*" e "*t*" denotam figuras e tabelas, respectivamente.

A

Aborto, 135-137, 137*f*, 302*f*
Abscessos
    fígado, 301*f*
    intraparenquimatoso renal, 158-159*f*, 160
    peritonsilar, 248*t*
    pescoço, 248*t*
    pulmão, 294*f*
Absorção, 282
Acuson P10 (Siemens), 7*f*
AIUM. *Ver* American Institute for Ultrasound Medicine
Ajuste da frequência dinâmica, 284
Alcance
    ambiguidade, 282
    dinâmica, 284
    equação, 286-287
Algoritmos
    para choque, 299*f*
    para circunferência abdominal aumentada, 303*f*
    para dispneia, 293*f*
    para dor abdominal, 301*f*, 302*f*
    para dor em membro inferior, 305*f*
    para dor torácica, 294*f*
    para eletrocardiografia, 103*f*
    para entubação, 42-43*f*, 292*f*
    para FEEL, 298*f*
    para inserção de tubo endotraqueal, 42-43*f*, 292*f*
    para insuficiência renal, 304*f*
    para parada cardíaca, 297*f*
    para queixas oculares, 290*f*
    para síncope, 296*f*
    para síndrome coronariana aguda, 103*f*, 295*f*
    para trauma, 300*f*
    para ultrassonografia ocular, 291*f*
    para ultrassonografia pélvica, 141*f*, 142*f*
Algoritmos diagnósticos. *Ver* Algoritmos
Ambientes com recursos limitados, 274-275
American Institute for Ultrasound Medicine (AIUM), 282
American Registry for Diagnostic Medical Sonography (ARDMS), 282
American Society of Echocardiography (ASE), 282
Amplificação, 282
Analgesia, epidural. *Ver* Bloqueio de nervo
Análise da morfologia da onda
    com ultrassonografia arterial, 200-203, 203*t*
    espectral, 287-288
Anestesiologia. *Ver também* Bloqueio de nervo
    educação, 262
    no ciclo de vida do médico, 3*f*
Aneurisma, aórtico, 117, 118*f*, 303*f*
Anexial, 132*f*, 133, 141
Angina, 296*f*
Anisotropia, 171*f*
Anormalidade da motilidade da parede
    diagnóstico, 105, 106
    induzida por exercício, 101
Aorta
    abdominal, 116
        anatomia normal, 116, 117*f*
        dissecções, 117, 118*f*
        doença oclusiva, 117
        aneurisma, 117, 118*f*, 303*f*
    ascendente, 95, 96-97*f*
    descendente, 96-97
    transversa, 96-97, 96-97*f*
Apendicite, 124-125, 126*f*, 301*f*
Aperture time, 15, 18
Apneia, do sono, 69-70
ARDMS. *Ver* American Registry for Diagnostic Medical Sonography
Artefatos, 29, 282
    cauda de cometa, 30-31, 30-31*f*, 72-73, 286-287
    de imagem em espelho, 30-32, 30-32*f*, 285-286
    de lobo, 31-33, 31-33*f*
    de realce, 30-31, 30-31*f*
    Doppler, 31-33, 32-33*f*
    refração, 30-32, 31-33*f*
    reverberações, 30-31, 30-31*f*
    ring-down, 30-31, 30-31*f*
    sombras acústicas, 29, 29*f*-31*f*, 153, 286-287
    velocidade de propagação, 14, 30-33
Artéria. *Ver também* Doença arterial coronariana
    cabeça e pescoço, 200-202*f*
    carótida, 203-205
    coronária, 105*f*
    ecocardiografia, 95-97
    femoral, 201*f*, 202*f*
    membro
        inferior, 199-200*f*
        superior, 198*f*
    mesentérica, 301*f*
    pulmonar, 96-97, 97*f*, 98*f*
    veias diferenciadas das, 233, 234
Articulação acromioclavicular, 173-174, 176*f*
Árvore biliar, 121-124
As low as reasonably achievable (ALARA), 17, 282
Ascite, 6*f*, 113, 114*f*
    diagnóstico, 301*f*, 303*f*
    sem complicação, 244*f*
ASE. *Ver* American Society of Echocardiography
Astronautas, treinamento, 274-278
Atelectasia pulmonar, 75
Átrio
    direito, 83*f*, 92-93
    esquerdo, 91-93, 93-94*f*
Avaliação das vias aéreas, 69-70

B

Baço, 123-125, 123-124*f*
Banda, 283
Bioefeitos, 16, 283
Biópsia
    sondas para, 289*f*
    tireoide, 47-49
Bloqueio de nervo. *Ver também* Bloqueio do plexo braquial
    anatomia, 207
    escolha da sonda, 207
    espaço epidural, 208*f*
    reembolso, 208
    ciático, 212-214, 214*f*, 214*t*
    de tronco, 211
        intercostal, 211-212, 211*f*, 212*t*
        plano abdominal transverso, 211*f*, 212, 212*t*
    femoral, 212-213, 212-213*f*, 212-213*t*
    membro inferior, 212-213
    periférico, 208-209, 208*t*, 209*f*
Bloqueio do plexo braquial, 209
    axilar, 208*t*, 210-211, 211*f*, 211*t*
    interescaleno, 208*t*, 209-210, 209*f*, 210*t*
    solução anestésica, 209
    sonda para, 209
    supraclavicular, 210, 210*f*, 210*t*
    transdutor para, 208*t*

C

Cabeça
    artérias, 200-202*f*
    ultrassonografia pediátrico, 248-249, 248*t*
Cálculo
    biliar, 122-123*f*
    renal, 155, 157, 301*f*
    vesical, 160, 159, 162*f*
Canulação. *Ver* Canulação venosa
Canulação venosa, 230-231
    armadilhas, 237-238
    complicações, 230, 231*t*
    da veia axilar, 236
    da veia femoral, 236-238, 237-238*f*
    da veia jugular, 234-236
    da veia subclávia 236
    orientação ultrassonográfica
        diferenciação, 233-234
        dinâmico, 233*t*
        Doppler, 232-233, 232-233*f*
        estático, 233*t*
        modos, 231-233, 231*f*

orientação, 233, 233f
planos, 232-233
seleção do transdutor, 231
técnicas232-238
Carcinoma
célula de transição, 160, 159, 162f, 163
célula renal, 118
do pâncreas, 120-121
hepatocelular, 115, 115f
tireoide, 46-47
Cavitação, 16, 283
Cérvice, 128f
Choque
algoritmo diagnóstico, 299f
cardiogênico, 299f
hipovolêmico, 299f
síncope com, 296f
Cianose, 293f
Ciclo de vida do médico, 3f
Ciclo de vida do paciente, 3f
Circunferência abdominal, aumentada, algoritmo diagnóstico, 303f
Cirrose, 114, 114f
Cirurgia
educação, 262
no ciclo de vida do médico, 3f
Cisto. Ver também Colecistite
corpo lúteo, 302f
de Naboth, 302f
ducto tireoglosso, 248t
fendas branquiais, 248t
hemorrágico, 302f
hepático, 115-116, 116f
intratesticular, 164, 166f
no colédoco, 122-124
ovariano, 137-138, 138f
pancreático, 120-121, 120-121f
patologia mamária, 65-67, 65-67f
renal, 158-159f, 160
tireoide, 248t
Coagulopatia, 231t
Coágulos sanguíneos, na bexiga, 159, 162f, 163
Colangite, esclerosante primária, 123-124
Coleção pericárdica, 225-227, 226f-228f, 227-228
Coleção pleural, 225-227, 226f, 227-228
Colecistite
diagnóstico, 301f
na vesícula biliar, 122-123, 122-123f

Coledocolitíase, 122-123, 122-123f
Cólica biliar, 121-122, 122-123f
Coluna, anatomia, 237-238, 238f
Compensação. Ver Compensação de ganho no tempo
Compensação de ganho no tempo, 27, 28f, 283
Composição corporal, 231t
Coração
anatomia, 221-222
câmaras, 88-93, 223-225, 224-225f
consumo de oxigênio, 101
doença, valvar, 79-88
normal versus cheio de líquido, 3f
tons fetais, 133t
Corpo estranho intraocular, 55, 55f, 290f, 291f
Cotovelo
anatomia, 176, 177f
visualizações, 176
anterior, 178f
longitudinal anterior, 178, 179f
longitudinal lateral, 178-179, 180f
longitudinal medial, 178, 179f
longitudinal posteromedial, 181, 181f
medial, 178
posterior, 179, 180f
Crianças, 247-248. Ver também Pediatria
Cruzamento, 283

D

DAC. Ver Doença arterial coronariana
Débito cardíaco, 89
Decibel, 283
Dedos, 183, 183f
Déficit neurológico, 296f
Demodulação, 283
Derrame. Ver também Derrame pleural
no pericárdio, 93-94, 94-95f, 294f
parapneumônico, 240
pericardite e, 95, 95f
Derrame pleural
margens, 241f
no pulmão, 72-74, 73-74f
transudativo, 240f

Descolamento da retina, 54, 54f, 290f, 291f
Deslizamento pleural, 251t
Diaforese, 294f
Diafragma
órgãos em relação a, 241f
ultrassonografia do, 70-71, 71-72f
Didelfo, 128
Difração, 284
Dispneia
algoritmo diagnóstico, 293f
de esforço, 296f
Divergência, 284
Diverticulite, diagnóstico, 301f
Divertículo, 159, 162f, 163
Dobutamina, 101, 102f, 107f
Doença arterial coronariana (DAC)
ecocardiografia sob estresse, 101
ventrículo esquerdo, 89, 90f, 91f
Doença aterosclerótica periférica, 199-200
Doença celíaca, 124-125
Doença da valva tricúspide, 88
Doença de Crohn, 124-125, 126f
Doença de Graves, 45-47, 47-48t
Doença inflamatória pélvica, 301f
Doença pulmonar intersticial, 75
Doença sinusal, 36-37
Doença trofoblástica, gestacional, 138-139
Doença trofoblástica gestacional, 138-139
Dor
controle, 207
membro, 305f
Dor abdominal, 113t
algoritmos diagnósticos geral, 301f
pacientes do sexo masculino, 302f
Dor torácica
algoritmo diagnóstico, 294f
síncope precedente, 296f
Dosimetria, 284
Ductos
na mama, 63-67, 64-67f
tireoglosso, 248t

E

Ecocardiografia, 284. Ver também Focus assessed transthoracic echocardiography; Focused echocardiographic evaluation in life support
anatomia do coração, 221-222
das câmaras cardíacas, 88-93, 223-225, 224-225f
de insuficiência tricúspide, 85f, 88, 89f
de shunts, 97, 98f, 99f
do pericárdio, 92-95
do sistema vascular, 95-97
equipamento, 77, 102
estenose
aórtica, 79-81, 85f-87f
mitral, 82-83, 86-88f
tricúspide, 88
estresse
acurácia, 106
critérios diagnósticos, 104, 106
DAC, 101
dobutamina, 101, 102f, 107f
equipamentos, 102
metodologia, 101-102
pessoal necessário, 103
posicionamento da sonda, 104f
preparação do paciente, 103
incidências, padrão, 77, 78f-84f
modo M, 77, 84f
pelo médico emergencista, 218
RCP com, 218
regurgitação
aórtica, 80-83, 86-87f
mitral, 82-87, 87-88f
pulmonar, 84f, 88
ultrassonografia com Doppler, 77, 84f-85f
Ecocardiografia limitada à beira do leito feita pelo médico emergencista, 218
Edema
de alta altitude, 278-279
dependente, 293f
Educação, 2, 4, 270-271t, 271-273. Ver também Virginia Tech Carilion School of Medicine
acima do nível de graduação, 262-263

anestesia, 262
com OPE, 276-279, 277-278f
de astronautas, 274-278
em medicina cirúrgica, 262
em medicina de emergência, 260-261
em medicina interna, 261-262
estrutura do rodízio dos residentes, 261
FAST, 260
ferramentas *e-learning*, 276-278, 277-278f
medidas "de alcance", 271-272
nível de graduação, 260
obstetrícia e ginecologia, 261
para não especialistas, 272-273
treinamento em ultrassonografia, 2, 4, 8, 263
portátil, 256, 257t, 259-260, 259t
programa modelo, 264t-265t, 265
Efeito *Doppler*, 10-12
Efeitos térmicos, da radiação da ultrassonografia, 16
Elastometria, 287-288
Elemento
ativo, 282
PZT, 18-22, 20f, 24-25
Eletrocardiografia
algoritmo, 103f
dobutamina, 107f
versus ultrassonografia, 268
Embolismo pulmonar, 294f, 299f
Encefalografia, 284
Entubação, laringe/endotraqueal, 38-41
algoritmos, 42-43f, 292f
posição do tubo endotraqueal, 38-41, 43-44t
ultrassonografia
pleural, 43-44
técnica, 40-44
visualização longitudinal, 40-41f
visualização transversa, 40-41f
Epididimite, 163, 164, 165f
Equação de Bernoulli, 283
Escala dinâmica, 284
Escroto, 163
Espaço pleural, 240

Esplenomegalia, 123-124f, 124-125
Esputo, purulento, 294f
Estação Espacial Internacional, 272-273
pesquisa, 278-280
ultrassonografia, 275-278
Esteatose, fígado, 115, 115f
Estenose
aórtica, 79-81, 85f-87f
mitral, 82-83, 86-88f
tricúspide, 88
Estertores, 293f
Estetoscópio, 6
Euvolemia, 117
Exame físico, 5-6
da laringe, 39-41
dos seios paranasais, 36-37
no processo de tomada de decisão, 6
Extremidade
artérias, 198f-200f
bloqueio de nervo, 212-213
dor, algoritmo diagnóstico para, 305f
isquêmica, 305f
ultrassonografia. *Ver* Tornozelo; cotovelo; pé; mão; ombro; punho
veias, 199-202f

F

Fantasma, 284-285
FAST. *Ver Focused assessment with sonography in trauma*
FATE. *Ver Focus assessed transthoracic echocardiography*
Fator de trabalho, 15, 284
FEEL. *Ver Focused echocardiographic evaluation in life support*
Feixe
forma, 283
formação, 15, 15f, 27
Fenômeno *Doppler*, 15-16, 16f, 284
Ferramenta On-Orbit Proficiency Enhacement (OPE)
no espaço, 276-278, 277-278f
no treinamento atlético, 277-279
Feto
respiração e movimento, 148, 149t
tons cardíacos, 133t
traçado do monitoramento do, 149f

Fibroadenoma, 65-67, 67f
Fígado
abscesso, 301f
anatomia, 114
carcinoma hepatocelular, 115, 115f
cirrose, 114, 114f
cistos, 115-116, 166f
doença metastática, 115-116, 166f
esteatose, 115, 115f
hemangioma, 115, 116f
normal *versus* doente, 4f, 114f
ultrassonografia abdominal, 113, 115
Fluxo
laminar, 285-286
sanguíneo, 198
turbulento, 203, 204-205f, 287-288
Focus assessed transthoracic echocardiography (FATE), 77, 219-220
em FEEL, 218
manipulação, 220-222, 221-222f
protocolo, 220f
transdutores, 220-222
Focused assessment with sonography in trauma (FAST), 5
em educação, 260
exames abdominais, 112
lavagem peritoneal diagnóstica substituída pelo, 269-270
posicionamento do transdutor, 113f
Focused echocardiographic evaluation in life support (FEEL), 218-220
algoritmo, 298f
anatomia do coração, 221-222
cenário, 228, 228f
FATE, 218
patologia observada, 224-225
atividade elétrica sem pulso, 225-227, 226f
coleção pericárdica, 225-227, 226f-228f, 227-228
coleção pleural, 225-227, 226f, 227-228
dilatação ventricular direita, 227-228, 227-228f
hipovolemia, 225-227, 226f

infarto do miocárdio anterior, 227-228, 227-228f
parada cardíaca, 225-227, 226f
pediátrica, 249t
protocolo para, 219-220f
visualizações, 221-222
apical de quatro câmaras, 223-225, 224-225f
paraesternal longitudinal, 221-222, 222f-224f
paraesternal transverso, 221-224, 223-224f
subcostal, 224-225, 225-227f
Frequência, 10, 284-285
de som, 10
de ultrassonografia, 10, 15t
dinâmica, 284
repetição de pulso, 286-287

G

Galope, 293f
Gastrenterite, 301f
Gel acústico, 19, 21
Gêmeos, dicoriônicos, 135f
Gestação, 168-150, 303f
aborto, 135-137, 137f, 302f
anembrionária, 137
dor abdominal e, 302f
ectópica, 135-136, 135-136f, 301f, 302f
gestações múltiplas, 135, 135f
hemorragia subcoriônica, 138-139, 138-139f
idade gestacional, 133, 133t
intrauterina, 133-135, 134f, 135f, 147-148
molar, 138-139, 138-139f
no algoritmo da ultrassonografia pélvica, 141f, 142f
primeiro trimestre, 146-148
ultrassonografia, 130
avaliação da placenta com, 149-150, 150f, 150t
equipamentos, 145
indicações, 146t
perfil biofísico com, 148-149, 149t
segurança, 145
técnica, 145-146
Ginecologia
educação, 261
no ciclo de vida do médico, 3f
sistema, 128
Glaucoma, 290f

Gordura
   nas mamas, 63-66, 63-65f
   pâncreas infiltrada por, 120-121
   velocidade de propagação, 11-12t
Gota, 45-46, 47-48t

H

Hemangioma, fígado, 115, 116f
Hemoptise, 294f
Hemorragia
   de cisto, 302f
   subcoriônica, 138-139, 138-139f
   vítrea, 55-57, 56-57f, 290f, 291f
Hepatite, 301f
Hepatomegalia, 293f
Hérnia, intestino, 126, 126f
Hidronefrose, 304f
Higroma cístico, 248t
Hipovolemia
   choque, 299f
   em FEEL, 225-227, 226f
   na VCI, 117

I

Icterícia, 113t
Imagem
   análoga, 283
   biestável, 283
   fígado, 268
   processamento
      armazenamento, 27
      conversão digital, 284
      display, 27, 284
Imagem da elasticidade tecidual, 287-288
Imagem *duplex*, 26-27, 284
Imagem harmônica, 18, 284-285
Impedância, 13-14, 284-285
Índice mecânico, 8
Índice térmico, 8
Índice tornozelo-braquial, 199-202, 202t
Infarto do miocárdio, 227-228, 227-228f
Infrassom, 10
Insuficiência renal, 304f
Insuficiência tricúspide, 85f, 88, 89f
Interferência, 15, 15f
Intestino
   anatomia, 144f, 124-125

apendicite, 124-125, 126f, 301f
avaliação, 124-125
delgado, 124-125
doença celíaca, 124-125
doença de Crohn, 124-125, 126f
hérnia, 126, 126f
intussuscepção, 124-125
neoplasia, 124-125

J

Jato, 77, 285-286
Joelho
   anatomia, 184, 186, 187f, 188
   visualização anterior, 188, 189f
   visualização lateral, 189, 190f
   visualização medial 189, 190f
   visualização posterior, 189, 191f

K

Knobology (estudo dos controles), 285-286

L

Laringe. *Ver também* Entubação, laringe/endotraqueal
   anatomia, 39-41, 40-41f
   exame físico, 39-41
Lavagem peritoneal diagnóstica, 269-270
Lei de Snell, 286-287
Leiomioma, parede uterina, 138, 138f
Lesões, estenóticas, 77
Ligamentos suspensores da mama, 63-64, 63-64f
Limite de Nyquist, 26f, 285-286
Linfadenite, 248t
Linfonodo, 48-50
Líquido amniótico, 148, 149f, 149t
Líquido pleural, 239, 241f

M

Mama
   anatomia, 61-63
   ductos, 64-67, 64-67f
   gordura na, 63-66, 63-65f
   histologia, 62-63

ligamentos suspensores da mama, 63-64, 63-64f
morfologia, 63-67
ultrassonográfica, 62-65
zona mamária, 62-63f, 63-64, 63-65f
zona pré-mamária, 62-64, 62-63f
zona retromamária, 62-63f, 63-65
patologia, 65-67
   cisto, 65-67, 65-67f
   fibroadenoma, 65-67, 67f
   massa sólida, 65-68, 67f
Mamografia, 60-61
Mão
   anatomia, 181, 182f
   equipamentos de ultrassonografia, 181
   visualização da articulação metacarpofalangeana dorsal, 183f
   visualização longitudinal, 183
   visualização volar transversa, 183f
Material de retaguarda, 283
Medicina de emergência
   ecocardiografia, 218
   educação, 260-261
   no ciclo de vida do médico, 3f
Medicina interna
   educação, 261-262
   no ciclo de vida do médico, 3f
Membro isquêmico, diagnóstico, 305f
Microgravidade, 274-275, 275-276f, 276-278
Miocardiopatia
   dilatada, 89-90, 91f
   hipertrófica, 90, 91f
   restritiva, 90, 95
Miomas
   diagnóstico, 302f
   na parede uterina, 138, 138f
Modalidades de raio X, *versus* ultrassonografia, 272-273
Mosaico de cor, 26f, 282

N

NanoMaxx (SonoSite), 7f
NASA. *Ver* National Aeronautics and Space Administration

National Aeronautics and space Administration (NASA), 274-275, 277-278
   Advanced Diagnostic Ultrasound in Microgravity (ADUM), 276-278
   aplicações alternativas dos métodos, 277-279
   pesquisa atual, 278-280
Náusea, 294f
Nefrolitíase, 156, 158-159f
Neoplasia, intestino, 124-125
Neurite óptica, 290f

O

Objetos de teste de 100 mm, 32-33, 282
Obstetrícia
   educação, 261
   no ciclo de vida do médico, 3f
Oclusão
   da aorta abdominal, 117
   da veia retiniana, 290f
Olho. *Ver também* Ultrassonografia ocular
   algoritmo diagnóstico, 290f
   anatomia, 52, 53f
   corpo estranho intraocular, 55, 55f, 290f, 291f
   descolamento de retina, 54, 54f, 290f, 291f
   glaucoma, 290f
   hemorragia vítrea, 55-57, 56-57f, 290f, 291f
   neurite óptica, 290f
   oclusão da veia retiniana, 290f
   pressão intracraniana, 56-57, 56-57f, 290f, 291f
   ruptura de globo, 54-55, 55f, 290f, 291f
Ombro
   anatomia, 171, 172f
   incidências
      articulação acromioclavicular, 173-174, 176f
      longitudinal, 173-174, 173-174f
      longitudinal anterior, 173-174
      longitudinal lateral, 173-174, 175f
      oblíqua posterior, 173-174, 175f, 176f
      transversa, 171, 173-174f

transversa anterior, 173-174, 173-174f
Onda. *Ver também* Ultrassonografia com *Doppler*
  comprimento, 11-12, 287-288
  interações, 15
  longitudinal, 10, 11-12f
  transverso, 10, 11-12f
Ondas de Huygen, 15f
OPE. *Ver* Ferramenta On-Orbit Proficiency Enhacement
Órbita. *Ver* Ferramenta On-Orbit Proficiency Enhacement
  voo espacial, 274
Organomegalia, diagnóstico, 303f
Órgãos
  diafragma em relação aos, 241f
  profundos, transdutores, 289f
Orofaringe, 70-71f
Ortopneia, 293f
Oscilação, 285-286
Osso, velocidade de propagação, 11-12t
Ovário, 128f
  cistos, 137-138, 138f
  torção, 138-140, 301f

P

Pacientes obesos, avaliação das vias aéreas, 69-70
Palpitações, 296f
Pâncreas, 119-120
  anatomia, 119-121, 119-120f
  carcinoma, 120-121
  cistos, 120-121, 120-121f
  infiltrado de gordura, 120-121
  pancreatite, 120-121, 120-121f
  tumores e massas, 120-122
Pancreatite, 301f
Paracentese, 242-243
  anatomia, 242-243
  sinal sinusoidal, 242-243f
  sondas, 289f
  técnica de orientação ultrassonográfica, 242-243
Parada cardíaca, 225-227, 226f
Parada cardíaca, algoritmo diagnóstico, 297f

Parâmetros acústicos, 10-13, 282
  em ultrassonografia diagnóstica, 12-13t
Pé
  anatomia, 189, 191, 192f, 193
  incidência plantar, 194, 195f
Pediatria
  cateterismo, 252
  disciplina, 247
  FEEL, 249t
  no ciclo de vida do médico, 3f
  paciente, 247-248
  ultrassonografia, 247
    abdominal, 251, 251t
    avaliação de pneumotórax, 250
    cabeça e pescoço, 248-249, 248t
    cardíaca, 249, 249f
    deslizamento pleural, 251t
    facilitação, 248
    sondas, 248
    torácica, 249-250, 250f
    transdutores, 249
    USME, 251-252
Pelve
  anatomia, 127-128, 128f, 133
  fundo de saco, 141
  patologia
    aborto, 135-137, 137f, 302f
    cisto ovariano, 137-138, 138f
    gestação ectópica, 135-136, 135-136f, 301f, 302f
    gestação intrauterina, 133-135, 134f, 135f, 147-148
    gestação molar, 138-139, 138-139f
    gestações múltiplas, 135, 135f
    hemorragia subcoriônica, 138-139, 138-139f
    miomas, 138, 138f
    perfuração uterina, 138-139, 138-139f
    torção ovariana, 138-140, 301f
    quadrante superior direito, 141

Perfil biofísico, gestação avaliação, 148-149, 149t
Pericárdio
  constrição, 94-95
  derrame, 93-94, 94-95f, 294f
  ecocardiografia, 92-95
  normal, 92-94
  restrição, 95
  tamponamento, 93-95, 94-95f
Pericardite
  diagnóstico, 294f
  efusiva-constritiva, 95, 95f
Pescoço
  abscesso, 248t
  artérias, 200-202f
  ultrassonografia pediátrico, 248-249, 248t
Phantons, 32-33, 34f
Pielonefrite, 301f
Piezeletricidade, 286-287
Pionefrose, 156, 157f
Placenta, 149-150, 150f, 150t
Pleurisia, 294f
Pneumonia, 294f
Pneumotórax, 73-75, 73-75f, 250, 294f
Polo fetal, 133t, 134f
Ponto de Curie, 283
Pressão intracraniana, 56-57, 56-57f, 290f, 291f
Principio ALARA. *Ver As low as reasonably achievable*
Processo de tomada de decisão, 5-6, 5f
Próstata aumentada, 159, 162f, 163
Pulmão
  abscesso, 294f
  atelectasia, 75
  consolidação, 74-75, 74-75f
  derrame pleural, 72-74, 73-74f
  doença intersticial, 75
  flapping, 285-286
  massa, 294f
  pneumotórax, 73-75, 73-75f, 250, 294f
  sinal do deslizamento, 71-72
  velocidade de propagação no, 11-12t
Pulso
  assimétrico, 294f
  frequência de repetição, 286-287

  sem atividade elétrica, 225-227, 226f
Punção lombar, 237-238
  anatomia espinal, 237-238, 238f
  orientação ultrassonográfica
    armadilhas, 239
    técnica, 238-239
    transdutor, 238
    vantagens, 238t
    visualização longitudinal, 239f
    visualização transversa, 239f
Punho
  anatomia, 181, 182f
  equipamentos de ultrassonografia, 181
  visualização dorsal, 183, 183f
  visualização palmar transversa, 181, 183f
PZT. *Ver* Titanato zirconato de chumbo

Q

Quadril
  anatomia, 183, 185f
  equipamentos da sonda, 183
  visualização anterior, 183-184, 186f
  visualização lateral, 184, 186f

R

Radiologia, 3f
RCP. *Ver* Ressuscitação cardiopulmonar
Receptor, 27, 282, 284-285
Recesso hepatorrenal, 133
Reembolso
  para bloqueios nervosos neuraxial central, 208
  para toracentese, 244-245
  para ultrassonografia do sistema vascular, 205-205
  para ultrassonografia torácica, 244-245
  para USME, 194-196
Refração
  artefatos, 30-32, 31-33f
  de som, 14
Regurgitação
  aórtica, 80-83, 86-87f
  jatos, 77

mitral, 82-87, 87-88*f*
pulmonar, 84*f*, 88
Resolução
  axial, 13-14, 282
  espacial, 286-287
  lateral, 15, 285-286
Respiração
  fetal, 148, 149*t*
  sons, 293*f*
Ressuscitação cardiopulmonar (RCP), 218
Reverberação, 30-31, 30-31*f*
Rim. *Ver também* Ultrassonografia renal
  anatomia, 153-154, 155*f*
  atrófico, 304*f*
  cálculos, 156, 158-159*f*
  falência, 156, 158-159*f*
  massas, 158-159*f*, 160
  ultrassonografia com *Doppler* colorido, 154
Ruído, 286-287
Ruptura de globo, 54-55, 55*f*, 290*f*, 291*f*

S

Saco vitelino, 133*t*, 134, 134*f*
Seios
  anatomia, 36-37, 37*f*
  exame físico, 36-37
  líquido, 37, 38-39*f*
  paranasais, 36-37
  TC, 36-37
  ultrassonografia, 36-39, 38-39*f*
Shunts, 97, 98*f*, 99*f*
Signos Personal Ultrasound (Signostics), 7*f*
Sinal da água-viva, 285-286
Sinal de Geyser, 173-174
Sinal de McConnel, 285-286
Sinal do deslizamento, 71-72
Sinal sinusoidal, 242-243*f*
Síncope, 296*f*
Sincronizador, principal, 27
Síndrome coronariana aguda, algoritmo diagnóstico, 103*f*, 295*f*
Síndrome da reposta inflamatória sistêmica, 299*f*
Síndrome do túnel do carpo, 181
Sinograma, 37
Sistema vascular. *Ver também* Artéria; Veia
  ecocardiografia, 95-97
  periférico, 197

relações, 201*f*
transdutores, 289*f*
ultrassonografia, 197
  reembolso, 205-205
  seleção do transdutor, 201*t*
Solução anestésica, local, 209
Som
  atenuação, 12-13, 13*f*, 282
  comprimento de onda, 11-12, 287-288
  da respiração, 293*f*
  espalhamento, 14, 286-287
  frequência, 10
  intensidade, 11-13
  interações do meio com, 12-14
  parâmetros acústicos, 10-13, 12-13*t*, 282
  período, 10
  potência de amplitude, 11-13, 282
  reflexão, 13-14, 13*f*, 14*f*
  refração, 14
  transmissão, 13-14, 13*f*, 14*f*
  velocidade, 10-12, 287-288
  velocidade de propagação, 10-12, 14
Sombra acústica, 29, 29*f*-31*f*, 153, 286-287
Sonda
  de Foley, 161*f*, 159, 162*f*, 163
  obstrução, 161*f*, 159, 162*f*, 163
  pediátrico, 252
  uretral, 160, 161*f*
  venoso, 230
Sonda. *Ver também* Transdutores
  arranjo, 19, 21, 21*f*
  endoluminal, 130, 130*f*
  para biópsia, 289*f*
  para bloqueios nervosos, 207, 209
  para ecocardiografia por estresse, 104*f*
  para FAST, 113*f*
  para órgãos profundos, 289*f*
  para paracentese, 289*f*
  para quadril, 183
  para sistema vascular, 289*f*
  para toracentese, 289*f*
  para ultrassonografia ocular, 53*f*
  para ultrassonografia pediátrica, 248

para ultrassonografia vaginal, 130, 130*f*, 131*f*
  seleção, 289*f*
Sopro sistólico, 296*f*
SPECT. *Ver também* TC por emissão de fóton único (SPECT)

T

Tamponamento, 93-95, 94-95*f*
TC por emissão de fóton único (SPECT), 107*f*
Tecido, mole, velocidade de propagação no, 11-12*t*
Telemedicina, 273-274
Telementoramento, 276-278
Teste do não estresse, 148, 149*t*
Teste laboratorial, processo de tomada de decisão, 6
Testículos
  cistos no, 164, 166*f*
  massas dentro e fora, 164, 166*f*, 167*f*, 168
  torção, 164, 165*f*, 301*f*
  tumores, 164, 166*f*
Tireoide, 45-47
  biópsia, 47-49
  câncer, 46-47
  cisto, 248*t*
  distúrbios, 47-48*t*
  nódulos, 46-47, 46-47*t*
  ultrassonografia, 45-49
Tireoidite, 45-46, 47-48*t*
Tireoidite de Hashimoto, 47-48*t*
Titanato zirconato de chumbo, 18-22, 20*f*, 24-25
Tomografia computadorizada (TC). *Ver também* TC por emissão de fóton único
  dos seios paranasais, 36-37
  versus ultrassonografia, 268
Toracentese, 239-240
  anatomia, 240-241
  aparência anecoica, 240*f*
  orientação dinâmica, 242-243
  reembolso, 244-245
  técnica de orientação ultrassonográfica, 241-243
  transdutores, 289*f*
Torcicolo, 248*t*
Tornozelo
  anatomia, 189, 191, 191*f*-192*f*, 193

visualização anterior, 193, 193*f*
visualização posterior, 194, 195*f*
visualização posterolateral, 193, 194*f*
Tosse, 294*f*
Transdutores
  arranjo, 282
    convexo, 22*f*, 283
    curvilíneo, 22, 289*f*
    em fase, 23, 23*f*, 285-286, 289*f*
    linear, 21-22, 22*f*, 285-286, 289*f*
    mecânico, 23*f*
  sonda, 19, 21, 21*f*
  bidimensional, 287-288
  caso, 283
  cristal, 283
  cristal único, 19, 21*f*
  elementos
    ativos, 282
    PZT, 18-22, 20*f*, 24-25
  função, 23-24
  modo B, 19, 21
  modo M, 19, 21,21*f*
  na ecocardiografia, 78*f*-84*f*
  para bloqueio de nervo, 208*t*
  para canulação venosa, 231
  para FATE, 220-222
  para punção lombar, 238
  para ultrassonografia com *Doppler*, 18, 24-27, 24-25*f*, 284
  para ultrassonografia pediátrica, 249
  para ultrassonografia pélvica, 129
  para ultrassonografia vascular, 201*t*
Transformada de Fourier, 284-285
Transformada Z, 287-288
Traqueia
  imagem da posição lateral, 42-43*f*
  ultrassonografia, 70-71*f*
Traqueostomia. *Ver* Traqueostomia percutânea de dilatação
Traqueostomia percutânea de dilatação, 43-45
  ângulo do tubo de traqueostomia, 45-46*f*
  técnica, 44-46

ÍNDICE

Trato urinário. *Ver* Ultrassonografia geniturinária
Trauma. *Ver também Focused assessment with sonography in trauma*
    abdominal, 303*f*
    algoritmo diagnóstico, 300*f*
Treinamento atlético, OPE, 277-279
Trombo, 202*f*
    na VCI, 118-119
    visualização, 234*f*
Trombose. *Ver* Trombose venosa profunda
Trombose venosa profunda (TVP), 197-198, 305*f*
Tuba uterina, 128*f*
Tubo endotraqueal. *Ver também* Entubação, laringe/endotraqueal
    algoritmos, 42-43*f*, 292*f*
    posição, 38-41, 43-44*t*
    visibilidade, 43-44
Tumor
    diagnóstico, 302*f*
    no pâncreas, 120-122
    nos testículos, 164, 166*f*
TVP. *Ver também* Trombose venosa profunda

U

Ultrassonografia, 2-8, 268-272, 270-271*t*, 273-275, 279-281. *Ver também* Som; Ultrassonografia específica
    contínuo, 15
    educação, 2, 4, 8, 263
        programa modelo, 264*t*, 265*t*, 265
        ultrassonografia portátil, 256, 257*t*, 259-260, 259*t*
    endoscópico, 284
    equipamento, 145, 170-171, 181, 272-274
    extremidade. *Ver* Tornozelo; cotovelo; pé; mão; ombro; punho
    física, 10-17
    formação do feixe, 15, 15*f*, 27
    frequência, 10, 15*t*
    modo
        A, 282
        B, 19, 21, 283
        M, 19, 21, 21*f*, 77, 84*f*, 285-286
        na Estação Espacial Internacional, 275-278
    parâmetros acústicos, 12-13*t*
    por não radiologistas, 268
    portátil, 2, 5-7, 7*f*
        garantia da qualidade, 32-33
        treinamento, 256, 257*t*, 259-260, 259*t*
    posição da interface, 14, 14*t*
    pulso, 15, 18, 27
    radiação, 16, 283
    sistema
        sincronizador principal, 27
        receptor, 27, 282, 284-285
    telemedicina, 273-274
    versus ecocardiograma, 268
    versus modalidades de raio X, 272-273
    versus TC, 268
Ultrassonografia abdominal, 112. *Ver também* Aorta; vesícula biliar; veia cava inferior; pâncreas
    árvore biliar, 121-124
    fígado, 113, 115
    indicações, 113*t*
    líquido ascítico, 113, 114*f*
    pediátrico, 251, 251*t*
    ultrassonografia pélvica transabdominal, 129-130, 129*f*, 130*f*
Ultrassonografia arterial, 199-200
    análise da forma da onda, 200-203, 203*t*
    doença aterosclerótica periférica, 199-200
    fluxo turbulento, 203, 204-205*f*
    índice tornozelo-braquial, 199-202, 202*f*
Ultrassonografia cardíaca, 77
    pediátrico, 249, 249*f*
Ultrassonografia com *Doppler*
    ângulo de incidência, 232-233*f*
    artefatos, 31-33, 32-33*f*
    com imagem *duplex*, 26-27
    cor, 77, 84*f*, 154, 283
    da bexiga, 154
    ecocardiografia com, 77, 84*f*, 85*f*
    elementos PZT, 24-25
    onda contínua, 24-25, 24-25*f*, 77, 85*f*, 283
    onda pulsada, 24-26, 77, 84*f*, 286-287
    para canulação venosa, 232-233, 232-233*f*
    potência, 286-287
    segmentar, 286-287
    transcraniano, 287-288
    transdutores, 18, 24-27, 24-25*f*, 284
Ultrassonografia contínua, 15. *Ver também* Ultrassonografia com *Doppler*
Ultrassonografia da bexiga, 160
    anatomia da bexiga, 128*f*, 154
    aumento da próstata, 159, 162*f*, 163
    cálculos vesicais, 160, 159, 162*f*
    carcinoma superficial de células transicionais, 160, 159, 162*f*, 163
    coágulos sanguíneos, 159, 162*f*, 163
    divertículo no, 159, 162*f*, 163
    Doppler colorido, 154
    obstrução de cateter, 161*f*, 159, 162*f*, 163
    obstrução de ureter, 161*f*, 163
    técnica, 160
    volume de urina, 160
Ultrassonografia das mamas, 60
Ultrassonografia de pulso, 15, 18, 27. *Ver também* Ultrassonografia com *Doppler*
Ultrassonografia do escroto
    cistos intratesticulares, 164, 166*f*
    Doppler colorido, 154
    epididimite, 163, 164, 165*f*
    massas extratesticulares, 164, 166*f*, 168
    massas intratesticulares, 164, 167*f*
    técnica, 163, 162, 166-167*f*
    torção testicular, 164, 165*f*, 301*f*
    tumores testiculares, 164, 166*f*
    varicocele, 166*f*, 168
Ultrassonografia do tórax, 244-245
Ultrassonografia geniturinária, 153. *Ver também* Ultrassonografia vesical; Ultrassonografia renal; Ultrassonografia escrotal
    anatomia
        bexiga, 128*f*, 154
        rim, 153-154, 155*f*
        ureter, 154
    Doppler colorido, 154
Ultrassonografia musculoesquelética (USME). *Ver também* Mão; Quadril; Joelho; Ombro; Punho
    anatomia, 171
    equipamentos, 170-171
    incidências, 171
    pediátrico, 251-252
    reembolso, 194-196
    usos, 170, 194-196
Ultrassonografia nervosa, controle da dor, 207
Ultrassonografia ocular
    algoritmo diagnóstico, 291*f*
    aplicações patológicas, 54-57
    normal, 54*f*
    técnica, 52, 53*f*
    transdutores, 53*f*
Ultrassonografia pélvica, 127. *Ver também* Vagina
    algoritmo, 141*f*, 142*f*
    idade gestacional, 133, 133*t*
    manobras, 129
    protocolo, 140-141, 140*f*
    transabdominal, 129-130, 129*f*, 130*f*
Ultrassonografia pleural, 43-44
Ultrassonografia pulmonar, 70-72
    documentação, 75
    normal, 71-73
Ultrassonografia renal, 153
    abscessos intraparenquimatosos, 158-159*f*, 160
    cistos, 158-159*f*, 160
    Doppler colorido, 154
    falência renal, 156, 158-159*f*
    hidronefrose e, 304*f*
    massas sólidas, 158-159*f*, 160
    nefrolitíase, 156, 158-159*f*
    pionefrose, 156, 157*f*
    técnica, 155-156
    uropatia obstrutiva, 156, 157*f*
Ultrassonografia torácica, pediátrica, 249-250, 250*f*. *Ver*

também Focus assessed transthoracic echocardiography
Unidade β da gonadotrofina coriônica humana, 133, 133*t*
Ureter
 anatomia, 154
 obstrução, 161*f*, 163
Uretra, cateterismo, 160, 161*f*
Urina, volume residual, 160
Uropatia, obstrutiva, 156, 157*f*
USME. *Ver* Ultrassonografia musculoesquelética
Útero
 anatomia, 128
 anexos, 132*f*, 133, 141
 bicorne, 128
 coronal, 131*f*, 133, 141
 gestação intrauterina, 133-135, 134*f*, 135*f*, 147-148
 leiomioma, 138, 138*f*
 miomas, 138, 138*f*
 perfuração, 138-139, 138-139*f*
 sagital, 130*f*, 131*f*, 133, 141

V

Vagina, 128*f*, 130, 130*f*, 131*f*
Varicocele, 166*f*, 168
Vasos sanguíneos. *Ver* Artéria; Veia
VCI. *Ver* Veia cava inferior
Veia
 axilar, 236
 características do fluxo sanguíneo, 198
 cateterismo, 230
 de extremidade, 199-202*f*
 diagnóstico de TVP, 197-198, 305*f*
 diferenciada das artérias, 233-234
 femoral, 201*f*, 202*f*, 236-238, 237-238*f*
 hepática, 97
 jugular
  canulação, 234-236
  distensão, 293*f*, 299*f*
 retiniana, 290*f*
 subclávia, 236
 ultrassonografia, 197
Veia cava. *Ver* Veia cava inferior
Veia cava inferior (VCI), 83*f*, 97
 anatomia normal, 118
 aparência de "orelhas de coelho", 119*f*
 avaliação, 117-118
 carcinoma de célula renal, 118
 euvolemia, 117
 filtros, 118-119, 119*f*
 hipovolemia, 117
 trombo, 118-119
Velocidade de propagação
 do som, 10-12, 14
 dos artefatos, 14, 30-33
 por meio de vários meios, 11-12*t*
Ventrículo
 direito, 79*f*, 92-93, 93-94*f*
 esquerdo, 88-89
  análise segmentar, 105*f*
  DAC, 89, 90*f*, 91*f*
  função diastólica, 90-91, 92-93*f*
  medidas do diâmetro, 90*f*
  miocardiopatia, 89-90*f*, 91*f*, 95
  não compactação, 90, 92-93*f*
Vesícula biliar
 anatomia, 121-122, 121-122*f*
 cistos no colédoco, 122-124
 colecistite, 122-123, 122-123*f*
 coledocolitíase, 122-123, 122-123*f*
 cólica biliar, 121-122, 122-123*f*
 distensão, 121-122
 normal *versus* anormal, 4*f*
Virginia Tech Carilion School of Medicine
 aprendizado focado no paciente, 256-259
 habilidades clínicas no currículo, 258
 pesquisa no currículo, 258-259
 programa típico, 258*t*
 ultrassonografia portátil
  integração curricular, 259-260, 259*t*
  objetivos e efeitos, 257*t*
visualização posteromedial, 193, 194*f*

Voo espacial. *Ver também* Estação Espacial Internacional; National Aeronautics and Space Administration
 OPE, 276-278, 277-278*f*
 problemas de saúde no, 274-276
 protocolos de orientação remota, 276-278
 ultrassonografia
  exames focados, 274-275*f*
  experimentos com, 272-273
  impacto da microgravidade, 274-275, 275-276*f*, 276-278
  no breve treinamento de familiarização, 276-278
  telementoramento em tempo real, 276-278
  treinamento no momento exato, 274-275
VTC. *Ver* Virginia Tech Carilion School of Medicine

Z

Zona, 15, 15*f*, 284-285, 287-288
Zona de fluxo oscilante, 287-288
Zona de Fraunhofer, 284-285
Zona de Fresnel, 284-285
Zona distante, 284-285
Zona focal, 15, 15*f*, 284
Zona próxima, 284-285

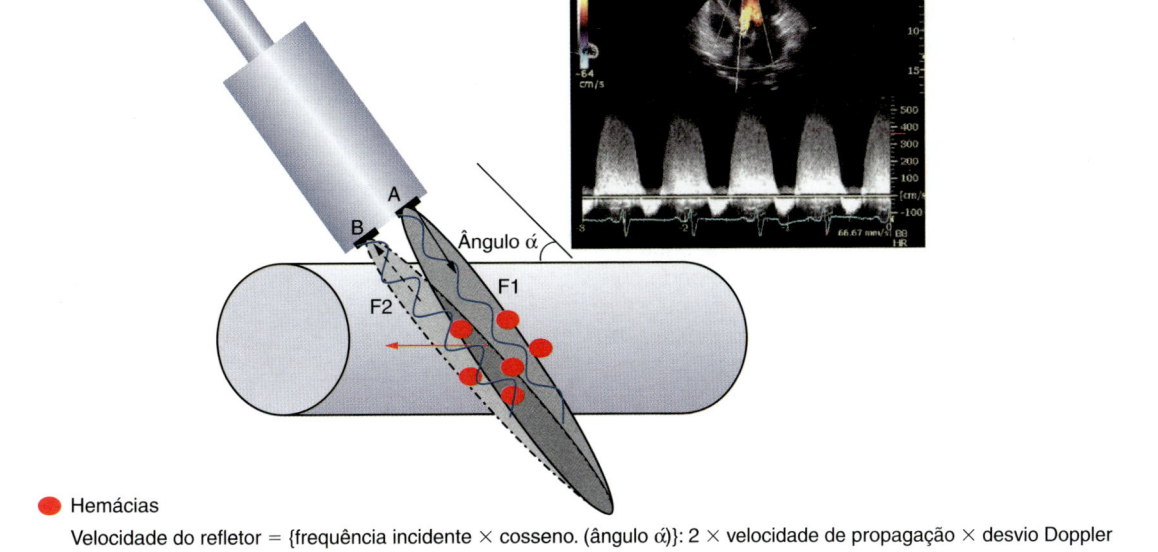

Desvio Doppler = F1 − F2

● Hemácias

Velocidade do refletor = {frequência incidente × cosseno. (ângulo α)}: 2 × velocidade de propagação × desvio Doppler

Figura 3.11 O transdutor *Doppler* de onda contínua (OC) possui dois cristais piezoelétricos (zirconato titanato de chumbo). Um emite e o outro recebe os sinais, ambos de maneira constante. O elemento A transmite ondas ultrassônicas contínuas com frequência F1. O elemento B recebe frequência F (F1 − F2 = desvio *Doppler*). O desvio *Doppler* constitui a variação da frequência audível e pode ser apresentado ao operador na forma de som. Não há necessidade de material de retaguarda, pois os sinais de OC não requerem amortecimento. A grande área de sobreposição entre o feixe incidente e o feixe recebido gera incapacidade de avaliar onde a amostra está localizada, conhecida como ambiguidade de variação. O transdutor *Doppler* OC pode medir velocidades de fluxo muito altas. Conhecendo o desvio *Doppler*, a velocidade do refletor (hemácias) pode ser calculada. As informações acerca da velocidade do fluxo podem ser apresentas na forma de gráfico. O *Doppler* de fluxo colorido é um modo pulsado que demonstra a velocidade de fluxo média (velocidade e direção em uma área de amostra). O gráfico colorido na parte superior esquerda fornece informações de referência sobre a direção e a velocidade dos refletores em movimento (sangue = hemácias).

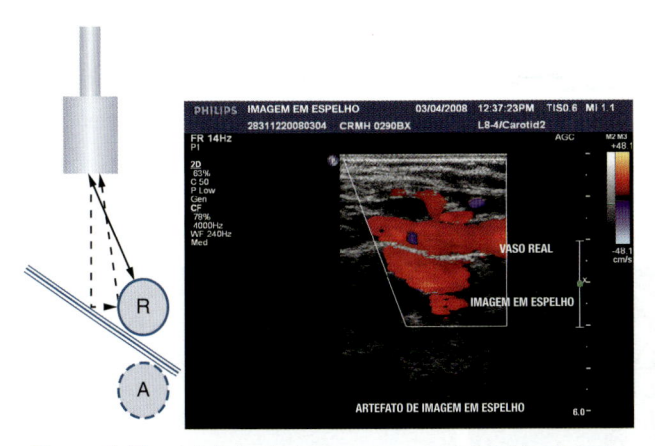

Figura 3.23 Artefato de imagem em espelho (duplicação da artéria carótida). O espelho acústico (*linha preta tripla*) reflete a ultrassonografia na direção da estrutura anatômica (R) (que leva mais tempo para retornar ao transdutor). Portanto, a estrutura é visualizada duas vezes, de maneira direta (*seta sólida*) e por meio da reflexão no espelho (*seta pontilhada*). Uma vez que a rota indireta leva mais tempo, o artefato de imagem em espelho (A) está sempre posicionado abaixo da real estrutura.

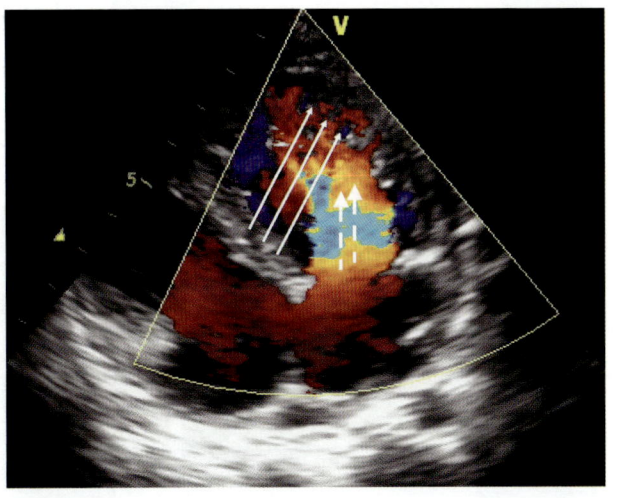

Figura 3.27 Projeção atípica de quatro câmaras de um ventrículo esquerdo não compactado com fluxo colorido nas áreas não compactadas (*setas sólidas*). A área central no *Doppler* de fluxo colorido é um artefato mosaico de cor (*setas pontilhadas*).

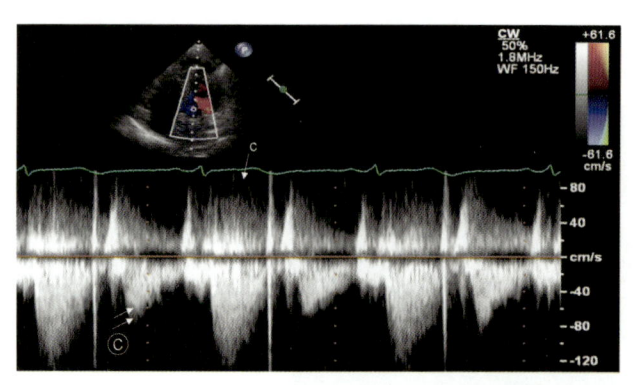

Figura 3.28 Esta imagem demonstra a presença do artefato cruzamento (C) no exame *Doppler* de onda pulsada. É observado durante a sístole (fluxo aórtico, *seta branca única*) e a diástole (fluxo mitral, *duas setas*). Observe que o fluxo aórtico verdadeiro está longe do transdutor e deve estar abaixo do referencial, enquanto o fluxo mitral está direcionado no sentido do transdutor e deve estar acima do referencial. (*Imagem cortesia de D. Adams, RDCS.*)

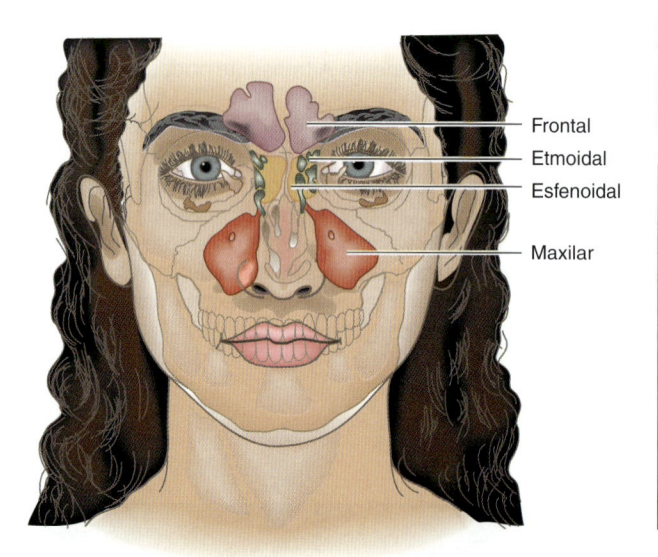

Figura 4.1 Anatomia dos seios paranasais.

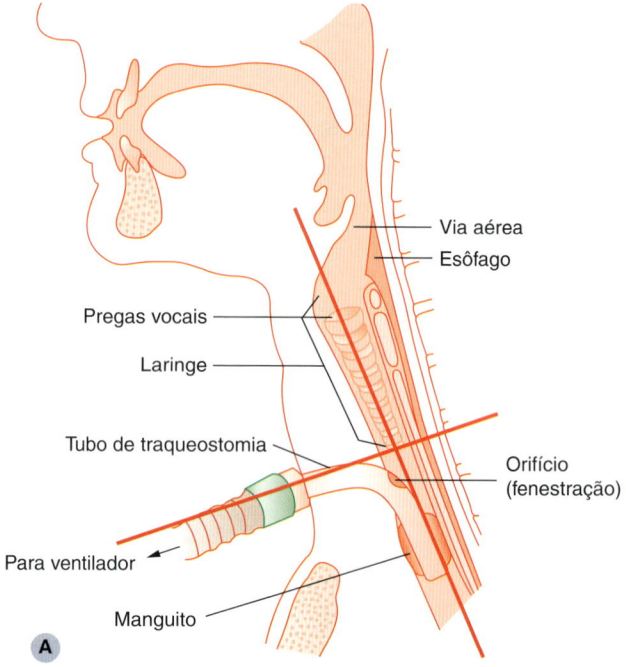

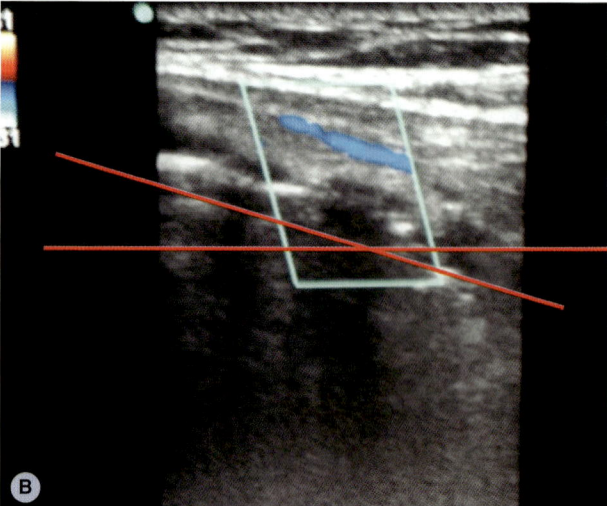

Figura 4.13 Relação entre o ângulo traqueal e o ângulo do tubo da traqueostomia.

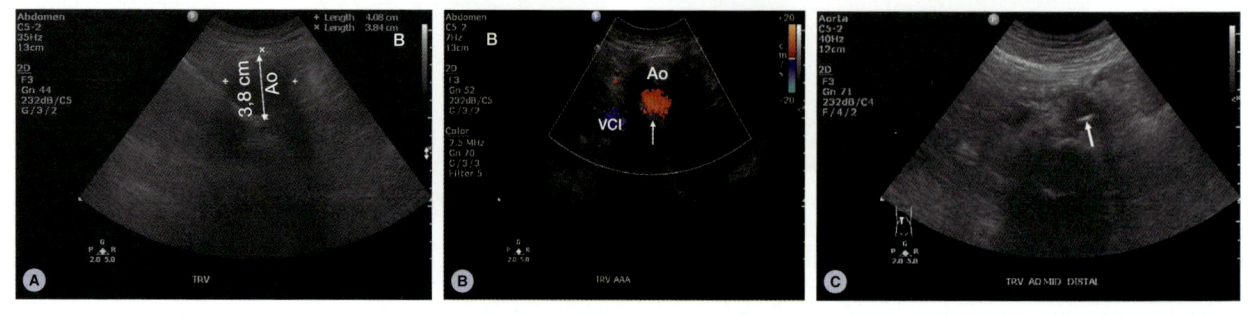

Figura 10.8 (**A**) Aneurisma da aorta abdominal consistente (AAA). (**B**) AAA com trombo (*seta sólida*). (**C**) Incidência transversa da dissecção da aorta abdominal (a seta indica um retalho da íntima dentro do lúmen aórtico). Ao, aorta; VCI, veia cava inferior.

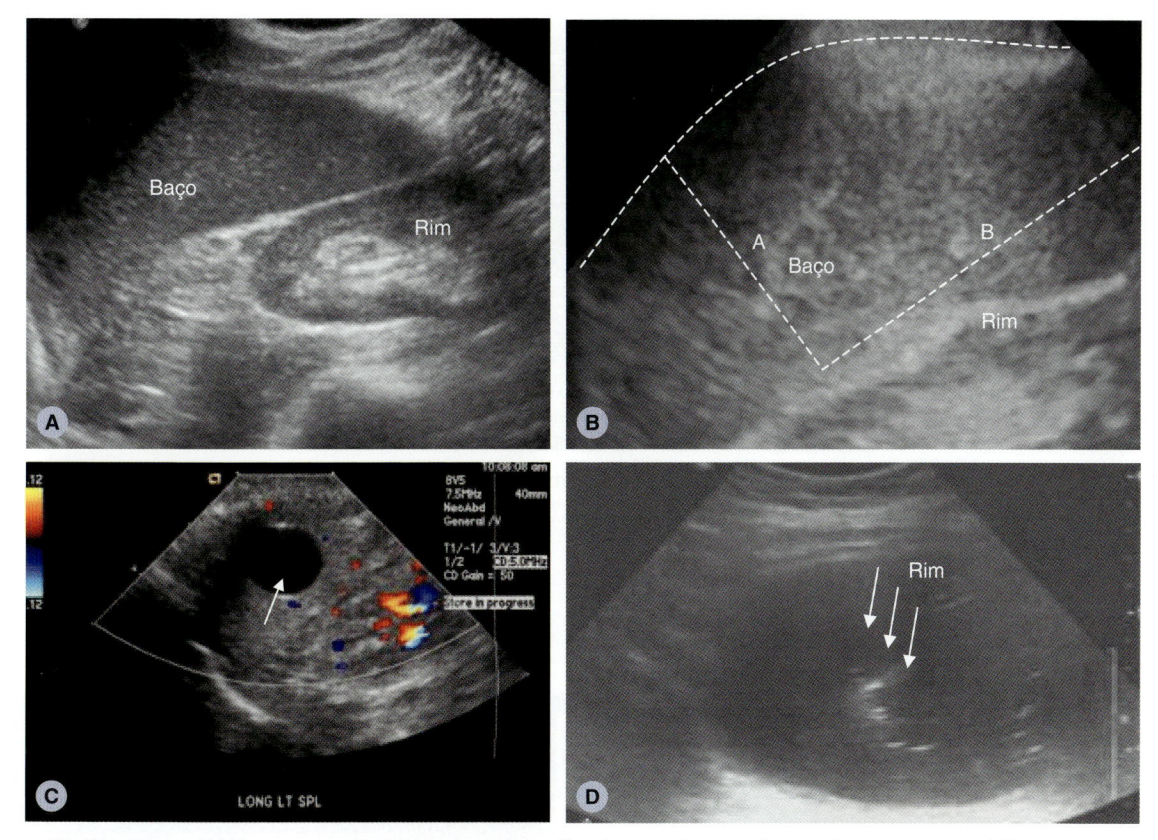

Figura 10.15 Baço. (**A**) Baço normal. (**B**) Esplenomegalia observada nas dimensões transversa (A) e longitudinal (B). (**C**) Cisto esplênico. Observe a aparência anecoica. (**D**) Abscesso esplênico. Note os sinais acústicos internos na cavidade do abscesso e o aumento da ecogenicidade, quando comparado ao cisto.

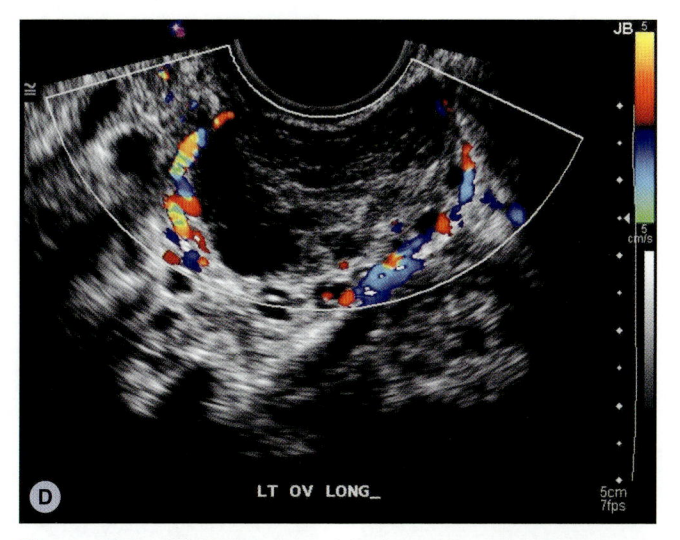

Figura 11.8 (**D**) O fluxo colorido do ovário clareia a vascularização na periferia do ovário, o que muitas vezes é referido como "anel de fogo". Os matizes observados são indicativos da direção do fluxo da vascularização em relação à sonda, o que pode ser lembrado pelo mnemônico BART (*blue away*, azul, em sentido contrário ao transdutor; *red toward*, vermelho, no sentido do transdutor.)

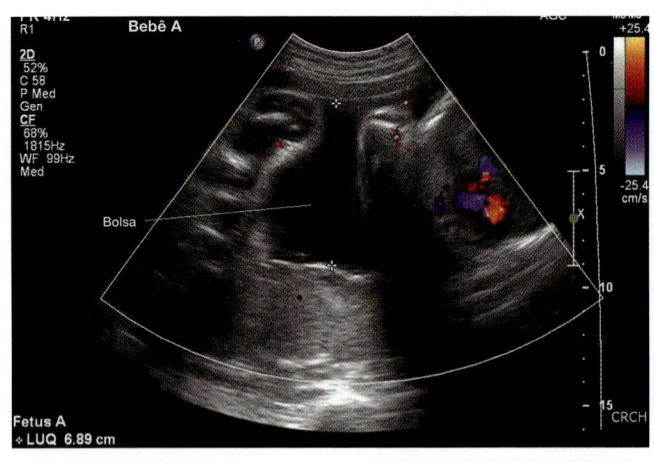

Figura 12.5 Medida da bolsa amniótica.

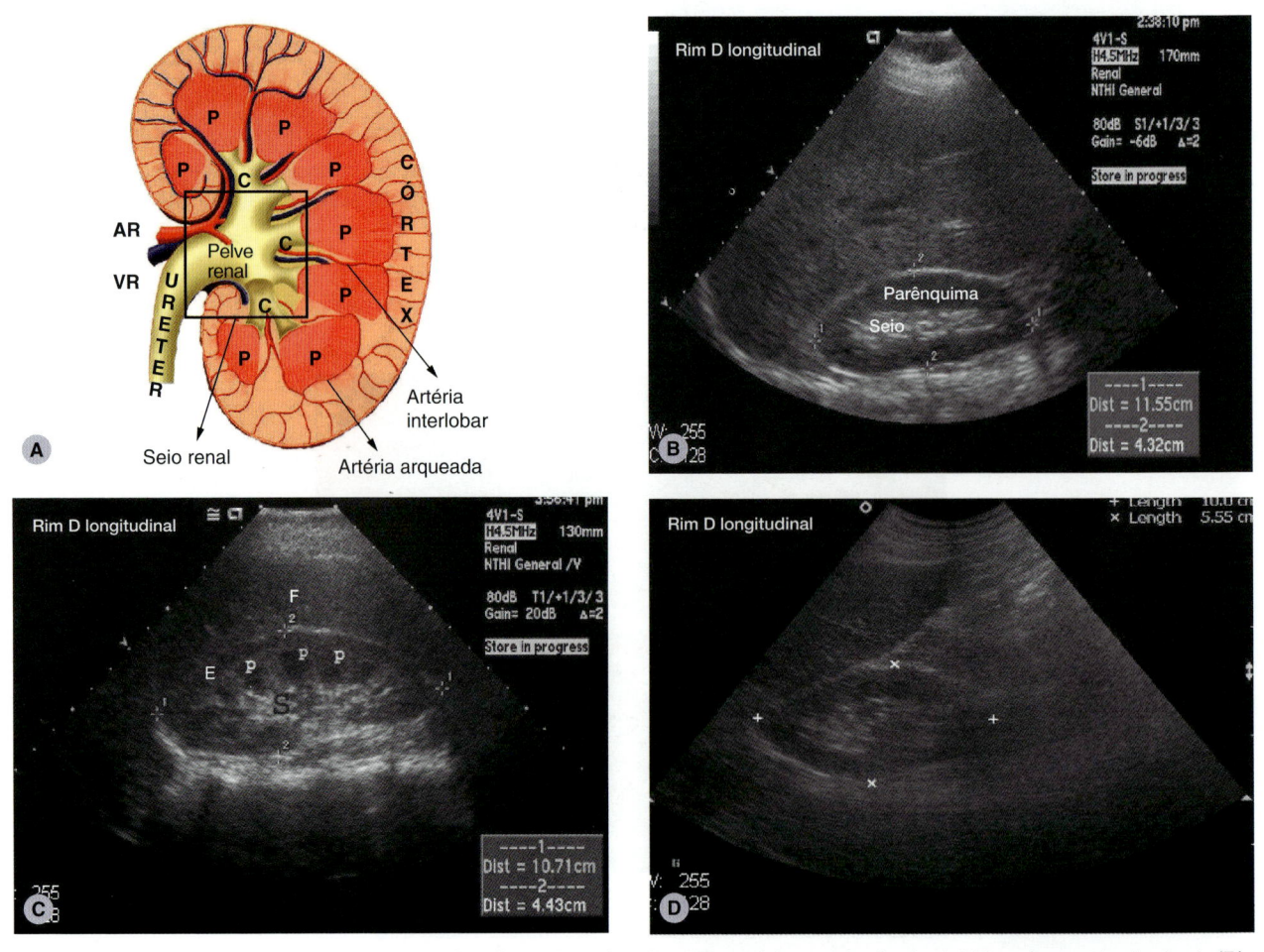

Figura 13.1 (**A**) Anatomia renal normal. C, cálice; P, pirâmide; AR, artéria renal principal; VR, veia renal principal. (**B**) Rim normal. A incidência longitudinal do rim demonstra parênquima periférico hipoecoico e universalmente espesso e um seio renal hiperecoico central. Observe a fáscia renal branca ecogênica. O parênquima é menos ecogênico que o fígado (F). (**C**) A ecogenicidade cortical (E) é igual à do fígado (F). Várias pirâmides renais ligeiramente hipoecoicas são observadas. (**D**) Ultrassonografia portátil do rim direito normal. Observe a aparência com menos contraste, porém o contorno renal, o parênquima e o seio renal são claramente identificados.

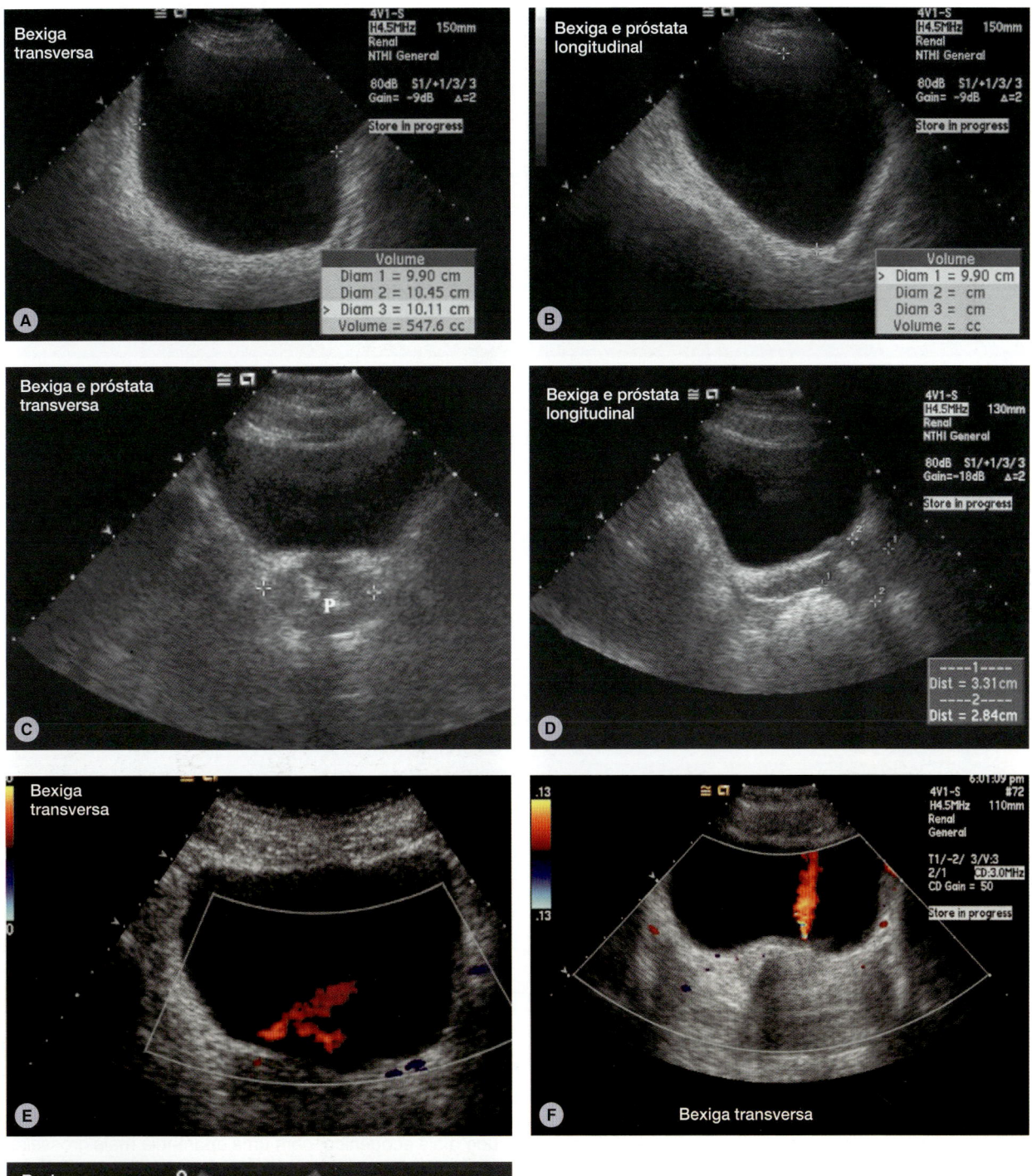

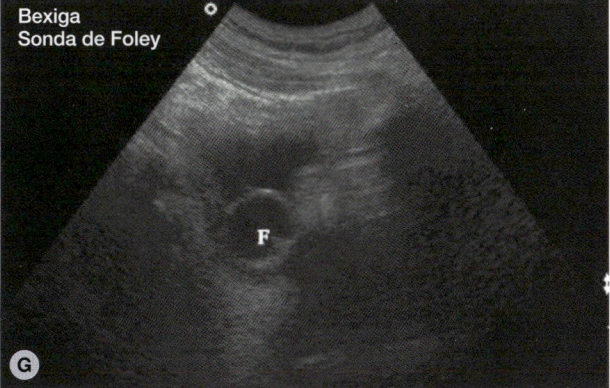

Figura 13.4 (**A**) Ultrassonografia transabdominal (exame transverso) da bexiga normal distendida. (**B**) Exame longitudinal. (**C**) Exame transverso da bexiga e medidas da próstata. (**D**) Exame longitudinal da bexiga e medidas da próstata (P). (**E**) A ultrassonografia com *Doppler* colorido da bexiga urinária revela cruzamento de jatos ureterais bilaterais. (**F**) Perda do jato ureteral direito no paciente com hidronefrose obstrutiva direita. (**G**) Sonda de Foley (F) na bexiga colapsada (ultrassonografia portátil).

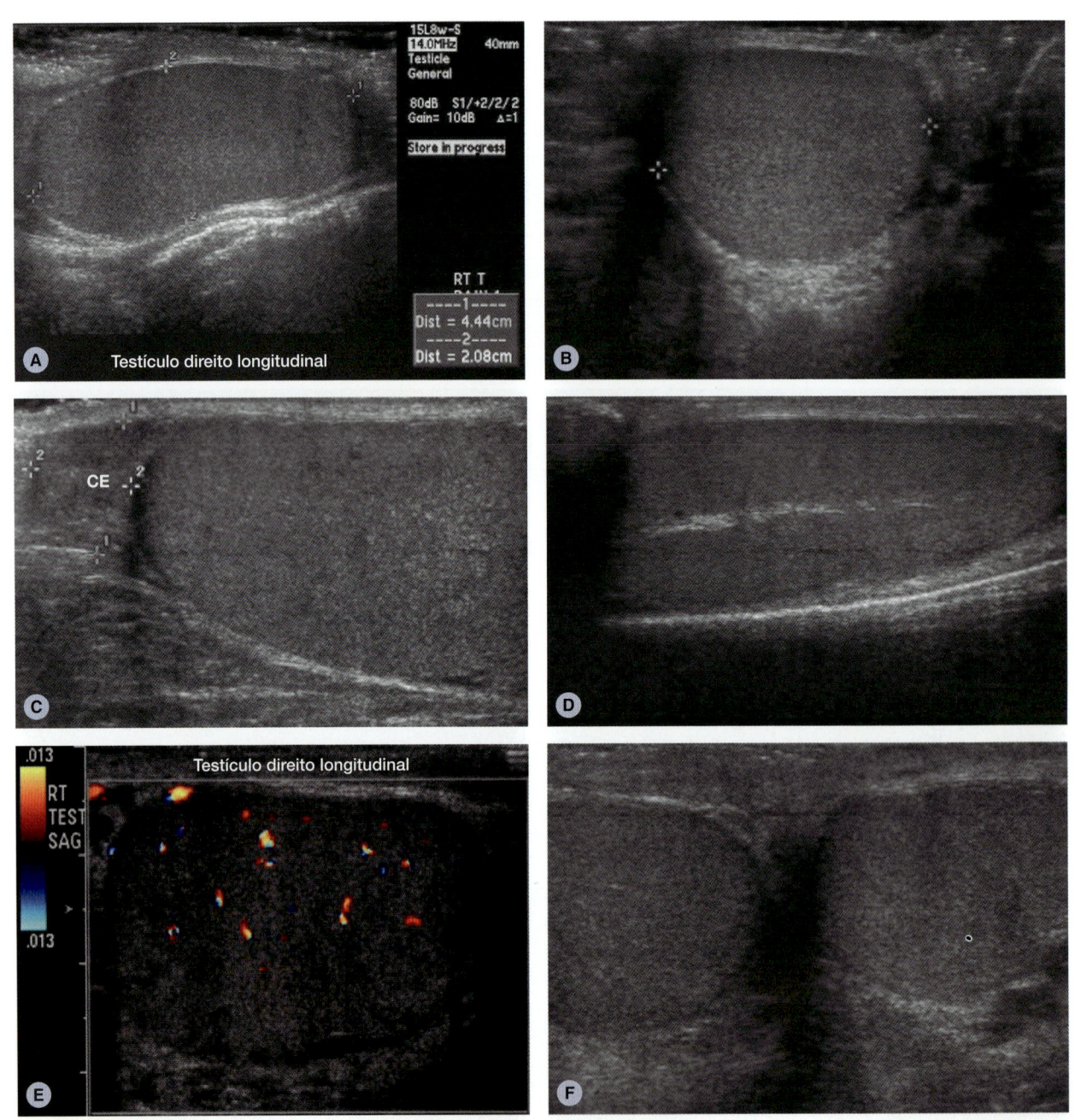

Figura 13.6 (A) Imagem longitudinal da ultrassonografia do testículo normal com parênquima homogêneo. (B) Exame transverso do testículo normal. (C) Cabeça do epidídimo (CE) próxima ao polo superior do testículo. Comparado ao testículo normal, o epidídimo é, em geral, isoecoico ou um pouco mais ecogênico, com uma aparência mais grosseira. (D) O exame longitudinal do testículo demonstra mediastino do testículo como uma faixa ecogênica linear. (E) Fluxo sanguíneo normal pelo testículo (azul, fluxo em sentido oposto ao transdutor; vermelho, fluxo no sentido do transdutor). (F) Exame transverso do escroto para comparar a ecogenicidade de ambos os testículos.

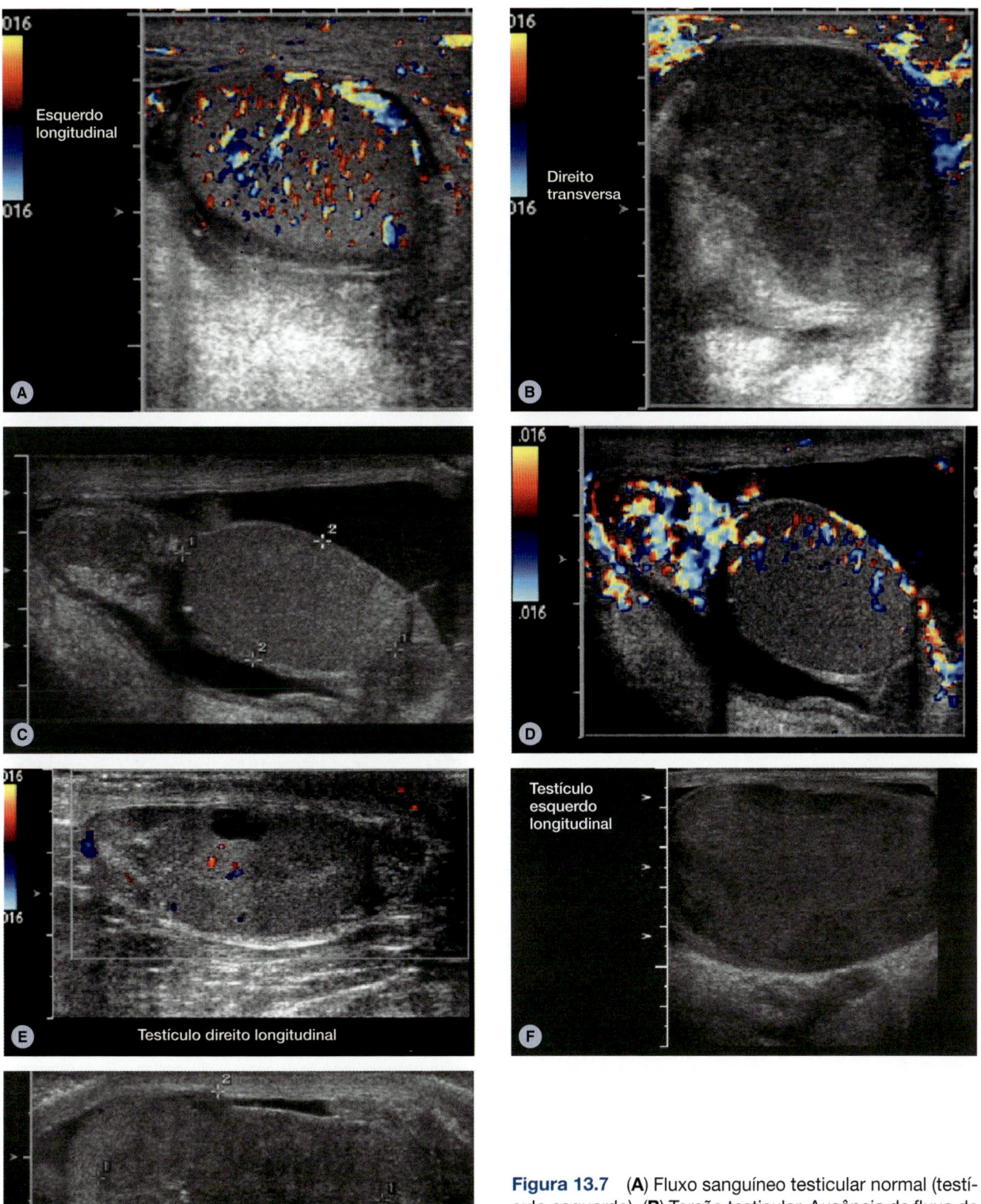

Figura 13.7 (**A**) Fluxo sanguíneo testicular normal (testículo esquerdo). (**B**) Torção testicular. Ausência de fluxo de sangue para o testículo direito, aumentado e hipoecoico. (**C**) Epididimite aguda. Cabeça do epidídimo aumentada heterogênea. (**D**) Epididimite aguda. A ultrassonografia com *Doppler* colorido revela aumento acentuado da vascularidade do epidídimo. (**E**) Massa testicular maligna parcialmente cística e ligeiramente hiperecoica. (**F**) Massa testicular maligna mal circunscrita, grande e heterogênea com calcificações. (**G**) Massa testicular maligna grande substituindo todo o parênquima testicular.

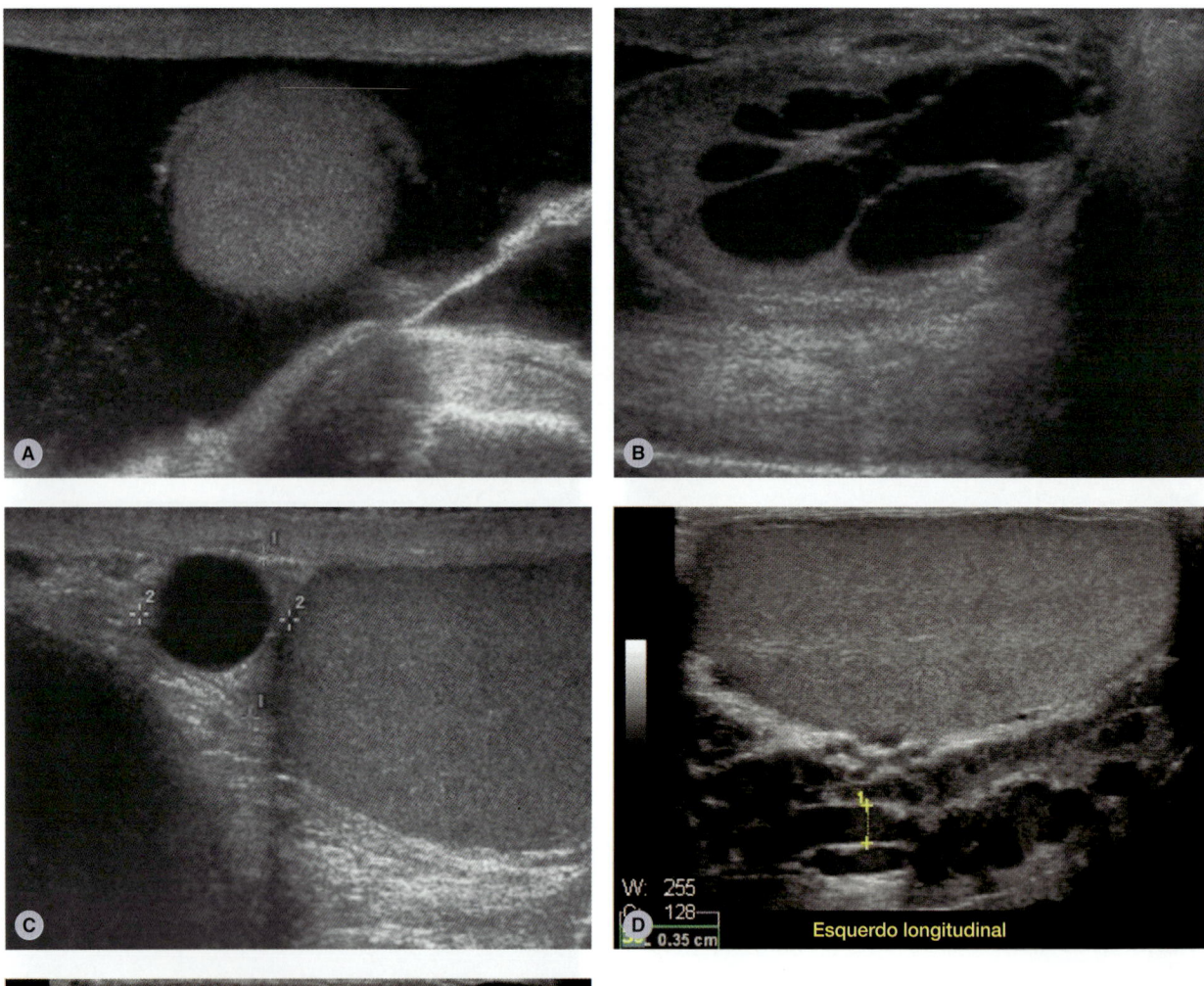

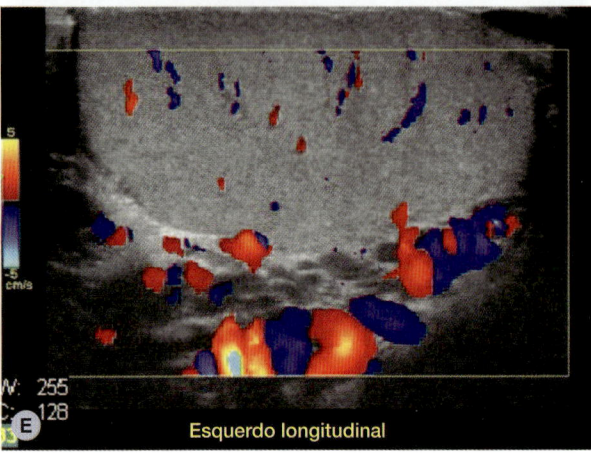

Figura 13.8 (**A**) Hidrocele grande. O exame transverso revela coleção de líquido anecoico com alguns *debris* e sem septações. (**B**) Cistos intratesticulares grandes, benignos e anecoicos. (**C**) Grande cisto anecoico na cabeça do epidídimo. (**D**) Varicocele. O exame longitudinal revela veias hipoecoicas tortuosas e dilatadas. (**E**) A ultrassonografia com *Doppler* colorido juntamente com a manobra de Valsalva revela fluxo sanguíneo na varicocele com veias ingurgitadas.

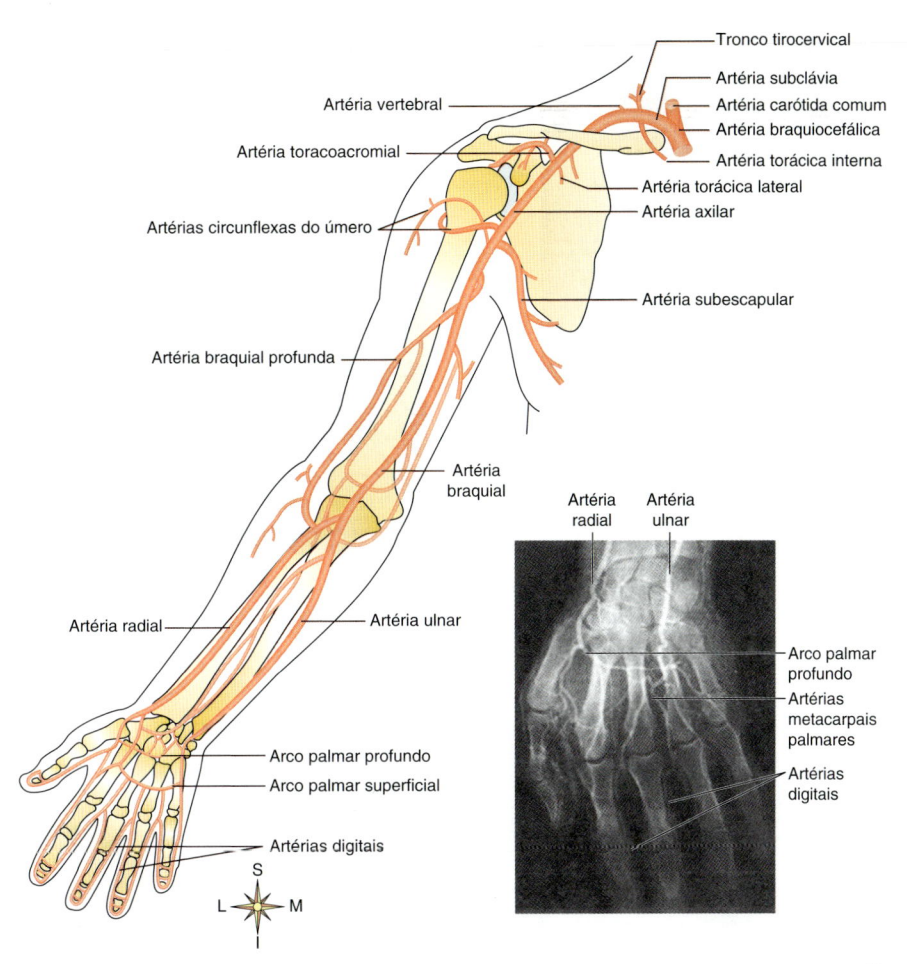

Figura 15.1 Artérias do membro superior. (*De Patton KT, Thibodeau GA, Anatomy and Physiology. 7th ed. St. Louis, MO: Mosby Elsevier; 2010:637.*)

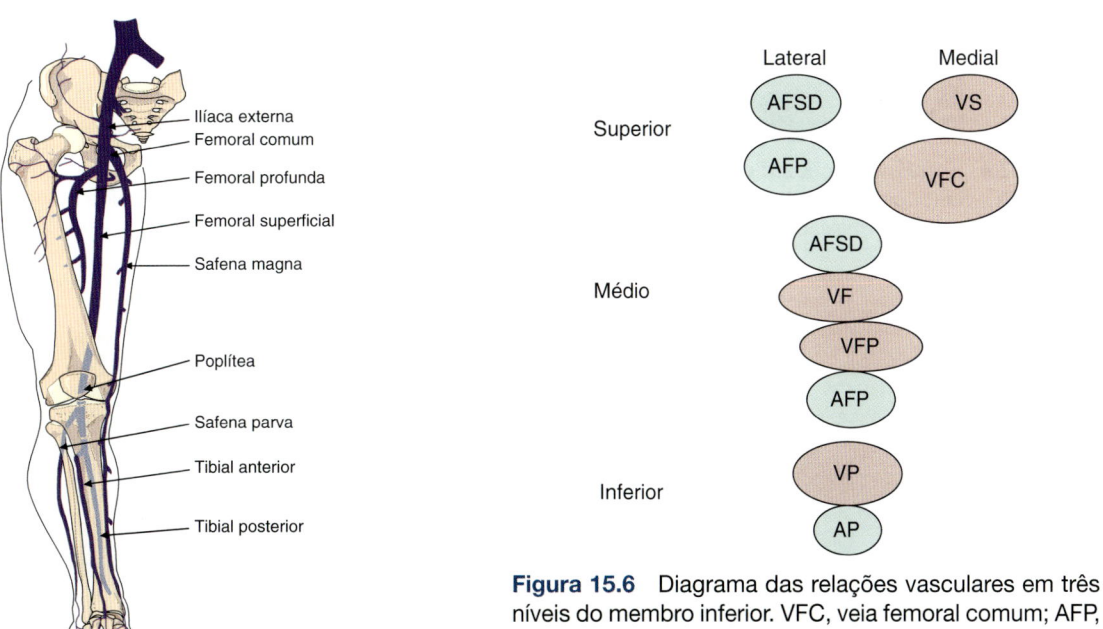

Figura 15.4 Veias do membro inferior.

Figura 15.6 Diagrama das relações vasculares em três níveis do membro inferior. VFC, veia femoral comum; AFP, artéria femoral profunda; VFP, veia femoral profunda; VF, veia femoral; AP, artéria pulmonar; VP, veia pulmonar; AFSD, artéria femoral superficial direita; VS, veia safena.

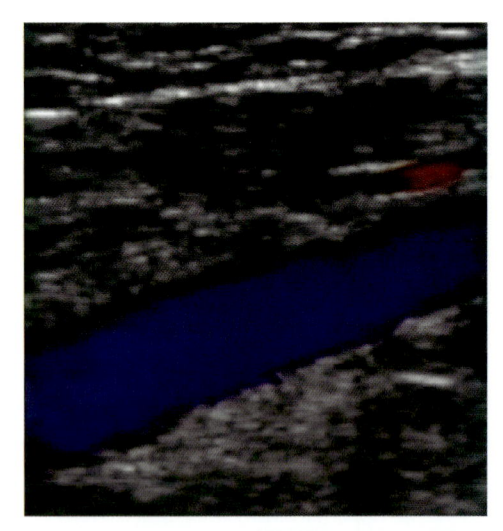

Figura 15.11 Imagem do fluxo colorido normal da veia femoral comum. A imagem da veia femoral comum, quando obtida sem cor, fornece informações limitadas. Quando a cor é adicionada, o fluxo normal é identificado.

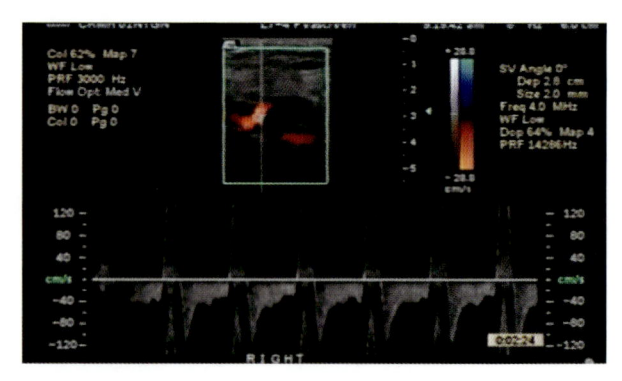

Figura 15.14 Fluxo turbulento mostrando mosaico de cor na imagem de fluxo colorido e a morfologia da onda *Doppler*.

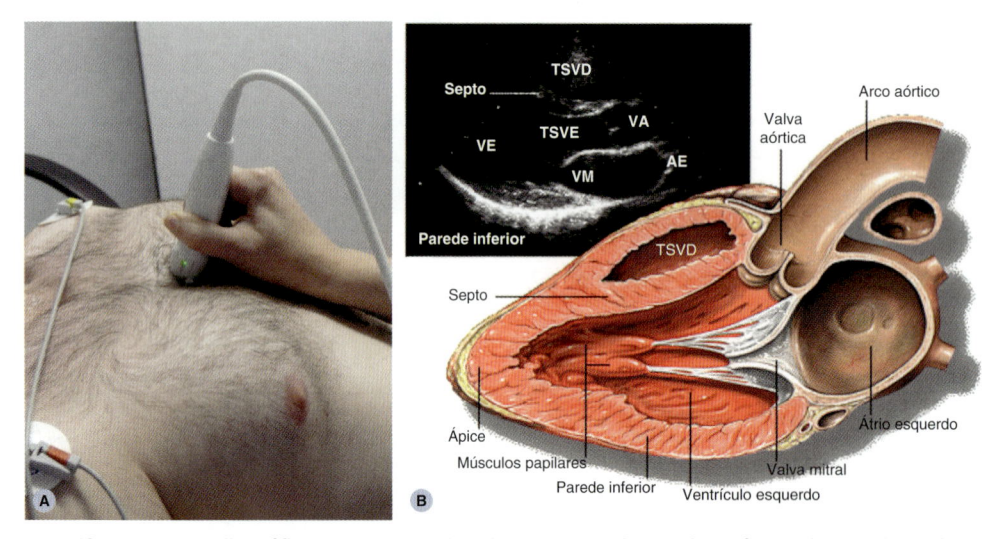

Figura 17.4 Incidência ecocardiográfica paraesternal de longitudinal. VA, valva aórtica; VM, valva mitral; AE, átrio esquerdo; VE, ventrículo esquerdo; TSVE, trato de saída do ventrículo esquerdo; TSVD, trato de saída do ventrículo direito. (*Reproduzida, com permissão, de FEEL-UK.*)

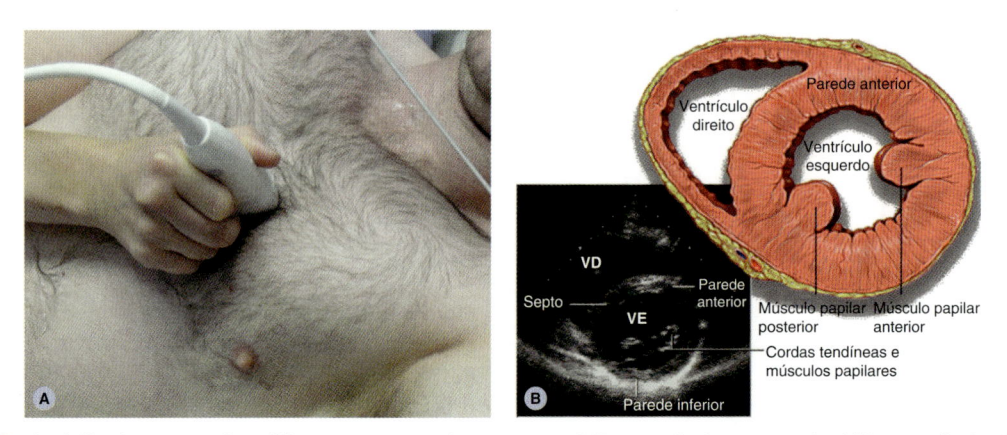

Figura 17.6 Incidência ecocardiográfica paraesternal transversa. VE, ventrículo esquerdo; VD, ventrículo direito. (*Reproduzida, com permissão, de FEEL-UK.*)

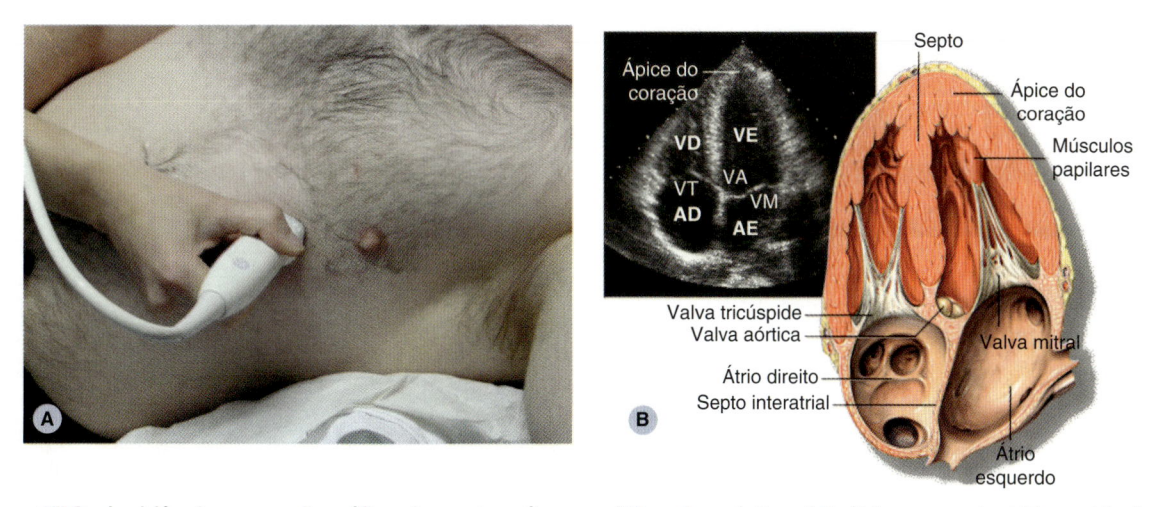

Figura 17.9 Incidência ecocardiográfica de quatro câmaras. VA, valva aórtica; AE, átrio esquerdo; VE, ventrículo esquerdo; VM, valva mitral; AD, átrio direito; VD, ventrículo direito; VT, valva tricúspide. (*Reproduzida, com permissão, de FEEL-UK.*)

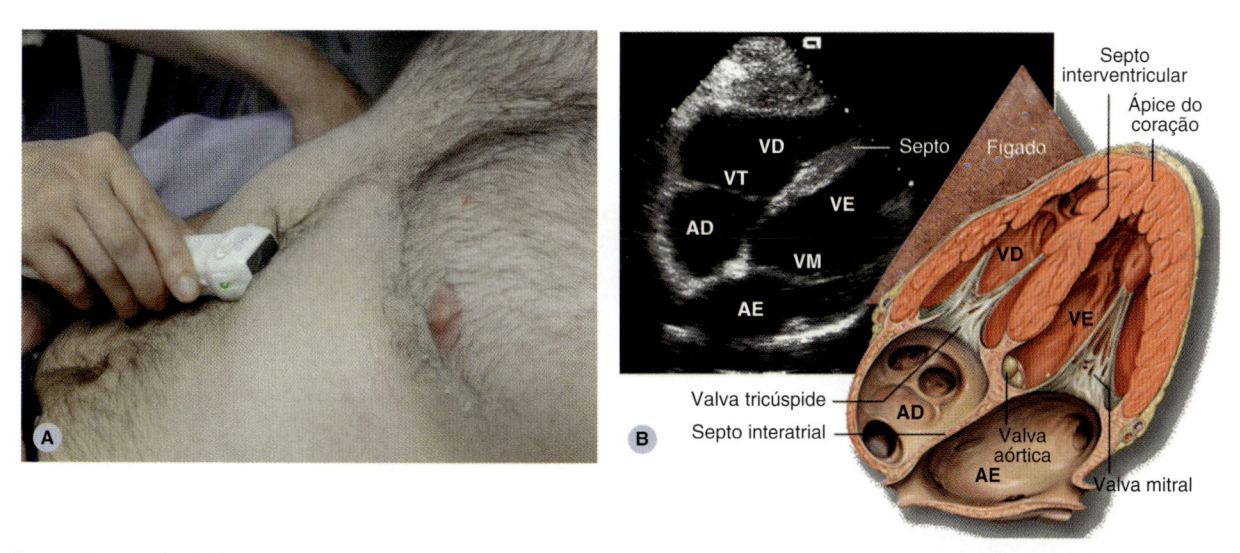

Figura 17.11 Incidência ecocardiográfica subcostal. AE, átrio esquerdo; VE, ventrículo esquerdo; VM, valva mitral; AD, átrio direito; VD, ventrículo direito; VT, valva tricúspide. (*Reproduzida, com permissão, de FEEL-UK.*)

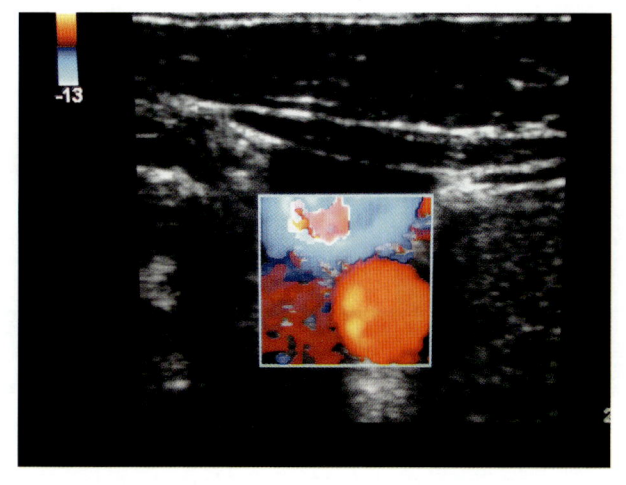

Figura 18.2 Imagem do *Doppler* com fluxo colorido da veia jugular interna (*superior*) e da artéria carótida (*inferior*).

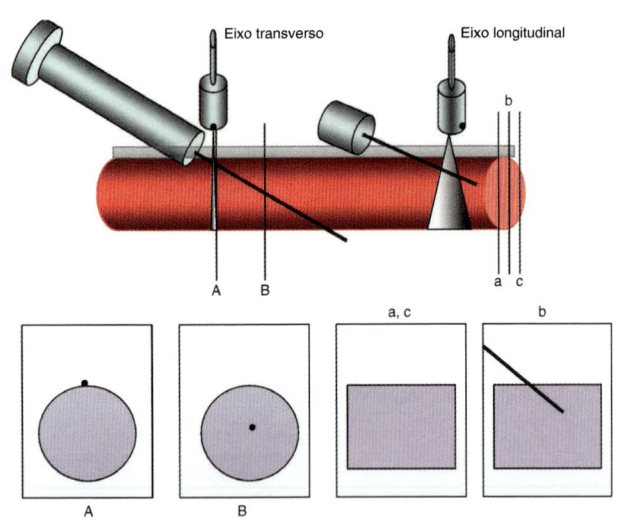

Figura 18.21 Diagrama de comparação da abordagem transversal com a longitudinal, ilustrando a necessidade de visualização da ponta da agulha. No plano B, a agulha aparece no centro do vaso enquanto a ponta penetrou na parede posterior. (*Adaptada, com permissão, de Sameh Aziz, MD.*)

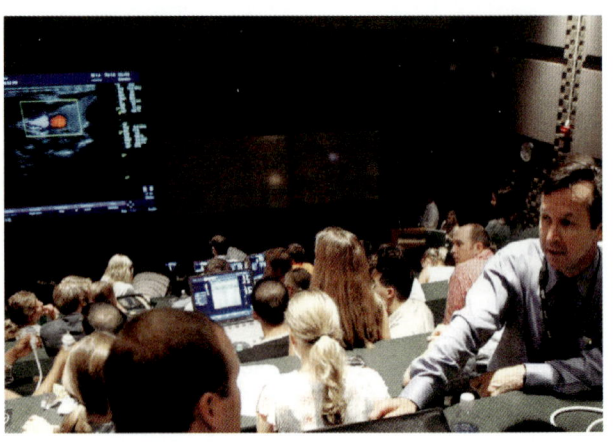

Figura 21.1 Demonstração das técnicas de ultrassonografia à beira do leito para um grupo de estudantes de medicina na Wayne State University of Medicine em Detroit, Michigan (2006).

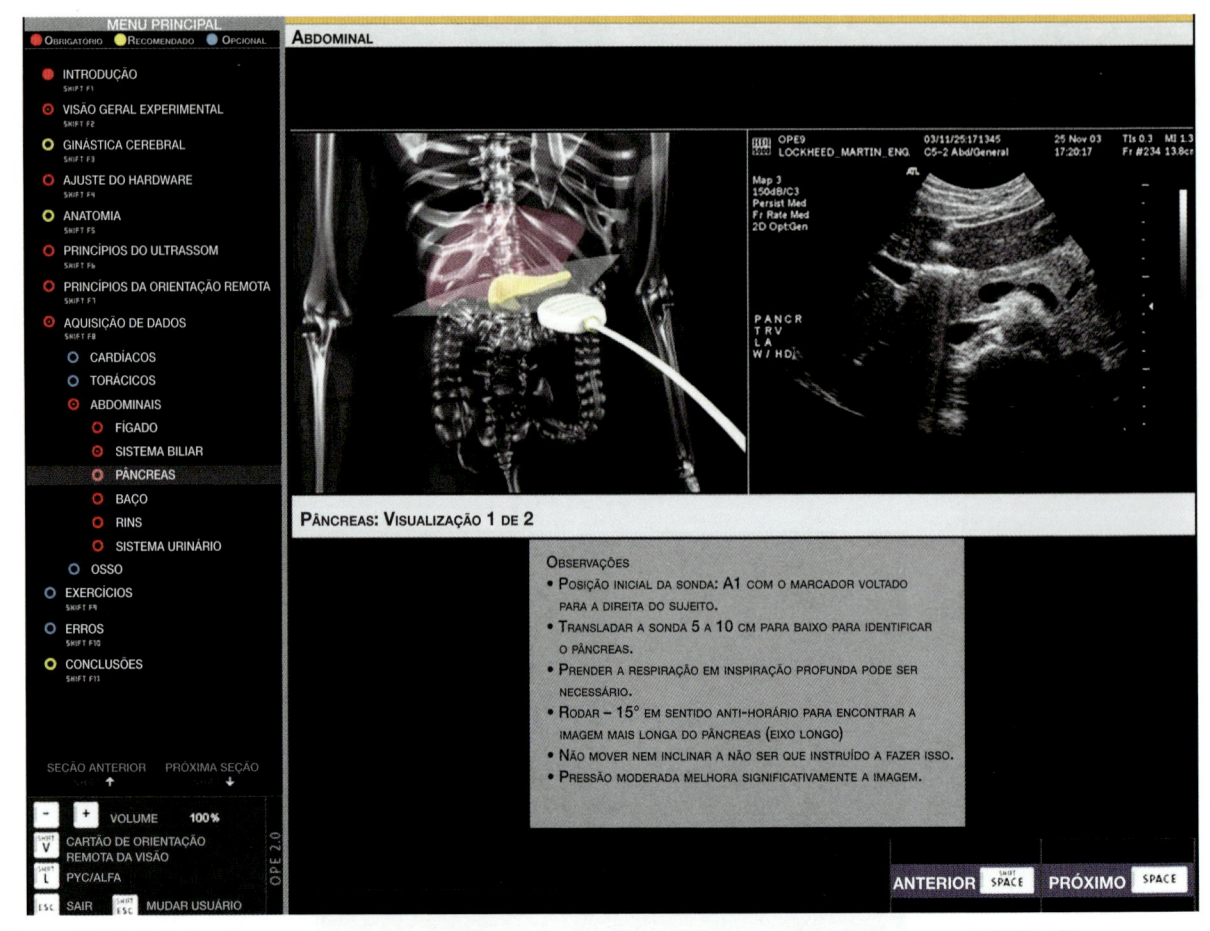

Figura 21.5 Página de amostra da ferramenta *e-learning* On-Orbit Proficiency Enhacement (OPE). Observe a prescrição no repertório com os itens obrigatórios, recomendados e opcionais para preparar melhor o operador para uma sessão de imagem específica. (*Advanced Diagnostic Ultrasound in Microgravity Investigation.*)